外科急症诊疗精要

WAIKE
JIZHENG ZHENLIAO
JINGYAO

/急症诊疗精要系列丛书/

梁品◉主编

化学工业出版社

·北京·

本书从外科急诊医生临床工作的实际应用出发，重点阐述了外科常见急症的诊断和治疗要点，具有较高的实用价值。将急症诊疗知识以简便易懂的图表形式表示，条理清晰，将复杂的治疗过程条理化、简单化，便于查阅、理解和掌握，适合医生在急诊急救工作中及时快速获取所需知识，实用性极强。

本书以临床实用性知识为主，内容丰富、简明、实用，格式新颖，便于外科及急诊科医生查阅和参考。

图书在版编目（CIP）数据

外科急症诊疗精要/梁品主编. —北京：化学工业出版社，2017.5
（急症诊疗精要系列）
ISBN 978-7-122-29344-2

Ⅰ.①外… Ⅱ.①梁… Ⅲ.①外科-急性病-诊疗
Ⅳ.①R605.97

中国版本图书馆CIP数据核字（2017）第060970号

责任编辑：张　蕾　　装帧设计：韩　飞
责任校对：边　涛

出版发行：化学工业出版社（北京市东城区青年湖南街13号　邮政编码100011）
印　　刷：北京云浩印刷有限责任公司
装　　订：三河市瞰发装订厂
787mm×1092mm　1/16　印张16　字数403千字　2017年6月北京第1版第1次印刷

购书咨询：010-64518888（传真：010-64519686）　售后服务：010-64518899
网　　址：http://www.cip.com.cn
凡购买本书，如有缺损质量问题，本社销售中心负责调换。

定　　价：49.80元

编写人员名单

主　　编　梁　品

编　　者　（按姓氏笔画排序）

马可佳　王　慧　齐丽娜　远程飞　李　丹　李　娜
李慧婷　吴　宁　宋立音　宋巧琳　张　进　张　彤
张　健　罗　娜　赵　慧　赵　蕾　赵春娟　姜鸿昊
夏　欣　郭志慧　陶红梅　黄腾飞　梁　品　韩艳艳
董　慧　雷　杰

前言

急诊医学是研究急性病、慢性病急性发作、急性伤害和急性中毒诊治的专门学科，1995年7月国家卫生部联合人事部正式批准急诊医学为一门独立的临床学科，并被确认为二级学科，与内科、外科、妇科、儿科等科并驾齐驱。随着急诊医学的快速发展，急诊医学的新理论、新技术不断出现，这就要求急诊科医生不断地补充和更新专业知识，以适应急诊医学的发展需要。为此我们编写了这本《外科急症诊疗精要》，以求对临床外科急诊、急救工作提供更多的参考。

本书从急诊外科医生临床工作的实际应用出发，重点阐述了急诊外科常见急症的诊断和治疗要点，具有较强的实用价值。本书将急症诊疗知识以简便易懂的图表形式表示，条理清晰，将复杂的治疗过程条理化、简单化，便于查阅、理解和掌握，适合医生在急诊急救工作中及时快速获取所需知识，实用性极强。本书共分为八章，内容包括外科常见症状、普外科常见急症的诊疗、骨科常见急症的诊疗、泌尿外科常见急症的诊疗、胸心外科常见急症的诊疗、神经外科常见急症的诊疗、外科常用急诊操作技术、外科患者的体液和酸碱平衡。

本书以临床实用性知识为主，内容丰富，简明、实用，格式新颖，便于外科及急诊科医生查阅和参考。

由于编者水平及掌握的资料有限，尽管尽心尽力，但疏漏及不当之处在所难免，敬请广大读者批评指正，以便及时修订与完善。

编者

2017年1月

目录

第一章　外科常见症状 …… 1

第一节　发热 …… 1
第二节　休克 …… 4
第三节　急性腹痛 …… 7
第四节　腹腔内出血 …… 10
第五节　消化道出血 …… 12

第二章　普外科常见急症的诊疗 …… 16

第一节　胃十二指肠溃疡急性穿孔 …… 16
第二节　急性胃扩张 …… 17
第三节　急性胃扭转 …… 19
第四节　急性肠梗阻 …… 20
第五节　急性腹膜炎 …… 21
第六节　腹腔脓肿 …… 22
第七节　急性腹腔室隔综合征 …… 25
第八节　急性胆囊炎 …… 26
第九节　急性胆道感染 …… 28
第十节　胆道出血 …… 31
第十一节　胆道损伤 …… 34
第十二节　胆道蛔虫 …… 35
第十三节　胆石病 …… 37
第十四节　急性胰腺炎 …… 42
第十五节　急性非特异性肠系膜淋巴结炎 …… 47
第十六节　急性阑尾炎 …… 48
第十七节　肠系膜上动脉栓塞 …… 50
第十八节　腹腔内脏损伤 …… 51
第十九节　小儿腹部外科急症 …… 68

第三章　骨科常见急症的诊疗 …… 83

第一节　上肢骨折 …… 83

第二节　下肢骨折 …… 88
第三节　膝、踝关节损伤 …… 94
第四节　关节脱位 …… 96
第五节　脊柱骨折 …… 102
第六节　急性腰扭伤 …… 104
第七节　骨盆骨折 …… 105

第四章　泌尿外科常见急症的诊疗 …… 107

第一节　肾绞痛 …… 107
第二节　急性尿潴留 …… 109
第三节　尿道异物 …… 110
第四节　睾丸扭转 …… 111
第五节　急性附睾炎 …… 112
第六节　急性细菌性前列腺炎 …… 113
第七节　急性肾衰竭 …… 114
第八节　肾损伤 …… 116
第九节　输尿管损伤 …… 118
第十节　膀胱损伤 …… 119
第十一节　尿道损伤 …… 121
第十二节　阴茎损伤 …… 122
第十三节　睾丸、附睾损伤 …… 123
第十四节　肾输尿管结石 …… 124
第十五节　肾周围脓肿 …… 125
第十六节　阴茎包皮嵌顿 …… 126
第十七节　阴茎异常勃起 …… 127

第五章　胸心外科常见急症的诊疗 …… 128

第一节　肋骨骨折 …… 128
第二节　胸骨骨折 …… 130
第三节　创伤性血胸 …… 131
第四节　创伤性气胸 …… 132
第五节　气管、支气管损伤 …… 134
第六节　肺挫伤 …… 135
第七节　创伤性窒息 …… 136
第八节　急性纵隔炎 …… 137
第九节　穿透性心脏、大血管损伤 …… 138
第十节　食管异物 …… 140
第十一节　创伤性膈疝 …… 141
第十二节　外伤性乳糜胸 …… 143

第六章　神经外科常见急症的诊疗 …… 145
第一节　颅内压增高 …… 145
第二节　脑疝 …… 148
第三节　弥漫性轴索损伤 …… 150
第四节　头皮和颅骨损伤 …… 152
第五节　原发性颅脑损伤 …… 155
第六节　继发性颅脑损伤 …… 159
第七节　高血压性脑出血 …… 170
第八节　脑室内出血 …… 171
第九节　脑缺血 …… 174
第十节　急性脊髓损伤 …… 181
第十一节　椎管内脓肿 …… 189
第十二节　急性颅脑放射性复合伤 …… 191
第十三节　急性炎症性脱髓鞘性多发性神经病 …… 194
第十四节　脑脓肿 …… 196
第十五节　急性硬脊膜外脓肿 …… 200
第十六节　癫痫 …… 201

第七章　外科常用急诊操作技术 …… 204
第一节　颈内静脉穿刺术 …… 204
第二节　股静脉穿刺术 …… 205
第三节　锁骨下静脉穿刺术 …… 207
第四节　静脉切开术 …… 208
第五节　股动脉穿刺术 …… 209
第六节　导尿术 …… 210
第七节　动脉输血术 …… 210
第八节　胸腔穿刺术 …… 211
第九节　胸腔闭式引流术 …… 213
第十节　心包穿刺术 …… 214
第十一节　腹腔穿刺术 …… 215
第十二节　腰椎穿刺术 …… 217
第十三节　三腔二囊管压迫止血术 …… 218
第十四节　气管内插管术 …… 219
第十五节　气管切开术 …… 222
第十六节　经皮扩张气管切开术 …… 223
第十七节　大隐静脉切开术 …… 225
第十八节　胸外心脏按压术 …… 226
第十九节　人工呼吸术 …… 227
第二十节　环甲膜穿刺术 …… 229

第八章 外科患者的体液和酸碱平衡 …… 232
第一节 失水 …… 232
第二节 水过多与水中毒 …… 233
第三节 低钠血症 …… 235
第四节 高钠血症 …… 236
第五节 低钾血症 …… 237
第六节 高钾血症 …… 238
第七节 高钙血症 …… 240
第八节 代谢性酸中毒 …… 241
第九节 代谢性碱中毒 …… 242
第十节 呼吸性酸中毒 …… 243
第十一节 呼吸性碱中毒 …… 245
参考文献 …… 246

第一章 外科常见症状

第一节 发　热

发热是临床常见的疾病症状之一，也是很多普通外科急症所共有的病理过程。发热是指机体在某些因素作用下，发生体温调节中枢功能紊乱，产热增多，散热减少，导致体温高于正常范围。换言之，发热是因为调节点温度升高或温度调节控制紊乱导致的体温升高。一般发热的标准是口表温度大于37.3℃，或肛表温度大于37.6℃，或一天体温波动范围超过1.2℃，即可称为发热。发热作为许多不同疾病的共同临床表现，对于机体在一定程度上而言是一种保护性，或者称为防御性反应，发热过程中所表现出的强烈的炎症反应，能够抑制微生物生长，创造一个不利于微生物的病理生理环境。

一、发热的诊断

发热的诊断见表1-1。

表1-1　发热的诊断

项目		内容
病史		既往有无类似发作，有无其他感染疾病病史，有无手术史。有无相关家族史
体征		(1)全身情况，生命体征：血压、脉搏、呼吸 (2)体温是反映发热的重要指标，每日最少测4次，一般采用腋表，较口表约低0.4℃。37.4～38℃为低热，超过39℃为高热。根据3～7天的体温变化，可判断发热的类型
辅助检查	实验室检查	(1)白细胞计数及分类：白细胞总数增多对感染的诊断有重要意义。嗜酸性粒细胞比例增多常见于过敏性疾病，嗜碱性粒细胞比例增多常见于内科的白血病。另外，淋巴细胞和单核细胞计数异常应考虑内科情况 (2)血培养：做常规的细菌血培养和药敏检查，对严重的感染及长期应用抗生素治疗的感染患者，还应注意真菌培养检查 (3)肝肾功能，尿常规检查：有助于作为诊断原发病的参考
	影像学检查	(1)胸部X线片：可明确或排除胸膜和肺部感染 (2)B超：首选检查。可发现实质脏器的占位性和其他病变，病变的范围、外形和质地，肝内外胆管有无扩张，还可发现腹腔和肠间隙有无积液 (3)CT和MRI：CT和MRI对进一步明确是否存在病变有帮助。其中MRI对于软组织和骨骼系统的病变具有较好的分辨率

二、发热的治疗

（一）密切监测

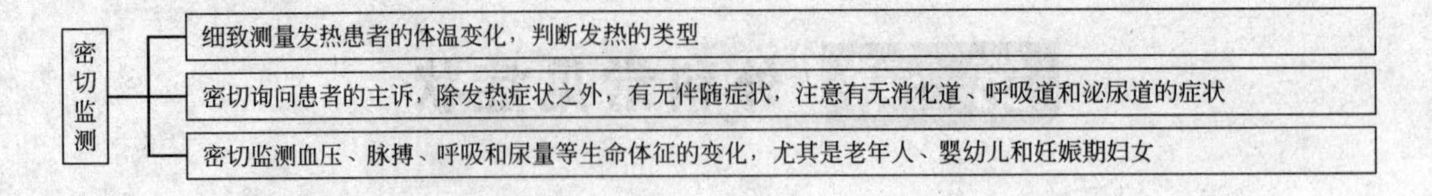
密切监测
细致测量发热患者的体温变化，判断发热的类型
密切询问患者的主诉，除发热症状之外，有无伴随症状，注意有无消化道、呼吸道和泌尿道的症状
密切监测血压、脉搏、呼吸和尿量等生命体征的变化，尤其是老年人、婴幼儿和妊娠期妇女

（二）病因治疗

对于发热的根本治疗方法是消除感染灶或致热原。

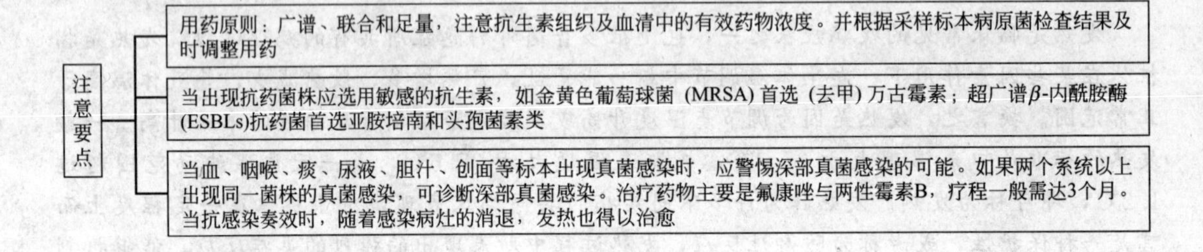
注意要点
用药原则：广谱、联合和足量，注意抗生素组织及血清中的有效药物浓度。并根据采样标本病原菌检查结果及时调整用药
当出现抗药菌株应选用敏感的抗生素，如金黄色葡萄球菌（MRSA）首选（去甲）万古霉素；超广谱β-内酰胺酶(ESBLs)抗药菌首选亚胺培南和头孢菌素类
当血、咽喉、痰、尿液、胆汁、创面等标本出现真菌感染时，应警惕深部真菌感染的可能。如果两个系统以上出现同一菌株的真菌感染，可诊断深部真菌感染。治疗药物主要是氟康唑与两性霉素B，疗程一般需达3个月。当抗感染奏效时，随着感染病灶的消退，发热也得以治愈

（三）物理降温

1．冷敷

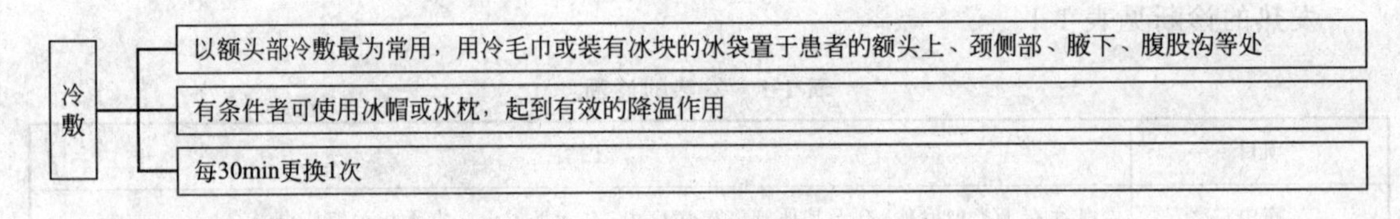
冷敷
以额头部冷敷最为常用，用冷毛巾或装有冰块的冰袋置于患者的额头上、颈侧部、腋下、腹股沟等处
有条件者可使用冰帽或冰枕，起到有效的降温作用
每30min更换1次

2．温水擦浴

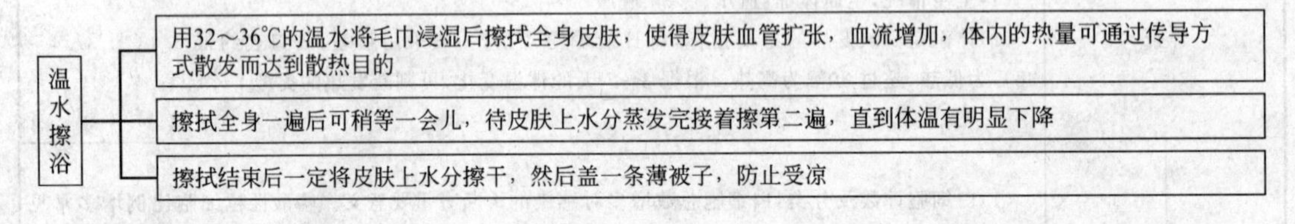
温水擦浴
用32～36℃的温水将毛巾浸湿后擦拭全身皮肤，使得皮肤血管扩张，血流增加，体内的热量可通过传导方式散发而达到散热目的
擦拭全身一遍后可稍等一会儿，待皮肤上水分蒸发完接着擦第二遍，直到体温有明显下降
擦拭结束后一定将皮肤上水分擦干，然后盖一条薄被子，防止受凉

3．乙醇擦浴

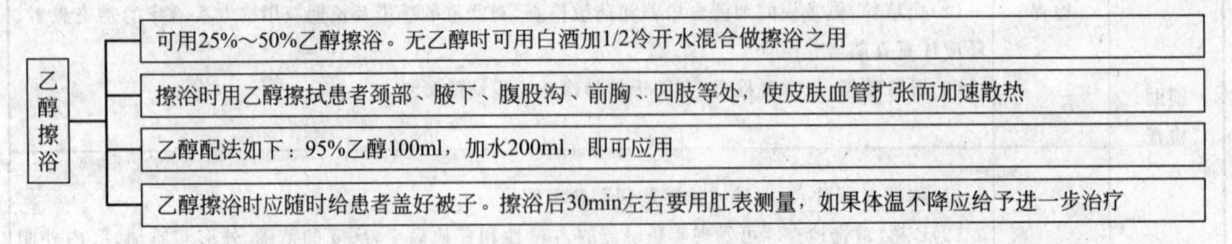
乙醇擦浴
可用25%～50%乙醇擦浴。无乙醇时可用白酒加1/2冷开水混合做擦浴之用
擦浴时用乙醇擦拭患者颈部、腋下、腹股沟、前胸、四肢等处，使皮肤血管扩张而加速散热
乙醇配法如下：95%乙醇100ml，加水200ml，即可应用
乙醇擦浴时应随时给患者盖好被子。擦浴后30min左右要用肛表测量，如果体温不降应给予进一步治疗

4．冷水灌肠

体温高达40℃的患者，可用40℃生理盐水100～150ml灌肠。

5．小儿发热的物理降温法

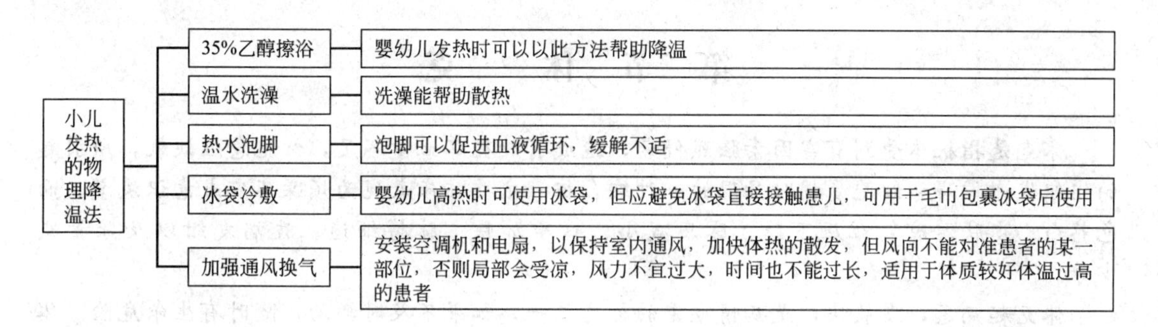
小儿发热的物理降温法
35%乙醇擦浴
婴幼儿发热时可以以此方法帮助降温
温水洗澡
洗澡能帮助散热
热水泡脚
泡脚可以促进血液循环，缓解不适
冰袋冷敷
婴幼儿高热时可使用冰袋，但应避免冰袋直接接触患儿，可用干毛巾包裹冰袋后使用
加强通风换气
安装空调机和电扇，以保持室内通风，加快体热的散发，但风向不能对准患者的某一部位，否则局部会受凉，风力不宜过大，时间也不能过长，适用于体质较好体温过高的患者

（四）药物退热

1. 使用解热类药物的情况

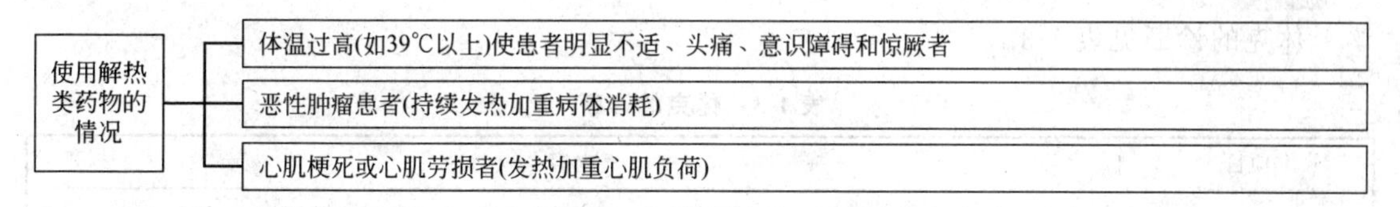
使用解热类药物的情况
体温过高(如39℃以上)使患者明显不适、头痛、意识障碍和惊厥者
恶性肿瘤患者(持续发热加重病体消耗)
心肌梗死或心肌劳损者(发热加重心肌负荷)

2. 常见的退热药物

常见的退热药物种类、使用剂量、用法、药物不良反应和注意事项如表 1-2 所示。

表 1-2　常见退热药物

药名	剂量和用法	不良反应	注意事项
吲哚美辛(消炎痛)	片剂：25mg，25mg/次，2～3 次/天；栓剂：100mg，50～100mg/次，1～2 次/天	胃溃疡、癫痫、支气管哮喘、肾功能不全、孕妇和小儿忌用	与阿司匹林有交叉过敏性
对乙酰氨基酚薄膜衣片(百服宁)	片剂：0.5g，1～2 片/次，3～4 次/天	肝肾功能不全者慎用	成年人连续使用＜10 天，儿童连续使用＜5 天
复方氨基比林注射剂	针剂：2ml，2ml/次，皮下注射或肌内注射	严重粒细胞减少症和再生障碍性贫血	每日不超过 10ml
肠溶阿司匹林片	片剂：0.05g，0.3～0.6g/次，3 次/天	增加出血倾向，肝、肾损害和变态反应	妊娠慎用，溃疡病和血小板减少禁用
复方阿司匹林片	片剂：1～2 片/次，3 次/天	增加出血倾向，肝、肾损害和变态反应	妊娠慎用，溃疡病和血小板减少时禁用
地塞米松磷酸钠注射液	针剂：5mg，5～10mg/次，静脉滴注或肌内注射	孕妇慎用	妊娠和溃疡病慎用
泼尼松	片剂：5mg，开始剂量 15～40mg/d，维持量 5～10mg/d	肝功能不全者慎用，孕妇慎用	妊娠和溃疡病慎用

（五）其他

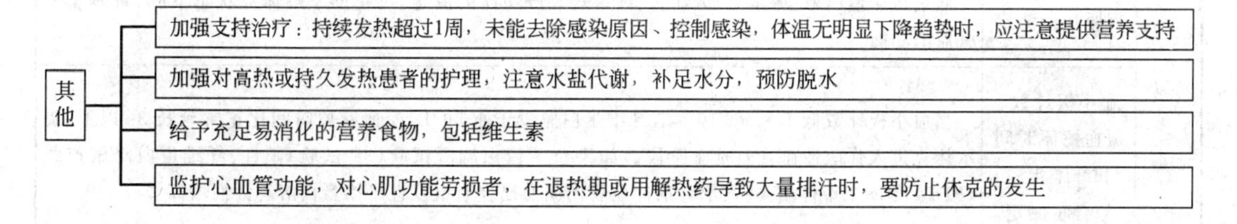
其他
加强支持治疗：持续发热超过1周，未能去除感染原因、控制感染，体温无明显下降趋势时，应注意提供营养支持
加强对高热或持久发热患者的护理，注意水盐代谢，补足水分，预防脱水
给予充足易消化的营养食物，包括维生素
监护心血管功能，对心肌功能劳损者，在退热期或用解热药导致大量排汗时，要防止休克的发生

第二节 休 克

休克是指机体受到有害因素强烈侵袭，造成有效循环血量不足，细胞急性缺氧，所引起的组织代谢障碍和细胞受损时呈现的一种综合征。主要临床表现为烦躁不安或意识淡漠、面色苍白、皮肤湿凉、血压下降、脉压减小、心率加快、脉搏细速、肢端发绀以及尿量减少等。

休克起病急，发展快，是病情危重的标志之一，如果不及时救治，随时有生命危险。休克的发病率高，涉及普通外科急症中很多疾病和损伤的过程。

一、休克的诊断

休克的诊断见表 1-3。

表 1-3 休克的诊断

项目		内容
临床表现	神志改变	休克早期，脑组织血流灌注仍可得到保障，缺氧尚不严重，患者表现为精神兴奋、烦躁不安。当休克进入中期和晚期，脑组织缺氧慢慢加重，患者由兴奋转为抑制，表情淡漠，感觉迟钝，并可出现昏迷
	皮肤与肢端温度改变	早期面色和口唇苍白，皮肤湿冷，四肢较凉。随着病情的进展，休克晚期患者可出现口唇和肢端发绀，颈静脉萎陷，甲床充盈时间延长
	血压与脉压改变	休克早期血压变化不显著，收缩压仍能维持在正常范围内，但由于周围血管收缩，舒张压升高更为明显，因此，脉压减小，这是休克早期特征性的血压变化。当休克进入失代偿期时，血压明显下降
	脉搏改变	早期心肌缺血不显著，心脏代偿性增快以维持组织灌注，脉搏表现为快而有力。但如果休克未及时纠正，有效循环量严重不足，心肌缺血缺氧，收缩乏力，脉搏一般表现为细而弱
	呼吸改变	休克患者早期即可出现过度换气，表现为呼吸浅而快，也可出现呼吸性碱中毒。晚期呼吸中枢受抑制，可产生进行性呼吸困难，表现为呼吸深而慢，或不规则呼吸
	尿量改变	早期可出现肾前性少尿，尿量可降到每小时 20ml 以下。晚期时少尿加重，甚至出现无尿
辅助检查	血液检查	红细胞、血红蛋白和血细胞比容测定可以明确血液稀释和浓缩的程度
	动脉血气分析	休克时，$PaCO_2$通常较低或在正常范围内。如 $PaCO_2$超过 45～50mmHg 而通气良好时，则是严重肺功能不全的征兆。通过血气分析，还可以帮助了解休克时酸碱代谢变化的过程和严重程度
	动脉血乳酸含量测定	血乳酸盐反映了细胞内缺氧的程度，对判断休克预后具有重要的参考价值。休克时间越长，动脉血乳酸盐浓度越高
	血浆电解质测定	对血浆钾、钠、氯化物等电解质的测定可帮助对机体内环境和酸碱平衡稳定的判断
	肝肾功能测定	通过血非蛋白氮、尿素氮、尿比重、尿常规和肝功能的测定，可帮助了解休克状态下肝、肾等重要脏器的功能
	血小板计数、凝血酶原时间和纤维蛋白原含量测定	当血小板计数低于 8.0×10^9/L，纤维蛋白原少于 1.5g/L，凝血酶原时间比正常延长 3s 以上，提示休克进入弥散性血管内凝血阶段。如果鱼精蛋白副凝试验（3P 试验）阳性、纤维蛋白降解产物（FDP）及 D-二聚体增高，表示弥散性血管内凝血已伴有继发性纤维蛋白溶解活性增高

二、休克的治疗

（一）休克的预防措施

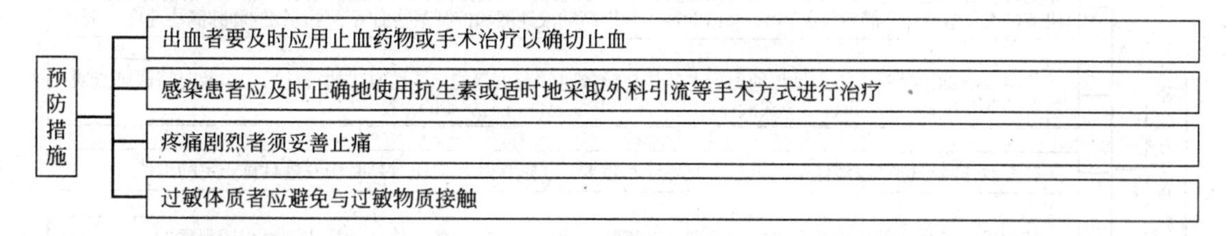
预防措施
出血者要及时应用止血药物或手术治疗以确切止血
感染患者应及时正确地使用抗生素或适时地采取外科引流等手术方式进行治疗
疼痛剧烈者须妥善止痛
过敏体质者应避免与过敏物质接触

（二）休克的治疗原则

1．一般处理

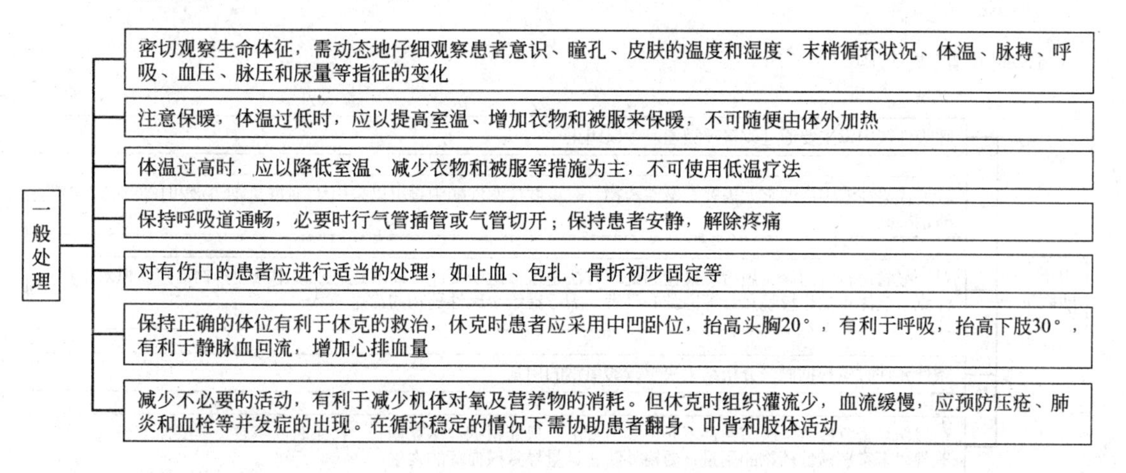
一般处理
密切观察生命体征，需动态地仔细观察患者意识、瞳孔、皮肤的温度和湿度、末梢循环状况、体温、脉搏、呼吸、血压、脉压和尿量等指征的变化
注意保暖，体温过低时，应以提高室温、增加衣物和被服来保暖，不可随便由体外加热
体温过高时，应以降低室温、减少衣物和被服等措施为主，不可使用低温疗法
保持呼吸道通畅，必要时行气管插管或气管切开；保持患者安静，解除疼痛
对有伤口的患者应进行适当的处理，如止血、包扎、骨折初步固定等
保持正确的体位有利于休克的救治，休克时患者应采用中凹卧位，抬高头胸20°，有利于呼吸，抬高下肢30°，有利于静脉血回流，增加心排血量
减少不必要的活动，有利于减少机体对氧及营养物的消耗。但休克时组织灌流少，血流缓慢，应预防压疮、肺炎和血栓等并发症的出现。在循环稳定的情况下需协助患者翻身、叩背和肢体活动

2．病因治疗

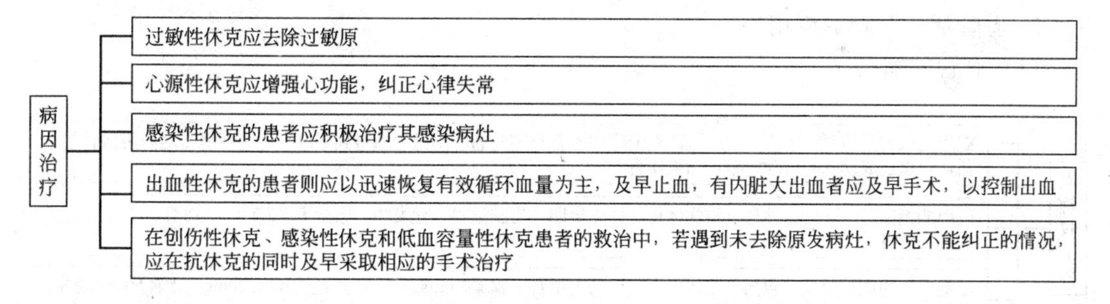
病因治疗
过敏性休克应去除过敏原
心源性休克应增强心功能，纠正心律失常
感染性休克的患者应积极治疗其感染病灶
出血性休克的患者则应以迅速恢复有效循环血量为主，及早止血，有内脏大出血者应及早手术，以控制出血
在创伤性休克、感染性休克和低血容量性休克患者的救治中，若遇到未去除原发病灶，休克不能纠正的情况，应在抗休克的同时及早采取相应的手术治疗

3．补充有效血容量

（1）含义

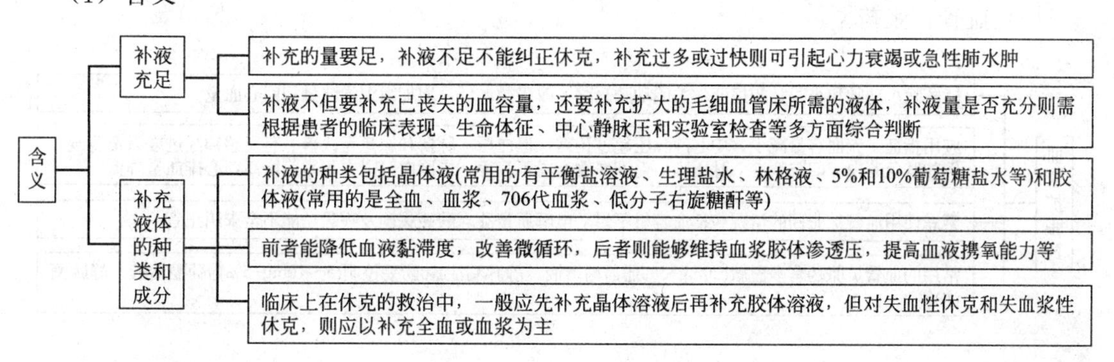
含义
补液充足
补充的量要足，补液不足不能纠正休克，补充过多或过快则可引起心力衰竭或急性肺水肿
补液不但要补充已丧失的血容量，还要补充扩大的毛细血管床所需的液体，补液量是否充分则需根据患者的临床表现、生命体征、中心静脉压和实验室检查等多方面综合判断
补充液体的种类和成分
补液的种类包括晶体液(常用的有平衡盐溶液、生理盐水、林格液、5%和10%葡萄糖盐水等)和胶体液(常用的是全血、血浆、706代血浆、低分子右旋糖酐等)
前者能降低血液黏滞度，改善微循环，后者则能够维持血浆胶体渗透压，提高血液携氧能力等
临床上在休克的救治中，一般应先补充晶体溶液后再补充胶体溶液，但对失血性休克和失血浆性休克，则应以补充全血或血浆为主

（2）补液方法及数量

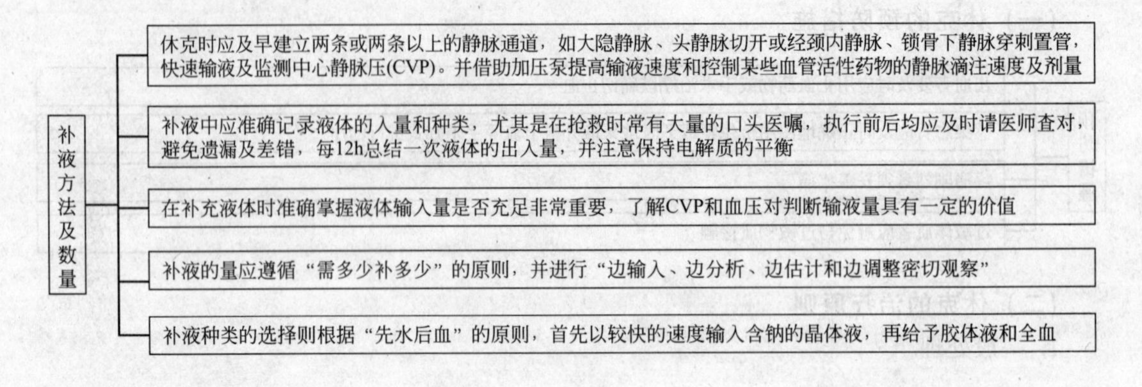
补液方法及数量
休克时应及早建立两条或两条以上的静脉通道，如大隐静脉、头静脉切开或经颈内静脉、锁骨下静脉穿刺置管，快速输液及监测中心静脉压(CVP)。并借助加压泵提高输液速度和控制某些血管活性药物的静脉滴注速度及剂量
补液中应准确记录液体的入量和种类，尤其是在抢救时常有大量的口头医嘱，执行前后均应及时请医师查对，避免遗漏及差错，每12h总结一次液体的出入量，并注意保持电解质的平衡
在补充液体时准确掌握液体输入量是否充足非常重要，了解CVP和血压对判断输液量具有一定的价值
补液的量应遵循“需多少补多少”的原则，并进行“边输入、边分析、边估计和边调整密切观察”
补液种类的选择则根据“先水后血”的原则，首先以较快的速度输入含钠的晶体液，再给予胶体液和全血

4．纠正酸碱失衡

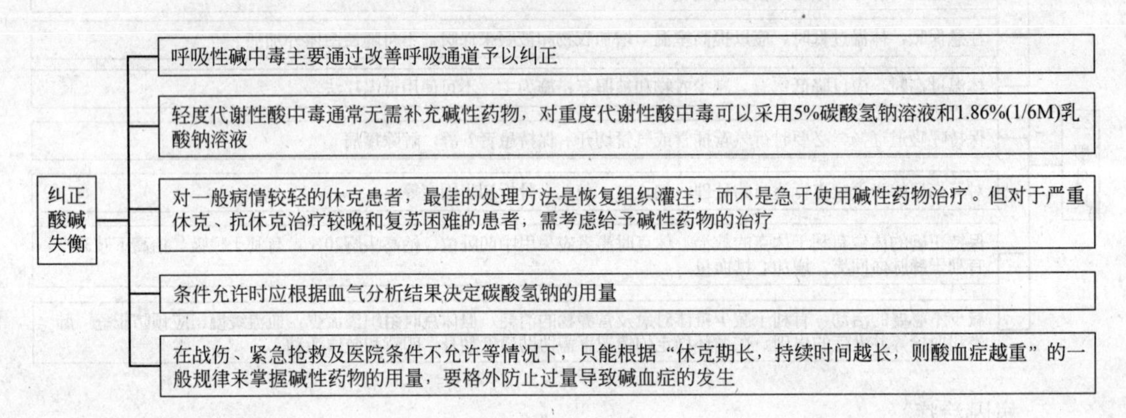
纠正酸碱失衡
呼吸性碱中毒主要通过改善呼吸通道予以纠正
轻度代谢性酸中毒通常无需补充碱性药物，对重度代谢性酸中毒可以采用5%碳酸氢钠溶液和1.86%(1/6M)乳酸钠溶液
对一般病情较轻的休克患者，最佳的处理方法是恢复组织灌注，而不是急于使用碱性药物治疗。但对于严重休克、抗休克治疗较晚和复苏困难的患者，需考虑给予碱性药物的治疗
条件允许时应根据血气分析结果决定碳酸氢钠的用量
在战伤、紧急抢救及医院条件不允许等情况下，只能根据“休克期长，持续时间越长，则酸血症越重”的一般规律来掌握碱性药物的用量，要格外防止过量导致碱血症的发生

5．血管活性药物的应用

（1）血管收缩药

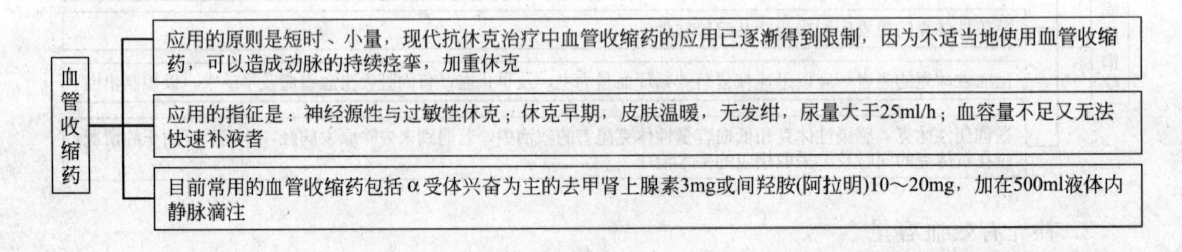
血管收缩药
应用的原则是短时、小量，现代抗休克治疗中血管收缩药的应用已逐渐得到限制，因为不适当地使用血管收缩药，可以造成动脉的持续痉挛，加重休克
应用的指征是：神经源性与过敏性休克；休克早期，皮肤温暖，无发绀，尿量大于25ml/h；血容量不足又无法快速补液者
目前常用的血管收缩药包括α受体兴奋为主的去甲肾上腺素3mg或间羟胺(阿拉明)10～20mg，加在500ml液体内静脉滴注

（2）血管扩张药

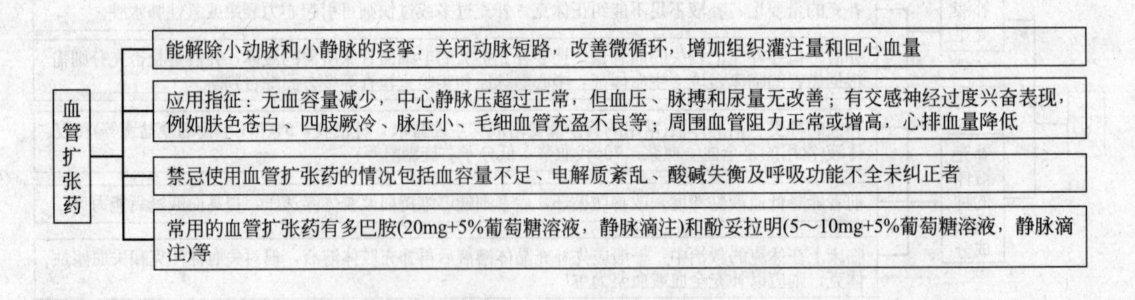
血管扩张药
能解除小动脉和小静脉的痉挛，关闭动脉短路，改善微循环，增加组织灌注量和回心血量
应用指征：无血容量减少，中心静脉压超过正常，但血压、脉搏和尿量无改善；有交感神经过度兴奋表现，例如肤色苍白、四肢厥冷、脉压小、毛细血管充盈不良等；周围血管阻力正常或增高，心排血量降低
禁忌使用血管扩张药的情况包括血容量不足、电解质紊乱、酸碱失衡及呼吸功能不全未纠正者
常用的血管扩张药有多巴胺(20mg+5%葡萄糖溶液，静脉滴注)和酚妥拉明(5～10mg+5%葡萄糖溶液，静脉滴注)等

6. 肾上腺皮质激素的应用

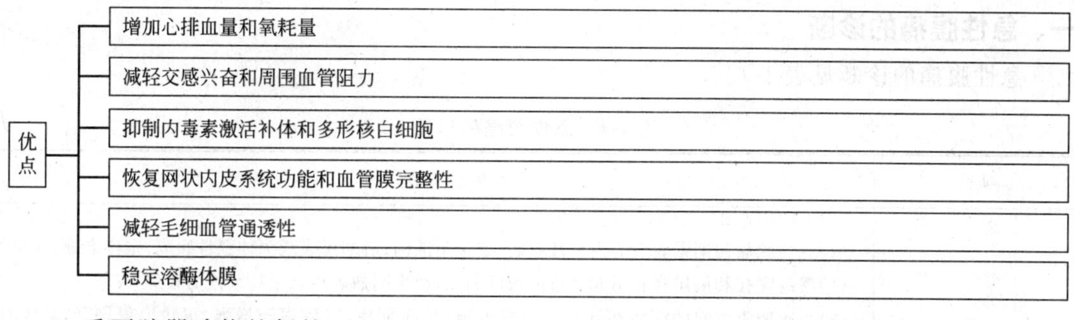
优点
增加心排血量和氧耗量
减轻交感兴奋和周围血管阻力
抑制内毒素激活补体和多形核白细胞
恢复网状内皮系统功能和血管膜完整性
减轻毛细血管通透性
稳定溶酶体膜

7. 重要脏器功能的保护

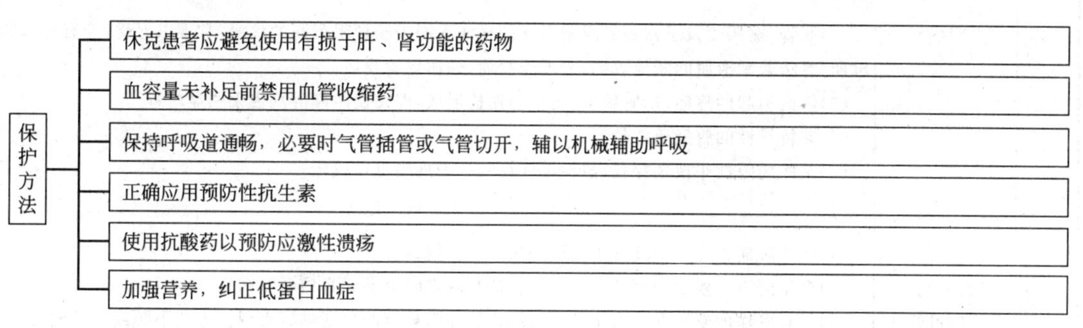
保护方法
休克患者应避免使用有损于肝、肾功能的药物
血容量未补足前禁用血管收缩药
保持呼吸道通畅，必要时气管插管或气管切开，辅以机械辅助呼吸
正确应用预防性抗生素
使用抗酸药以预防应激性溃疡
加强营养，纠正低蛋白血症

8. 抗感染治疗

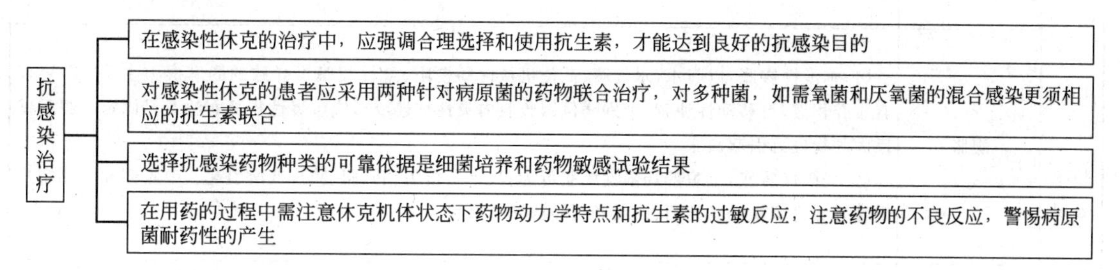
抗感染治疗
在感染性休克的治疗中，应强调合理选择和使用抗生素，才能达到良好的抗感染目的
对感染性休克的患者应采用两种针对病原菌的药物联合治疗，对多种菌，如需氧菌和厌氧菌的混合感染更须相应的抗生素联合
选择抗感染药物种类的可靠依据是细菌培养和药物敏感试验结果
在用药的过程中需注意休克机体状态下药物动力学特点和抗生素的过敏反应，注意药物的不良反应，警惕病原菌耐药性的产生

9. 肾上腺素治疗

一旦发生过敏性休克，应迅速经静脉注射0.1%肾上腺素0.5～1.0ml，继之皮下或肌内注射1ml，并同时可以使用抗组胺类药物和肾上腺皮质激素。

10. 强心类药物的应用

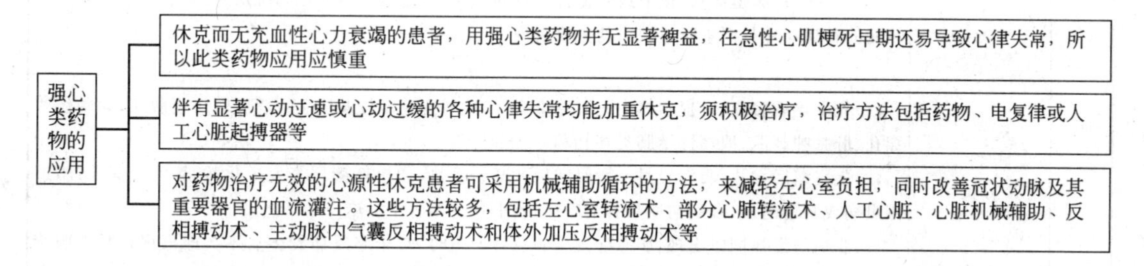
强心类药物的应用
休克而无充血性心力衰竭的患者，用强心类药物并无显著裨益，在急性心肌梗死早期还易导致心律失常，所以此类药物应用应慎重
伴有显著心动过速或心动过缓的各种心律失常均能加重休克，须积极治疗，治疗方法包括药物、电复律或人工心脏起搏器等
对药物治疗无效的心源性休克患者可采用机械辅助循环的方法，来减轻左心室负担，同时改善冠状动脉及其重要器官的血流灌注。这些方法较多，包括左心室转流术、部分心肺转流术、人工心脏、心脏机械辅助、反相搏动术、主动脉内气囊反相搏动术和体外加压反相搏动术等

第三节 急性腹痛

腹部急性病症总称为急腹症，其中急性腹痛是急腹症的共同临床表现之一，更是普外科

常见病症之一，其特点为起病急、病情重、变化快，常引起休克，危及生命。

一、急性腹痛的诊断

急性腹痛的诊断见表 1-4。

表 1-4　急性腹痛的诊断

项目		内容
临床表现	腹痛	(1)急性腹痛初期常表现为内脏性腹痛,定位不准确;后期可表现为体壁性腹痛,定位准确、固定 (2)溃疡穿孔和阑尾穿孔引起严重的腹膜刺激,产生剧烈表浅且呈持续性的腹痛 (3)小肠梗阻引起的疼痛在开始时比较迟钝、呈间歇性,随后逐渐增强,很快变得剧烈,持续且固定 (4)胆管、输尿管及子宫颈管阻塞引起的疼痛不同于肠梗阻引起的疼痛,常难以忍受;若有疼痛间歇期,意味着平滑肌间断地收缩,表现为绞痛,如输尿管绞痛 (5)缺血引起的疼痛,如肠绞窄、肠系膜血栓形成,即便使用麻醉剂也无明显缓解 (6)非特异性的腹痛通常较轻 (7)某些局限性小溃疡穿孔、急性单纯性胰腺炎疼痛也可较轻
	恶心与呕吐	(1)急性腹痛常先于呕吐发生,反之多见于内科疾病 (2)严重的不易控制的呕吐在轻度发作的胰腺炎时会导致腹痛暂时减轻 (3)反复发作的呕吐并混有胆汁是近端小肠梗阻典型的早期临床表现。远端小肠或大肠梗阻时,恶心时间较长且先于呕吐发生。大肠梗阻时呕吐物可能有粪便
	腹胀	(1)弥漫性腹胀:以腹水、水气腹、低位机械性肠梗阻、急性腹膜炎导致的肠麻痹为主。这时可伴有腹腔积液,有移动性浊音,个别病例因腹腔内炎性粘连或形成包裹性积液而浊音界固定。腹后壁巨大肿物也可引起腹胀 (2)局限性腹胀:上腹部局限性腹胀可为胃、十二指肠、肝、胆、胰病变所引起。中腹部和右侧腹局限性腹胀可因横结肠梗阻、回结肠扭转或肠套叠引起
	排便异常	(1)便秘:本身并不是肠梗阻的一个绝对征象,但顽固性便秘若同时出现渐进性腹痛、腹胀和反复呕吐则有力地支持机械性肠梗阻 (2)腹泻:是急性腹痛的一个症状。腹泻混有血提示溃疡性结肠炎、Crohn 病、细菌性痢疾或阿米巴性痢疾,也可见于缺血性结肠炎 (3)特异性胃肠道症状:便血或呕血提示胃肠道疾病;血尿提示泌尿系统疾病;大便排出血凝块或坏死的黏膜碎片是严重肠道缺血的主要表现
	发热	(1)先发热后腹痛:常提示体内先有感染病灶,后病变发展侵及腹膜或腹腔时出现腹痛,如肠伤寒穿孔、肝脓肿破溃、溃疡性结肠炎穿孔和 Crohn 病等 (2)先腹痛后发热:腹痛经过一段时间后才开始发热,如急性阑尾炎发生化脓、坏疽或穿孔;胆道蛔虫病或胆道出血,发病初期只有上腹痛,发生并发症后才发热 (3)腹痛与发热同时出现:胆石症发生胆总管梗阻时,常于胆绞痛发生后不久即出现化脓性胆管炎,腹痛和发热几乎同时出现
	黄疸	多为梗阻性黄疸,常见原因有肝、胆、胰的先天性病变、肿瘤、结石、炎症等
	其他	急性腹痛可发生休克(低血容量、中毒性、创伤性)、弥散性血管内凝血(DIC)、重要脏器功能衰竭等

续表

项目		内容
辅助检查	实验室检查	(1)白细胞计数和分类可提示有无炎症及炎症的严重程度 (2)血红蛋白可提示有无失血或血液浓缩 (3)尿中大量红细胞提示有泌尿系统结石的可能,而肠炎时大便常规可发现白细胞和红细胞 (4)急性肠梗阻、幽门梗阻时常伴发缺水和电解质紊乱,而急性胰腺炎时血尿淀粉酶可显著升高
	诊断性腹腔穿刺	(1)当发现有移动性浊音而诊断不明确时,可考虑诊断性腹腔穿刺 (2)对于怀疑黄体囊肿破裂、宫外孕的患者需行后穹隆穿刺
	影像学检查	(1)胸部X线平片:行胸部立位X线片检查可以诊断引起急腹症的某些膈上疾病(如肺底炎症或食管破裂) (2)腹部X线平片:对有腹部压痛、腹胀或怀疑肠梗阻、缺血、内脏穿孔、肾和输尿管结石或急性胆囊炎的患者,应行腹部平片检查 (3)血管造影术:选择性内脏血管造影术是诊断肠系膜血栓的可靠方法 (4)超声波检查及CT、MRI扫描:对于检查不是溃疡或肠梗阻的上腹部疼痛以及观察腹部肿块,超声波检查非常有用。CT和MRI扫描检查适用于实质性脏器的病变、腹腔占位性病变、动脉瘤、门静脉炎等

二、急性腹痛的治疗

(一)一般处理

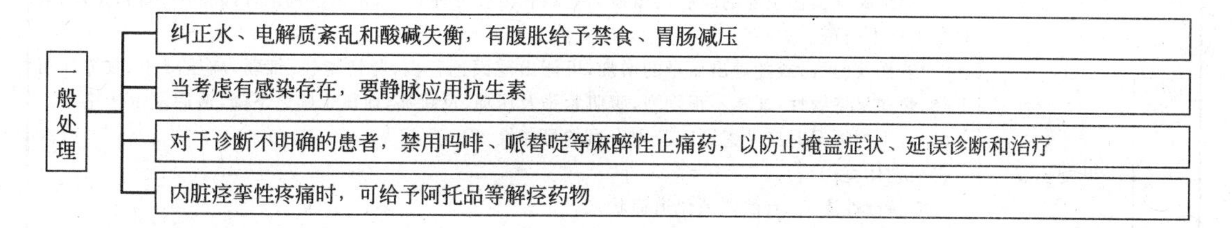
一般处理
纠正水、电解质紊乱和酸碱失衡，有腹胀给予禁食、胃肠减压
当考虑有感染存在，要静脉应用抗生素
对于诊断不明确的患者，禁用吗啡、哌替啶等麻醉性止痛药，以防止掩盖症状、延误诊断和治疗
内脏痉挛性疼痛时，可给予阿托品等解痉药物

(二)手术治疗

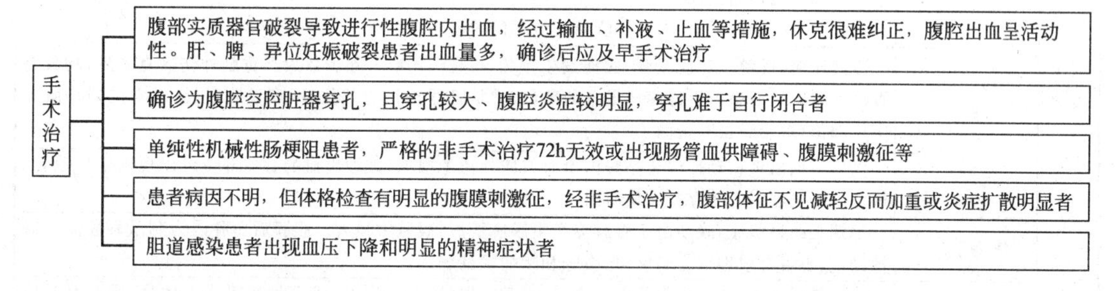
手术治疗
腹部实质器官破裂导致进行性腹腔内出血，经过输血、补液、止血等措施，休克很难纠正，腹腔出血呈活动性。肝、脾、异位妊娠破裂患者出血量多，确诊后应及早手术治疗
确诊为腹腔空腔脏器穿孔，且穿孔较大、腹腔炎症较明显，穿孔难于自行闭合者
单纯性机械性肠梗阻患者，严格的非手术治疗72h无效或出现肠管血供障碍、腹膜刺激征等
患者病因不明，但体格检查有明显的腹膜刺激征，经非手术治疗，腹部体征不见减轻反而加重或炎症扩散明显者
胆道感染患者出现血压下降和明显的精神症状者

对急性腹痛患者进行手术时，要先抢救生命，在条件允许时，可进行病灶清除术。对于生命体征不稳定的患者，手术力求简单有效；以挽救生命为首要，病灶可考虑二期切除。

(三)非手术治疗

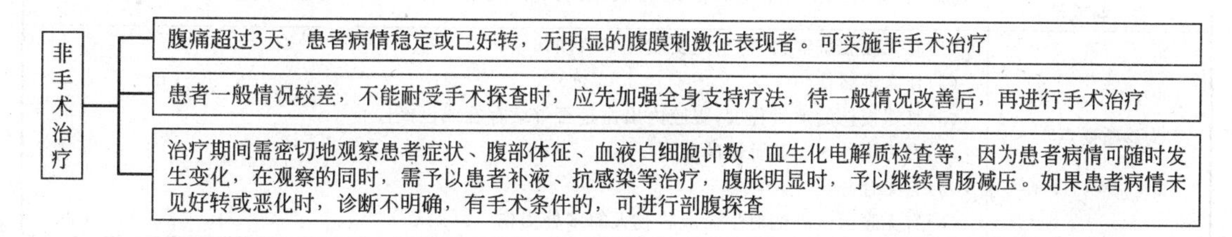
非手术治疗
腹痛超过3天，患者病情稳定或已好转，无明显的腹膜刺激征表现者。可实施非手术治疗
患者一般情况较差，不能耐受手术探查时，应先加强全身支持疗法，待一般情况改善后，再进行手术治疗
治疗期间需密切地观察患者症状、腹部体征、血液白细胞计数、血生化电解质检查等，因为患者病情可随时发生变化，在观察的同时，需予以患者补液、抗感染等治疗，腹胀明显时，予以继续胃肠减压。如果患者病情未见好转或恶化时，诊断不明确，有手术条件的，可进行剖腹探查

第四节 腹腔内出血

腹腔内出血是肝、脾等实质脏器或腹膜后肾、大血管等损伤，以及手术后并发症的一种临床表现，由于这是一种严重的创伤或手术后并发症，尤其是腹腔内大出血直接严重威胁患者生命，抢救及时与否，处理方法是否恰当，均与患者的预后有很直接的因果关系。

腹腔内出血与发病后至确定性手术时间有密切关系，伤后2h内得到正确治疗者，90%可望治愈，随着时间的延迟，病死率明显增加。如果不及时诊治，内脏损伤后所引起大出血、休克、感染与腹膜炎，常危害患者的生命，其病死率可高达10%～20%。因此要降低病死率，首先要尽力缩短伤后至确定性手术时间，同时要提高抢救及诊治技术，防止漏诊、误诊。

一、腹腔内出血的诊断

腹腔内出血的诊断见表1-5。

表1-5 腹腔内出血的诊断

项目		内容
病因		腹腔脏器损伤，特别是实质性脏器损伤
临床表现	出血表现	(1)单纯腹壁损伤引起的腹腔内出血的症状和体征往往较轻，常见为局限性腹壁肿、痛和压痛，有时可见皮下瘀斑 (2)若伤及内脏，或随着出血量的增加，可能出现面色苍白，脉搏增快、细弱，脉压减小，收缩压可下降，腹痛呈持续性，通常不很剧烈，腹肌紧张及压痛、反跳痛，血压也随之下降，最后发生休克 (3)有下列情况时应考虑到腹腔内出血的可能性 ①早期休克 ②有持续性腹痛，有的伴消化道症状 ③有固定的体征，如腹部压痛、肌紧张 ④消化道出血的症状 ⑤腹部出现移动性浊音 ⑥复合伤时持续低血压，又不能用其他部位的损伤来解释
	腹膜刺激征	腹部压痛、反跳痛和肌紧张，腹痛发生率为95%～100%，除少数因严重脑外伤休克者外，均具有腹痛症状。早期患者诉说疼痛最重的部位，常是脏器损伤的部位，压痛最明显处，通常是损伤脏器所在部位，对诊断很有帮助
	移动性浊音	伤后早期出现移动性浊音是腹内出血或尿外渗的根据，破裂出血的脏器部位可出现固定性浊音，这是由于脏器附近积存凝血块所致
	腹胀	早期无明显腹胀，晚期由于腹膜炎产生肠麻痹后，腹胀常显著。腹膜后血肿因为刺激腹膜后内脏神经丛，也可反射性引起肠麻痹、腹胀和腰痛等症状
	恶心呕吐	空腔脏器破裂、内出血都可刺激腹膜，引起反射性恶心、呕吐，细菌性腹膜炎发生后，呕吐是肠麻痹的表现，通常为持续性
	肝浊音界消失	肝浊音界消失对于闭合伤有诊断意义，多表示空腔脏器破裂，气体进入腹腔形成膈下积气
	肠鸣音减弱或消失	肠鸣音减弱或消失早期因为反射性肠蠕动受抑制，晚期因为腹膜炎肠麻痹致肠鸣音减弱或消失
诊断要点		(1)有无腹腔脏器伤，特别是实质性脏器损伤 (2)什么脏器伤 (3)脏器损伤的严重程度，腹腔内出血是否继续存在或已经停止 (4)有无腹腔内空腔脏器的破裂 (5)有无合并伤 (6)有无腹部以外的对生命威胁较大的多处损伤

续表

项目		内容
辅助检查	实验室检查	(1)血红蛋白和红细胞比容下降，是腹内出血的表现，但在创伤早期因为应激、血液浓缩等，血红蛋白和红细胞比容可无明显变化 (2)白细胞总数和中性粒细胞升高是机体对创伤的一种应激反应，常提示腹腔内脏器伤的可能 (3)血、尿淀粉酶升高，多数提示胰腺损伤 (4)血尿是泌尿系统损伤的重要标志，但其程度和伤情有时不成正比
	放射线检查	(1)胸部平片可观察到下位肋骨骨折 (2)腹部平片可观察到膈下积气，某些脏器的大小、形态和位置的改变 (3)有条件的地方还可进行选择性动脉造影，对内脏出血的部位有一定的诊断价值；尿道膀胱造影可以帮助诊断尿道膀胱损伤；甚至可行CT检查
	超声波或CT检查	对内脏的外形、大小、腹腔内积液的检查可起到明确诊断作用，但通常也需要进行动态的连续检查

二、腹腔内出血的治疗

（一）非手术治疗

1. 非手术治疗指征

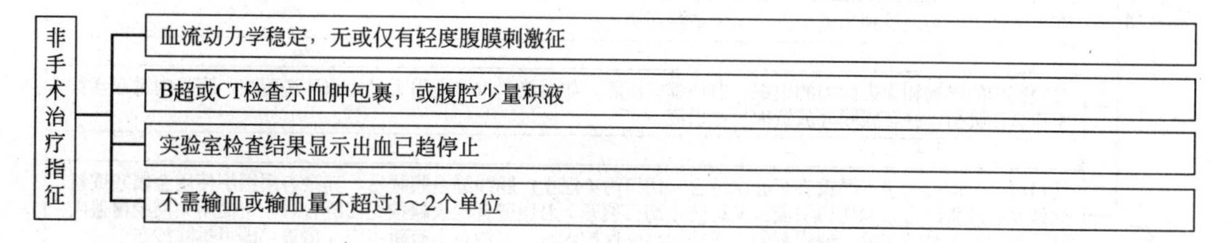
非手术治疗指征
血流动力学稳定，无或仅有轻度腹膜刺激征
B超或CT检查示血肿包裹，或腹腔少量积液
实验室检查结果显示出血已趋停止
不需输血或输血量不超过1～2个单位

2. 非手术治疗措施

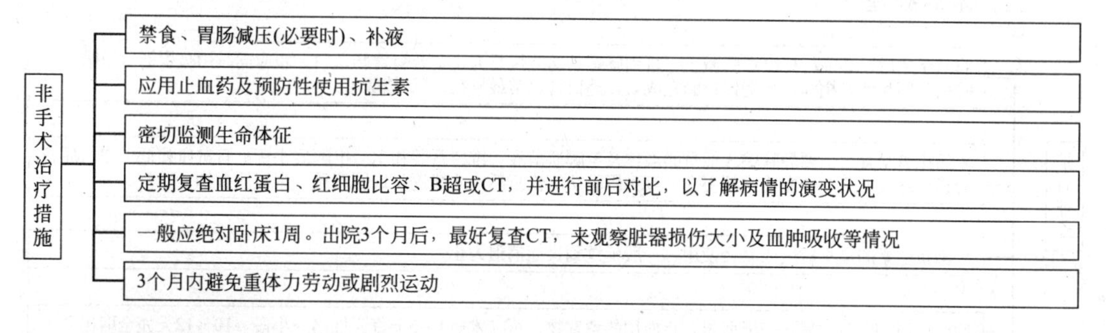
非手术治疗措施
禁食、胃肠减压(必要时)、补液
应用止血药及预防性使用抗生素
密切监测生命体征
定期复查血红蛋白、红细胞比容、B超或CT，并进行前后对比，以了解病情的演变状况
一般应绝对卧床1周。出院3个月后，最好复查CT，来观察脏器损伤大小及血肿吸收等情况
3个月内避免重体力劳动或剧烈运动

（二）手术治疗

1. 剖腹探查的适应证

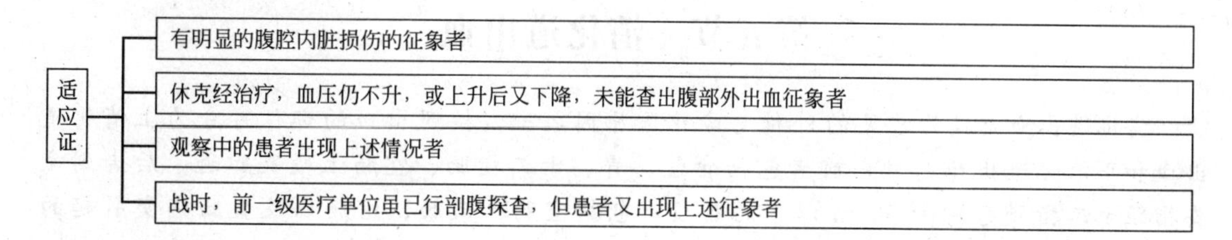
适应证
有明显的腹腔内脏损伤的征象者
休克经治疗，血压仍不升，或上升后又下降，未能查出腹部外出血征象者
观察中的患者出现上述情况者
战时，前一级医疗单位虽已行剖腹探查，但患者又出现上述征象者

2. 麻醉选择

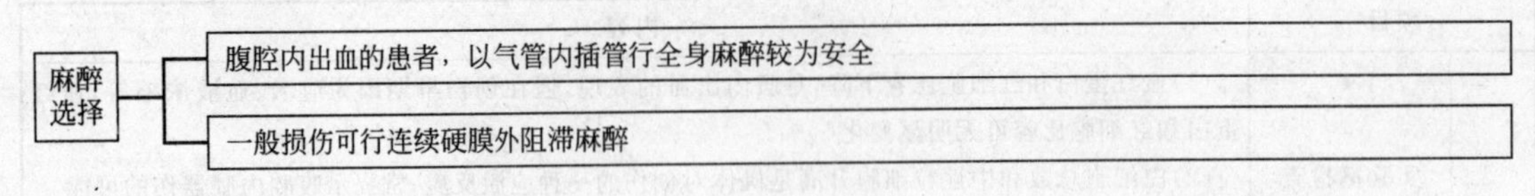
麻醉选择
腹腔内出血的患者，以气管内插管行全身麻醉较为安全
一般损伤可行连续硬膜外阻滞麻醉

3. 手术切口

通常剖腹探查多采用正中或正中旁切口，操作简单，出血少便于探查，开关腹快，又可根据情况延长切口。

4. 探查步骤

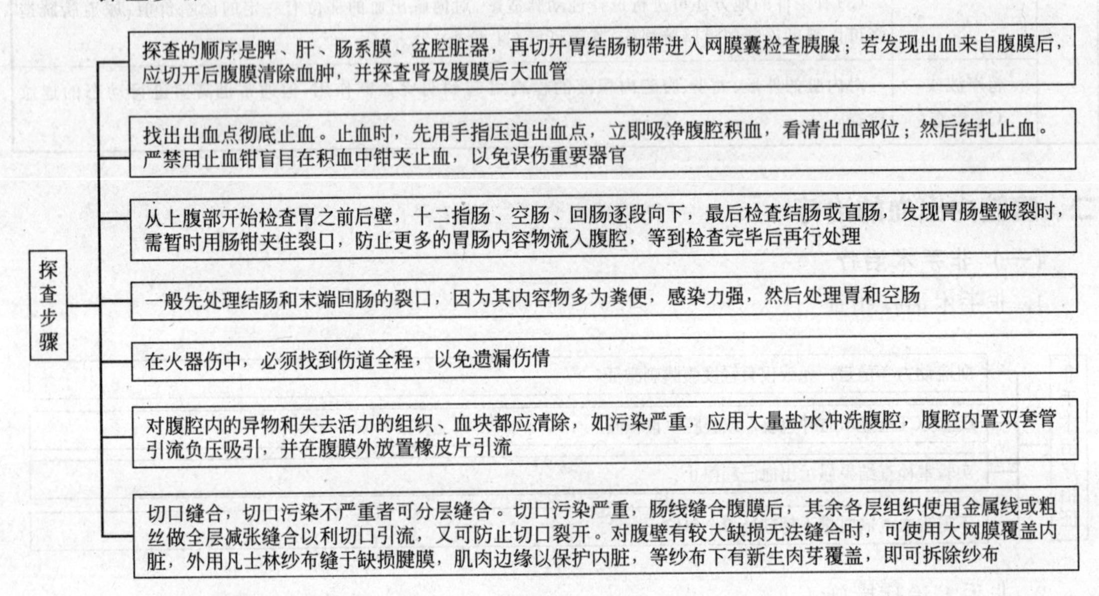
探查步骤
探查的顺序是脾、肝、肠系膜、盆腔脏器，再切开胃结肠韧带进入网膜囊检查胰腺；若发现出血来自腹膜后，应切开后腹膜清除血肿，并探查肾及腹膜后大血管
找出出血点彻底止血。止血时，先用手指压迫出血点，立即吸净腹腔积血，看清出血部位；然后结扎止血。严禁用止血钳盲目在积血中钳夹止血，以免误伤重要器官
从上腹部开始检查胃之前后壁，十二指肠、空肠、回肠逐段向下，最后检查结肠或直肠，发现胃肠壁破裂时，需暂时用肠钳夹住裂口，防止更多的胃肠内容物流入腹腔，等到检查完毕后再行处理
一般先处理结肠和末端回肠的裂口，因为其内容物多为粪便，感染力强，然后处理胃和空肠
在火器伤中，必须找到伤道全程，以免遗漏伤情
对腹腔内的异物和失去活力的组织、血块都应清除，如污染严重，应用大量盐水冲洗腹腔，腹腔内置双套管引流负压吸引，并在腹膜外放置橡皮片引流
切口缝合，切口污染不严重者可分层缝合。切口污染严重，肠线缝合腹膜后，其余各层组织使用金属线或粗丝做全层减张缝合以利切口引流，又可防止切口裂开。对腹壁有较大缺损无法缝合时，可使用大网膜覆盖内脏，外用凡士林纱布缝于缺损腱膜，肌肉边缘以保护内脏，等纱布下有新生肉芽覆盖，即可拆除纱布

（三）术后处理

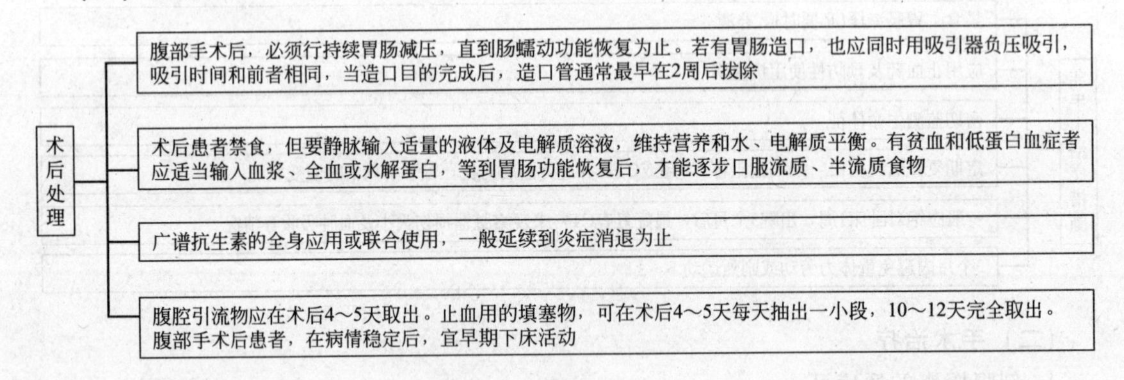
术后处理
腹部手术后，必须行持续胃肠减压，直到肠蠕动功能恢复为止。若有胃肠造口，也应同时用吸引器负压吸引，吸引时间和前者相同，当造口目的完成后，造口管通常最早在2周后拔除
术后患者禁食，但要静脉输入适量的液体及电解质溶液，维持营养和水、电解质平衡。有贫血和低蛋白血症者应适当输入血浆、全血或水解蛋白，等到胃肠功能恢复后，才能逐步口服流质、半流质食物
广谱抗生素的全身应用或联合使用，一般延续到炎症消退为止
腹腔引流物应在术后4～5天取出。止血用的填塞物，可在术后4～5天每天抽出一小段，10～12天完全取出。腹部手术后患者，在病情稳定后，宜早期下床活动

第五节　消化道出血

消化道出血是较为常见的外科急诊就医原因之一，按照出血的部位可分为上消化道出血和下消化道出血两种，前者包括食管、胃、十二指肠、空肠上段及胆道，后者则主要指距十二指肠悬韧带 50cm 以下的肠段，包括空肠、回肠、结肠以及直肠病变引起的出血。

一、消化道出血的诊断

消化道出血的诊断见表 1-6。

表 1-6 消化道出血的诊断

项目		内容
病史		相关肝疾病和溃疡疾病病史，排除口腔出血、痔出血及肛裂出血等非紧急情况。有无出血倾向，有无放化疗病史，有无服用抗凝药物及避孕药等
临床表现	呕血和黑粪	(1)上消化道出血：一般幽门以上出血以呕血症状常见，而幽门以下出血则以黑粪为特征。呕出鲜红色血液或血块者，表明出血量较大，而呕吐物为咖啡色则表明出血量较少 (2)下消化道出血：量小者可无临床症状，或只在进行粪便隐血试验时才能发现；少量而反复的出血可能引起贫血，大量且持续的出血则会引起休克 (3)消化道每日出血量 5～10ml，粪隐血试验可呈阳性反应；每日出血量 50～100ml 可产生黑粪。胃内积血量 200～300ml，可引起呕血，一次出血量不多于 400ml，无全身症状。出血量大于 500ml 可以产生全身症状，如乏力、出汗、头晕等。如果短时内出血量大于 1000ml 或出血量占全血量的 20%，就会出现心率增快、血压下降等循环衰竭的表现
	失血性周围循环衰竭	(1)临床上可出现头晕、心悸、恶心、口渴、黑蒙或晕厥；皮肤因为血管收缩和血液灌注不足而呈灰白、湿冷；按压甲床后呈现苍白，且长时间不见恢复。静脉充盈差，体表静脉往往塌陷 (2)患者感到疲乏无力，进一步可产生精神委靡、烦躁不安，甚至反应迟钝、意识模糊 (3)老年人器官储备功能低下，加上老年人常有脑动脉硬化、高血压病、冠心病、慢性支气管等老年基础病，虽然出血量不大，也可引起多器官功能衰竭
	氮质血症	临床上可出现尿少或无尿。在出血停止的情况下，氮质血症一般持续 4 天以上
	发热	大量出血后，大多患者在 24h 内常出现低热
	出血后的代偿功能	(1)当消化道出血量多于血容量的 1/4 时，心排血量和舒张期血压明显下降 (2)醛固酮和垂体后叶素分泌增加，尽可能减少组织间水分的丢失，以恢复和维持血容量。如仍无法代偿就会刺激造血系统，血细胞增殖活跃，红细胞与网织红细胞增多
辅助检查	三腔二囊管检查	主要适用于尚未发生休克，意识清楚并且能配合检查的患者，放入三腔二囊管后，如出血停止，则表示是食管或胃底曲张静脉的破裂出血；如果仍有出血，则门脉高压性胃病或胃、十二指肠溃疡出血可能性大
	纤维内镜检查	内镜检查不但能对静脉曲张出血和溃疡出血进行鉴别，还能间接诊断胆道出血。对于下消化道出血患者，纤维结肠镜检查是诊断下消化道出血的主要手段
	选择性血管造影	通常采用腹腔动脉或肠系膜上动脉造影，在进行造影的同时，还可以通过栓塞的方法止血，尤其适用于急性出血性休克昏迷的患者
	其他诊断	包括 X 线钡剂检查、B 超、CT、MRI、放射性核素等影像学检查措施

二、消化道出血的治疗

（一）急救措施

1. 建立静脉输液通道

建立静脉输液通道

- 建立1～2条静脉输液通道，以确保迅速补充血容量，先输注平衡液或等渗盐水，同时密切监测患者心率、血压波动情况
- 对于已有休克的患者应留置导尿管有助于检测患者尿量、血压、心率及中心静脉压，可以作为指导补液、输血速度和量的参考依据

2. 补血

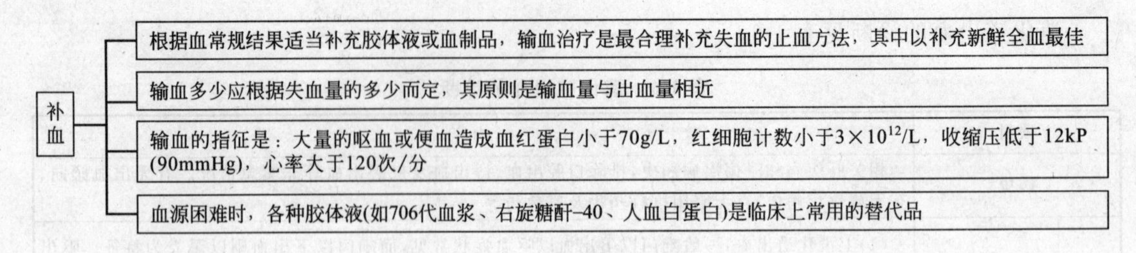
补血
根据血常规结果适当补充胶体液或血制品，输血治疗是最合理补充失血的止血方法，其中以补充新鲜全血最佳
输血多少应根据失血量的多少而定，其原则是输血量与出血量相近
输血的指征是：大量的呕血或便血造成血红蛋白小于70g/L，红细胞计数小于3×10^12/L，收缩压低于12kP (90mmHg)，心率大于120次/分
血源困难时，各种胶体液(如706代血浆、右旋糖酐-40、人血白蛋白)是临床上常用的替代品

3. 止血药物

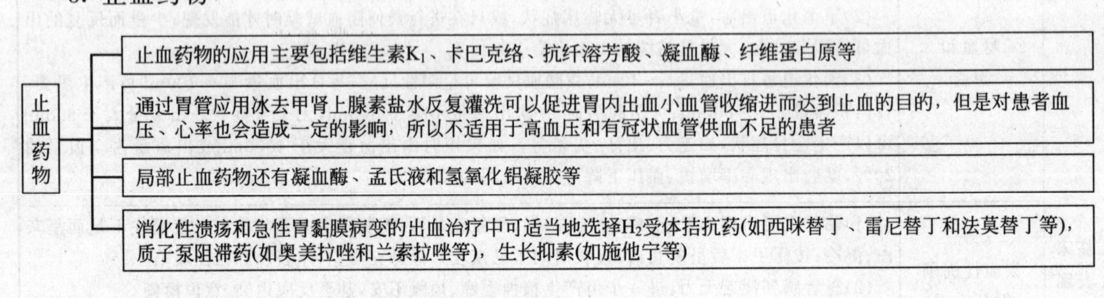
止血药物
止血药物的应用主要包括维生素K1、卡巴克络、抗纤溶芳酸、凝血酶、纤维蛋白原等
通过胃管应用冰去甲肾上腺素盐水反复灌洗可以促进胃内出血小血管收缩进而达到止血的目的，但是对患者血压、心率也会造成一定的影响，所以不适用于高血压和有冠状血管供血不足的患者
局部止血药物还有凝血酶、孟氏液和氢氧化铝凝胶等
消化性溃疡和急性胃黏膜病变的出血治疗中可适当地选择H2受体拮抗药(如西咪替丁、雷尼替丁和法莫替丁等)，质子泵阻滞药(如奥美拉唑和兰索拉唑等)，生长抑素(如施他宁等)

常用的止血药物和制酸药物如表 1-7 所示。

表 1-7 常用的止血药物和制酸药物

药物名称	剂量和用法	注意事项
止血药物		
卡巴克络(安络血)	10mg,肌注,2～3 次/天	癫痫及精神病患者慎用
抗纤溶芳酸	200～400mg,静脉滴注	血栓形成倾向者禁用
巴曲霉(立止血)	1kU,肌注,2～3 次/天	早期妊娠禁用
去甲肾上腺素	4～8mg,加 100ml 冰盐水	血栓形成倾向者慎用
凝血酶	400U/次,胃管注入,2 次/天	严禁注射
孟氏液	30～50ml,胃管注入	不能口服
凝血酶原复合物	400U/次,静脉滴注,2～3 次/天	肝病患者慎用
纤维蛋白原	3～6g/d,静脉滴注	心肌梗死和血栓患者禁用
制酸药		
西咪替丁	0.2g/次,静脉滴注,3 次/天	肝肾功能不全者慎用
雷尼替丁	150mg/次,口服,2 次/天	肝肾功能不全者慎用
法莫替丁	20mg/次,静脉滴注,2 次/天	肝肾功能不全者及孕妇慎用
奥美拉唑	40mg/次,静注,1 次/天	肝肾功能不全者慎用
兰索拉唑	30mg/次,口服,1 次/天	
氢氧化铝凝胶	20ml,胃管注入,2～3 次/天	
施他宁	6mg/d,持续滴注	孕妇慎用
奥曲肽(善宁)	0.1mg/次,皮下,2～3 次/天	孕妇禁用

（二）病因治疗

1. 胃、十二指肠溃疡出血

胃、十二指肠溃疡出血

出血多能自行停止，但对于年龄超过50岁，病史较长溃疡经久不愈者，出血多难以自止，此时应首选手术治疗，采用胃大部切除术不仅能切除出血的溃疡，同时由于减少了胃酸的分泌，故而也是防止再次出血的最可靠方法

药物性溃疡出血多能在停药后自行止血

吻合口溃疡出血多难以自止，应早期行手术治疗，切除原胃肠吻合口，重建胃肠吻合并切断迷走神经

2. 门脉高压症引起的食管或胃底静脉曲张静脉破裂

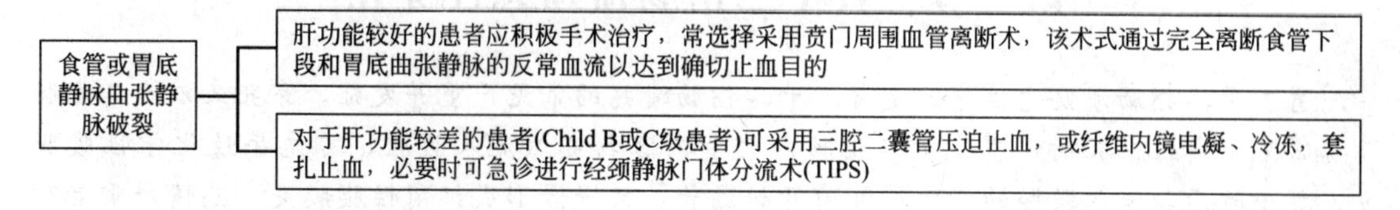
食管或胃底静脉曲张静脉破裂
肝功能较好的患者应积极手术治疗，常选择采用贲门周围血管离断术，该术式通过完全离断食管下段和胃底曲张静脉的反常血流以达到确切止血目的
对于肝功能较差的患者(Child B或C级患者)可采用三腔二囊管压迫止血，或纤维内镜电凝、冷冻，套扎止血，必要时可急诊进行经颈静脉门体分流术(TIPS)

3. 应激性溃疡和急性糜烂性胃炎

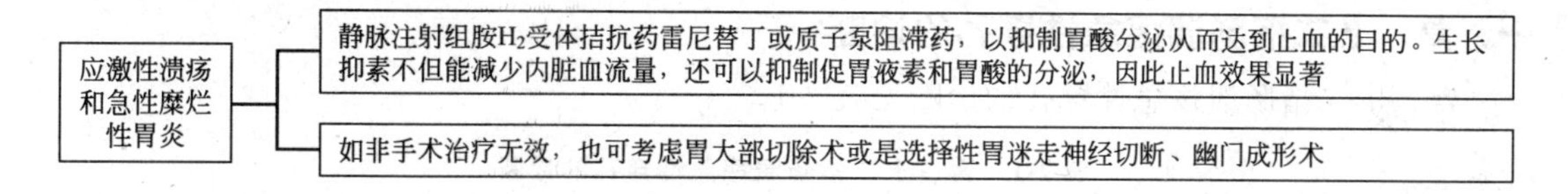
应激性溃疡和急性糜烂性胃炎
静脉注射组胺H_2受体拮抗药雷尼替丁或质子泵阻滞药，以抑制胃酸分泌从而达到止血的目的。生长抑素不但能减少内脏血流量，还可以抑制促胃液素和胃酸的分泌，因此止血效果显著
如非手术治疗无效，也可考虑胃大部切除术或是选择性胃迷走神经切断、幽门成形术

4. 其他治疗

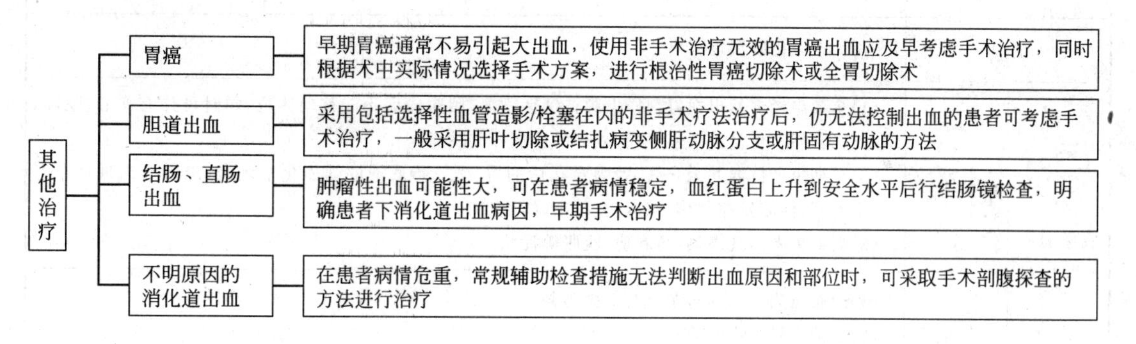
其他治疗
胃癌
早期胃癌通常不易引起大出血，使用非手术治疗无效的胃癌出血应及早考虑手术治疗，同时根据术中实际情况选择手术方案，进行根治性胃癌切除术或全胃切除术
胆道出血
采用包括选择性血管造影/栓塞在内的非手术疗法治疗后，仍无法控制出血的患者可考虑手术治疗，一般采用肝叶切除或结扎病变侧肝动脉分支或肝固有动脉的方法
结肠、直肠出血
肿瘤性出血可能性大，可在患者病情稳定，血红蛋白上升到安全水平后行结肠镜检查，明确患者下消化道出血病因，早期手术治疗
不明原因的消化道出血
在患者病情危重，常规辅助检查措施无法判断出血原因和部位时，可采取手术剖腹探查的方法进行治疗

第二章 普外科常见急症的诊疗

第一节 胃十二指肠溃疡急性穿孔

胃、十二指肠溃疡急性穿孔是胃、十二指肠溃疡的常见严重并发症，穿孔又以十二指肠溃疡常见。急性穿孔时，胃、十二指肠内大量内容物突然流入腹腔，首先导致化学性腹膜炎，数小时后，流入腹腔的胃肠道细菌开始滋长，又慢慢形成细菌性腹膜炎，病情严重者可并发休克。

一、胃、十二指肠溃疡急性穿孔的诊断

胃、十二指肠溃疡急性穿孔的诊断见表 2-1。

表 2-1 胃、十二指肠溃疡急性穿孔的诊断

项目		内容
病史		有胃、十二指肠溃疡病史
临床表现	症状	(1)多数患者突然出现刀割样上腹持续性剧痛，因腹痛而不能移动体位，同时可伴有恶心、呕吐，腹部肌肉紧张，可呈板状强直，有显著的压痛和反跳痛 (2)早期患者体温并无升高，因为穿孔后的胃、十二指肠液的强烈化学刺激，患者可出现面色苍白、出冷汗、四肢发凉、脉搏细速、血压下降等症状 (3)后期患者出现高热、肠麻痹、腹胀等症状
	体征	(1)全腹压痛、肌紧张，尤以右上腹为甚 (2)肝浊音界缩小或消失 (3)肠鸣音减弱或消失
辅助检查		(1)X 线片及腹部透视见膈下游离气体 (2)腹腔穿刺抽得黄色浑浊液体，石蕊试纸呈酸性反应

二、胃、十二指肠溃疡急性穿孔的治疗

(一) 非手术治疗

非手术治疗
- 适于年龄较轻，溃疡病程短，穿孔小，漏至腹腔的内容物不多，腹膜炎有局限趋势者，但需严密观察病情变化
- 在无休克情况下采取半卧位，禁食，胃肠减压，应用抗生素，输液，纠正水与电解质紊乱及维持酸碱平衡
- 配合针灸治疗。3天后可酌情服中药治疗

（二）手术治疗

1. 手术指征

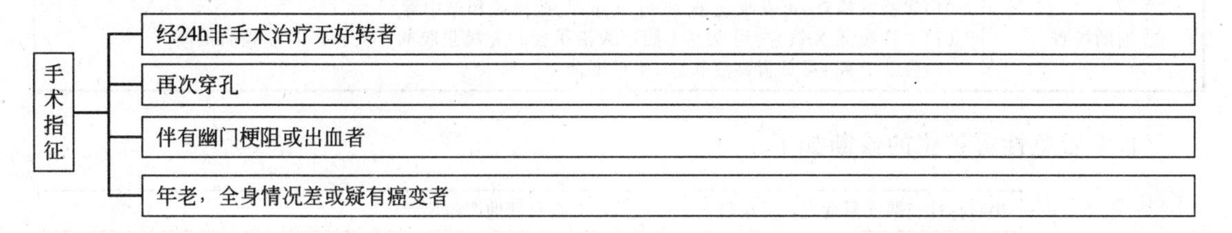
手术指征
经24h非手术治疗无好转者
再次穿孔
伴有幽门梗阻或出血者
年老，全身情况差或疑有癌变者

2. 手术方式

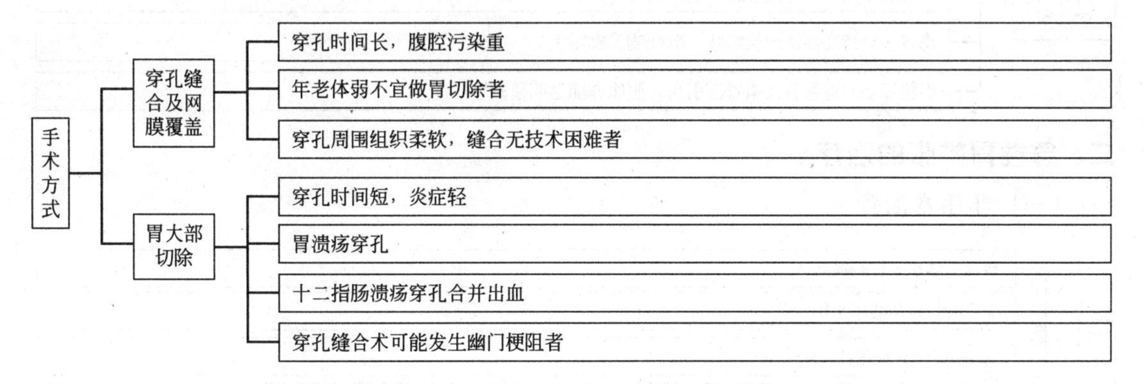
手术方式
穿孔缝合及网膜覆盖
穿孔时间长，腹腔污染重
年老体弱不宜做胃切除者
穿孔周围组织柔软，缝合无技术困难者
胃大部切除
穿孔时间短，炎症轻
胃溃疡穿孔
十二指肠溃疡穿孔合并出血
穿孔缝合术可能发生幽门梗阻者

第二节　急性胃扩张

急性胃扩张是某种原因导致的急性胃壁肌肉张力降低或麻痹，短期内胃及十二指肠极度膨胀、高度扩张，腔内潴留大量气体和液体无法排出，进而因反复呕吐而出现液体及电解质的丢失，导致严重电解质紊乱以及血容量缩减、周围循环衰竭的一种综合征。

急性胃扩张虽是临床上一种较少见的急腹症，但病情进展迅速，扩张的胃几乎可占据整个腹部。扩张可延伸到十二指肠，也可终止于幽门，后果严重，病死率可达20%，预后不良。近年来随着对该病认识的提高，治疗的进步，病死率已明显下降。

一、急性胃扩张的诊断

急性胃扩张的诊断见表2-2。

表2-2　急性胃扩张的诊断

项目		内容
病史		大多在术后初期或暴饮暴食后
临床表现	症状	(1)大多起病缓慢,迷走神经切断术者常于术后第2周开始进流质饮食后发病 (2)主要症状包括腹胀、上腹或脐周隐痛、恶心和持续性呕吐 (3)呕吐物为浑浊的棕绿色或咖啡色液体,呕吐后症状并不缓解 (4)随着病情的加重,全身情况进行性恶化,严重者可发生脱水、碱中毒,并表现为烦躁不安、呼吸急促、手足抽搐、血压下降和休克
	体征	(1)突出的体征为上腹膨胀,可见毫无蠕动的胃轮廓,局部有压痛,叩诊过度回响,具有振水声 (2)脐右偏上出现局限性包块,外观隆起,触之光滑且有弹性、轻压痛,其右下边界较清,这是极度扩张的胃窦,称“巨胃窦症”,乃是急性胃扩张特有的重要体征 (3)如果穿孔,可出现皮下气肿及腹膜炎体征

续表

项目	内容
辅助检查	(1)实验室检查:可发现血液浓缩、低血钾、低血氯和碱中毒 (2)立位腹部X线片:可见左上腹巨大液平面和充满腹腔的特大胃影及左膈肌抬高 (3)腹部B超:可见胃高度扩张、胃壁变薄

非术后急性胃扩张的诊断如下。

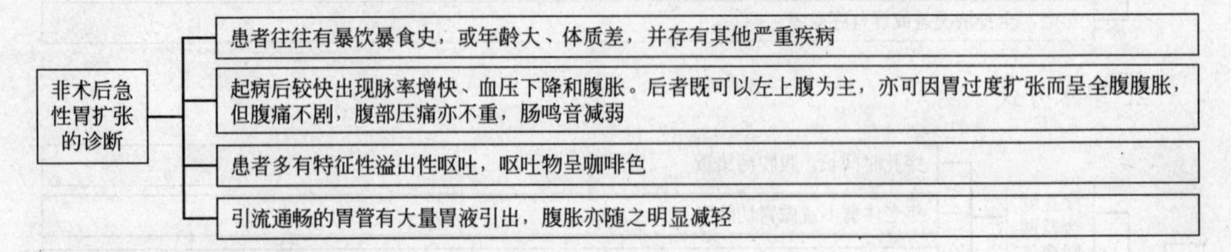
非术后急性胃扩张的诊断
患者往往有暴饮暴食史，或年龄大、体质差，并存有其他严重疾病
起病后较快出现脉率增快、血压下降和腹胀。后者既可以左上腹为主，亦可因胃过度扩张而呈全腹腹胀，但腹痛不剧，腹部压痛亦不重，肠鸣音减弱
患者多有特征性溢出性呕吐，呕吐物呈咖啡色
引流通畅的胃管有大量胃液引出，腹胀亦随之明显减轻

二、急性胃扩张的治疗

（一）非手术治疗

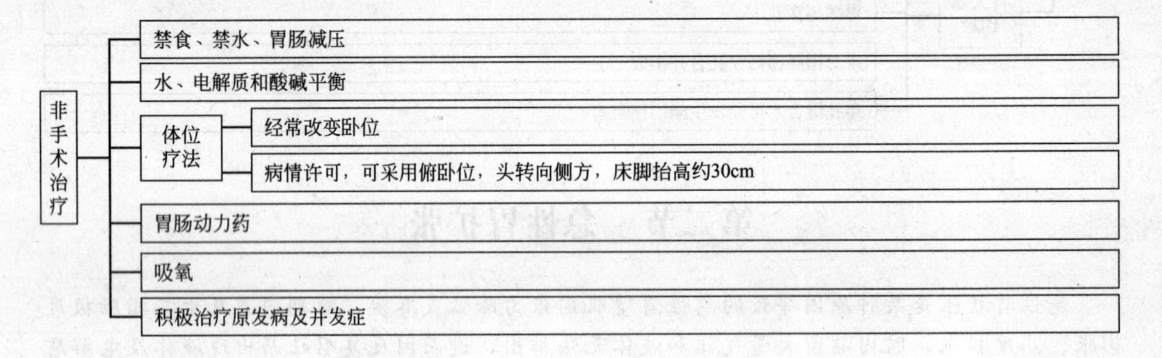
非手术治疗
禁食、禁水、胃肠减压
水、电解质和酸碱平衡
体位疗法
经常改变卧位
病情许可，可采用俯卧位，头转向侧方，床脚抬高约30cm
胃肠动力药
吸氧
积极治疗原发病及并发症

（二）手术治疗

1. 适应证

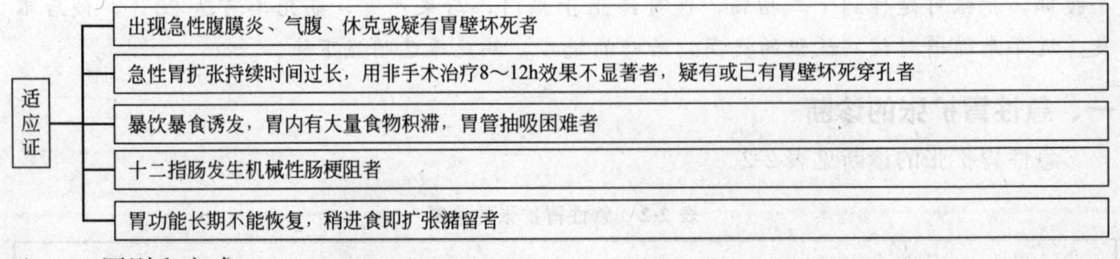
适应证
出现急性腹膜炎、气腹、休克或疑有胃壁坏死者
急性胃扩张持续时间过长，用非手术治疗8～12h效果不显著者，疑有或已有胃壁坏死穿孔者
暴饮暴食诱发，胃内有大量食物积滞，胃管抽吸困难者
十二指肠发生机械性肠梗阻者
胃功能长期不能恢复，稍进食即扩张潴留者

2. 原则和方式

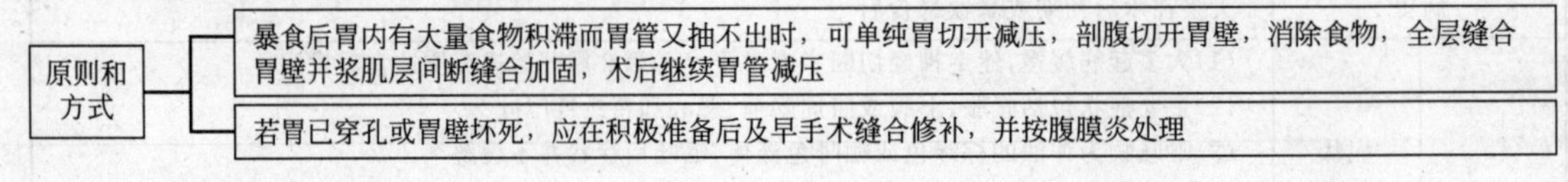
原则和方式
暴食后胃内有大量食物积滞而胃管又抽不出时，可单纯胃切开减压，剖腹切开胃壁，消除食物，全层缝合胃壁并浆肌层间断缝合加固，术后继续胃管减压
若胃已穿孔或胃壁坏死，应在积极准备后及早手术缝合修补，并按腹膜炎处理

（三）预后

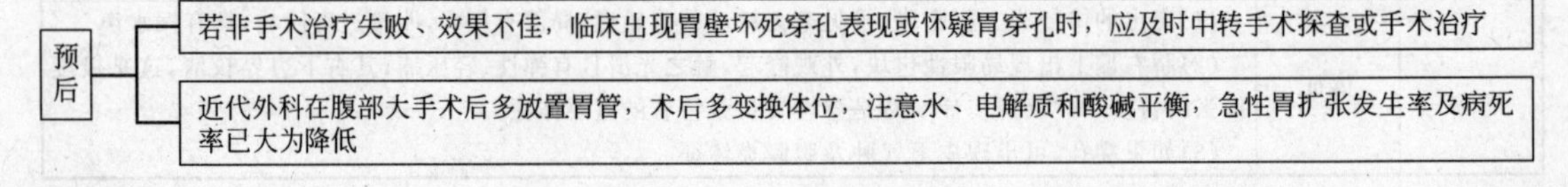
预后
若非手术治疗失败、效果不佳，临床出现胃壁坏死穿孔表现或怀疑胃穿孔时，应及时中转手术探查或手术治疗
近代外科在腹部大手术后多放置胃管，术后多变换体位，注意水、电解质和酸碱平衡，急性胃扩张发生率及病死率已大为降低

第三节　急性胃扭转

胃扭转不常见，其急性型发病迅速，不易诊断，常延误治疗；而其慢性型的症状不典型，也不易及时发现，因此有必要对胃扭转有一定的了解。

一、急性胃扭转的诊断

急性胃扭转的诊断见表 2-3。

表 2-3　急性胃扭转的诊断

项目	内容
临床表现	(1)起病时有骤发的上腹部疼痛，程度剧烈，并牵涉到背部 (2)常伴频繁呕吐和嗳气，呕吐物中不含胆汁 (3)如扭转程度完全，梗阻部位在胃近端，则出现上腹局限性膨胀、干呕和胃管不能插入的典型表现 (4)如扭转程度较轻，临床表现很不典型，腹部 X 线平片常可见扩大的胃阴影，内充满气体和液体
诊断依据	(1)突发上腹局限性、膨胀性疼痛 (2)干呕 (3)左上腹包块 (4)胃管不能置入
辅助检查	(1)胃肠钡餐检查是重要的诊断方法 (2)系膜轴扭转型的 X 线表现为双峰形胃腔，即胃腔有两个液平面，幽门与贲门处在相近平面 (3)器官轴扭转型的 X 线表现有胃大、小弯倒置和胃底液平面不与胃体相连等

二、急性胃扭转的治疗

（一）非手术治疗

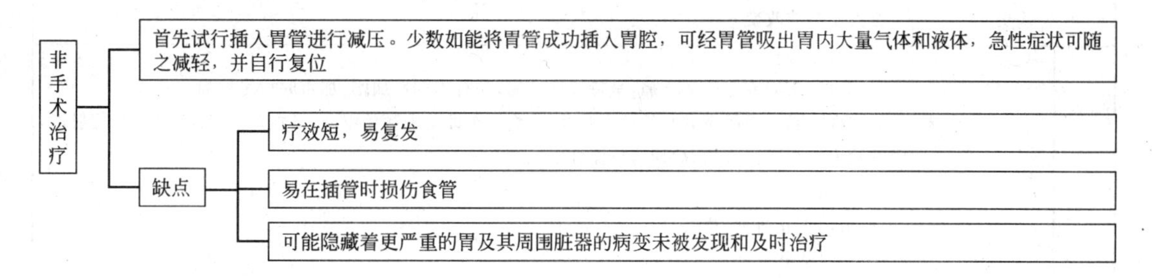
非手术治疗
首先试行插入胃管进行减压。少数如能将胃管成功插入胃腔，可经胃管吸出胃内大量气体和液体，急性症状可随之减轻，并自行复位
缺点
疗效短，易复发
易在插管时损伤食管
可能隐藏着更严重的胃及其周围脏器的病变未被发现和及时治疗

（二）紧急手术治疗

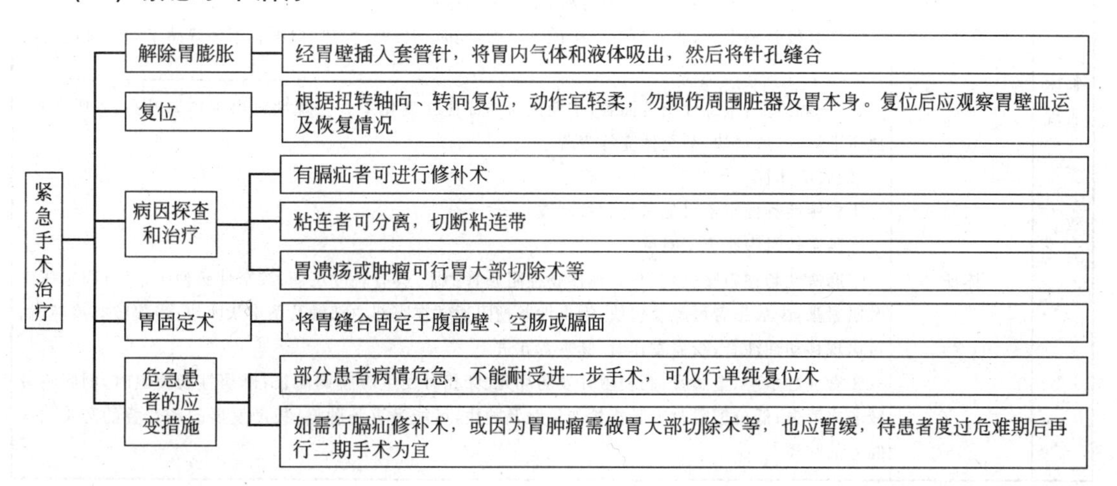
紧急手术治疗
解除胃膨胀
经胃壁插入套管针，将胃内气体和液体吸出，然后将针孔缝合
复位
根据扭转轴向、转向复位，动作宜轻柔，勿损伤周围脏器及胃本身。复位后应观察胃壁血运及恢复情况
病因探查和治疗
有膈疝者可进行修补术
粘连者可分离，切断粘连带
胃溃疡或肿瘤可行胃大部切除术等
胃固定术
将胃缝合固定于腹前壁、空肠或膈面
危急患者的应变措施
部分患者病情危急，不能耐受进一步手术，可仅行单纯复位术
如需行膈疝修补术，或因为胃肿瘤需做胃大部切除术等，也应暂缓，待患者度过危难期后再行二期手术为宜

（三）辅助治疗

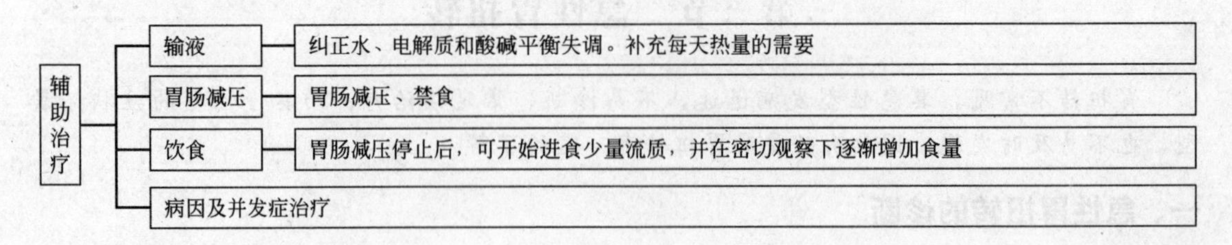
辅助治疗
输液
纠正水、电解质和酸碱平衡失调。补充每天热量的需要
胃肠减压
胃肠减压、禁食
饮食
胃肠减压停止后，可开始进食少量流质，并在密切观察下逐渐增加食量
病因及并发症治疗

第四节　急性肠梗阻

肠梗阻是指肠腔的内容物正常运送因某种原因受阻，以致发生部分或完全不能通过，导致全身性生理紊乱。为常见急腹症，可由多种因素引起。肠梗阻的发病有缓、急之分。急性肠梗阻比较常见，发病率仅次于急性阑尾炎，病情发展较快，可引起死亡，因此早期诊断和治疗十分重要。慢性肠梗阻也不少见，虽然发病较缓慢，但也需及时诊断并处理原发疾病。

一、急性肠梗阻的诊断

急性肠梗阻的诊断见表 2-4。

表 2-4　急性肠梗阻的诊断

项目		内容
病史		有大便习惯改变
临床表现	症状	(1)腹痛：脐周或全腹部疼痛，呈持续性钝痛，并有阵发性加剧，加重时可呈绞痛 (2)呕吐：肠梗阻的患者几乎都有呕吐，疼痛不久即出现频繁呕吐，肠梗阻的早期，呕吐呈反射性，呕吐物大多为胃内容物，后期为反流性呕吐 (3)腹胀 (4)肛门停止排便、排气 (5)全身症状 ①呕吐频繁和腹胀严重者必有脱水，血钾过低者出现疲软、嗜睡、乏力和心律失常等症状 ②绞窄性肠梗阻患者早期即有虚脱，很快进入休克状态 ③伴有腹腔感染者，腹痛持续并扩散到全腹，同时有畏寒、发热、白细胞增多等感染和毒血症表现
	体征	(1)一般体征：呈急性痛苦面容，早期生命体征往往变化不大。晚期可出现体温升高、呼吸急促、血压下降、脉搏增快，甚至休克等表现 (2)腹部体征 ①机械性肠梗阻常可见肠型和蠕动波 ②肠扭转时腹胀多不对称 ③麻痹性肠梗阻腹胀均匀；单纯性肠梗阻肠管膨胀，具有轻度压痛；绞窄性肠梗阻，可有固定压痛及肌紧张，少数患者可触及包块；蛔虫性肠梗阻通常在腹部中部触及条索状团块；当腹腔有渗液时，可出现移动性浊音；绞痛发作时，肠鸣音亢进 ④有气过水声、金属音；肠梗阻并发肠坏死、穿孔时发生腹膜刺激征；麻痹性肠梗阻时，则肠鸣音减弱或消失；低位梗阻时直肠指检如果触及肿块，可能为直肠肿瘤，极度发展的肠套叠的套头或肠腔外的肿瘤

续表

项目		内容
辅助检查	实验室检查	(1)血常规:白细胞计数、血红蛋白、红细胞压积都有增高,中性粒细胞增加 (2)尿常规:尿比重增多 (3)血清电解质测定:可出现低钾、低氯和低钠血症 (4)晚期血 pH 值及二氧化碳结合力下降
	X线检查	(1)在梗阻发生 4～6h 后即可发生变化,可见有充气的小肠肠襻,而结肠内气体减少或消失 (2)空肠黏膜的环状皱襞在空肠充气时呈“鱼骨刺”样 (3)较晚期时小肠肠襻内有多个液面出现,典型的呈阶梯状

二、急性肠梗阻的治疗

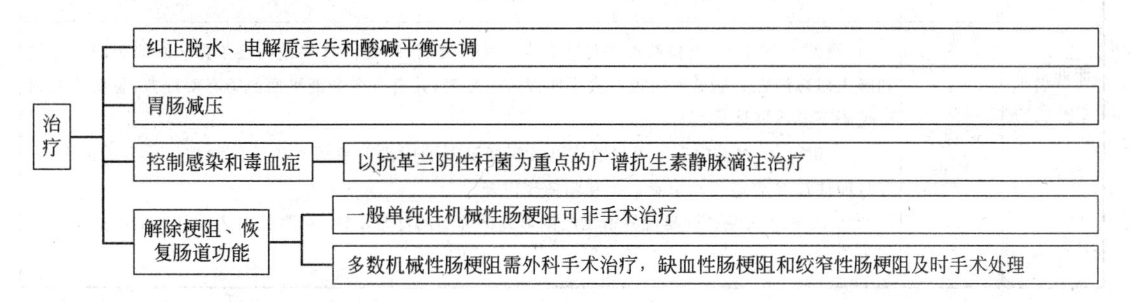
治疗
纠正脱水、电解质丢失和酸碱平衡失调
胃肠减压
控制感染和毒血症
以抗革兰阴性杆菌为重点的广谱抗生素静脉滴注治疗
解除梗阻、恢复肠道功能
一般单纯性机械性肠梗阻可非手术治疗
多数机械性肠梗阻需外科手术治疗，缺血性肠梗阻和绞窄性肠梗阻及时手术处理

第五节 急性腹膜炎

腹膜炎是发生于腹腔壁腹膜和脏腹膜的炎症，可由细菌感染、化学或物理损伤等因素导致。按发病机制分为原发性腹膜炎与继发性腹膜炎；按照病因分为细菌性腹膜炎与非细菌性腹膜炎；按累及范围分为弥漫性腹膜炎和局限性腹膜炎；按临床过程有急性、亚急性和慢性之分，各型之间能够相互转化。临床所称急性腹膜炎多指继发性的化脓性腹膜炎，是一种常见的外科急腹症。

一、急性腹膜炎的诊断

急性腹膜炎的诊断见表 2-5。

表 2-5 急性腹膜炎的诊断

项目		内容
病史		有无胃、十二指肠溃疡病史及腹部手术史
临床表现	症状	(1)腹痛:全腹痛,持续性且程度剧烈,一般不能忍受,腹压增加及变换体位时加剧。疼痛范围大多自原发病部位开始 (2)腹胀:以全腹胀为主 (3)恶心、呕吐:起初较轻微,并发麻痹性肠梗阻可以发生持续性呕吐,呕吐物含黄绿色胆汁,甚至呈粪汁样 (4)胃肠道反应:恶心、呕吐 (5)体温变化:骤然发病的患者,开始时体温正常,随后逐渐升高。原有炎性病变者,发病时体温已上升,继发腹膜炎后更趋升高。但年老体弱者体温可不升 (6)感染中毒症状:高热、脉搏细速、面色苍白、呼吸急促、口唇发绀、大汗、血压下降、神志不清等一系列感染中毒症状。甚至发生感染性休克,常伴有水、电解质及酸碱平衡紊乱的表现

续表

项目		内容
临床表现	体征	(1)望诊:腹胀显著,视诊腹式呼吸运动减弱或消失 (2)触诊:腹部压痛、反跳痛、腹肌紧张是腹膜炎的标志性体征,称为腹膜刺激征。以原发病灶处最显著。胃肠、胆囊穿孔时可呈板样强直,即“板状腹”。如果直肠指诊前窝饱满并有触痛,提示盆腔感染或脓肿形成 (3)叩诊:鼓音;肝浊音界缩小或消失;腹腔内积液较多时,移动性浊音呈阳性 (4)听诊:肠鸣音减弱或消失
辅助检查	实验室检查	(1)血常规 ①白细胞计数和(或)中性粒细胞比例增高,可出现中毒颗粒 ②血生化检查有脱水、电解质和酸碱平衡紊乱的表现 (2)腹腔穿刺抽液或腹腔灌洗有助于判断病情
	影像学检查	(1)腹部X线平片:立位腹部平片能够为腹腔积液、脓肿提供直接或间接依据。腹膜炎时腹直线和腰大肌影消失。肠麻痹时可有大小肠襻普遍胀气,并且有多个液平面的肠麻痹征象,胃肠穿孔时可见膈下游离气体 (2)B超:显示腹腔内有不等量液体以及病变脏器的病理改变等。腹腔脓肿常显示为低回声区,并且能通过B超定位和引导进行穿刺抽样检查 (3)CT:显示腹腔脓肿是边界清楚的圆形或椭圆形的低密度影,对腹腔内实质性脏器的病变有诊断价值

二、急性腹膜炎的治疗

(一)非手术治疗

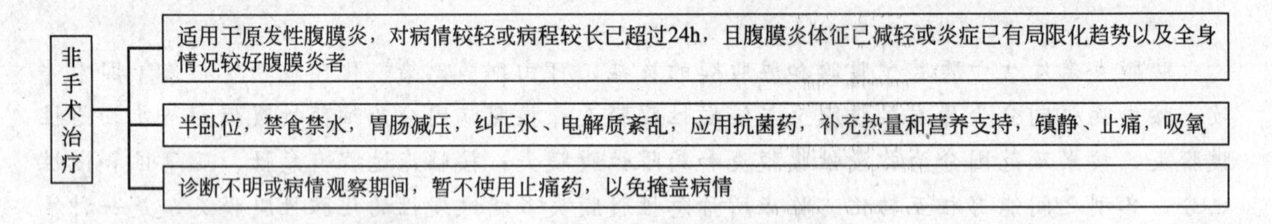
非手术治疗
适用于原发性腹膜炎,对病情较轻或病程较长已超过24h,且腹膜炎体征已减轻或炎症已有局限化趋势以及全身情况较好腹膜炎者
半卧位,禁食禁水,胃肠减压,纠正水、电解质紊乱,应用抗菌药,补充热量和营养支持,镇静、止痛,吸氧
诊断不明或病情观察期间,暂不使用止痛药,以免掩盖病情

(二)手术治疗

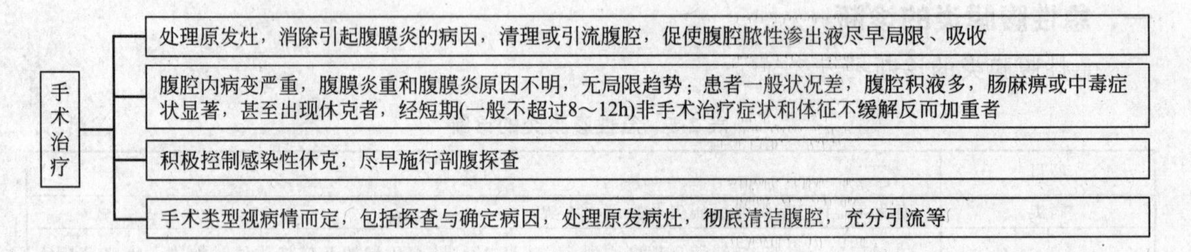
手术治疗
处理原发灶,消除引起腹膜炎的病因,清理或引流腹腔,促使腹腔脓性渗出液尽早局限、吸收
腹腔内病变严重,腹膜炎重和腹膜炎原因不明,无局限趋势;患者一般状况差,腹腔积液多,肠麻痹或中毒症状显著,甚至出现休克者,经短期(一般不超过8~12h)非手术治疗症状和体征不缓解反而加重者
积极控制感染性休克,尽早施行剖腹探查
手术类型视病情而定,包括探查与确定病因,处理原发病灶,彻底清洁腹腔,充分引流等

第六节　腹腔脓肿

腹腔内脓肿是指腹腔内某一间隙或部位因为组织坏死液化,被肠曲、内脏、腹壁、网膜或肠系膜等包裹,形成局限性脓液积聚。包括膈下脓肿、盆腔脓肿及肠间脓肿。引起继发性腹膜炎的各种疾病、腹部手术和外伤后都可引起本病。

一、膈下脓肿

（一）膈下脓肿的诊断

膈下脓肿的诊断见表 2-6。

表 2-6　膈下脓肿的诊断

项目	内容
病史	大多数膈下脓肿有肝癌、胃肠肿瘤、急性弥漫性腹膜炎、腹部外伤、腹部大手术病史，但肝脓肿穿破，脓液积聚于膈下也不罕见
临床表现	(1)腹内脏器炎症病变经治疗后，或胃、脾切除后患者体温下降，之后体温又重新上升，应考虑膈下感染可能 (2)患者常以弛张发热为主要症状，39℃左右，伴有大量出汗、食欲缺乏、乏力、全身不适等中毒症状 (3)患侧上腹部持续性钝痛，可向肩背部放射，深呼吸或咳嗽时加剧，有时可伴有呃逆 (4)体检时患侧上腹部或背部有深压痛、叩击痛，严重时出现局部皮肤凹陷性水肿 (5)因胸膜腔反应性炎症、积液，患侧肌基底部呼吸音减弱或消失，甚至能听到湿性啰音
辅助检查	(1)白细胞计数及中性粒细胞比例增加 (2)上腹部 X 线片及胃肠钡剂检查有助于确定脓肿的部位 (3)CT 正确率在 90%以上，且可以确定脓肿的部位、范围以及与毗邻脏器的关系 (4)B 超导行下行诊断性穿刺是膈下脓肿最简便的诊断方法。必要时，还可置管引流

（二）膈下脓肿的治疗

1. 非手术治疗

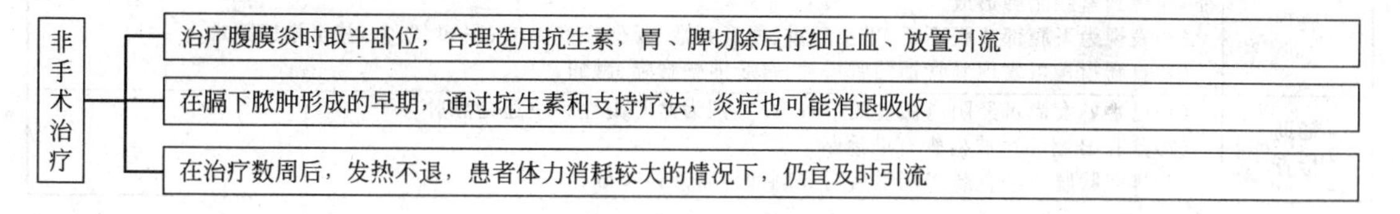
非手术治疗
治疗腹膜炎时取半卧位，合理选用抗生素，胃、脾切除后仔细止血、放置引流
在膈下脓肿形成的早期，通过抗生素和支持疗法，炎症也可能消退吸收
在治疗数周后，发热不退，患者体力消耗较大的情况下，仍宜及时引流

2. B 超定位下穿刺引流

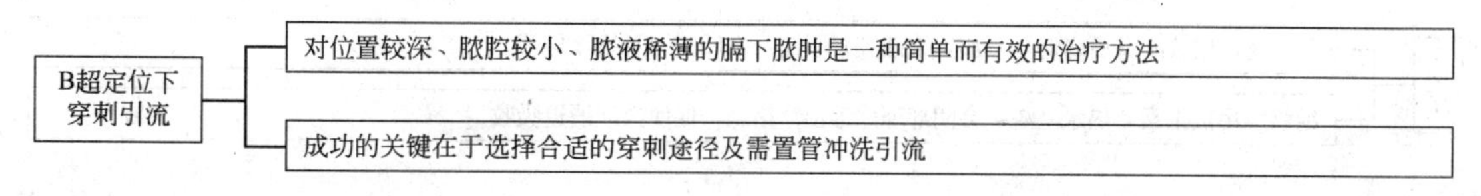
B超定位下穿刺引流
对位置较深、脓腔较小、脓液稀薄的膈下脓肿是一种简单而有效的治疗方法
成功的关键在于选择合适的穿刺途径及需置管冲洗引流

3. 手术引流

（1）经腹前壁途径

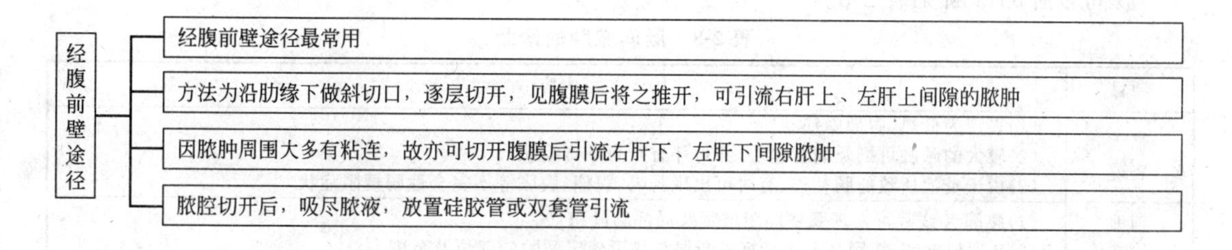
经腹前壁途径
经腹前壁途径最常用
方法为沿肋缘下做斜切口，逐层切开，见腹膜后将之推开，可引流右肝上、左肝上间隙的脓肿
因脓肿周围大多有粘连，故亦可切开腹膜后引流右肝下、左肝下间隙脓肿
脓腔切开后，吸尽脓液，放置硅胶管或双套管引流

(2) 经后腰部途径

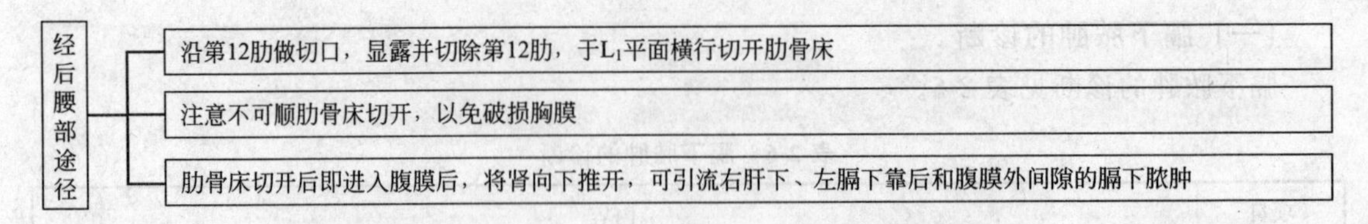
经后腰部途径
沿第12肋做切口，显露并切除第12肋，于L_1平面横行切开肋骨床
注意不可顺肋骨床切开，以免破损胸膜
肋骨床切开后即进入腹膜后，将肾向下推开，可引流右肝下、左膈下靠后和腹膜外间隙的膈下脓肿

(3) 经胸壁切口途径

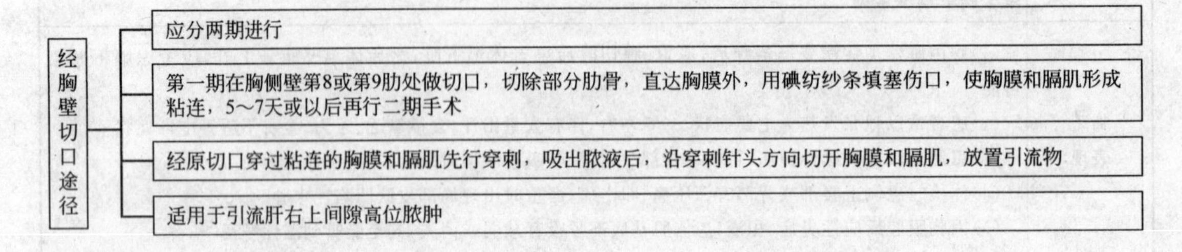
经胸壁切口途径
应分两期进行
第一期在胸侧壁第8或第9肋处做切口，切除部分肋骨，直达胸膜外，用碘纺纱条填塞伤口，使胸膜和膈肌形成粘连，5～7天或以后再行二期手术
经原切口穿过粘连的胸膜和膈肌先行穿刺，吸出脓液后，沿穿刺针头方向切开胸膜和膈肌，放置引流物
适用于引流肝右上间隙高位脓肿

二、盆腔脓肿

(一) 盆腔脓肿的诊断

盆腔脓肿的诊断见表 2-7。

表 2-7　盆腔脓肿的诊断

项目	内容
病史	有急性子宫、附件炎症，急性盆腔结缔组织炎或急性盆腔腹膜炎病史
临床表现	(1)盆腔脓肿的全身症状较轻，而局部症状相对显著 (2)在腹膜炎过程中，或盆腔手术后，表现为弛张发热不退，或下降后又再次升高，并出现直肠和膀胱刺激征，应想到盆腔脓肿形成 (3)表现为下腹部坠胀不适、里急后重、便意频数、粪便带有黏液；尿频、尿急，甚至排尿困难 (4)直肠指检可发现肛管括约肌松弛，直肠前壁膨隆、触痛
辅助检查	(1)已婚妇女尚可经阴道做盆腔检查，以鉴别为盆腔炎性肿块还是脓肿 (2)盆腔 B 超超声波检查有助诊断 (3)排空膀胱后经直肠或阴道后穹穿刺抽到脓液便可确诊

(二) 盆腔脓肿的治疗

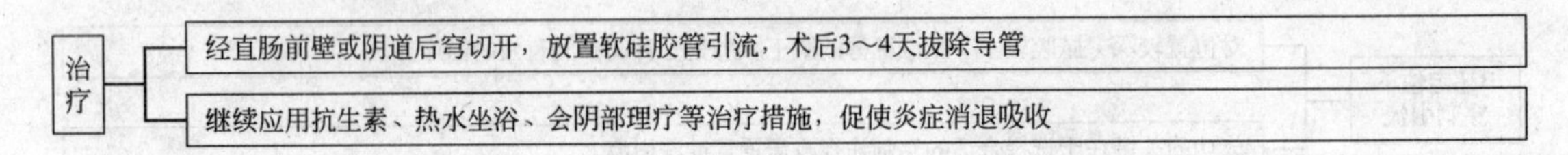
治疗
经直肠前壁或阴道后穹切开，放置软硅胶管引流，术后3～4天拔除导管
继续应用抗生素、热水坐浴、会阴部理疗等治疗措施，促使炎症消退吸收

三、肠间脓肿

(一) 肠间脓肿的诊断

肠间脓肿的诊断见表 2-8。

表 2-8　肠间脓肿的诊断

项目	内容
临床表现	(1)表现为低热，腹部隐痛 (2)较大的脓肿可扪及痛性包块，并可伴有全身中毒症状 (3)由于炎症所致的肠粘连，有时可出现肠鸣、腹痛、腹胀等不完全性肠梗阻症状
辅助检查	(1)腹部 X 线片可发现肠壁间距增宽及局部肠段积气 (2)B 型超声波，特别是电子计算机断层扫描可确定脓肿的部位及范围

（二）肠间脓肿的治疗

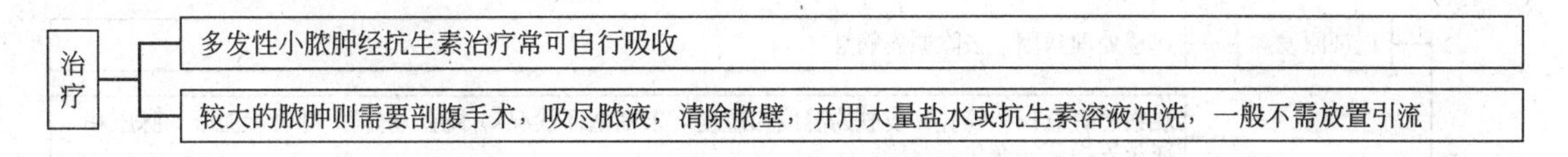
治疗
多发性小脓肿经抗生素治疗常可自行吸收
较大的脓肿则需要剖腹手术，吸尽脓液，清除脓壁，并用大量盐水或抗生素溶液冲洗，一般不需放置引流

第七节　急性腹腔室隔综合征

腹腔室隔综合征是指在外伤、手术或腹腔内脏器炎症等病因的作用下，腹腔内压力（IAP）出现升高，当腹腔内压力＞20mmHg时，一般可引起多器官功能障碍和衰竭。

一、急性腹腔室隔综合征的诊断

急性腹腔室隔综合征的诊断见表2-9。

表2-9　急性腹腔室隔综合征的诊断

项目	内容
病史	失血性、感染性休克，输入液体量大于12000ml
临床表现	(1)腹壁膨隆和腹壁紧张：腹胀、恶心、呕吐、腹痛，查体可见腹壁膨隆，腹壁紧张，张力高，叩诊有移动性浊音，肠鸣音减弱。开腹减压可见肠管高度水肿，涌出切口外，术毕肠管不能还纳 (2)胸闷气短，呼吸困难，心率快，吸气压峰值增加大于85cmH_2O(8.3kPa)是膈肌上抬、胸腔压力升高、肺顺应性下降的结果 (3)少尿：由肾血流灌注不足，醛固酮与ADH增高引起此时对液体复苏，使用多巴胺及髓襻利尿药都不会使尿量增加 (4)难治性低氧血症和高碳酸血症：腹腔室隔综合征的早期体征为呼吸道阻力增加和高碳酸血症(如气道压＞45cmH_2O，$PaCO_2$＞50mmHg)伴少尿，后期体征包括少尿或无尿和氮质血症、呼吸衰竭、腹胀、肠道和肝血流量降低以及低心排综合征。开腹减压后，上述改变可以迅速逆转
辅助检查	(1)超声可提示明显的腹水及肠腔大量积液 (2)CT诊断征象 ①腹腔大量积液，腹内高压并圆腹征 ②肠壁增厚征 ③腹腔脏器间隙闭合征 ④肠系膜广泛肿胀模糊征 ⑤小肠黏膜“羽毛征”“弹簧征”和“齿轮征” ⑥胰腺肿胀增粗征 ⑦肾受压或移位，肾动静脉及下腔静脉狭窄征 ⑧双侧少量肠腔积液征

二、急性腹腔室隔综合征的治疗

（一）手术治疗

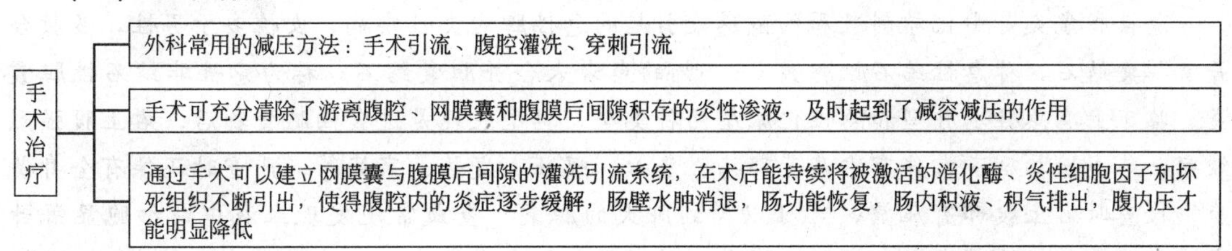
手术治疗
外科常用的减压方法：手术引流、腹腔灌洗、穿刺引流
手术可充分清除了游离腹腔、网膜囊和腹膜后间隙积存的炎性渗液，及时起到了减容减压的作用
通过手术可以建立网膜囊与腹膜后间隙的灌洗引流系统，在术后能持续将被激活的消化酶、炎性细胞因子和坏死组织不断引出，使得腹腔内的炎症逐步缓解，肠壁水肿消退，肠功能恢复，肠内积液、积气排出，腹内压才能明显降低

（二）非手术治疗

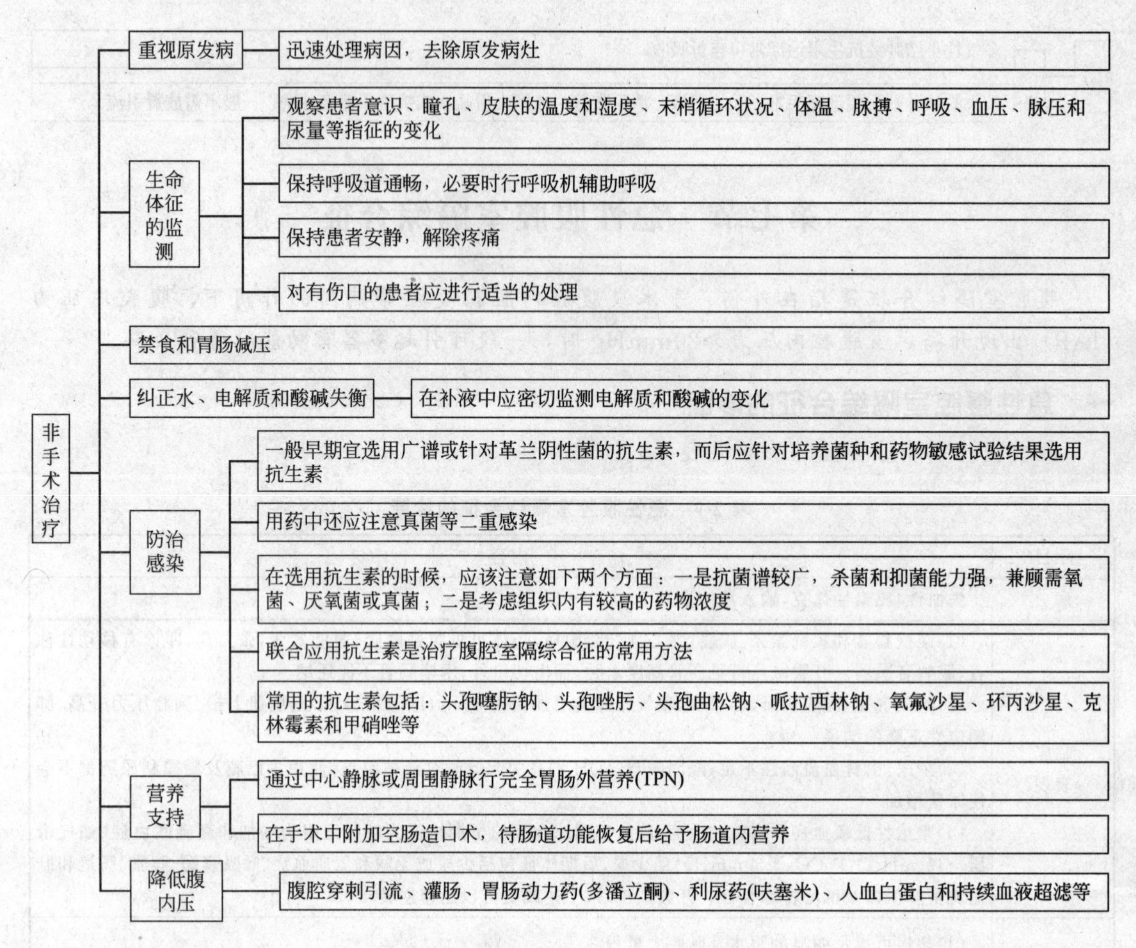
非手术治疗
重视原发病
迅速处理病因，去除原发病灶
生命体征的监测
观察患者意识、瞳孔、皮肤的温度和湿度、末梢循环状况、体温、脉搏、呼吸、血压、脉压和尿量等指征的变化
保持呼吸道通畅，必要时行呼吸机辅助呼吸
保持患者安静，解除疼痛
对有伤口的患者应进行适当的处理
禁食和胃肠减压
纠正水、电解质和酸碱失衡
在补液中应密切监测电解质和酸碱的变化
防治感染
一般早期宜选用广谱或针对革兰阴性菌的抗生素，而后应针对培养菌种和药物敏感试验结果选用抗生素
用药中还应注意真菌等二重感染
在选用抗生素的时候，应该注意如下两个方面：一是抗菌谱较广，杀菌和抑菌能力强，兼顾需氧菌、厌氧菌或真菌；二是考虑组织内有较高的药物浓度
联合应用抗生素是治疗腹腔室隔综合征的常用方法
常用的抗生素包括：头孢噻肟钠、头孢唑肟、头孢曲松钠、哌拉西林钠、氧氟沙星、环丙沙星、克林霉素和甲硝唑等
营养支持
通过中心静脉或周围静脉行完全胃肠外营养(TPN)
在手术中附加空肠造口术，待肠道功能恢复后给予肠道内营养
降低腹内压
腹腔穿刺引流、灌肠、胃肠动力药(多潘立酮)、利尿药(呋塞米)、人血白蛋白和持续血液超滤等

三、急性腹腔室隔综合征的并发症

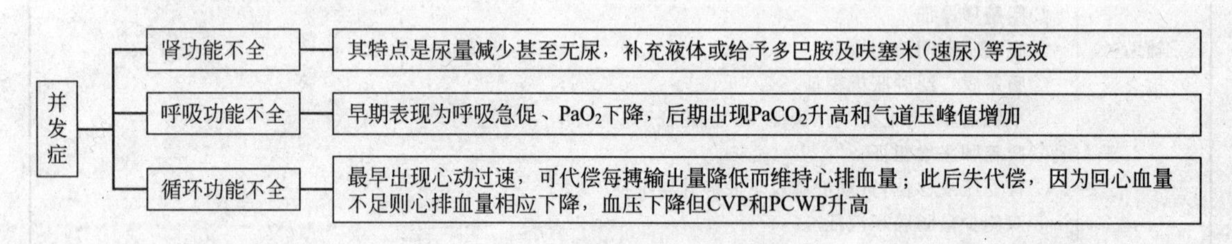
并发症
肾功能不全
其特点是尿量减少甚至无尿，补充液体或给予多巴胺及呋塞米(速尿)等无效
呼吸功能不全
早期表现为呼吸急促、PaO₂下降，后期出现PaCO₂升高和气道压峰值增加
循环功能不全
最早出现心动过速，可代偿每搏输出量降低而维持心排血量；此后失代偿，因为回心血量不足则心排血量相应下降，血压下降但CVP和PCWP升高

第八节　急性胆囊炎

急性胆囊炎是由化学刺激和细菌感染引起的急性胆囊炎性疾病，女性多于男性，多数合并有胆囊结石，称急性结石性胆囊炎；5%的患者未合并胆囊结石，称为急性非结石性胆囊炎。临床上有急性水肿型和急性化脓型两种类型。典型表现是进食油腻食物后，右上腹强烈绞痛，阵发性加剧，常伴有右肩背部痛、恶心、呕吐、发热、寒战等，严重时还伴有全身黄疸。检查时右上腹部有压痛，常可以摸到肿大的胆囊。查血常规发现血液中白细胞显著升高，行胆囊超声检查常会发现胆囊增大、壁增厚、胆囊内结石。

一、急性胆囊炎的诊断

急性胆囊炎的诊断见表 2-10。

表 2-10　急性胆囊炎的诊断

项目		内容
病史		常在饱餐、进油腻食物后或夜间发作。有的患者有多次反复发作史
临床表现	症状	(1)腹痛 ①突发性右上腹阵发性绞痛,可向右肩背部放射 ②大多数病例开始为发作性胆绞痛,常于夜间突然发生 ③剧痛时患者辗转不安,常放射至同侧肩背部;腹痛因呼吸或活动而加重 (2)发热:常轻度发热,体温升高到 38℃左右,当病变发展到化脓性或坏疽性胆囊炎时,坏疽胆囊可发生穿孔,穿孔一般发生在胆囊底部及颈部,临床一旦出现高热、寒战、腹痛呈持续性剧痛,且无间歇性缓解期,常提示胆囊坏疽、穿孔 (3)其他:多数患者伴有恶心、呕吐等消化道症状,10%～25%的患者有轻度黄疸,当发现明显的黄疸时,需警惕继发胆总管结石可能
	体征	(1)患者呈急性痛苦病容,80%患者体温上升,右上腹可有程度、范围不同的压痛、反跳痛及肌紧张,Murphy 征阳性 (2)当炎性渗出较多或胆囊穿孔时,全腹可有压痛及反跳痛 (3)肝区或背部有叩击痛 (4)约 1/4 的患者可以触及肿大、压痛而有张力的胆囊或其与网膜粘连而形成的炎性包块;当穿孔时可表现为全腹化脓性腹膜炎表现,腹式呼吸运动受限,全腹压痛、反跳痛及腹肌紧张,肠鸣音弱
辅助检查	实验室检查	(1)白细胞总数$>10\times10^9$/L,核左移 (2)中性粒细胞比例增高
	影像学检查	(1)腹部 X 线摄片胆囊区可见阳性结石 (2)B 超检查示胆囊增大,壁厚$>$3.5mm,内有强光团伴声影 (3)静脉胆道造影胆囊不显影 (4)CT 或 MRI 显示胆囊结石

二、急性胆囊炎的治疗

(一) 非手术治疗

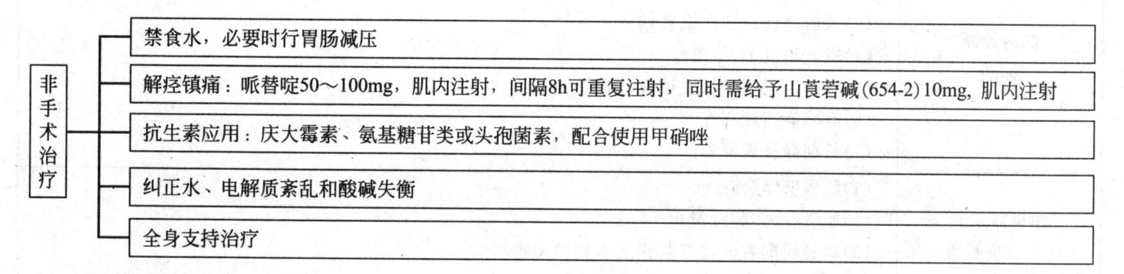
非手术治疗
禁食水，必要时行胃肠减压
解痉镇痛：哌替啶50～100mg，肌内注射，间隔8h可重复注射，同时需给予山莨菪碱(654-2)10mg，肌内注射
抗生素应用：庆大霉素、氨基糖苷类或头孢菌素，配合使用甲硝唑
纠正水、电解质紊乱和酸碱失衡
全身支持治疗

(二) 手术治疗

1. 急诊手术指征

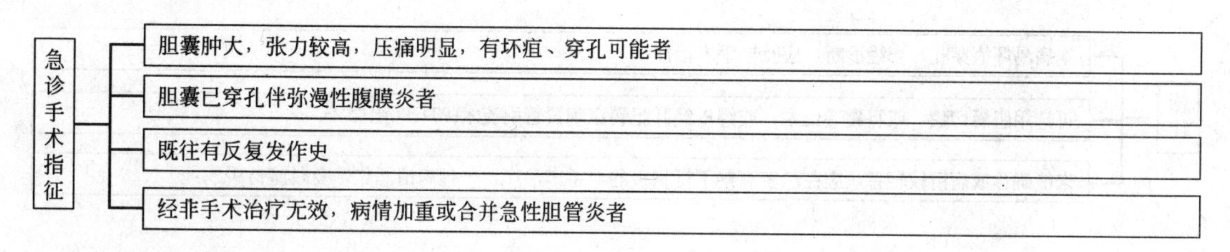
急诊手术指征
胆囊肿大，张力较高，压痛明显，有坏疽、穿孔可能者
胆囊已穿孔伴弥漫性腹膜炎者
既往有反复发作史
经非手术治疗无效，病情加重或合并急性胆管炎者

2. 手术方式

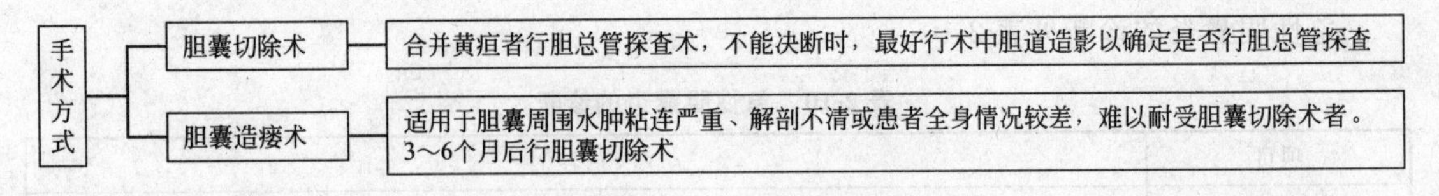
手术方式
胆囊切除术
合并黄疸者行胆总管探查术，不能决断时，最好行术中胆道造影以确定是否行胆总管探查
胆囊造瘘术
适用于胆囊周围水肿粘连严重、解剖不清或患者全身情况较差，难以耐受胆囊切除术者。3～6个月后行胆囊切除术

第九节 急性胆道感染

一、急性非结石性胆囊炎

急性非结石性胆囊炎好发于严重创伤和烧伤之后，创伤患者多半为年轻男性，故创伤后急性非结石性胆囊炎多发生在男性患者。

急性非结石性胆囊炎也可以合并在一些危重患者，继而使病情复杂化，病死率高。合并于全身脓毒症感染、多器官功能障碍等情况下的危重患者，急性非结石性胆囊炎如同应激性溃疡出血一样，被作为评定多器官衰竭的一个指标，反映消化系统的功能衰竭。

（一）急性非结石性胆囊炎的诊断

急性非结石性胆囊炎的诊断见表 2-11。

表 2-11　急性非结石性胆囊炎的诊断

项目	内容
临床表现	(1)一般患者表现为右上腹痛，但有的老年患者开始时腹痛并不显著，或由于外伤、手术后疼痛、止痛剂使用等使疼痛感受到缓解；有时自开始时便有寒战、高热、菌血症 (2)个别患者可能只表现为不明原因的发热 (3)一般白细胞计数升高 (4)约 50% 的患者可能有轻度黄疸 (5)有明显的右上腹部疼痛，并可扪及肿大而有触痛的胆囊
国内诊断标准	(1)创伤和手术 (2)应用麻醉性镇痛药 (3)术后禁食，腹胀，恢复期延长 (4)输血超过 10 个单位 (5)呼吸末正压机械性通气(PEEP) (6)有感染病灶存在 (7)长期静脉高营养
超声断层和 CT 诊断标准	(1)胆囊壁厚≥4mm (2)胆囊肿大，胆汁淤积 (3)胆囊周围有液体或浆膜下水肿而无腹水 (4)胆囊壁内有气体

（二）急性非结石性胆囊炎的治疗

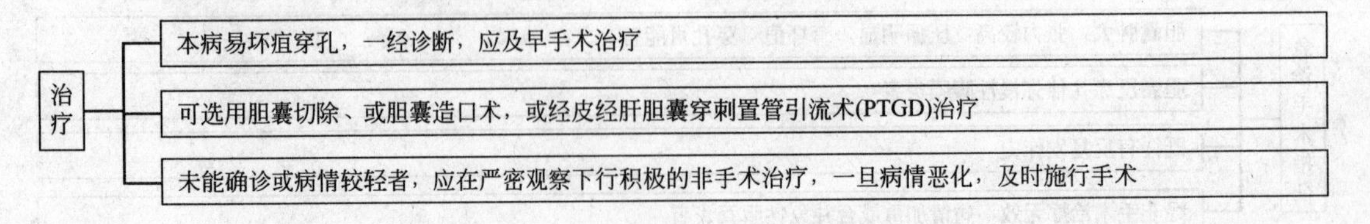
治疗
本病易坏疽穿孔，一经诊断，应及早手术治疗
可选用胆囊切除、或胆囊造口术，或经皮经肝胆囊穿刺置管引流术(PTGD)治疗
未能确诊或病情较轻者，应在严密观察下行积极的非手术治疗，一旦病情恶化，及时施行手术

二、急性结石性胆囊炎

急性结石性胆囊炎是指由胆囊内结石梗阻导致的急性胆囊炎以便和非结石引起的急性胆囊炎区别。急性结石性胆囊炎指胆囊炎是原发的，在我国，急性胆囊炎继发于胆道感染、原发性胆管结石、胆道蛔虫病者也很常见，此时胆囊的改变只是胆道系统改变的一部分。

(一) 急性结石性胆囊炎的诊断

急性结石性胆囊炎的诊断见表 2-12。

表 2-12　急性结石性胆囊炎的诊断

项目		内容
临床表现	症状	(1)多见于中年以后的女性,经产妇较多,与胆囊结石病的高峰年龄相平行 (2)患者多有胆道疾病的病史 (3)多见于每年秋冬之交 (4)诱因:如饮食不当、饱食、脂餐、过劳、受寒、精神因素等 (5)起病时多有胆绞痛,绞痛过后,有上腹痛持续加剧,间有恶心、呕吐,但不如胆总管结石、胆道蛔虫时那样剧烈;通常有低度至中度发热 (6)当发生化脓性胆囊炎时,可有寒战、高热,约有 1/3 的患者出现黄疸 (7)当有胆囊周围炎和胆囊坏疽时,病情明显加重;腹痛增剧、范围扩大,呼吸活动及改变体位时都使腹痛加重,同时有全身感染症状 (8)如果有胆囊穿孔,则表现为有上腹及全腹性腹膜炎
	体征	(1)腹部检查可发现右上腹饱满,呼吸运动受限,右上腹部触痛,腹肌紧张,有 1/3～1/2 的患者,在右上腹可扪到肿大的胆囊或由胆囊和大网膜粘连形成的炎性肿块 (2)肿大的胆囊在肋缘下呈椭圆形,随呼吸上下移动,并有明显绞痛
辅助检查		(1)白细胞总数＞10×10^9/L 核左移 (2)腹部 X 线摄片胆囊区可见阳性结石 (3)B 超检查示胆囊增大,壁厚＞3.5mm,内有强光团伴声影 (4)静脉胆道造影胆囊不显影 (5)CT 或 MR 显示胆囊结石

(二) 急性结石性胆囊炎的治疗

1. 手术指征

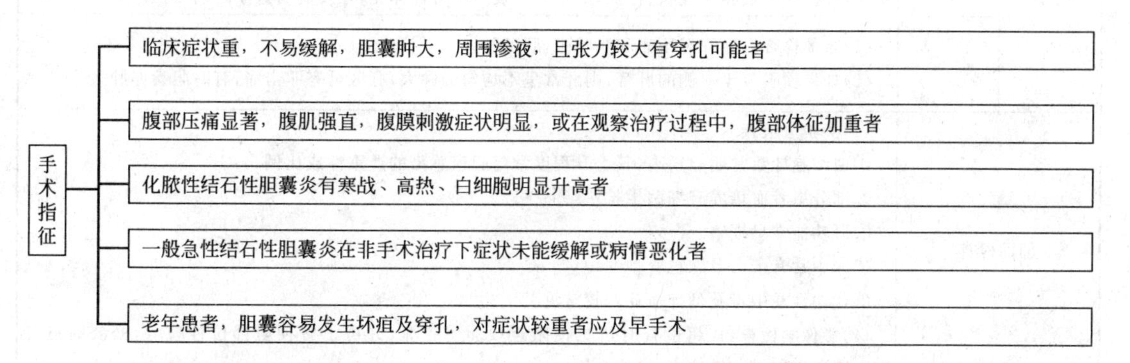
手术指征
临床症状重，不易缓解，胆囊肿大，周围渗液，且张力较大有穿孔可能者
腹部压痛显著，腹肌强直，腹膜刺激症状明显，或在观察治疗过程中，腹部体征加重者
化脓性结石性胆囊炎有寒战、高热、白细胞明显升高者
一般急性结石性胆囊炎在非手术治疗下症状未能缓解或病情恶化者
老年患者，胆囊容易发生坏疽及穿孔，对症状较重者应及早手术

2. 手术治疗

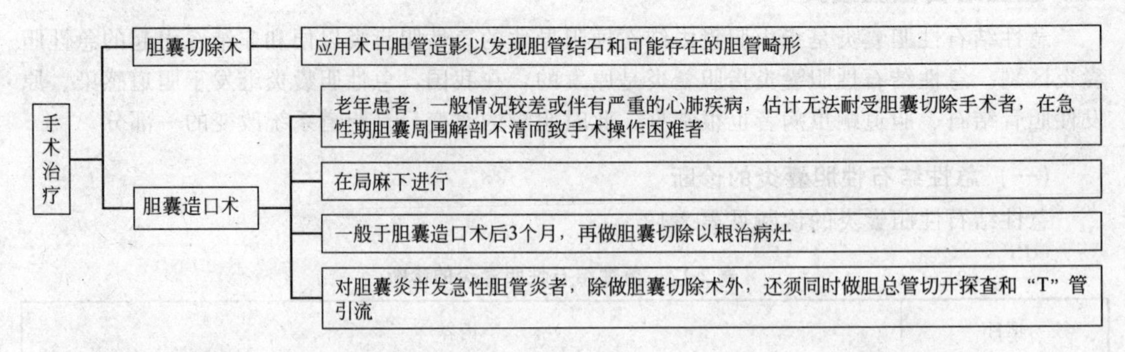
手术治疗
胆囊切除术
应用术中胆管造影以发现胆管结石和可能存在的胆管畸形
老年患者，一般情况较差或伴有严重的心肺疾病，估计无法耐受胆囊切除手术者，在急性期胆囊周围解剖不清而致手术操作困难者
胆囊造口术
在局麻下进行
一般于胆囊造口术后3个月，再做胆囊切除以根治病灶
对胆囊炎并发急性胆管炎者，除做胆囊切除术外，还须同时做胆总管切开探查和“T”管引流

3. 非手术治疗

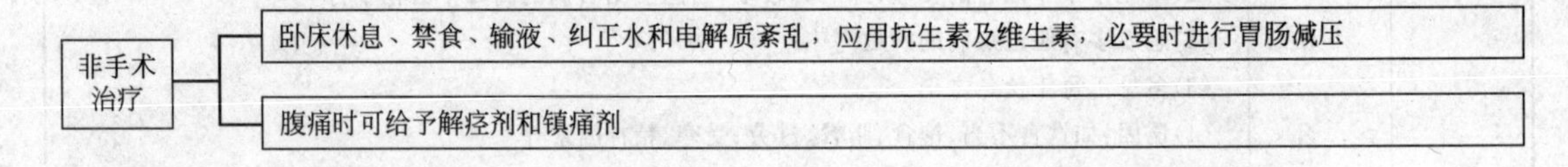
非手术治疗
卧床休息、禁食、输液、纠正水和电解质紊乱，应用抗生素及维生素，必要时进行胃肠减压
腹痛时可给予解痉剂和镇痛剂

三、急性梗阻性化脓性胆管炎

急性梗阻性化脓性胆管炎（AOSC）也称急性重症型胆管炎（ACST）。多继发于胆管结石、肿瘤、蛔虫或 Oddi 括约肌炎性水肿、痉挛引起的胆道阻塞。病情凶险，发展迅速，病死率高，是导致良性胆道疾患患者死亡的最主要原因，引起死亡的最常见原因是胆道感染所致的多系统器官功能不全，器官衰竭发生频率的顺序通常为肝、肾、肺、胃肠道、心血管、凝血系统和中枢神经系统。

（一）急性梗阻性化脓性胆管炎的诊断

急性梗阻性化脓性胆管炎的诊断见表 2-13。

表 2-13 急性梗阻性化脓性胆管炎的诊断

项目		内容
病史		有胆道疾病发作史和胆道手术史
临床表现	症状	(1)起病急，进程快，多呈典型的 Charcot 三联征，常表现上腹痛 (2)患者常有寒战，继之出现体温变化，通常可达 39℃以上 (3)黄疸 (4)约半数患者于 Charcot 三联征后迅速出现 Reynolds 五联征，后期患者可并发肝脓肿、多器官功能衰竭，并出现相应症状、体征，严重者可发生中毒性休克，在发病后数小时内死亡
	体征	(1)腹部检查右上腹有压痛和肌紧张，肝可肿大 (2)如果梗阻位于一侧的肝管，则肝常呈不均匀的肿大，肝区可有叩击痛，有时胆囊亦肿大
辅助检查		(1)实验室检查 ①白细胞计数常明显增高，其上升程度常与胆道感染的严重性成比例 ②部分患者血培养有细菌生长 ③肝功能常呈损害 ④尿中常有蛋白及颗粒管型 ⑤代谢性酸中毒及低钾血症均较常见 (2)影像学检查：B 超检查时可见梗阻近段胆管扩张，并可了解梗阻部位性质等，必要时进行 MRCP、ERCP 或 CT 检查

（二）急性梗阻性化脓性胆管炎的治疗

1. 非手术治疗

（1）早期非手术治疗

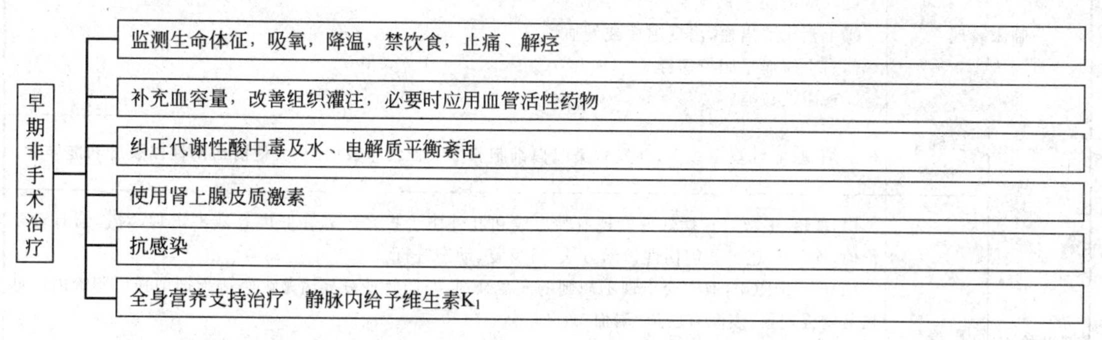
早期非手术治疗
监测生命体征，吸氧，降温，禁饮食，止痛、解痉
补充血容量，改善组织灌注，必要时应用血管活性药物
纠正代谢性酸中毒及水、电解质平衡紊乱
使用肾上腺皮质激素
抗感染
全身营养支持治疗，静脉内给予维生素K₁

（2）经内镜鼻胆管引流术（ENBD）

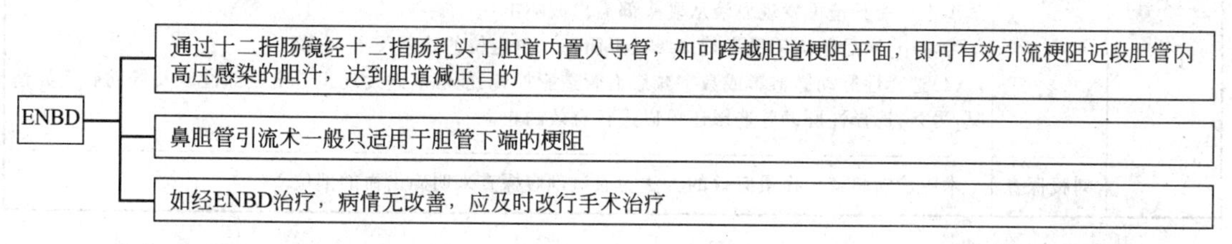
ENBD
通过十二指肠镜经十二指肠乳头于胆道内置入导管，如可跨越胆道梗阻平面，即可有效引流梗阻近段胆管内高压感染的胆汁，达到胆道减压目的
鼻胆管引流术一般只适用于胆管下端的梗阻
如经ENBD治疗，病情无改善，应及时改行手术治疗

2. 手术治疗

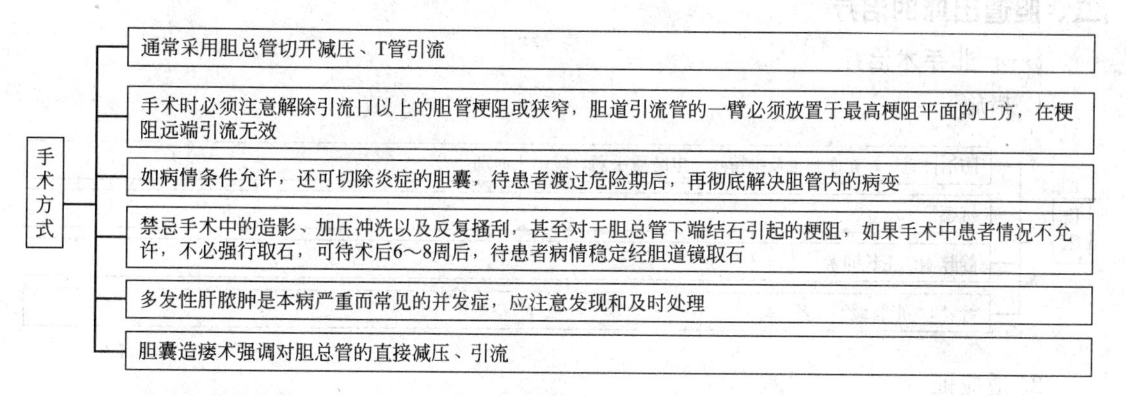
手术方式
通常采用胆总管切开减压、T管引流
手术时必须注意解除引流口以上的胆管梗阻或狭窄，胆道引流管的一臂必须放置于最高梗阻平面的上方，在梗阻远端引流无效
如病情条件允许，还可切除炎症的胆囊，待患者渡过危险期后，再彻底解决胆管内的病变
禁忌手术中的造影、加压冲洗以及反复搔刮，甚至对于胆总管下端结石引起的梗阻，如果手术中患者情况不允许，不必强行取石，可待术后6～8周后，待患者病情稳定经胆道镜取石
多发性肝脓肿是本病严重而常见的并发症，应注意发现和及时处理
胆囊造瘘术强调对胆总管的直接减压、引流

第十节　胆道出血

胆道出血是指由于损伤或其他原因，造成肝内或肝外的血管与胆管异常相通，使血液进入胆道系统从而引起一系列临床表现。多由于严重胆管感染、手术后或肝胆外伤、胆石压迫以及肝胆系统的肿瘤及出血性疾病所致，又称血胆症。胆道出血占上消化道出血的1.3%～1.5%，居上消化道出血的第3或第4位，出血源主要在肝内，其次为胆囊、肝外胆管。

一、胆道出血的诊断

胆道出血的诊断见表2-14。

表2-14　胆道出血的诊断

项目	内容
病史	相关的胆道疾病或胆道手术、外伤史

续表

项目		内容
临床表现		(1)周期性发作的胃肠道出血 (2)Quincke 三联征 ①上消化道出血,出现呕血或便血 ②右上腹痛呈胆绞痛样 ③梗阻性黄疸
辅助检查	实验室检查	红细胞、血红蛋白减少,并发感染时白细胞和中性粒细胞数增加,大便潜血阳性以及肝功能异常
	影像学检查	(1)B 超:多数可在病灶处发现血肿形成和肝外胆管扩张。如在肝内有液平出现,对诊断有重要价值,而且 B 超属非创伤性诊断方法,可反复、动态进行 (2)CT、MRCP:通常会出现不规则的充盈缺损,与胆管壁分界清楚。经造影剂增强后胆管内可见显著增强现象,表明有胆道"漏血"现象 (3)内镜检查 ①十二指肠镜可发现血液从乳头部溢出或喷出 ②术中、术后胆道镜可进行二级以上胆道出血定位的诊断及止血 (4)选择性肝动脉造影或数字减影血管造影检查:能够准确发现胆道出血部位以及肝动脉变异情况,另外,选择性肝动脉造影还可以进行有效的止血
	剖腹探查	术中诊断胆道出血最有效的方法。通过剖腹探查来明确出血的部位

二、胆道出血的治疗

(一)非手术治疗

1. 措施

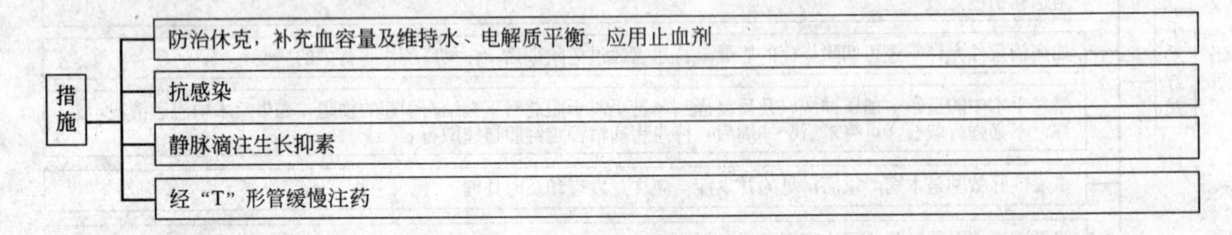
措施
防治休克，补充血容量及维持水、电解质平衡，应用止血剂
抗感染
静脉滴注生长抑素
经"T"形管缓慢注药

2. 适应证

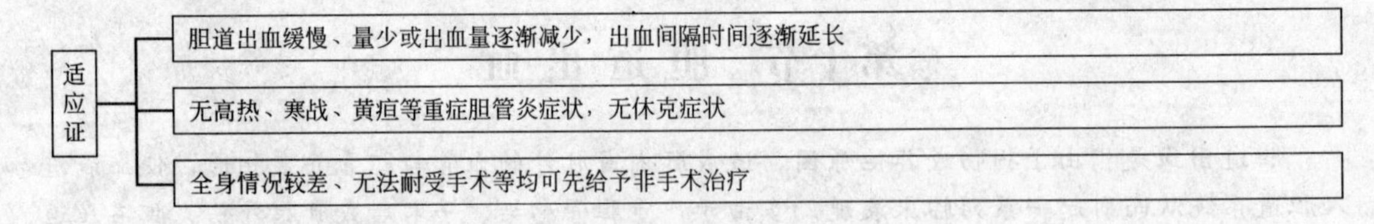
适应证
胆道出血缓慢、量少或出血量逐渐减少，出血间隔时间逐渐延长
无高热、寒战、黄疸等重症胆管炎症状，无休克症状
全身情况较差、无法耐受手术等均可先给予非手术治疗

(二)手术治疗

1. 适应证

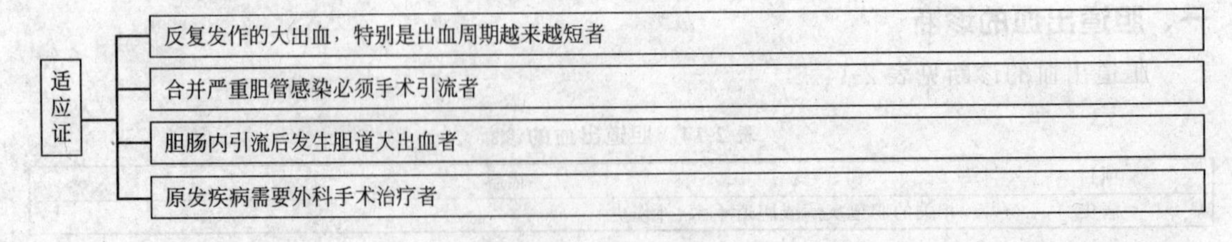
适应证
反复发作的大出血，特别是出血周期越来越短者
合并严重胆管感染必须手术引流者
胆肠内引流后发生胆道大出血者
原发疾病需要外科手术治疗者

2. 手术方式

胆道出血的手术方式见表 2-15。

表 2-15 胆道出血的手术方式

项目	内容
胆囊切除术	适用于胆道出血来自胆囊病变所引起者
胆总管切开探查，“T”形管引流术	适用于胆道出血合并有明显胆管内病灶者
肝部分切除	适应证 (1)可切除的肝癌 (2)肝血管瘤 (3)局限性肝内慢性炎症 (4)肝损伤时，肝组织破坏较广泛 (5)局限性的肝段及肝叶的肝内胆管结石 (6)已肯定出血来自肝的一侧，但未明确出血灶的性质
肝固有动脉结扎	适应证 (1)阻断肝动脉出血即停止者 (2)术中出血不能明确出血灶者 (3)肝内胆管大出血来自动脉胆管瘘者 (4)患者有肝胆系统原发灶，而一般情况差，不能耐受手术，但阻断肝动脉后出血停止者
注意事项	(1)手术治疗应在出血期间进行，以便于确定出血部位并能采取相应的有效措施 (2)若由于术中出血已停止，造成定位诊断困难，应该分三步进行探查定位：是否胆道出血，肝内或肝外，肝内出血灶的部位 (3)对找不到出血源以及不能确定出血部位，或术中出血已停止，给予术中反复冲洗胆道；术中造影、胆道镜及超声检查等寻找病灶。如果仍无法确定，必须建立通畅胆道引流

3. 并发症的处理

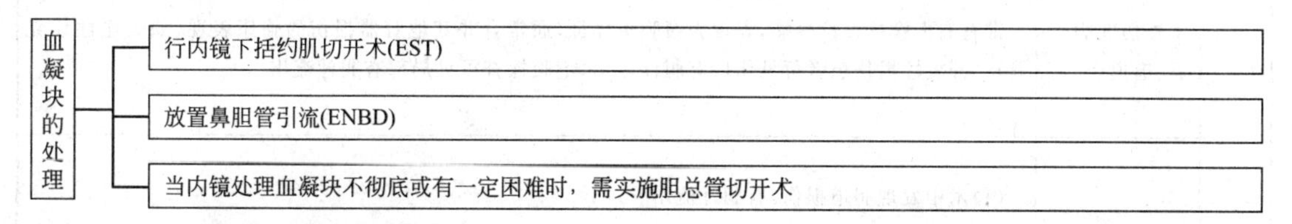
血凝块的处理
行内镜下括约肌切开术(EST)
放置鼻胆管引流(ENBD)
当内镜处理血凝块不彻底或有一定困难时，需实施胆总管切开术

(三) 选择性肝动脉栓塞

1. 适应证

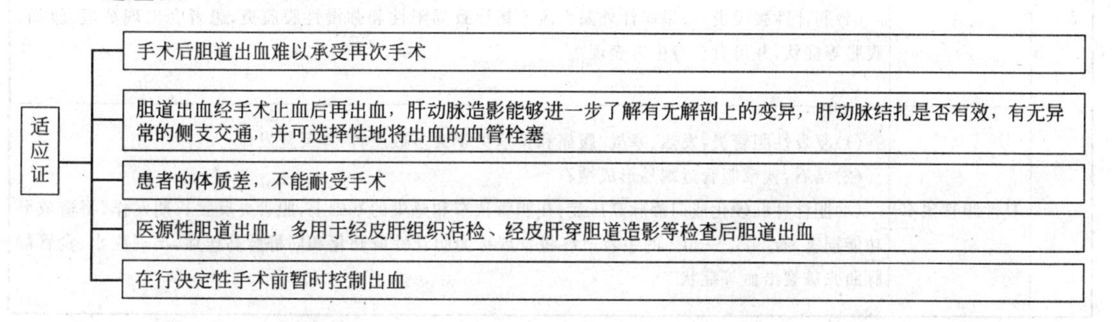
适应证
手术后胆道出血难以承受再次手术
胆道出血经手术止血后再出血，肝动脉造影能够进一步了解有无解剖上的变异，肝动脉结扎是否有效，有无异常的侧支交通，并可选择性地将出血的血管栓塞
患者的体质差，不能耐受手术
医源性胆道出血，多用于经皮肝组织活检、经皮肝穿胆道造影等检查后胆道出血
在行决定性手术前暂时控制出血

2. 禁忌证

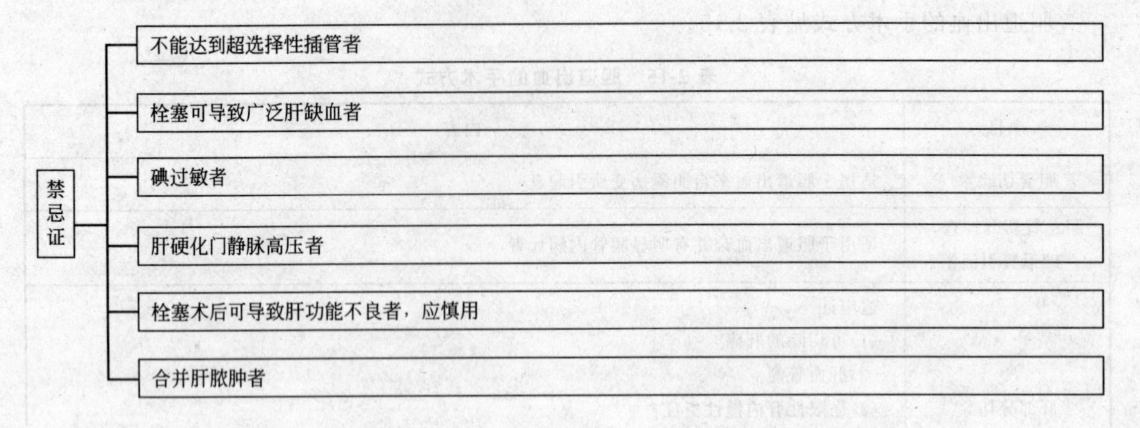
禁忌证
不能达到超选择性插管者
栓塞可导致广泛肝缺血者
碘过敏者
肝硬化门静脉高压者
栓塞术后可导致肝功能不良者，应慎用
合并肝脓肿者

第十一节 胆道损伤

胆道损伤大多数由手术引起，极少数由外伤引起。外伤性胆道损伤很少单独发生，多伴有肝、十二指肠、胰腺和大血管损伤。医源性胆道损伤是指外科手术过程中导致的胆管损伤，是良性胆管狭窄最主要原因，多发生在胆囊切除以及不适当的、粗暴的胆管探查时。

一、胆道损伤的诊断

胆道损伤的诊断见表 2-16。

表 2-16 胆道损伤的诊断

项目		内容
病史		有外伤史或手术史
临床表现	外伤性胆道损伤	常有右上腹持续性疼痛，表现为腹膜炎体征，通常合并其他脏器损伤的临床表现(如失血性休克等)。开放性损伤患者可见伤口有胆汁渗出，剖腹探查可见局部有胆汁流出
	医源性胆道损伤	(1)术中发现胆道损伤：有胆汁流出 (2)梗阻性黄疸：胆囊切除术后 24～48h，如果患者出现黄疸，并呈进行性加重，即应考虑有胆管损伤的可能 (3)胆瘘：术后胆汁可以自引流物或手术伤口流出 (4)胆汁性腹膜炎：如果胆汁外漏引流不畅导致局限性和弥漫性腹膜炎，患者会出现黄疸、腹痛、腹胀等症状，并可有全身中毒表现
	良性胆管狭窄	(1)复发性胆管炎：发热、寒战、腹痛和黄疸见于大多数患者，并反复发作 (2)结石：狭窄胆管近端易形成结石 (3)胆汁性肝硬化或门静脉高压症：在胆管狭窄和感染的基础上，胆管炎反复长期发作，将造成肝功能损害，有 20%～30% 的患者最终将发展称为胆汁性肝硬化和门静脉高压症，出现腹水、食管静脉曲张破裂出血等症状

续表

项目		内容
辅助检查	实验室检查	肝功能检查中胆红素、转氨酶及碱性磷酸酶(ALP)升高
	影像学检查	(1)B超检查:检出腹水及膈下感染灶,并可在超声引导下穿刺腹水诊断 (2)CT检查:可提供肝大小、形态或胆管扩张等情况 (3)超声内镜(EUS)检查:清楚显示胆道,区别胆管结石和占位,检出狭窄部位 (4)经皮肝胆管造影术(PTC)检查:诊断成功率几乎达到100%,可以直接显示胆管狭窄部位、扩张程度和范围、胆管损伤胆汁渗出部位;对于需要延迟手术的患者也可行经皮肝胆管穿刺引流术(PTCD)。但完全梗阻时PTC不一定可以看到损伤以下部位胆管情况 (5)内镜逆行胆胰管造影术(ERCP)检查:ERCP检查可分析判断胆管损伤部位、肝内胆管系统扩张程度以及肝胆管形态、胆管狭窄的程度等 (6)磁共振胆胰管造影术(MRCP)检查:可明确胆道梗阻的部位、范围、程度及异常胰胆管的特征,准确率为91.4% (7)"T"形管或引流管造影检查:能了解损伤以上部位胆管情况,尤其是损伤引起胆瘘的情况 (8)瘘管造影检查:可了解损伤部位及近端胆管情况

二、胆道损伤的治疗

(一)术中治疗

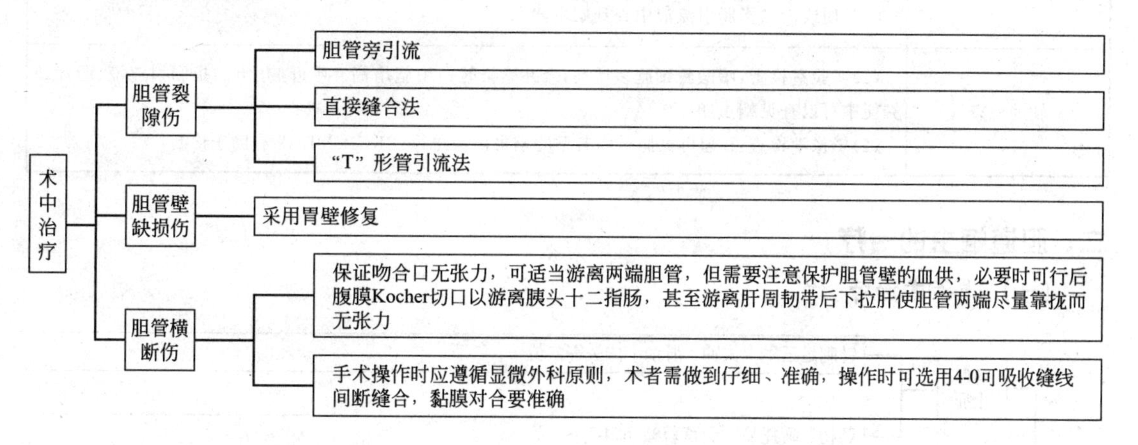
术中治疗
胆管裂隙伤
胆管旁引流
直接缝合法
"T"形管引流法
胆管壁缺损伤
采用胃壁修复
胆管横断伤
保证吻合口无张力，可适当游离两端胆管，但需要注意保护胆管壁的血供，必要时可行后腹膜Kocher切口以游离胰头十二指肠，甚至游离肝周韧带后下拉肝使胆管两端尽量靠拢而无张力
手术操作时应遵循显微外科原则，术者需做到仔细、准确，操作时可选用4-0可吸收缝线间断缝合，黏膜对合要准确

(二)术后治疗

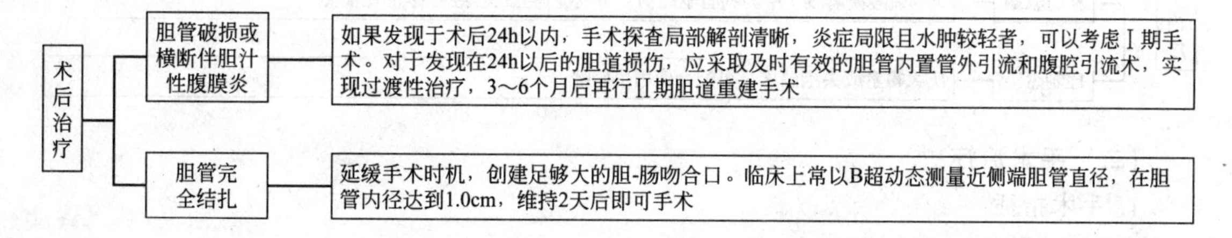
术后治疗
胆管破损或横断伴胆汁性腹膜炎
如果发现于术后24h以内，手术探查局部解剖清晰，炎症局限且水肿较轻者，可以考虑Ⅰ期手术。对于发现在24h以后的胆道损伤，应采取及时有效的胆管内置管外引流和腹腔引流术，实现过渡性治疗，3～6个月后再行Ⅱ期胆道重建手术
胆管完全结扎
延缓手术时机，创建足够大的胆-肠吻合口。临床上常以B超动态测量近侧端胆管直径，在胆管内径达到1.0cm，维持2天后即可手术

第十二节　胆道蛔虫

胆道蛔虫病是一种常见的胆道寄生虫病，农村儿童比较多见，是原发性胆管结石的原因

之一。随着卫生条件的改善和防治工作的提高，近年来本病发生率已有明显降低。

一、胆道蛔虫的诊断

胆道蛔虫的诊断见表 2-17。

表 2-17　胆道蛔虫的诊断

项目		内容
病史		有蛔虫病史
临床表现	症状	(1)剑突下偏右剧烈阵发性绞痛，并有钻顶感觉 (2)疼痛开始时可伴有恶心、呕吐 (3)起病初期，通常无发冷、发热等胆道感染症状 (4)患者可呕吐蛔虫，当虫体蠕动停止或括约肌疲劳时，疼痛可完全消失，所以，患者常有突发、突止的上腹部剧烈钻顶样绞痛 (5)虫体带入的细菌大量繁殖并发胆道感染时，临床上可出现 Reynolds 五联征
	体征	腹部体征在缓解期可无显著异常，发作期可有剑突下或偏右方深压痛，无反跳痛与肌紧张，常与症状不符，体征轻微和症状不符是本病特点，黄疸少见
诊断依据		(1)幼虫移行至肝：常引起暂时性肝炎，可表现为发热、荨麻疹和肝区钝痛不适 (2)成虫移行肝 ①发病初期常有胆道蛔虫的典型症状 ②发病过程中可并发急性化脓性胆管炎、肝脓肿与胆道出血以及感染中毒性休克等 ③少数患者有吐蛔虫史 ④粪便或十二指肠引流液中查到蛔虫卵
辅助检查		(1)实验室检查：嗜酸粒细胞多增高，合并感染时白细胞增高。呕吐物、十二指肠引流液、胆汁或粪便中可以查见蛔虫卵 (2)影像学检查：B 超可见胆道内典型的蛔虫声像图等；ERCP、MRCP 有助于诊断

二、胆道蛔虫的治疗

（一）非手术治疗

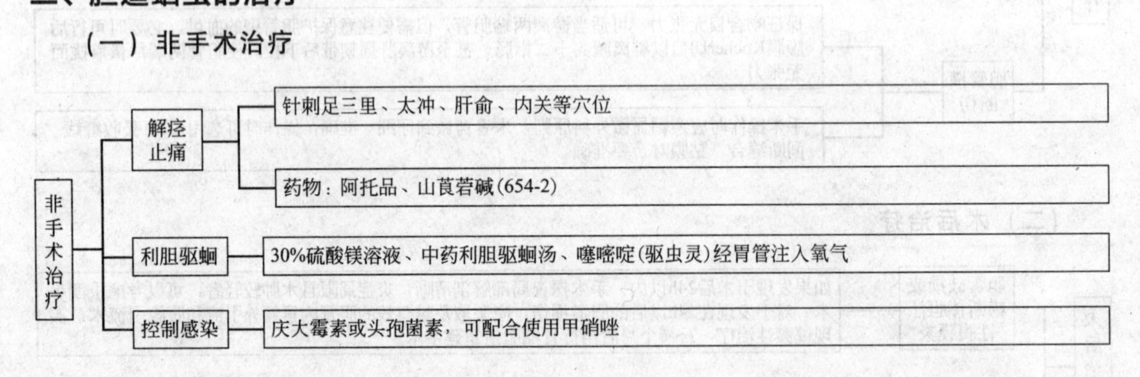
非手术治疗
解痉止痛
针刺足三里、太冲、肝俞、内关等穴位
药物：阿托品、山莨菪碱(654-2)
利胆驱蛔
30%硫酸镁溶液、中药利胆驱蛔汤、噻嘧啶(驱虫灵)经胃管注入氧气
控制感染
庆大霉素或头孢菌素，可配合使用甲硝唑

（二）手术治疗

1. 手术指征

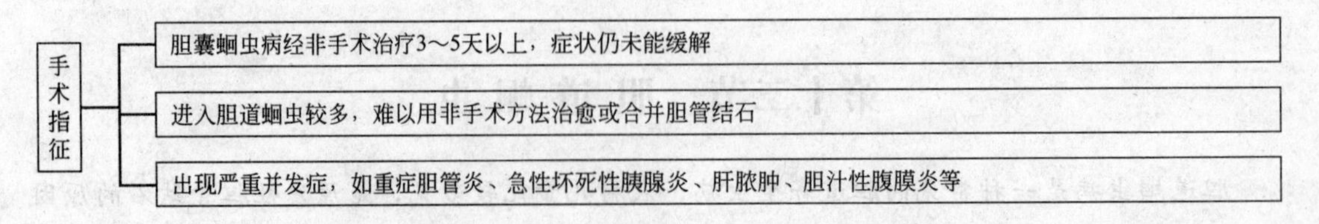
手术指征
胆囊蛔虫病经非手术治疗3～5天以上，症状仍未能缓解
进入胆道蛔虫较多，难以用非手术方法治愈或合并胆管结石
出现严重并发症，如重症胆管炎、急性坏死性胰腺炎、肝脓肿、胆汁性腹膜炎等

2. 手术方式

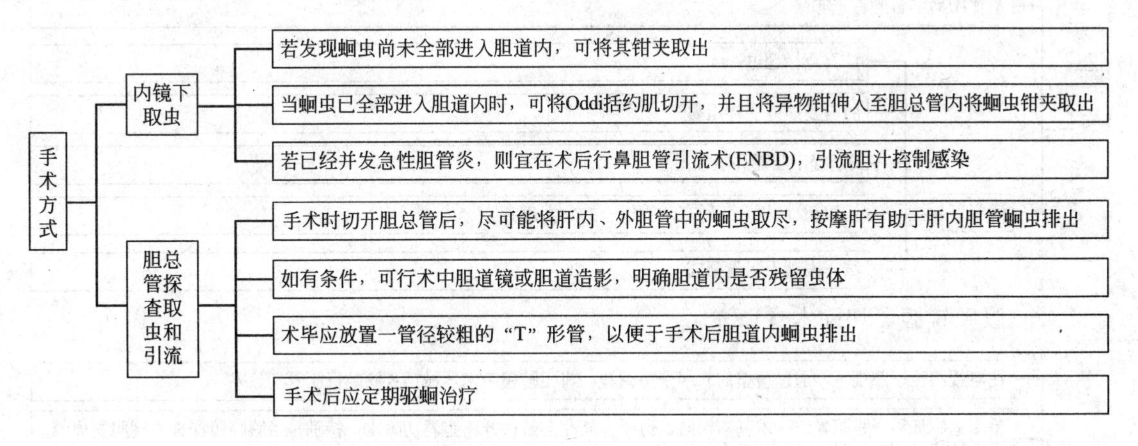
手术方式
内镜下取虫
若发现蛔虫尚未全部进入胆道内，可将其钳夹取出
当蛔虫已全部进入胆道内时，可将Oddi括约肌切开，并且将异物钳伸入至胆总管内将蛔虫钳夹取出
若已经并发急性胆管炎，则宜在术后行鼻胆管引流术(ENBD)，引流胆汁控制感染
胆总管探查取虫和引流
手术时切开胆总管后，尽可能将肝内、外胆管中的蛔虫取尽，按摩肝有助于肝内胆管蛔虫排出
如有条件，可行术中胆道镜或胆道造影，明确胆道内是否残留虫体
术毕应放置一管径较粗的“T”形管，以便于手术后胆道内蛔虫排出
手术后应定期驱蛔治疗

第十三节　胆　石　病

一、胆囊结石

胆囊结石是指原发于胆囊内的结石所引起的各种胆囊病理改变。胆囊结石主要为胆固醇结石，其次为混合结石和黑结石。

(一) 胆囊结石的诊断

胆囊结石的诊断见表 2-18。

表 2-18　胆囊结石的诊断

项目		内容
临床表现	症状	(1)部分胆囊结石患者终身无任何症状，即“隐性结石”，可在体检时经 B 超发现 (2)有症状的胆囊结石常表现为中上腹或右上腹不适、厌油腻食物等消化不良症状，经常误诊为“胃病” (3)胆囊结石也可在进食油腻饮食后或睡眠时体位改变，移位梗阻于胆囊管或胆囊壶腹部而发生胆绞痛 (4)较大结石可持续压迫胆囊壶腹部或胆囊颈部，引发“Mirizzi 综合征” (5)较小的结石可通过胆囊管进入胆总管而诱发梗阻性黄疸，甚至胆源性胰腺炎 (6)部分患者结石压迫和炎症可引起胆囊胆道瘘，甚至排入肠道造成肠梗阻 (7)部分结石或可停留在胆管内成为继发性肝外胆管结石 (8)结石亦可长期梗阻胆囊管不发生感染，而只形成胆囊积液，积液呈无色透明，称为“白胆汁”
	体征	(1)多数无阳性体征 (2)胆囊结石在无感染时，通常无特殊体征或仅有右上腹轻度压痛 (3)当有急性感染时，可出现中上腹及右上腹压痛、肌紧张，有时还可扪及肿大而压痛显著的胆囊，墨非征常阳性 (4)如同时伴有其他并发症时，可出现相应体征，如高热、寒战和黄疸等
辅助检查		(1)B 超检查：重点了解胆囊大小、壁的光滑度和周围脏器组织的关系、结石是否充满胆囊，以估计胆囊手术的难度，尤其是对胆囊壁的测量。胆囊壁的厚度间接反映胆囊的炎症程度，胆囊壁超过 0.4cm 就说明胆囊炎症较重 (2)胆管系统相关检查及血生化检查：口服胆道造影可证实胆囊结石

(二) 胆囊结石的治疗

1. 手术治疗

(1) 切除胆囊

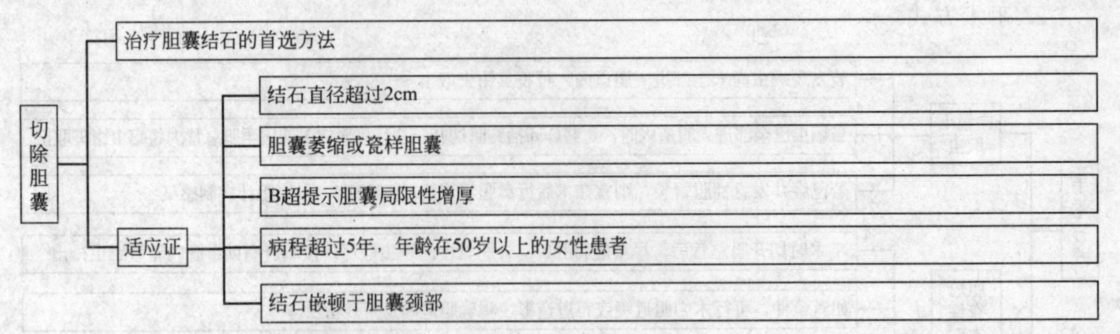
切除胆囊
治疗胆囊结石的首选方法
适应证
结石直径超过2cm
胆囊萎缩或瓷样胆囊
B超提示胆囊局限性增厚
病程超过5年，年龄在50岁以上的女性患者
结石嵌顿于胆囊颈部

（2）腹腔镜胆囊切除术（LC）

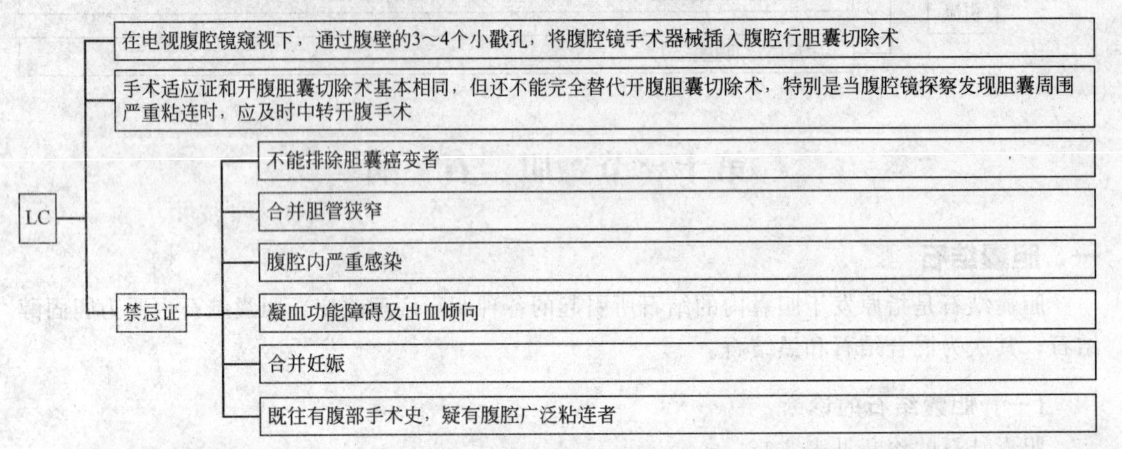
LC
在电视腹腔镜窥视下，通过腹壁的3～4个小戳孔，将腹腔镜手术器械插入腹腔行胆囊切除术
手术适应证和开腹胆囊切除术基本相同，但还不能完全替代开腹胆囊切除术，特别是当腹腔镜探察发现胆囊周围严重粘连时，应及时中转开腹手术
禁忌证
不能排除胆囊癌变者
合并胆管狭窄
腹腔内严重感染
凝血功能障碍及出血倾向
合并妊娠
既往有腹部手术史，疑有腹腔广泛粘连者

2. 非手术治疗

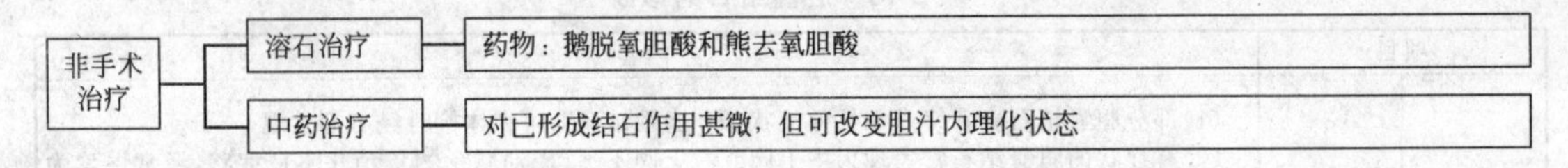
非手术治疗
溶石治疗
药物：鹅脱氧胆酸和熊去氧胆酸
中药治疗
对已形成结石作用甚微，但可改变胆汁内理化状态

二、胆总管结石

胆总管结石是指位于胆总管的结石。发病率约为胆石病的 20%，女性多于男性，男女比例约为 1∶2，我国农村发病率高。

（一）原发性胆总管结石的诊断

原发性胆总管结石的诊断见表 2-19。

表 2-19 原发性胆总管结石的诊断

项目		内容
病史		肝胆系统疾病史及有无上腹部手术史
临床表现	症状	(1)典型症状是腹痛、寒战与高热和黄疸，即 Charcot 三联征 (2)多数患者表现为剑突下偏右突发性绞痛，放射到右肩背部，可伴有恶心、呕吐等消化道症状，少数患者可完全无痛，仅感上腹闷胀不适 (3)如患者继发胆道感染，胆管内压升高，可以产生急性腹痛发作后寒战和高热，一般表现为弛张热，体温可高达 39～40℃ (4)黄疸通常继腹痛后开始出现，此时腹痛常已缓解 (5)结石造成的胆管梗阻通常是不完全和间断性的，梗阻近段的胆管可有不同程度的扩张和管壁增厚 (6)患者黄疸往往不深，且常具有波动性，有时黄疸也可成为少数胆总管结石患者唯一的临床表现，表现有尿色变深、皮肤瘙痒等 (7)胆总管结石影响胰胆管共同通路时，可引起胆石性胰腺炎，此时，患者可表现为持续性腹痛、腹胀、恶心、呕吐，甚至休克及多器官功能障碍(MODS)等急性重症胰腺炎症状

续表

<table>
<tr><th colspan="2">项目</th><th>内容</th></tr>
<tr><td>临床表现</td><td>体征</td><td>(1)缓解期查体可无阳性体征
(2)急性发作时，巩膜黄染，腹式呼吸受限，右上腹和剑突下不同程度压痛、反跳痛伴腹肌抵抗，有时可触及肿大有压痛的胆囊
(3)在病程较长的患者，梗阻和感染都可造成肝细胞损害，胆管周围有纤维组织增生，最后形成胆汁淤积性肝硬化，可扪及肿大的肝与脾，肝质地较硬</td></tr>
<tr><td colspan="2">辅助检查</td><td>(1)实验室检查
①血常规检查可见白细胞计数和中性粒细胞比例明显增高；血清胆红素、转氨酶和碱性磷酸酶升高
②尿液检查示尿胆红素升高，尿胆原降低或消失，粪便检查显示粪便中尿胆原减少
(2)影像学检查
①B超检查可显示胆管内结石影，近端胆管扩张
②PTC、ERCP、MRCP等检查可显示梗阻部位、程度、结石大小及数量</td></tr>
</table>

(二)继发性胆总管结石的诊断

继发性胆总管结石的诊断见表2-20。

表2-20　继发性胆总管结石的诊断

<table>
<tr><th colspan="2">项目</th><th>内容</th></tr>
<tr><td colspan="2">病史</td><td>肝胆系统疾病史及有无上腹部手术史</td></tr>
<tr><td rowspan="2">临床表现</td><td>症状</td><td>(1)同原发性胆总管结石
(2)直径小于5mm的胆囊结石，可通过胆囊管下降到胆总管，并通过胆总管开口排入十二指肠内
(3)在排石过程中，其刺激Oddi括约肌痉挛，患者可出现剧烈的胆绞痛
(4)小结石一般不易引起胆总管持续性梗阻，但能够引起短暂的梗阻性黄疸，而且更易诱发急性胰腺炎
(5)主要临床表现为胆绞痛及急性胰腺炎，在急性胰腺炎早期，可以在粪便中发现排出的结石
(6)体积较大的结石不易通过胆总管开口排入十二指肠内，而且引起胆总管下端梗阻，诱发梗阻性黄疸、胆管炎等，表现为Charcot三联征</td></tr>
<tr><td>体征</td><td>(1)同原发性胆总管结石
(2)缓解期体检可无阳性体征
(3)急性发作时，巩膜黄染，腹式呼吸受限，右上腹和剑突下不同程度压痛，有时可触及反跳痛伴腹肌抵抗</td></tr>
<tr><td colspan="2">辅助检查</td><td>(1)实验室检查：急性发作时可有血白细胞升高，血清胆红素、谷氨酰转肽酶(GGT)及碱性磷酸酶(ALP)等升高
(2)影像学检查
①首选B超，对直径小于5mm的结石，可通过胆总管进入十二指肠内，往往难以发现异常表现；对于较大结石表现与原发性胆总管结石相同，可以显示胆管内结石声影、梗阻近段扩张的胆管等
②PCT、ERCP、MRCP：可显示结石的大小、数量、部位、是否造成胆管梗阻和梗阻的部位及程度，对于较小的胆总管下端结石比B超更易发现</td></tr>
</table>

(三)原发性胆总管结石的治疗

1. 围手术期处理

围手术期处理
- 加强营养，补充高热量、高维生素及高蛋白饮食，每日静脉输入10%葡萄糖液1000～2000ml，必要时可采取静脉高营养，增加肝储备
- 根据实验室检查调整血细胞数、血红蛋白等到正常范围。纠正水、电解质平衡失调，纠正凝血障碍，应用维生素K_1 10～20mg/d
- 抗生素应用根据感染情况和血象适当选用对肝损伤小的广谱抗生素，用药应在术前3天内进行
- 术前可采用经皮肝穿胆管引流(PTBD)或鼻胆管引流(ENBD)减黄，控制感染

2. 肝内胆管无结石者

可行内镜下括约肌切开（EST）及取石术。

3. 手术治疗

（1）胆囊切除术

① 绝对指征

绝对指征
- 胆总管中触及结石或其他异物
- 黄疸合并胆管炎
- 术前胆管影像显示胆总管异物影
- 术中造影显示胆总管结石
- 胆囊管开放有脓性或含泥沙样胆色素胆汁

② 相对指征

相对指征
- 黄疸史或胰腺炎史
- 胆总管扩张直径＞1.2cm
- 胆囊内结石细小，可通过胆囊管

（2）胆总管切开取石术

胆总管切开取石术
- 结石清除后需放置“T”形管引流
- 术中应将病变的胆囊一并切除，肝下间隙应放置引流管，并通过“T”形管做术中胆管造影术，如果有条件还可应用术中胆管镜检查，可减少胆管残留结石的发生率
- 手术后“T”形管引流14天，等到患者的黄疸基本消退，全身和局部感染基本控制，并行胆管造影，肯定胆管无残余结石和胆管至十二指肠畅通时，即可拔除“T”形管
- 对于术后经“T”形管造影发现胆管内残余结石者，可等到术后6～8周后去除“T”形管，经窦道胆道镜取石
- 对胆道残余结石未留置“T”形管患者，如胃十二指肠未改道，可以试行EST术，部分患者可免除二次手术痛苦

（3）原发性胆管结石患者

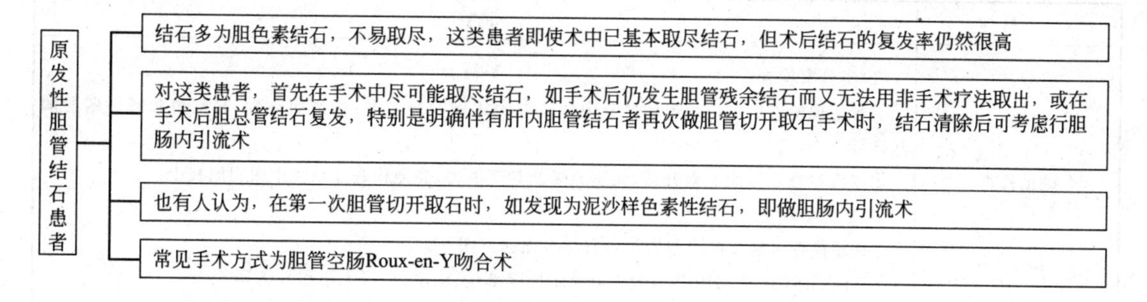
原发性胆管结石患者
结石多为胆色素结石，不易取尽，这类患者即使术中已基本取尽结石，但术后结石的复发率仍然很高
对这类患者，首先在手术中尽可能取尽结石，如手术后仍发生胆管残余结石而又无法用非手术疗法取出，或在手术后胆总管结石复发，特别是明确伴有肝内胆管结石者再次做胆管切开取石手术时，结石清除后可考虑行胆肠内引流术
也有人认为，在第一次胆管切开取石时，如发现为泥沙样色素性结石，即做胆肠内引流术
常见手术方式为胆管空肠Roux-en-Y吻合术

（四）继发性胆总管结石的治疗

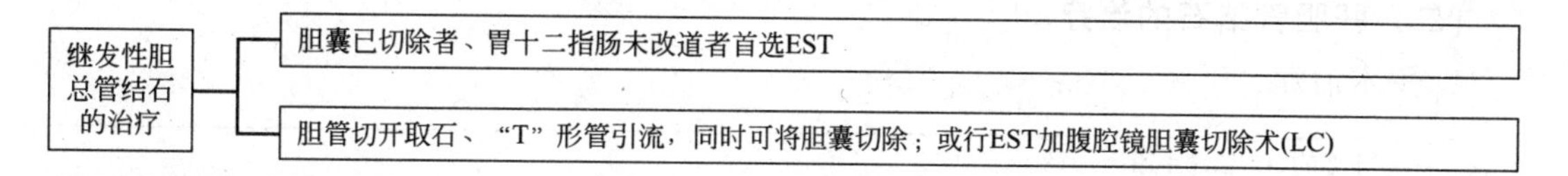
继发性胆总管结石的治疗
胆囊已切除者、胃十二指肠未改道者首选EST
胆管切开取石、“T”形管引流，同时可将胆囊切除；或行EST加腹腔镜胆囊切除术(LC)

三、肝胆管结石

肝胆管结石指肝管汇合部以上原发性胆管结石，多数合并有肝外胆管结石。

（一）肝胆管结石的诊断

肝胆管结石的诊断见表 2-21。

表 2-21　肝胆管结石的诊断

项目		内容
临床表现	症状	(1)肝内胆管结石的临床表现非常不典型 (2)在病程间歇期，可无症状或仅表现为反复发作性发热、上腹轻度不适的肝内胆管炎的表现 (3)肝胆管结石大多同时合并肝外胆管结石，当存在肝外胆管结石时，临床表现和肝外胆管结石相似，典型症状是腹痛与寒战、高热及黄疸，即Charcot三联征，多数患者表现为剑突下偏右绞痛，放射至右肩背部，可伴随恶心、呕吐等消化道症状，但也有患者可完全无痛，只感上腹闷胀不适 (4)单纯肝内胆管结石在无合并肝外胆管结石的患者，可有下列症状 ①当一侧或一叶的肝内胆管结石造成半肝或段的肝内胆管梗阻，并且继发感染时，发作时出现畏寒、发热等全身感染症状，甚至出现精神症状、休克等急性重症胆管炎的表现，但患者仍无显著的腹痛和黄疸 ②结石限于半肝内者不伴有黄疸或一过性轻度黄疸。部分患者可以合并胆源性肝脓肿、胆汁淤积性肝硬化，胆管脓肿可穿破到膈下，形成胆漏，或穿破至肺，形成肝胆管支气管瘘。对于病程较长，反复发作胆管炎以及消瘦、年龄在50岁以上患者，应怀疑合并胆管癌的可能
	体征	(1)肝区叩痛显著，肝呈不对称肿大 (2)伴肝外胆管结石者，急性发作期右上腹可有压痛、反跳痛和肌紧张 (3)患者合并并发症时，产生相应的体征
检查要点		(1)长期的胆管疾病史 (2)反复发作的寒战、发热、黄疸的急性胆管炎症状 (3)典型的胆绞痛或持续性上腹胀痛 (4)患侧肝区和胸背部经常性的疼痛不适 (5)肝区压痛及叩击痛 (6)肝不对称性肿大并有压痛 (7)一侧肝管梗阻者，可以无黄疸或黄疸轻微 (8)全身营养不良、贫血、感染表现 (9)晚期出现肝脾大及门静脉高压

续表

项目	内容
辅助检查	(1)实验室检查 ①血常规检查可见白细胞计数及中性粒细胞比例明显上升;血清胆红素、转氨酶和碱性磷酸酶升高 ②尿液检查示尿胆红素升高,尿胆原降低甚至消失,粪便检查显示粪中尿胆原减少 (2)影像学检查 ①B超检查可显示肝内胆管扩张有结石强回声团 ②PTC、ERCP或MRCP等检查可显示梗阻部位、程度、结石大小和数量等

(二) 肝胆管结石的治疗

1. 手术治疗

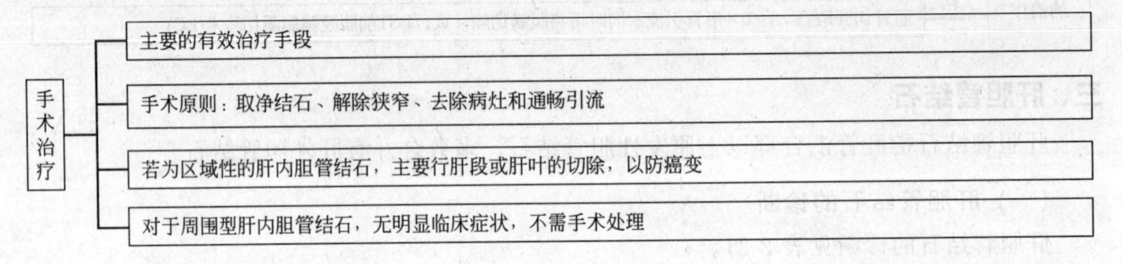
手术治疗
主要的有效治疗手段
手术原则：取净结石、解除狭窄、去除病灶和通畅引流
若为区域性的肝内胆管结石，主要行肝段或肝叶的切除，以防癌变
对于周围型肝内胆管结石，无明显临床症状，不需手术处理

2. 中西医结合治疗

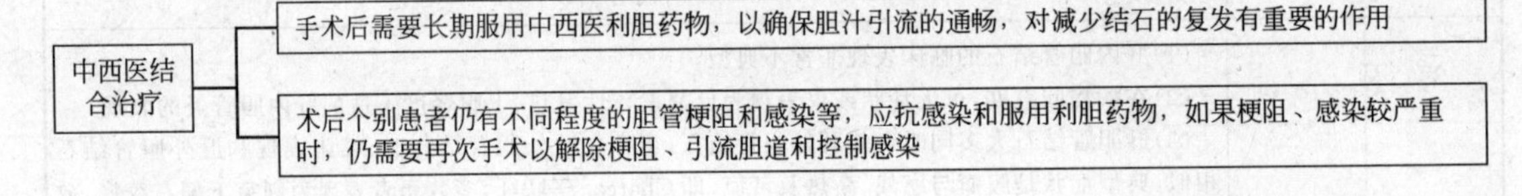
中西医结合治疗
手术后需要长期服用中西医利胆药物，以确保胆汁引流的通畅，对减少结石的复发有重要的作用
术后个别患者仍有不同程度的胆管梗阻和感染等，应抗感染和服用利胆药物，如果梗阻、感染较严重时，仍需要再次手术以解除梗阻、引流胆道和控制感染

3. 残余结石处理

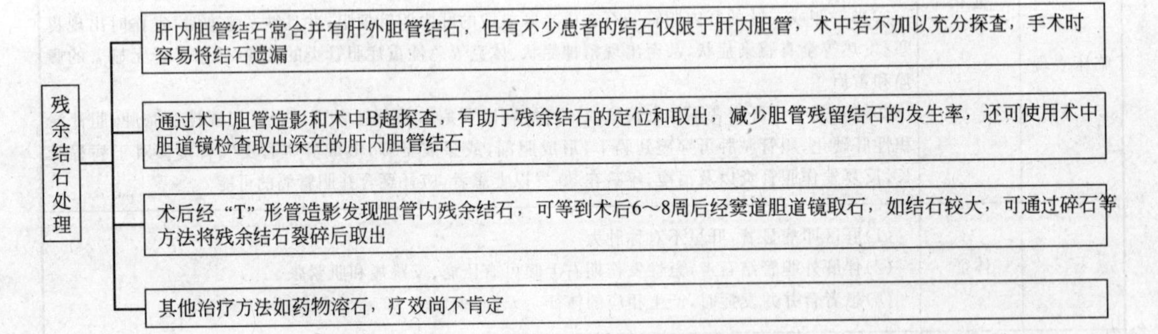
残余结石处理
肝内胆管结石常合并有肝外胆管结石，但有不少患者的结石仅限于肝内胆管，术中若不加以充分探查，手术时容易将结石遗漏
通过术中胆管造影和术中B超探查，有助于残余结石的定位和取出，减少胆管残留结石的发生率，还可使用术中胆道镜检查取出深在的肝内胆管结石
术后经“T”形管造影发现胆管内残余结石，可等到术后6~8周后经窦道胆道镜取石，如结石较大，可通过碎石等方法将残余结石裂碎后取出
其他治疗方法如药物溶石，疗效尚不肯定

第十四节　急性胰腺炎

急性胰腺炎是指胰腺及其周围组织被胰腺分泌的消化酶消化而引发的急性化学性炎症。临床上以急性腹痛、发热，伴有恶心、呕吐、血与尿淀粉酶升高为特点，是常见的消化系急症之一。

一、急性胰腺炎的诊断

急性胰腺炎的诊断见表 2-22。

表 2-22　急性胰腺炎的诊断

项目		内容
病史		有胆道结石病史，常有饱餐及饮酒史
临床表现	症状	水肿型胰腺炎症状较轻，3～5 天内可以缓解，少数可反复发作。出血坏死型胰腺炎起病急骤，病情严重，常伴有休克以及多种并发症，呈暴发性经过，甚至猝死 (1)轻型胰腺炎 ①腹痛 a. 90%的急性胰腺炎有腹痛，多呈突然发作，常于饱餐和饮酒后发生 b. 轻重不一，轻者上腹钝痛，多数能忍受；重者呈绞痛、钻痛或刀割痛，常呈持续性伴阵发性加剧 c. 疼痛部位通常以上腹部为多，其次是右或左上腹，脐周和下腹部极少见 d. 50%的患者腹痛可向左背部放射，呈"一"字样分布 e. 疼痛在弯腰或起坐前倾时可减轻 f. 病情轻者腹痛 3～5 天即缓解 g. 出血坏死型病情发展较快，腹痛延续较长，能够引起全腹痛 h. 少数年老体弱患者有时腹痛轻微，甚至无腹痛 ②发热 a. 多为中等度以上发热，少数为高热，通常持续 3～5 天 b. 如发热持续不退或逐日升高，特别是持续 2～3 周以上，提示合并感染或并发胰腺脓肿 ③恶心、呕吐 a. 酒精性胰腺炎呕吐常于腹痛时出现，胆源性胰腺炎呕吐常在腹痛后发生 b. 呕吐物常为胃内容物，重者呕吐胆汁，甚至血性物 c. 呕吐后腹痛并不减轻 ④黄疸 a. 轻者可无黄疸 b. 常见原因包括：胆道感染、胆石症，肿大的胰头压迫胆总管，胰腺脓肿或胰腺假脓肿压迫胆总管，合并肝损害等 c. 不同原因的黄疸持续的时间不一 (2)重症胰腺炎 ①低血压及休克：仅见于出血坏死型，在起病数小时突然出现，提示胰腺有大片坏死，也可慢慢出现或在有并发症时发生 ②水电解质及酸碱平衡紊乱 a. 多有轻重不等的脱水，呕吐频繁者可有代谢性碱中毒 b. 出血坏死型者常有明显脱水及代谢性酸中毒，常伴有血钾、血镁降低 c. 因低钙血症引起手足抽搐者，为重症与预后不佳的征兆 ③消化道出血：可以表现为呕血及便血 ④细菌及真菌感染：通常发生在起病后 2～8 周，感染部位常见于胰周、腹腔、呼吸道、泌尿道，早期一般以为革兰阴性菌为主，后期常为双重或多重细菌感染，感染的发生率往往和胰腺的坏死程度成正比 ⑤代谢紊乱 a. 如低钙血症，当血钙低于 1.75mmol/L，且持续数天，常提示预后不良 b. 约 20%的重症胰腺炎患者会发生高脂血症，约 50%的重症胰腺炎患者会发生糖代谢异常，出现高血糖，少数患者会出现低血糖 ⑥脏器功能衰竭：如出现心功能不全、肾功能不全、呼吸功能不全、脑功能障碍、血液学异常等，严重时会出现多脏器功能不全

续表

<table>
<tr><th colspan="2">项目</th><th>内容</th></tr>
<tr><td>临床表现</td><td>体征</td><td>(1)全身状况
①水肿型患者一般情况尚好
②出血坏死型者因高热、剧烈腹痛、频繁恶心呕吐等显出窘迫焦虑、表情痛苦、辗转不安、脉率快速、血压降低，甚至呼吸加快
(2)水肿型
①患者腹部体征较少，上腹有中度压痛，往往与主诉腹痛程度不相称，无腹肌紧张与反跳痛
②有程度不等的腹胀
(3)出血坏死型
①胰腺炎上腹压痛明显，当胰腺与胰周大片坏死渗出或并发脓肿时，上腹可扪及肿块，并有肌紧张和反跳痛，可局限于左上腹部，当侵及整个腹腔出现腹膜炎时则出现全腹显著压痛与腹肌紧张
②肠管受累则会出现假性肠梗阻，一般持续24～96h
③少数患者因胰酶和坏死组织液穿过筋膜与肌层渗入腹壁下，可见肋腹皮肤呈灰紫色斑(Grey-Tumer征)或脐周皮肤青紫(Cullen征)
④胰腺渗入腹腔或胸导管，则产生腹膜炎与胸膜炎，胸腹水多呈血性或紫褐色，淀粉酶异常增高</td></tr>
<tr><td>辅助检查</td><td>实验室检查</td><td>(1)白细胞计数：血白细胞增高为(10～25)×10⁹/L，中性粒细胞明显升高
(2)血清淀粉酶测定
①起病后血清淀粉酶首先升高，较尿淀粉酶为早
②一般8h开始升高，24h左右达高峰，48h左右开始下降，持续3～5天
③如大于500U(Somogyi法)或128U(Winslow法)以上，则有诊断价值
④病情的严重程度和淀粉酶升高的幅度可不一致，胰腺严重坏死者淀粉酶水平可正常
(3)尿淀粉酶测定
①常在发病后12～24h开始升高，持续时间久
②超过1000U(Somogyi法)或256U(Winsolw法)即有诊断价值
(4)尿淀粉酶肌酐清除率：当发生急性胰腺炎时，肾对血清淀粉酶的清除率(cam)增加，而对肌酐的清除率(Ccr)不变，因此cam/Ccr比值增高
(5)血清脂肪酶
①常在病后24～72h开始上升，持续7～10天
②正常值0.5～1.5U(Cherry-Crandall法)，其升高时间较晚，因此早期诊断价值不如淀粉酶，但其特异性高
③如对血淀粉酶检验的时间较迟或其结果已经恢复正常，则血清脂肪酶测定对诊断有帮助
(6)血清正铁白蛋白
①在急性水肿型胰腺炎时为阴性，出血坏死型胰腺炎时为阳性
②对于估计有无出血及预后有参考价值，但某些严重胰腺炎病例本试验也可呈阴性
(7)血糖
①急性胰腺炎时暂时性血糖升高常见，可能和胰岛素释放减少和胰高糖素释放增加有关
②持久的空腹血糖高于10mmol/L反映胰腺坏死，预后严重
(8)血清钙测定
①暂时性低钙血症通常见于急性胰腺炎，但很少出现手足抽搐
②低血钙程度和临床严重程度平行
③血钙低至2mmol/L以下，常提示坏死性胰腺炎
(9)血脂：急性胰腺炎时可出现高三酰甘油血症，这种情况可能为急性胰腺炎的病因，也可能是后果。后者在急性期过后可恢复正常</td></tr>
</table>

续表

项目		内容
辅助检查	影像学检查	（1）腹部平片：可发现肠麻痹或麻痹性肠梗阻征象 （2）ERCP：对于慢性胰腺炎及胰腺脓肿或囊肿的诊断非常有帮助，但必须在炎症完全恢复后进行 （3）腹部超声 ①B型超声检查可见胰腺弥漫增大，光点增多，回声减弱 ②重度胰腺水肿时可呈无回声或散在回声，在其后部回声增强 ③对是否伴有胆石症或胆道蛔虫症有较大价值 （4）CT检查：急性胰腺炎时CT显示胰腺呈弥漫性肿大和CT值低下，对并发腹膜炎、胰腺脓肿或囊肿的诊断亦很有帮助

二、急性胰腺炎的诊断标准

（一）急性胰腺炎的临床诊断标准

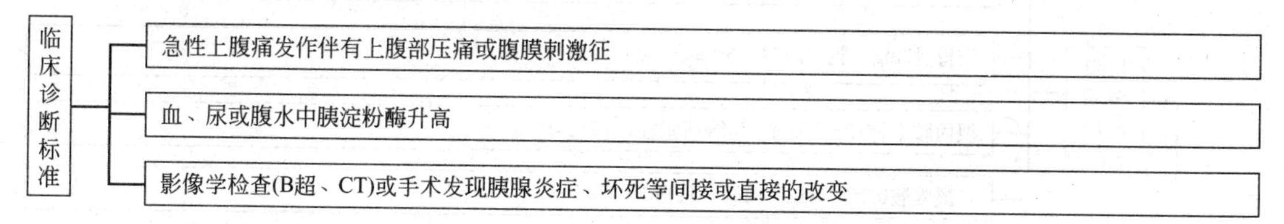
临床诊断标准
急性上腹痛发作伴有上腹部压痛或腹膜刺激征
血、尿或腹水中胰淀粉酶升高
影像学检查(B超、CT)或手术发现胰腺炎症、坏死等间接或直接的改变

具有含第1项在内的2项以上标准并排除其他急腹症者即可诊断为急性胰腺炎。

（二）急性胰腺炎病情程度的估计

1．轻型

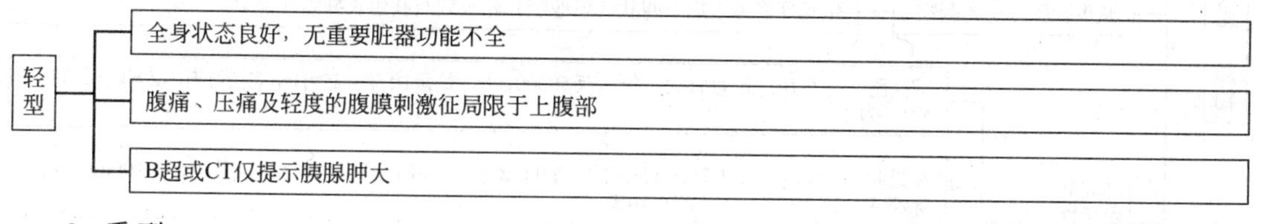
轻型
全身状态良好，无重要脏器功能不全
腹痛、压痛及轻度的腹膜刺激征局限于上腹部
B超或CT仅提示胰腺肿大

2．重型

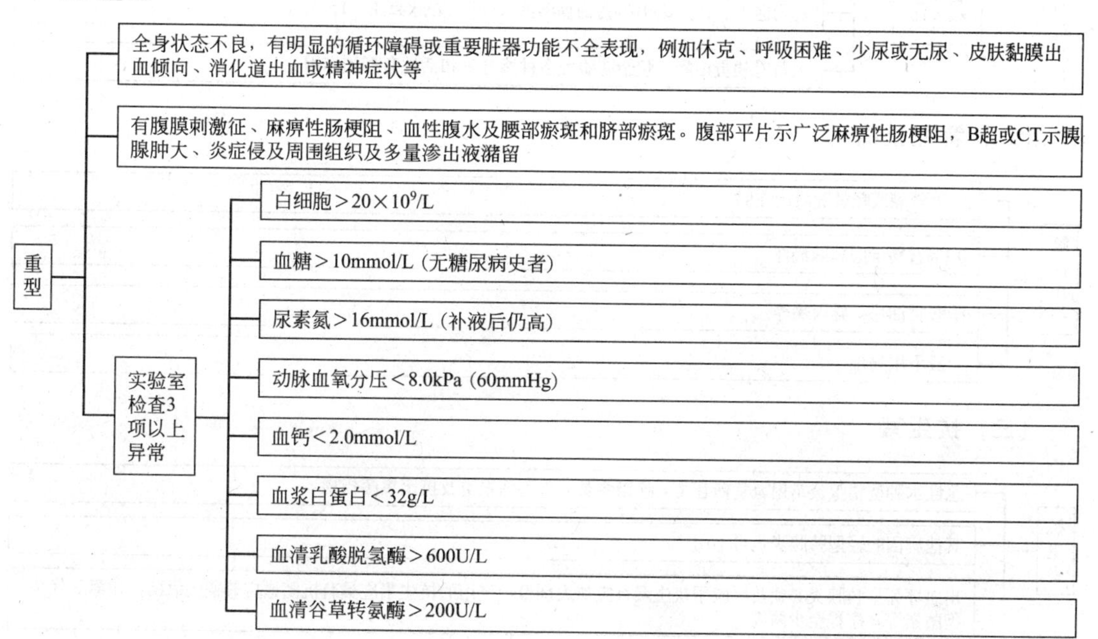
重型
全身状态不良，有明显的循环障碍或重要脏器功能不全表现，例如休克、呼吸困难、少尿或无尿、皮肤黏膜出血倾向、消化道出血或精神症状等
有腹膜刺激征、麻痹性肠梗阻、血性腹水及腰部瘀斑和脐部瘀斑。腹部平片示广泛麻痹性肠梗阻，B超或CT示胰腺肿大、炎症侵及周围组织及多量渗出液潴留
实验室检查3项以上异常
白细胞＞20×10⁹/L
血糖＞10mmol/L（无糖尿病史者）
尿素氮＞16mmol/L（补液后仍高）
动脉血氧分压＜8.0kPa（60mmHg）
血钙＜2.0mmol/L
血浆白蛋白＜32g/L
血清乳酸脱氢酶＞600U/L
血清谷草转氨酶＞200U/L

三、急性胰腺炎的治疗

（一）抑制胰腺分泌、降低胰管内压、减少胰液外渗

1. 禁食、胃肠减压及营养支持

禁食、胃肠减压及营养支持
- 疼痛明显的患者通常需禁食1～3天，当疼痛减轻、发热消退、白细胞计数和尿、血淀粉酶降到正常后，可先给予少量无脂饮食，再过渡到低脂低蛋白饮食，若有复发，则重新禁食
- 出血坏死型胰腺炎，禁食至少两周
- 肠内营养是将鼻饲营养管放到屈氏韧带以下的空肠管提供要素饮食，在重症胰腺炎的治疗作用中已得到广泛肯定

2. 应用抑制胰腺分泌的药物

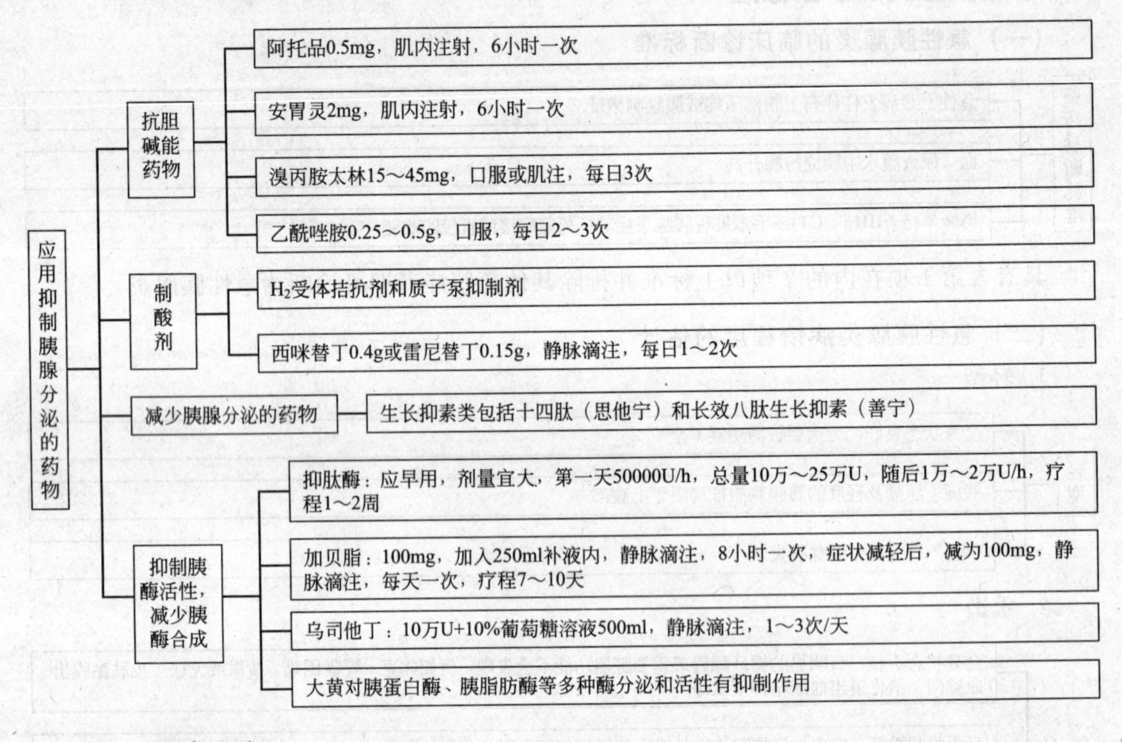

应用抑制胰腺分泌的药物
抗胆碱能药物
阿托品0.5mg，肌内注射，6小时一次
安胃灵2mg，肌内注射，6小时一次
溴丙胺太林15～45mg，口服或肌注，每日3次
乙酰唑胺0.25～0.5g，口服，每日2～3次
制酸剂
H2受体拮抗剂和质子泵抑制剂
西咪替丁0.4g或雷尼替丁0.15g，静脉滴注，每日1～2次
减少胰腺分泌的药物
生长抑素类包括十四肽（思他宁）和长效八肽生长抑素（善宁）
抑制胰酶活性，减少胰酶合成
抑肽酶：应早用，剂量宜大，第一天50000U/h，总量10万～25万U，随后1万～2万U/h，疗程1～2周
加贝脂：100mg，加入250ml补液内，静脉滴注，8小时一次，症状减轻后，减为100mg，静脉滴注，每天一次，疗程7～10天
乌司他丁：10万U+10%葡萄糖溶液500ml，静脉滴注，1～3次/天
大黄对胰蛋白酶、胰脂肪酶等多种酶分泌和活性有抑制作用

（二）解痉止痛

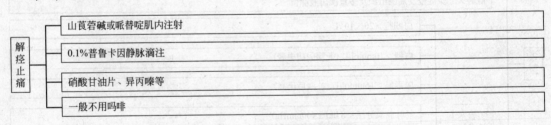

解痉止痛
山莨菪碱或哌替啶肌内注射
0.1%普鲁卡因静脉滴注
硝酸甘油片、异丙嗪等
一般不用吗啡

（三）抗生素

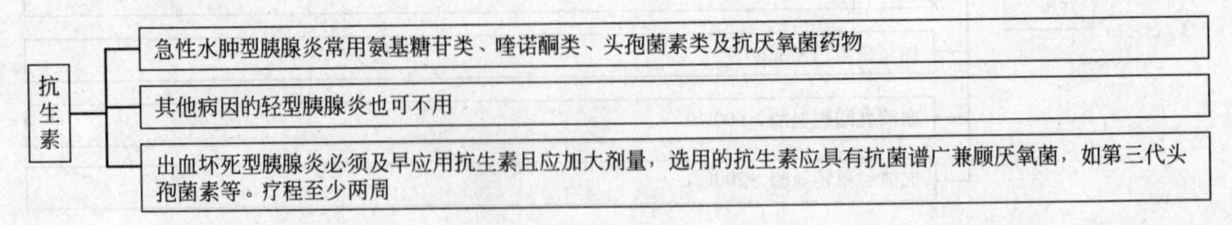

抗生素
急性水肿型胰腺炎常用氨基糖苷类、喹诺酮类、头孢菌素类及抗厌氧菌药物
其他病因的轻型胰腺炎也可不用
出血坏死型胰腺炎必须及早应用抗生素且应加大剂量，选用的抗生素应具有抗菌谱广兼顾厌氧菌，如第三代头孢菌素等。疗程至少两周

（四）抗休克及纠正水电解质平衡失调

抗休克及纠正水电解质平衡失调	积极补充体液及电解质(钾、镁、钠、钙离子)以维持有效血循环量
	持续胃肠减压时，尚需补足引流的液量，对休克患者可酌情予以输全血或血浆代用品，必要时加用升压药物

（五）其他

急性胰腺炎治疗的其他方法见表2-23。

表2-23　急性胰腺炎治疗的其他方法

项目	内容
手术治疗	手术指征 (1)诊断不能肯定,且不能排除其他急腹症者 (2)伴有胆道梗阻,需要手术解除梗阻者 (3)并发胰腺脓肿或胰腺假性囊肿者 (4)腹膜炎经腹膜透析或抗生素治疗无好转者
内镜治疗	内镜下行Oddi括约肌切开或是放置鼻胆管引流、胆管结石清除,从而使胆管引流通畅,减少胆汁胰管反流。疗效明显高于传统治疗方式
其他	(1)有血糖升高者可给予小剂量胰岛素治疗 (2)急性坏死型胰腺炎伴休克或成人呼吸窘迫综合征者,可以酌情短期使用肾上腺皮质激素,如氢化可的松200～300mg或地塞米松10～20mg加入葡萄糖液内滴注 (3)并发腹膜炎时多主张采用腹膜透析治疗

第十五节　急性非特异性肠系膜淋巴结炎

急性非特异性肠系膜淋巴结炎比较少见，但有时呈急腹症表现，需和急性阑尾炎相鉴别。该病以儿童及青少年为多，5～15岁是高发年龄，65.22%发生在8岁以下的儿童，但是成人也可发病。男性略多于女性，冬春季多见。

急性非特异性肠系膜淋巴结炎主要因为细菌病毒及其毒素引起的感染，多在上呼吸道感染后发病。

一、急性非特异性肠系膜淋巴结炎的诊断

急性非特异性肠系膜淋巴结炎的诊断见表2-24。

表2-24　急性非特异性肠系膜淋巴结炎的诊断

项目		内容
临床表现	上呼吸道感染	患者近期内曾有低热、咽痛以及咳嗽等上呼吸道感染症状,或就医时正值上感期表现为腹痛的同时有发热、头痛和咽部充血等(约占42.5%)
	表浅淋巴结肿大	颈侧表浅淋巴结可有反应性增大,可触及肿大伴有压痛的淋巴结,病愈后肿大的淋巴结可恢复正常
	腹部症状	(1)腹痛发生较急,常呈绞痛性和阵发性的特点。间歇期腹痛明显好转,或毫无不适,照常活动。腹痛部位常比较广泛,疼痛可始于上腹、脐周或全腹部,以后局限于右下腹部。通常伴有轻度胃肠道反应,如恶心、呕吐、食欲减退及腹泻等 (2)腹部压痛以右下腹部为主,但范围较广泛,压痛显著的部位经常变化不恒定。左侧卧位时,压痛点也可以移向左侧。腹肌紧张较轻或无,反跳痛常为阴性。部分患者在右下腹可触及结节状伴压痛的肿块,极可能是肿大的肠系膜淋巴结

续表

项目		内容
辅助检查	实验室检查	(1)血常规:外周血白细胞计数常不升高或反而降低,淋巴细胞比例相对增高。如果发生化脓性肠系膜淋巴结炎伴显著全身中毒症状时常有外周血中性粒细胞增多伴核左移 (2)淋巴结活检:剖腹探查时,可在切除阑尾的同时,行淋巴结活检 (3)细菌学检查:取腹腔净液行细菌学培养与药敏试验
	其他辅助检查	(1)B超:声像显示囊段回肠肠壁增厚、淋巴结肿大,未见阑尾 (2)CT扫描:可见阑尾正常,淋巴结肿大 (3)腹腔诊断性穿刺:对鉴别诊断有一定意义

二、急性非特异性肠系膜淋巴结炎的治疗

(一)手术治疗

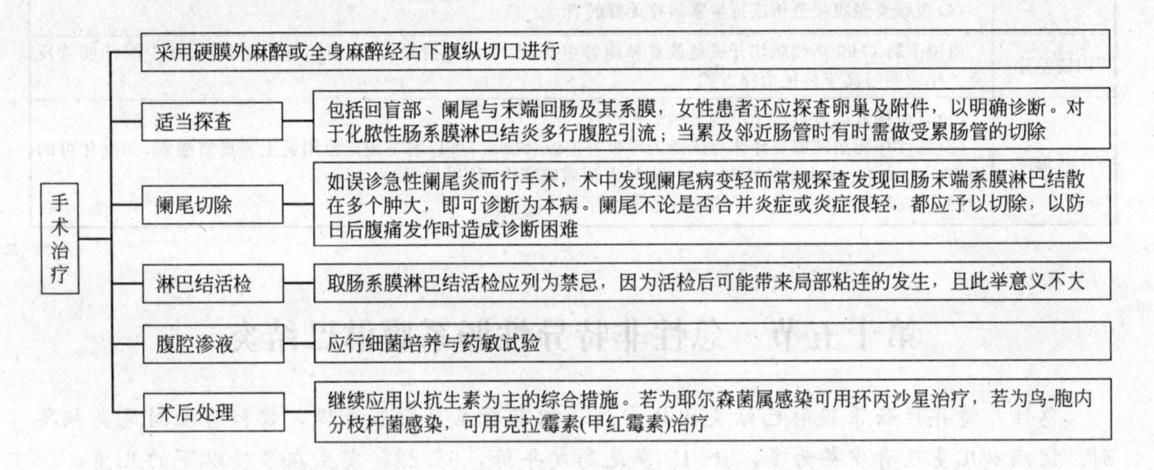
手术治疗
采用硬膜外麻醉或全身麻醉经右下腹纵切口进行
适当探查
包括回盲部、阑尾与末端回肠及其系膜，女性患者还应探查卵巢及附件，以明确诊断。对于化脓性肠系膜淋巴结炎多行腹腔引流；当累及邻近肠管时有时需做受累肠管的切除
阑尾切除
如误诊急性阑尾炎而行手术，术中发现阑尾病变轻而常规探查发现回肠末端系膜淋巴结散在多个肿大，即可诊断为本病。阑尾不论是否合并炎症或炎症很轻，都应予以切除，以防日后腹痛发作时造成诊断困难
淋巴结活检
取肠系膜淋巴结活检应列为禁忌，因为活检后可能带来局部粘连的发生，且此举意义不大
腹腔渗液
应行细菌培养与药敏试验
术后处理
继续应用以抗生素为主的综合措施。若为耶尔森菌属感染可用环丙沙星治疗，若为鸟-胞内分枝杆菌感染，可用克拉霉素(甲红霉素)治疗

(二)非手术治疗

积极非手术治疗24～48h，如诊断明确，措施得当，通常在24h内腹痛症状及体征可逐渐减轻和好转。

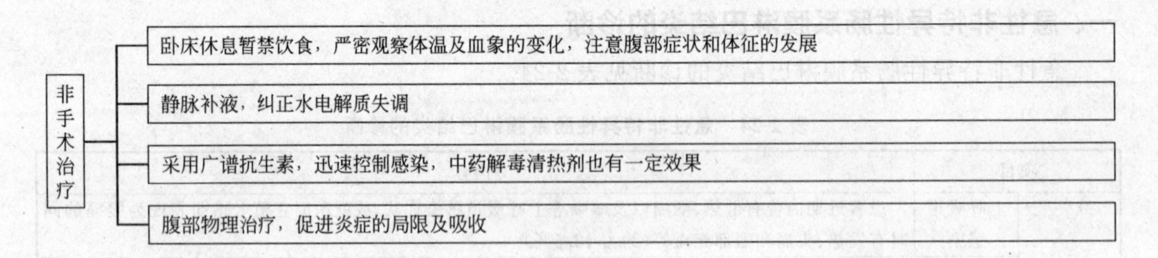
非手术治疗
卧床休息暂禁饮食，严密观察体温及血象的变化，注意腹部症状和体征的发展
静脉补液，纠正水电解质失调
采用广谱抗生素，迅速控制感染，中药解毒清热剂也有一定效果
腹部物理治疗，促进炎症的局限及吸收

第十六节 急性阑尾炎

急性阑尾炎是外科常见病，好发于青壮年，居各种急腹症的首位。急性阑尾炎临床可分为4型。

分型
急性单纯性阑尾炎
急性化脓性阑尾炎
急性坏疽穿孔性阑尾炎
阑尾周围脓肿

一、急性阑尾炎的诊断

急性阑尾炎的诊断见表 2-25。

表 2-25　急性阑尾炎的诊断

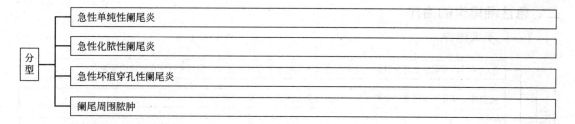

项目		内容
病史		常有恶心、呕吐、腹泻病史
症状	腹痛	(1)多起于脐周和上腹部，开始疼痛不甚显著，位置不固定，呈阵发性，数小时后，腹痛转移并固定在右下腹部，疼痛呈持续性加剧 (2)不同位置的阑尾炎，其腹痛部位也有区别
	胃肠道症状	(1)恶心、呕吐常很早发生，但程度较轻，有的可能发生便秘或腹泻 (2)盆腔位阑尾炎引起排便里急后重及排尿尿痛症状 (3)弥漫性腹膜炎可导致麻痹性肠梗阻
	全身症状	(1)早期有乏力、头痛等 (2)炎症加重时可出现出汗、口渴、脉速、发热等全身感染中毒症状 (3)腹膜炎时可出现畏寒、高热 (4)如发生门静脉炎可出现黄疸
体征	右下腹压痛	常见的重要体征，压痛点一般在麦氏点(右髂前上棘至脐连线的中外 1/3 处)，可随阑尾位置改变而改变，但压痛点开始在一个固定的位置上
	腹膜刺激征象	(1)腹肌紧张、反跳痛(Blumberg 征)和肠鸣音消失等 (2)小儿、老人、孕妇、肥胖、虚弱患者或盲肠后位阑尾炎时，腹膜刺激征象可不显著
	其他体征	(1)结肠充气试验(Rovsing 试验)：用一手压住左下腹部降结肠部，然后用另一只手反复压迫近侧结肠部，结肠内积气即可传到盲肠和阑尾部位，引起右下腹痛感者为阳性 (2)腰大肌试验：左侧卧位后将右下肢向后过伸，引起右下腹痛者为阳性，表明阑尾位置较深或在盲肠后位靠近腰大肌处 (3)闭孔内肌试验：仰卧位，将右髋和右膝都屈曲 90°，并将右股向内旋转，如引起右下腹痛者为阳性，表示阑尾位置较低，靠近闭孔内肌 (4)直肠指诊：当阑尾位于盆腔或炎症已侵及盆腔时，直肠指诊有直肠右前方的触痛，如发生盆腔脓肿时，可以触及痛性肿块
实验室检查		(1)多数阑尾炎患者的白细胞计数和中性粒细胞比例增高 (2)尿检查通常无阳性发现，但盲肠后位阑尾炎可刺激邻近的右输尿管，尿中可出现少量红细胞与白细胞

二、急性阑尾炎的治疗

（一）手术治疗

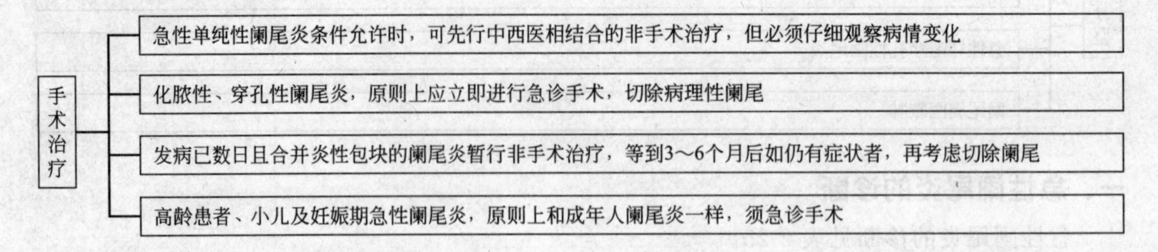
手术治疗
急性单纯性阑尾炎条件允许时，可先行中西医相结合的非手术治疗，但必须仔细观察病情变化
化脓性、穿孔性阑尾炎，原则上应立即进行急诊手术，切除病理性阑尾
发病已数日且合并炎性包块的阑尾炎暂行非手术治疗，等到3～6个月后如仍有症状者，再考虑切除阑尾
高龄患者、小儿及妊娠期急性阑尾炎，原则上和成年人阑尾炎一样，须急诊手术

（二）非手术治疗

主要适用于急性单纯性阑尾炎、阑尾脓肿、妊娠早期以及后期急性阑尾炎、高龄合并有主要脏器病变的阑尾炎。

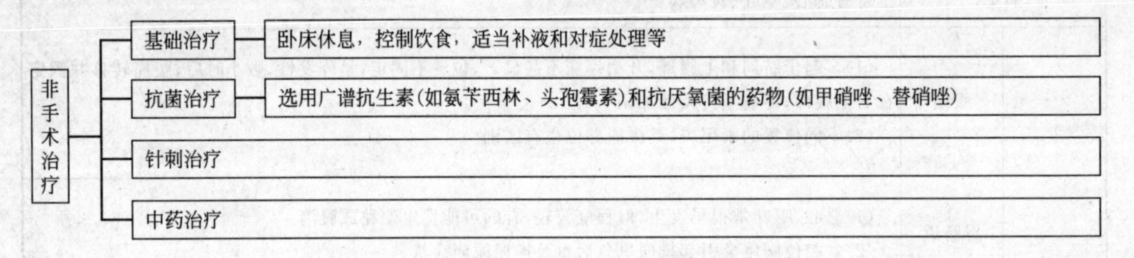
非手术治疗
基础治疗
卧床休息，控制饮食，适当补液和对症处理等
抗菌治疗
选用广谱抗生素(如氨苄西林、头孢霉素)和抗厌氧菌的药物(如甲硝唑、替硝唑)
针刺治疗
中药治疗

第十七节　肠系膜上动脉栓塞

急性肠系膜上动脉梗死包括肠系膜上动脉栓塞与急性肠系膜上动脉血栓形成两方面。动脉栓塞和血栓形成都可引起肠道血液供应不足致肠壁缺血、缺氧。缺氧损伤所引起的急性炎症性病变，轻者只损伤黏膜，重者全层肠壁受累。临床主要表现为腹痛与便血。

一、肠系膜上动脉栓塞的诊断

肠系膜上动脉栓塞的诊断见表2-26。

表2-26　肠系膜上动脉栓塞的诊断

项目	内容
病史	既往患者多有心脏病史或动脉栓塞的病史
临床表现	(1)剧烈急性腹痛、器质性心脏病以及强烈的胃肠道排空症状(恶心、呕吐或腹泻)为急性肠系膜上动脉栓塞的三联征 (2)早期有脐周或上腹绞痛，腹软，肠鸣音增强；6～12h后，肠肌麻痹，持续性腹痛，肠鸣音减弱，肠黏膜可以发生坏死或溃疡，导致便血或呕咖啡样物 (3)手术解除血管阻塞，肠血供尚可恢复；12h后可以有腹膜刺激征或腹块、肠鸣音消失、发热、脉速等，提示病变已不可逆 (4)如栓塞发生在分支，侧支循环较好，急性发病后可以自行缓解 (5)急性肠系膜上动脉血栓可涉及全部小肠与右半结肠；如血栓形成较局限，则梗死范围较小；发病后腹痛的剧烈程度通常不如肠系膜上动脉栓塞剧烈

续表

项目	内容
辅助检查	(1)实验室检查:多数患者出现外周血白细胞增高,血沉加快,血清淀粉酶升高,肌酸磷酸激酶(CPK)随病情进展而不断增高,72h慢慢恢复,血清乳酸脱氢酶(LDH)及其同工酶LDH3、血清无机磷都有增高,粪便检查可见红细胞和脓细胞,潜血试验阳性,但培养没有致病菌生长 (2)腹部平片在早期可见小肠充气;当病情进展到肠麻痹时可见小肠、结肠胀气,肠壁水肿、增厚;肠坏死时肠腔气体漏入肠壁,积聚在浆膜下,平片可见透光带或透光环,有时门静脉内也可见气体阴影 (3)肠系膜上动脉造影可见到栓子的部位和栓塞程度、范围,栓塞近侧有造影剂充盈,而其远侧血管不显影 (4)急性肠系膜上动脉血栓形成时谷草转氨酶(AST)、LDH和CPK诸酶升高具有参考价值,肠系膜上动脉造影常在该动脉起始部3cm内发现血栓,梗阻远端可以有不同程度的充盈

二、肠系膜上动脉栓塞的治疗

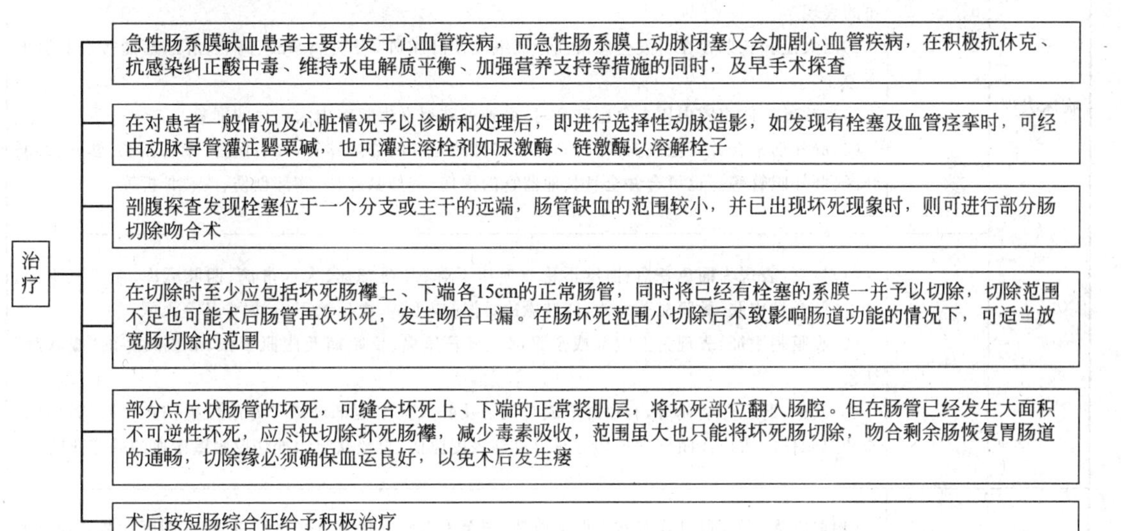
治疗
急性肠系膜缺血患者主要并发于心血管疾病，而急性肠系膜上动脉闭塞又会加剧心血管疾病，在积极抗休克、抗感染纠正酸中毒、维持水电解质平衡、加强营养支持等措施的同时，及早手术探查
在对患者一般情况及心脏情况予以诊断和处理后，即进行选择性动脉造影，如发现有栓塞及血管痉挛时，可经由动脉导管灌注罂粟碱，也可灌注溶栓剂如尿激酶、链激酶以溶解栓子
剖腹探查发现栓塞位于一个分支或主干的远端，肠管缺血的范围较小，并已出现坏死现象时，则可进行部分肠切除吻合术
在切除时至少应包括坏死肠襻上、下端各15cm的正常肠管，同时将已经有栓塞的系膜一并予以切除，切除范围不足也可能术后肠管再次坏死，发生吻合口漏。在肠坏死范围小切除后不致影响肠道功能的情况下，可适当放宽肠切除的范围
部分点片状肠管的坏死，可缝合坏死上、下端的正常浆肌层，将坏死部位翻入肠腔。但在肠管已经发生大面积不可逆性坏死，应尽快切除坏死肠襻，减少毒素吸收，范围虽大也只能将坏死肠切除，吻合剩余肠恢复胃肠道的通畅，切除缘必须确保血运良好，以免术后发生瘘
术后按短肠综合征给予积极治疗

第十八节　腹腔内脏损伤

一、肝外伤

肝是腹腔内最大的实质性器官，大部分位于右侧膈下，因为其占腹腔面积大，位置固定，质地较脆而柔软，所以是人体最易损伤的腹腔实质脏器之一。肝外伤在腹部损伤中占15%～20%，肝外伤后主要表现为肝实质和肝内血管损伤所引起的大出血、休克以及肝内胆管伤所引起的胆汁性腹膜炎。难以控制的出血、其他脏器的伴随损伤及并发症是肝外伤的主要死亡原因。

肝外伤是腹部外伤中比较常见且严重的损伤，仅次于脾外伤。战时肝外伤多为火器伤，平时则主要为交通事故、刺伤、摔伤、拳击、坠落、压砸、撞击、枪伤等。因为肝血供丰富，具有重要而复杂的生理功能，通常伤情复杂，病死率高。单纯性肝破裂病死率约为9%，合并多个脏器损伤和复杂性肝破裂的病死率可高达50%。

(一) 肝外伤的诊断

肝外伤的诊断见表 2-27。

表 2-27 肝外伤的诊断

项目		内容
病史		患者均有外伤史
临床表现	症状	(1)肝浅表裂伤时出血和胆汁外渗都较少,能在短期内自行停止,临床表现较轻,腹痛范围较局限,通常仅有右上腹部疼痛 (2)中央型肝挫伤或贯通伤,临床可有右上腹部持续而剧烈的腹痛,多伴有恶心、呕吐,腹腔内出血量大者甚至出现低血压、休克等表现,患者常自觉口渴、烦躁不安或抑郁淡漠,且病情变化快 (3)肝严重破碎或合并肝门大血管、下腔静脉破裂者,可短期内大出血死亡 (4)肝包膜下血肿或深部血肿 ①主要表现为肝区胀痛,如果血肿与胆道相通,可有胆道出血症状,可有呕血、黑便等上消化道出血的表现 ②巨大血肿长期存在可发生感染而形成继发性肝脓肿,表现如寒战、高热、肝区疼痛等肝脓肿的征象 ③当咳嗽等使腹腔内压力急剧升高时,血肿可破裂发生腹腔内大出血的征象 (5)肝外伤常合并其他脏器的损伤,比较多见的是肝的邻近器官,如右侧肾、十二指肠、胰腺、结肠肝区、肝外胆管等。也可合并全身其他器官的损伤,例如脑外伤、胸部创伤、四肢骨折等
	体征	(1)休克:表现为面色苍白、血压不稳或血压下降、脉搏细速、大汗淋漓、四肢厥冷、尿量减少等。严重时,全身皮肤、黏膜显著发绀,四肢厥冷,脉搏摸不清,血压测不出,尿少甚至无尿 (2)腹膜刺激征:表现为上腹部或全腹部有显著压痛、反跳痛及腹肌紧张,形成典型的"板状腹"征象 (3)其他:肝区叩痛显著,有血肿形成时可触及肝大或上腹部肿块。开放性损伤在上腹部可见火器和刀刺伤的入口。闭合性损伤有时可见到表皮擦伤、腹壁软组织挫伤及腹壁淤血的局部征象
辅助检查	实验室检查	(1)血常规:轻度肝外伤时常无明显改变,中至重度肝外伤时可有血红蛋白、红细胞计数和血细胞比容降低,白细胞可升高 (2)肝功能:早期或轻度肝外伤时可无明显变化,中重度的肝外伤可表现为转氨酶随损伤程度相对应的升高
	影像学检查	(1)B超:可以显示肝表层完整性的破坏、肝内血肿范围、肝裂伤度、大小、数目、腹腔内有无液体及其量 (2)CT:对于闭合性肝外伤,是最有价值的诊断方法 (3)ERCP:清晰地显示胆管和胰管,以排除胆管损伤
	特殊检查	(1)诊断性腹腔穿刺和灌洗:适用于各种不同的场所 (2)腹腔镜探查: ①可以准确诊断、了解出血部位以及腹腔内是否有活动性出血,并且可对伤情较轻的裂伤进行处理,并清理、引流腹腔积血 ②适应证:单纯闭合性腹外伤尚无明显休克征象者,或是开放性腹部损伤但腹部伤口较小者,或腹腔内穿刺抽出不凝血但患者一般情况稳定、无法确定是否需要剖腹探查者,或高度怀疑为肝脾损伤者 ③禁忌证:患者一般情况差,伴有严重的复合伤或开放性损伤,已经有明显的休克征象需急救者

（二）肝外伤的治疗

1. 非手术治疗

（1）非手术治疗指征

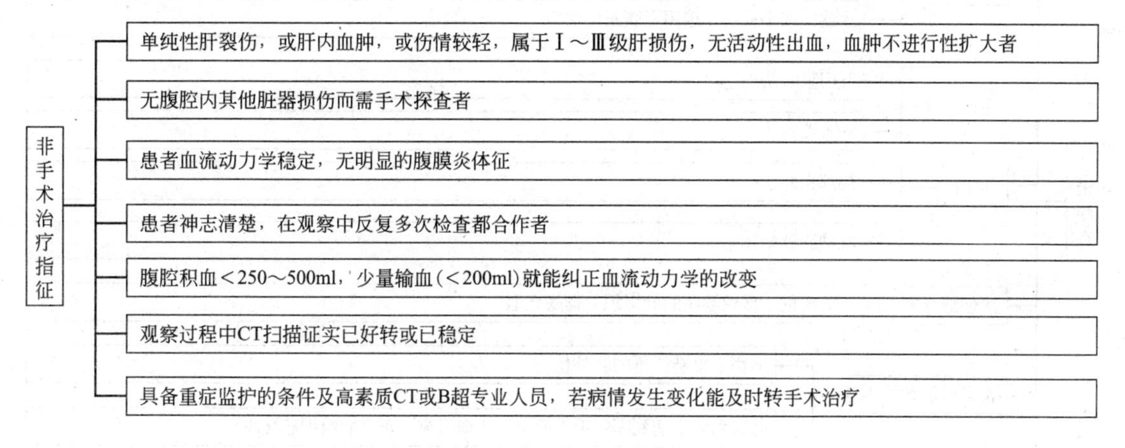
非手术治疗指征
单纯性肝裂伤，或肝内血肿，或伤情较轻，属于Ⅰ～Ⅲ级肝损伤，无活动性出血，血肿不进行性扩大者
无腹腔内其他脏器损伤而需手术探查者
患者血流动力学稳定，无明显的腹膜炎体征
患者神志清楚，在观察中反复多次检查都合作者
腹腔积血＜250～500ml，少量输血（＜200ml）就能纠正血流动力学的改变
观察过程中CT扫描证实已好转或已稳定
具备重症监护的条件及高素质CT或B超专业人员，若病情发生变化能及时转手术治疗

（2）注意事项

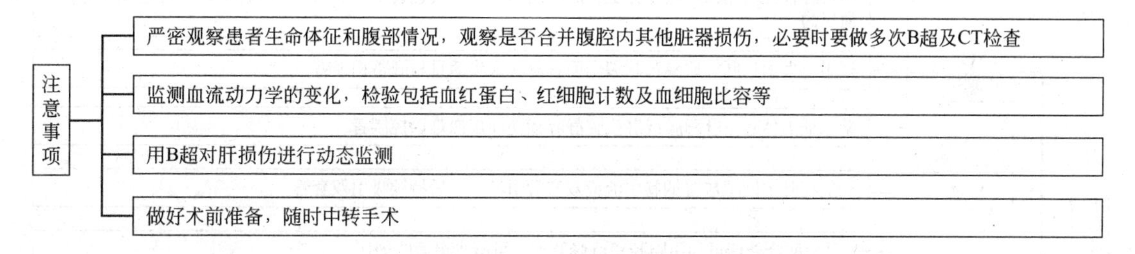
注意事项
严密观察患者生命体征和腹部情况，观察是否合并腹腔内其他脏器损伤，必要时要做多次B超及CT检查
监测血流动力学的变化，检验包括血红蛋白、红细胞计数及血细胞比容等
用B超对肝损伤进行动态监测
做好术前准备，随时中转手术

（3）治疗措施

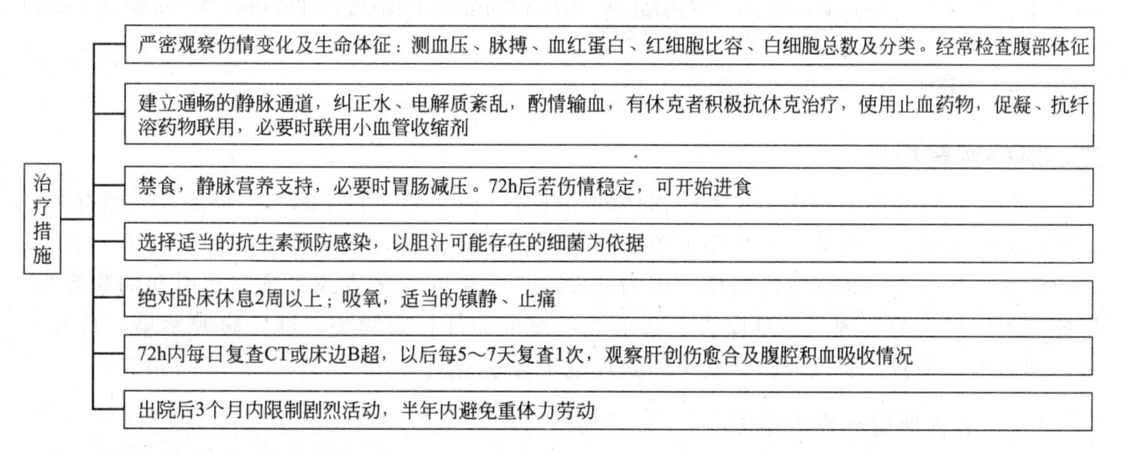
治疗措施
严密观察伤情变化及生命体征：测血压、脉搏、血红蛋白、红细胞比容、白细胞总数及分类。经常检查腹部体征
建立通畅的静脉通道，纠正水、电解质紊乱，酌情输血，有休克者积极抗休克治疗，使用止血药物，促凝、抗纤溶药物联用，必要时联用小血管收缩剂
禁食，静脉营养支持，必要时胃肠减压。72h后若伤情稳定，可开始进食
选择适当的抗生素预防感染，以胆汁可能存在的细菌为依据
绝对卧床休息2周以上；吸氧，适当的镇静、止痛
72h内每日复查CT或床边B超，以后每5～7天复查1次，观察肝创伤愈合及腹腔积血吸收情况
出院后3个月内限制剧烈活动，半年内避免重体力劳动

2. 手术治疗

（1）适应证和治疗原则

适应证和治疗原则见表 2-28。

表 2-28 适应证和治疗原则

项目	内容
适应证	当肝外伤患者有明显的腹腔内出血，血流动力学不够稳定，提示有腹腔内脏器官合并伤，多量腹腔内积血、积液者，需在积极抗休克的同时行剖腹探查术
治疗原则	彻底清创，有效止血，阻止胆漏，清除坏死肝组织，通畅引流以及处理合并伤

（2）手术探查

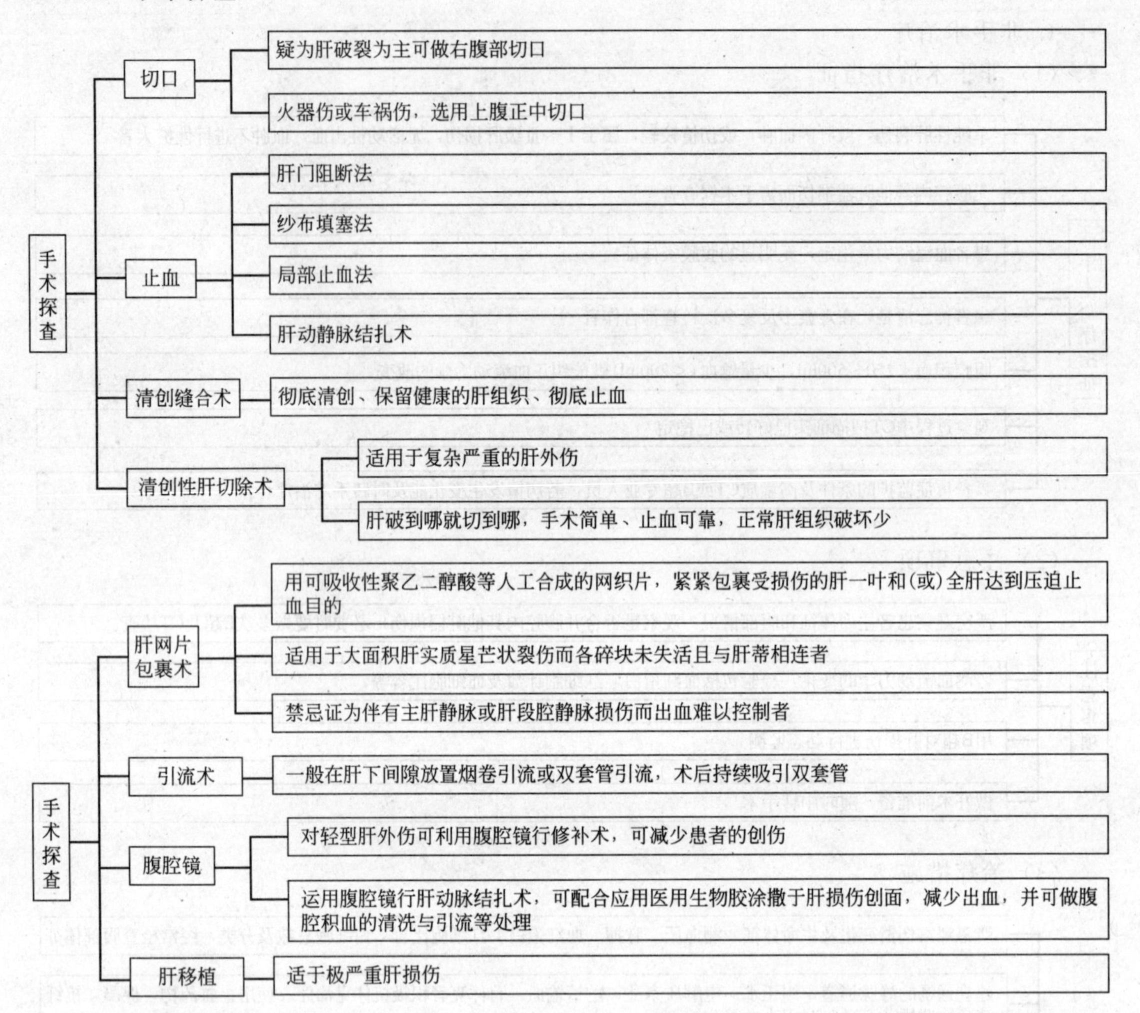
手术探查
切口
疑为肝破裂为主可做右腹部切口
火器伤或车祸伤，选用上腹正中切口
止血
肝门阻断法
纱布填塞法
局部止血法
肝动静脉结扎术
清创缝合术
彻底清创、保留健康的肝组织、彻底止血
清创性肝切除术
适用于复杂严重的肝外伤
肝破到哪就切到哪，手术简单、止血可靠，正常肝组织破坏少
手术探查
肝网片包裹术
用可吸收性聚乙二醇酸等人工合成的网织片，紧紧包裹受损伤的肝一叶和(或)全肝达到压迫止血目的
适用于大面积肝实质星芒状裂伤而各碎块未失活且与肝蒂相连者
禁忌证为伴有主肝静脉或肝段腔静脉损伤而出血难以控制者
引流术
一般在肝下间隙放置烟卷引流或双套管引流，术后持续吸引双套管
腹腔镜
对轻型肝外伤可利用腹腔镜行修补术，可减少患者的创伤
运用腹腔镜行肝动脉结扎术，可配合应用医用生物胶涂撒于肝损伤创面，减少出血，并可做腹腔积血的清洗与引流等处理
肝移植
适于极严重肝损伤

二、肝外胆管损伤

创伤所致肝外胆管损伤，是肝门损伤的一部分。因为肝外胆管的部位较深，周围有较多重要的血管和器官，在外力的作用下单纯胆管损伤比较少见，多数伴有门静脉、下腔静脉、肝、胰腺、胃、十二指肠等的损伤。因为伴发内出血引起的休克或胃肠穿孔引起的腹膜炎，易掩盖胆管损伤的表现。一旦漏诊，会形成严重的胆汁性腹膜炎，继发腹腔感染，危及生命，即便得到挽救，胆漏与胆道狭窄的处理也十分复杂。

（一）肝外胆管损伤的诊断

肝外胆管损伤的诊断见表 2-29。

表 2-29　肝外胆管损伤的诊断

项目	内容
病史	各种外伤均可引起肝外胆管损伤，不能因为其他脏器明显的伤情而忽略肝外胆管的损伤
临床表现	(1)主要表现是胆瘘和(或)梗阻性黄疸 (2)患者在伤后或术后有多量胆汁从伤口流出，当胆汁流出减少后发生上腹部疼痛，发热和黄疸，也有在术后不久即出现慢慢加深的黄疸，伴随右上腹持续性疼痛和发热

续表

项目	内容
辅助检查	(1)有明显胆道梗阻者经皮肝穿刺胆道造影(PTC)对诊断最有帮助,可以确诊和明确阻塞部位,有利于术前制定手术方案 (2)如有外瘘存在,可通过瘘口做造影,但常无法显示胆道全貌 (3)ERCP的诊断价值不如PTC大,通常不能很好显示梗阻近侧的胆管情况 (4)诊断性腹腔穿刺或腹腔灌洗有阳性结果 (5)B型超声波、X线胸腹部平片、MRI可协助诊断

(二) 肝外胆管损伤的治疗

1. 治疗原则

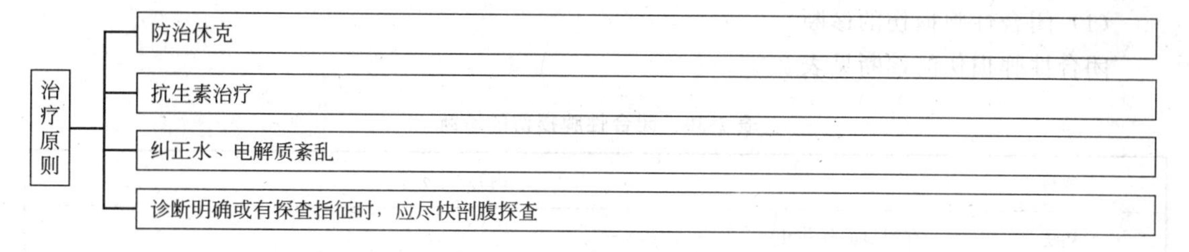
治疗原则
防治休克
抗生素治疗
纠正水、电解质紊乱
诊断明确或有探查指征时，应尽快剖腹探查

2. 手术治疗

(1) 手术治疗的原则和方式

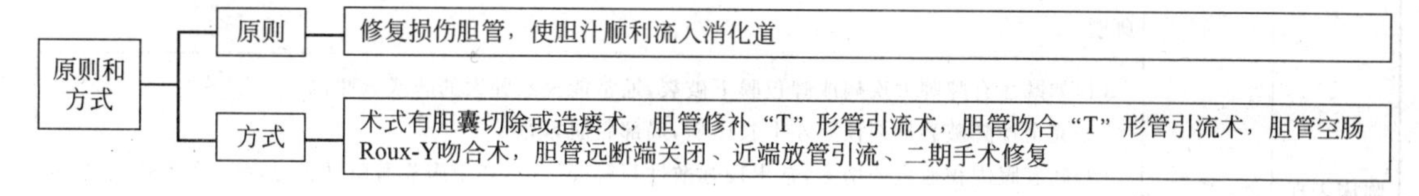
原则和方式
原则
修复损伤胆管，使胆汁顺利流入消化道
方式
术式有胆囊切除或造瘘术，胆管修补“T”形管引流术，胆管吻合“T”形管引流术，胆管空肠Roux-Y吻合术，胆管远断端关闭、近端放管引流、二期手术修复

(2) 手术方法

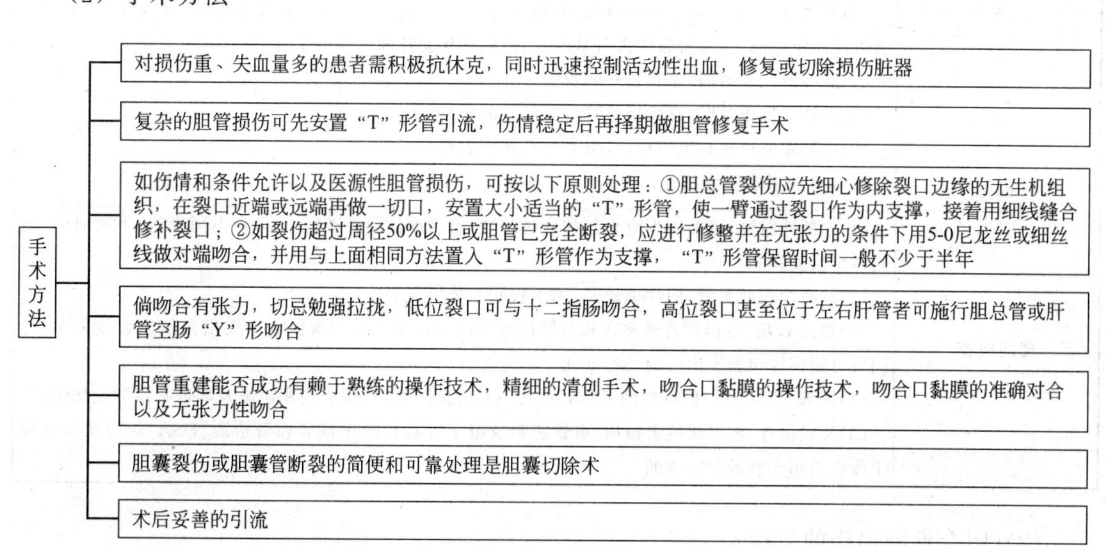
手术方法
对损伤重、失血量多的患者需积极抗休克，同时迅速控制活动性出血，修复或切除损伤脏器
复杂的胆管损伤可先安置“T”形管引流，伤情稳定后再择期做胆管修复手术
如伤情和条件允许以及医源性胆管损伤，可按以下原则处理：①胆总管裂伤应先细心修除裂口边缘的无生机组织，在裂口近端或远端再做一切口，安置大小适当的“T”形管，使一臂通过裂口作为内支撑，接着用细线缝合修补裂口；②如裂伤超过周径50%以上或胆管已完全断裂，应进行修整并在无张力的条件下用5-0尼龙丝或细丝线做对端吻合，并用与上面相同方法置入“T”形管作为支撑，“T”形管保留时间一般不少于半年
倘吻合有张力，切忌勉强拉拢，低位裂口可与十二指肠吻合，高位裂口甚至位于左右肝管者可施行胆总管或肝管空肠“Y”形吻合
胆管重建能否成功有赖于熟练的操作技术，精细的清创手术，吻合口黏膜的操作技术，吻合口黏膜的准确对合以及无张力性吻合
胆囊裂伤或胆囊管断裂的简便和可靠处理是胆囊切除术
术后妥善的引流

3. 术后营养维持和对症治疗

三、脾破裂

（一）外伤性脾破裂

脾外伤占腹部损伤的40％～50％。外伤性脾破裂分为开放性和闭合性两类。

1. 开放性脾损伤

开放性脾损伤多由锐器、子弹贯通和爆炸等导致。所有左侧第六肋以下的创口包括子弹的入口或出口均应考虑到脾损伤和腹内其他脏器损伤的可能。低速子弹在进入腹腔前常在皮下或筋膜内行走一段距离，高速且重量轻的子弹射入人体后稳定性差，遇到不同密度的组织（如腹膜与骨髓等）会发生偏斜，改变方向，可损伤脾或其他脏器。

2. 闭合性脾损伤

闭合性脾损伤又称钝性脾损伤，常见于车祸，其次为坠落伤、压砸、撞挤、左胸损伤和左上腹挫伤等。儿童大多是单纯腹部外伤。

（1）闭合性脾损伤的诊断

闭合性脾损伤的诊断见表2-30。

表2-30 闭合性脾损伤的诊断

项目		内容
病史		有明显的外伤史
临床表现	症状	(1)患者常诉左上腹痛或左肩部痛，呼吸时可加剧 (2)如发展为完全破裂，可有全腹疼痛，疼痛持续且剧烈 (3)病情进一步恶化，可以出现失血性休克的症状，如果伴有颅脑、胸部或骨盆骨折等，症状可不典型
	体征	(1)如既往有脾肿大疾病或脾包膜下破裂，通常能摸到肿大的脾或囊性包块 (2)完全性脾破裂早期仅有左上腹压痛，局部腹肌紧张 (3)随着腹内积血量的增多，常出现弥散性腹膜炎体征，如全腹显著肌紧张、压痛、反跳痛明显，并以左上腹为主 (4)脾浊音界增大，且较固定，如腹内积血较多，可有移动性浊音，若腹内积血、渗液较多，平卧时肠管漂浮于上面，叩诊时腹中央可呈鼓音，两侧呈移动性浊音和震水音 (5)肠鸣音一般减弱，尤其在左侧腹部 (6)血液积聚于盆腔，直肠指检时直肠膀胱陷窝饱满 (7)局部腹壁可见软组织损伤，患者可有休克表现 (8)1/4患者有左侧肋骨骨折
辅助检查		(1)诊断性腹穿：可抽出不凝血。如穿刺阴性，但高度怀疑脾破裂，可以在不同部位、不同时间、不同体位反复穿刺 (2)诊断性腹腔灌洗：阳性率较高，用于腹腔少量出血诊断 (3)腹部B超：急诊患者通常在几分钟内可提示脾破裂及探测腹腔内有无出血及出血量的多少，同时可观察脾包膜下出血的动态变化 (4)腹部CT：CT扫描可帮助了解脾形态、损伤部位、程度、腹腔内积血量及邻近脏器的损伤情况 (5)X线检查、放射线核素扫描、血管造影及电子计算机数字减影血管造影(DSA)腹腔镜检查等手段也可用于脾破裂的诊断

（2）闭合性脾损伤的治疗

① 非手术治疗

a. 适应证

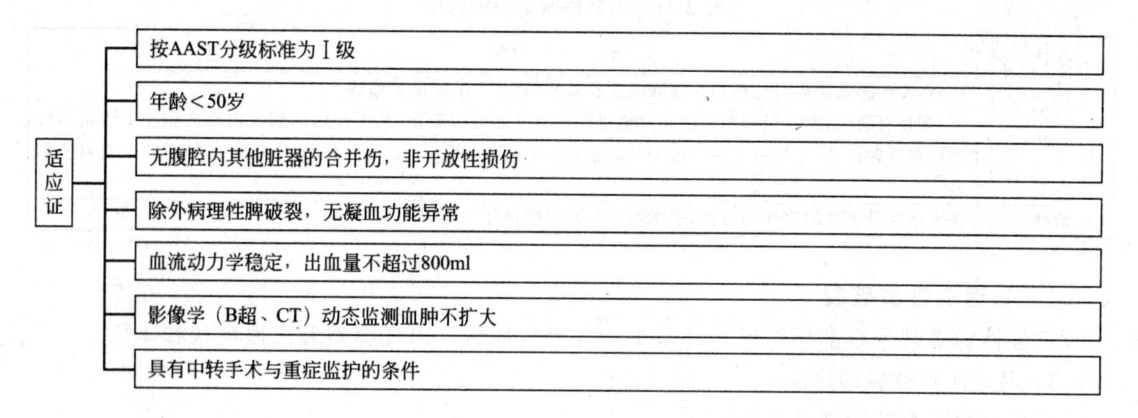
适应证
按AAST分级标准为Ⅰ级
年龄<50岁
无腹腔内其他脏器的合并伤，非开放性损伤
除外病理性脾破裂，无凝血功能异常
血流动力学稳定，出血量不超过800ml
影像学（B超、CT）动态监测血肿不扩大
具有中转手术与重症监护的条件

b. 主要措施

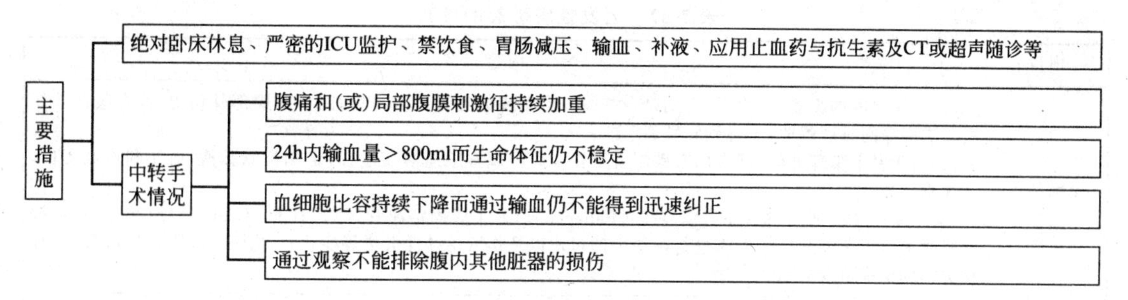
主要措施
绝对卧床休息、严密的ICU监护、禁饮食、胃肠减压、输血、补液、应用止血药与抗生素及CT或超声随诊等
中转手术情况
腹痛和(或)局部腹膜刺激征持续加重
24h内输血量>800ml而生命体征仍不稳定
血细胞比容持续下降而通过输血仍不能得到迅速纠正
通过观察不能排除腹内其他脏器的损伤

② 手术治疗

a. 适应证

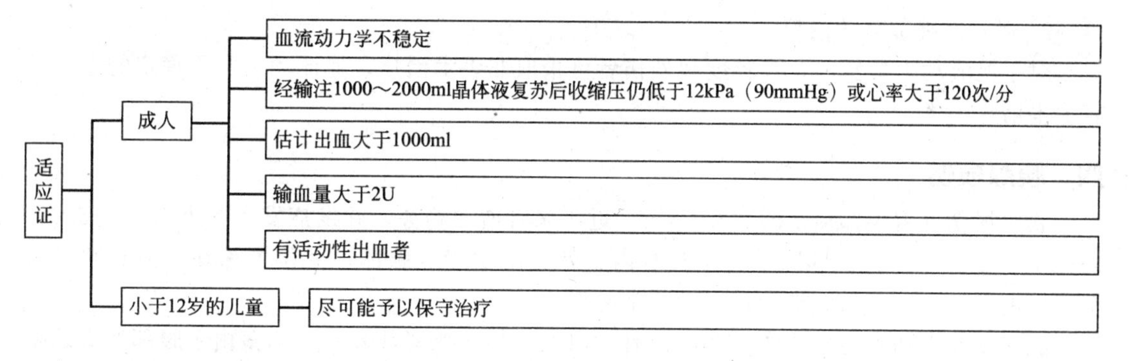
适应证
成人
血流动力学不稳定
经输注1000～2000ml晶体液复苏后收缩压仍低于12kPa（90mmHg）或心率大于120次/分
估计出血大于1000ml
输血量大于2U
有活动性出血者
小于12岁的儿童
尽可能予以保守治疗

b. 手术治疗方法

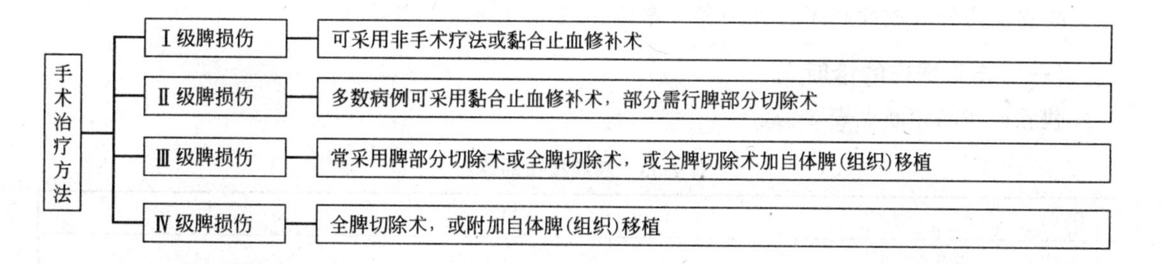
手术治疗方法
Ⅰ级脾损伤
可采用非手术疗法或黏合止血修补术
Ⅱ级脾损伤
多数病例可采用黏合止血修补术，部分需行脾部分切除术
Ⅲ级脾损伤
常采用脾部分切除术或全脾切除术，或全脾切除术加自体脾(组织)移植
Ⅳ级脾损伤
全脾切除术，或附加自体脾(组织)移植

（二）自发性脾破裂

自发性脾破裂是指无明确外伤史而发生的脾突发性或隐匿性破裂。其诊断见表2-31。

表 2-31 自发性脾破裂的诊断

项目	内容
诊断	(1)自发性脾破裂症状与创伤性脾破裂症状虽然相似,但术前很少确诊 (2)即使有腹痛、腹膜炎和内出血等征象也往往不考虑为脾破裂,凡无原因的腹腔内出血和左上腹进行性增大的囊性肿块,需想到自发性脾破裂,如再有病理性脾大病史,则更应考虑,应做相关的辅助检查以协助诊断
治疗	手术治疗是主要的治疗的方法,手术治疗的同时应治疗原发病

(三) 迟发性脾破裂

迟发性脾破裂指腹部外伤后经过至少 48h 潜伏期后，出现脾破裂出血症状和体征。

1. 迟发性脾破裂的诊断

迟发性脾破裂的诊断见表 2-32。

表 2-32 迟发性脾破裂的诊断

项目	内容
诊断依据	(1)不明原因的腹痛、腹膜炎,特别是合并腹内出血或休克者,应常规询问有无腹部外伤史,或在腹部外伤后二次腹痛间有缓解期,需想到脾破裂 (2)对于左上腹部外伤,疑有内脏破裂者可在 2 周内观察腹痛演变过程,定期检测脉搏、血压和血红蛋白、红细胞计数 (3)如果患者有 Kehr 征(左肩牵涉痛)、Ballance 征(左上腹固定浊音区)、Trende Lenberg 征(里急后重,提睾肌收缩至阴茎勃起)、左上腹进行性增大的包块以及伤后持续性低热等症状时,应怀疑延迟性脾破裂,选择相关辅助检查可获诊断
辅助检查	(1)诊断性腹穿:阳性率高达 90% (2)腹部 X 线检查:阳性率达 80%。X 线片表现为脾影加大、模糊,左膈移动度降低 (3)选择性脾动脉造影或 CT、DSA、MRI、ECT 对诊断有较大帮助

2. 迟发性脾破裂的治疗

对于血流动力学稳定者及轻度脾外伤者可采取非手术治疗，血流动力学不稳定的患者常需手术治疗。

四、胰腺损伤

胰腺损伤仅占腹部损伤的 2%～5%，近年来有增加趋势，并发症发生率为 19%～55%，病死率为 20%～35%。胰腺是一个具有内、外分泌功能的腺体，其位置深在，前有肋弓后有脊椎的保护，因此受伤机会较少，故常易误诊。

战时胰腺损伤多为穿透伤，常因伴有大出血，故病死率甚高。平均多由于腹部严重的闭合伤所致。有时为手术的误伤。

胰腺损伤分开放性和闭合性两种，常因钝性暴力例如车祸导致。

(一) 胰腺损伤的诊断

胰腺损伤的诊断见表 2-33。

表 2-33 胰腺损伤的诊断

项目	内容
病史	多有外伤史
临床表现	(1)主要临床表现是内出血及胰液性腹膜炎,特别是在严重胰腺损伤或主胰管破裂时,可出现上腹剧烈疼痛,放射至肩背部,伴有恶心、呕吐和腹胀,肠鸣音减弱或消失,且因为内出血和体液大量丢失而出现休克 (2)脐周皮肤变色(Cullen)征

续表

项目	内容
诊断要点	(1)不可忽视上腹部挫伤 (2)要正确判断血清淀粉酶 (3)对胰腺损伤后病程的发展,要有充分的认识 (4)胰腺损伤常与其他脏器伤相互混淆
辅助检查	(1)实验室检查:血清磷脂酶 A2(SPLA2)、C 反应蛋白、α_1-抗胰蛋白酶、α_2-巨球蛋白多聚胞嘧啶核糖核酸、血清正铁血红蛋白、血浆纤维蛋白原等 (2)B 型超声及 CT 检查:可见小网膜囊积液、胰腺水肿等 (3)ERCP:对胰腺损伤诊断的阳性率甚高,尤其是确定有无胰腺导管损伤更有意义 (4)腹腔灌洗或腹腔穿刺:除掌握好腹腔穿刺时间外,多次穿刺才能达到明确诊断 (5)腹腔穿刺或灌洗术:主胰管断裂时,可得到阳性结果。腹腔液测淀粉酶对诊断有一定价值 (6)胰淀粉酶测定:约 50%有血清淀粉酶水平升高 (7)腹部 X 线平片:可显示腹膜后肿块,十二指肠襻增宽以及胃和横结肠异常移位 (8)剖腹探查:是最简单的早期诊断方法

(二）胰腺损伤的治疗

1. 治疗原则

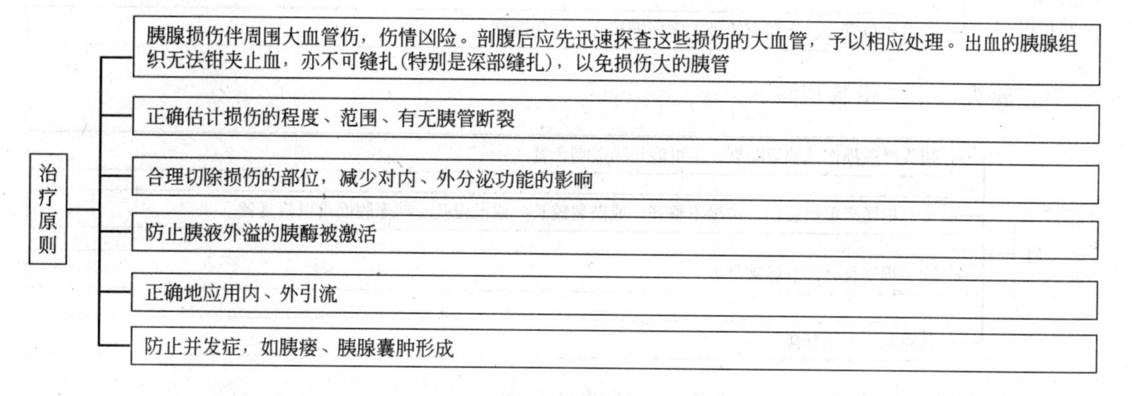
治疗原则
胰腺损伤伴周围大血管伤，伤情凶险。剖腹后应先迅速探查这些损伤的大血管，予以相应处理。出血的胰腺组织无法钳夹止血，亦不可缝扎(特别是深部缝扎)，以免损伤大的胰管
正确估计损伤的程度、范围、有无胰管断裂
合理切除损伤的部位，减少对内、外分泌功能的影响
防止胰液外溢的胰酶被激活
正确地应用内、外引流
防止并发症，如胰瘘、胰腺囊肿形成

2. 不同类型胰腺创伤的急诊处理

（1）胰腺挫伤

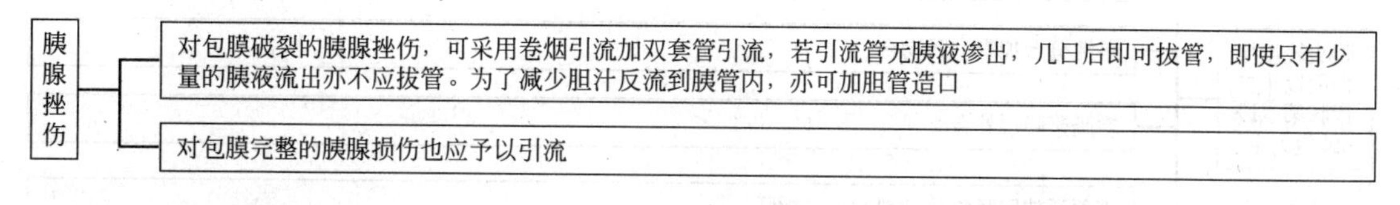
胰腺挫伤
对包膜破裂的胰腺挫伤，可采用卷烟引流加双套管引流，若引流管无胰液渗出，几日后即可拔管，即使只有少量的胰液流出亦不应拔管。为了减少胆汁反流到胰管内，亦可加胆管造口
对包膜完整的胰腺损伤也应予以引流

（2）胰腺断裂

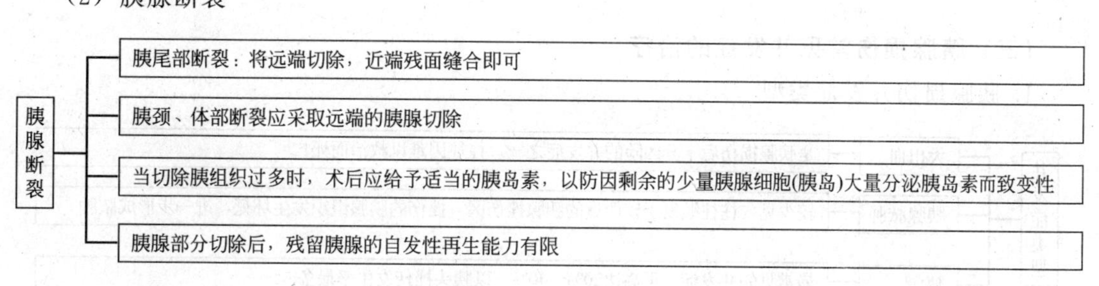
胰腺断裂
胰尾部断裂：将远端切除，近端残面缝合即可
胰颈、体部断裂应采取远端的胰腺切除
当切除胰组织过多时，术后应给予适当的胰岛素，以防因剩余的少量胰腺细胞(胰岛)大量分泌胰岛素而致变性
胰腺部分切除后，残留胰腺的自发性再生能力有限

（3）胰头部损伤

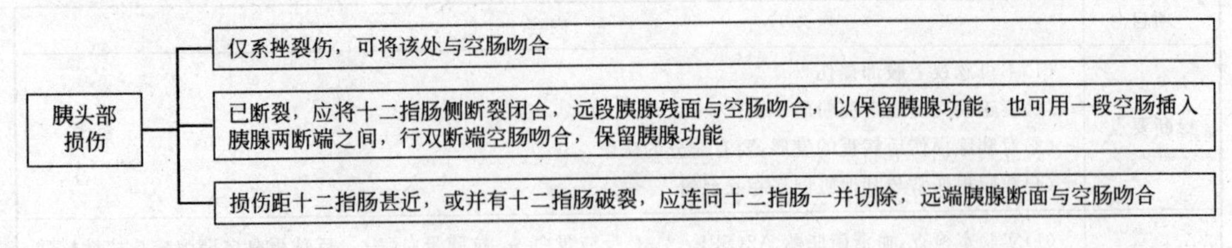

胰头部损伤
仅系挫裂伤，可将该处与空肠吻合
已断裂，应将十二指肠侧断裂闭合，远段胰腺残面与空肠吻合，以保留胰腺功能，也可用一段空肠插入胰腺两断端之间，行双断端空肠吻合，保留胰腺功能
损伤距十二指肠甚近，或并有十二指肠破裂，应连同十二指肠一并切除，远端胰腺断面与空肠吻合

（4）胰头合并伤

① 胰头挫伤及十二指肠破裂

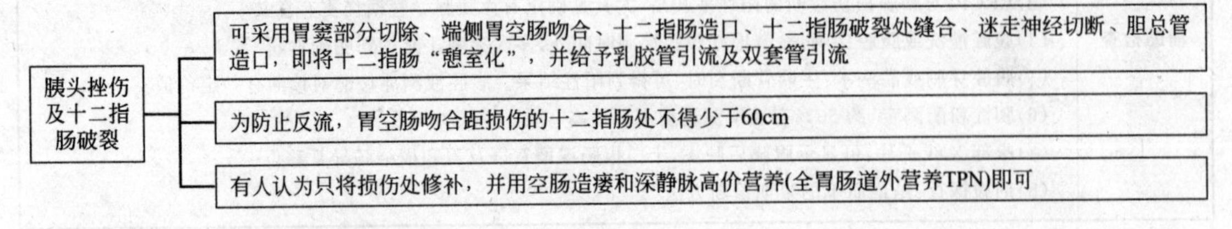

胰头挫伤及十二指肠破裂
可采用胃窦部分切除、端侧胃空肠吻合、十二指肠造口、十二指肠破裂处缝合、迷走神经切断、胆总管造口，即将十二指肠“憩室化”，并给予乳胶管引流及双套管引流
为防止反流，胃空肠吻合距损伤的十二指肠处不得少于60cm
有人认为只将损伤处修补，并用空肠造瘘和深静脉高价营养(全胃肠道外营养TPN)即可

② 胰头损伤常合并胆道损伤

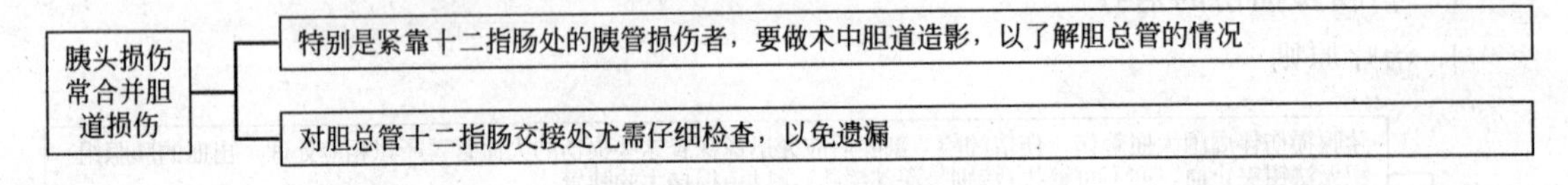

胰头损伤常合并胆道损伤
特别是紧靠十二指肠处的胰管损伤者，要做术中胆道造影，以了解胆总管的情况
对胆总管十二指肠交接处尤需仔细检查，以免遗漏

③ 胰头、十二指肠切除

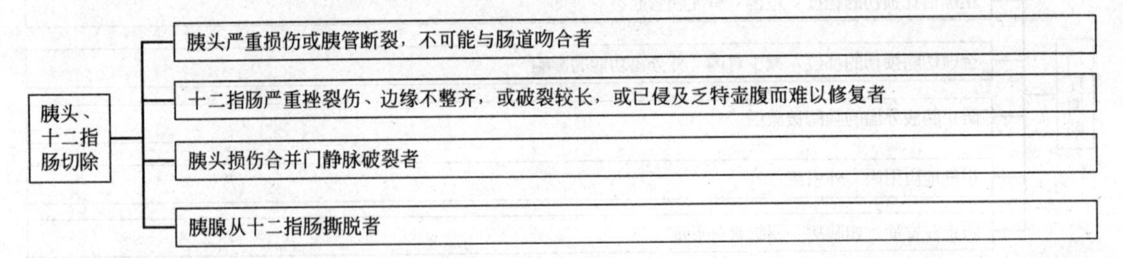

胰头、十二指肠切除
胰头严重损伤或胰管断裂，不可能与肠道吻合者
十二指肠严重挫裂伤、边缘不整齐，或破裂较长，或已侵及乏特壶腹而难以修复者
胰头损伤合并门静脉破裂者
胰腺从十二指肠撕脱者

④ 胰头轻度挫伤而以十二指肠第二段破裂为主

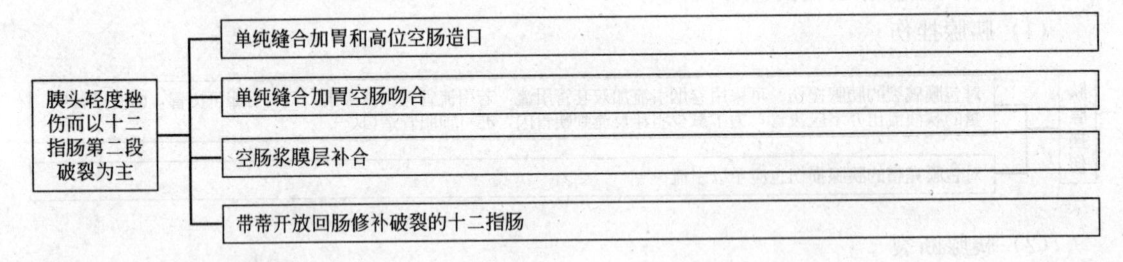

胰头轻度挫伤而以十二指肠第二段破裂为主
单纯缝合加胃和高位空肠造口
单纯缝合加胃空肠吻合
空肠浆膜层补合
带蒂开放回肠修补破裂的十二指肠

（三）胰腺损伤常见并发症的治疗

1. 胰腺损伤并发症类型

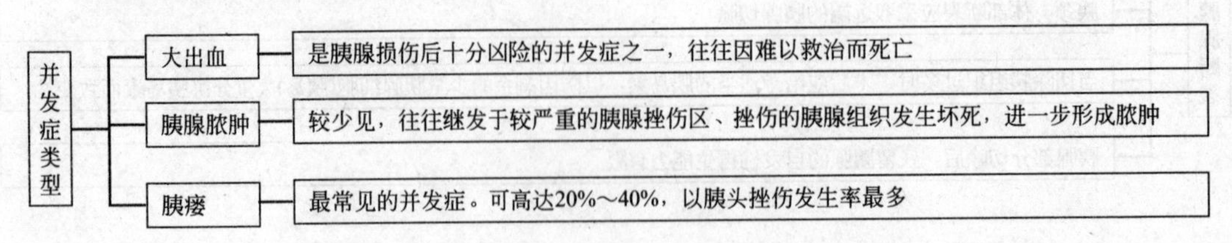

并发症类型
大出血
是胰腺损伤后十分凶险的并发症之一，往往因难以救治而死亡
胰腺脓肿
较少见，往往继发于较严重的胰腺挫伤区、挫伤的胰腺组织发生坏死，进一步形成脓肿
胰瘘
最常见的并发症。可高达20%～40%，以胰头挫伤发生率最多

2. 胰腺损伤并发症治疗

（1）大出血：唯一的好办法是防患于未然——加强引流，使胰腺周围处于“干”的环境。

（2）胰腺脓肿

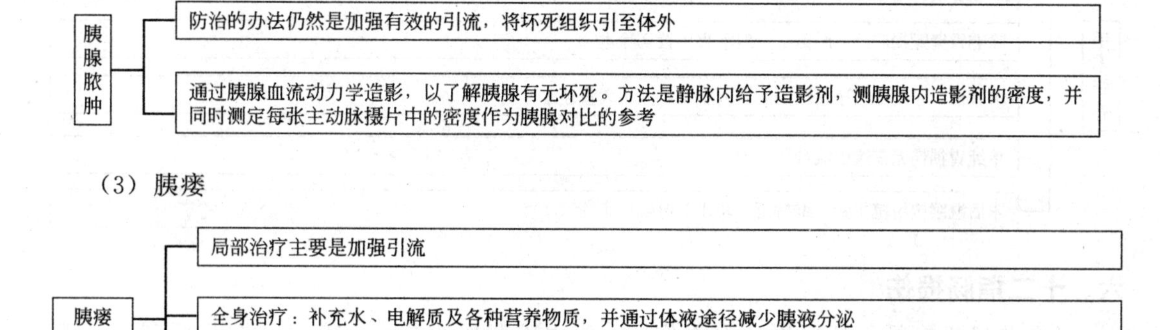
胰腺脓肿
防治的办法仍然是加强有效的引流，将坏死组织引至体外
通过胰腺血流动力学造影，以了解胰腺有无坏死。方法是静脉内给予造影剂，测胰腺内造影剂的密度，并同时测定每张主动脉摄片中的密度作为胰腺对比的参考

（3）胰瘘

胰瘘

- 局部治疗主要是加强引流
- 全身治疗：补充水、电解质及各种营养物质，并通过体液途径减少胰液分泌
- 若遇到持久不愈的外瘘，通过造影发现瘘是来自胰腺管，其近端又有显著狭窄或不通畅者，经过3～4个月的姑息治疗，待周围水肿、炎症消退后行手术治疗

五、胃损伤

由于胃活动度大，且受肋弓保护，单纯胃损伤的发生率在腹部钝性伤中只占腹内脏器伤的1%～5%；但在穿透性腹部伤中（特别枪弹伤），胃损伤率就较高，占10%～13%，居内脏伤第4位。

（一）胃损伤的诊断

胃损伤的诊断见表2-34。

表 2-34　胃损伤的诊断

项目	内容
病史	多有外伤史
临床表现	(1)胃壁部分损伤可无明显症状 (2)胃壁全层破裂，胃内容物具有很强的化学性刺激，进入腹腔后产生剧烈腹痛和腹膜刺激征象，可呕吐血性物，肝浊音界消失，膈下有游离气体
辅助检查	放置胃管吸引，以了解胃内有无血液，还可注入适量气体或水溶性造影剂进行摄片，可以协助诊断

（二）胃损伤的治疗

1. 非手术治疗

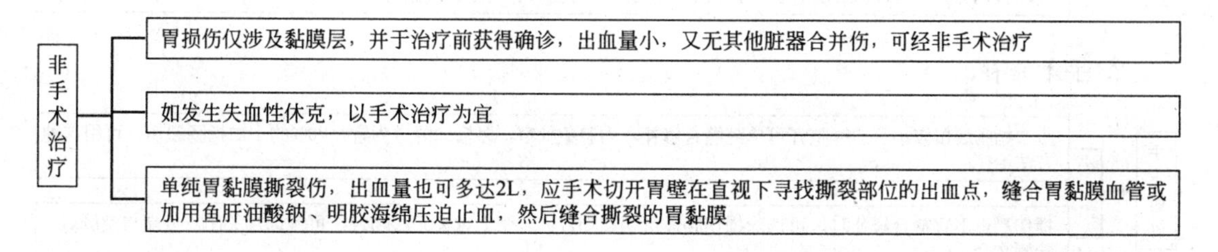
非手术治疗
胃损伤仅涉及黏膜层，并于治疗前获得确诊，出血量小，又无其他脏器合并伤，可经非手术治疗
如发生失血性休克，以手术治疗为宜
单纯胃黏膜撕裂伤，出血量也可多达2L，应手术切开胃壁在直视下寻找撕裂部位的出血点，缝合胃黏膜血管或加用鱼肝油酸钠、明胶海绵压迫止血，然后缝合撕裂的胃黏膜

2. 手术修补

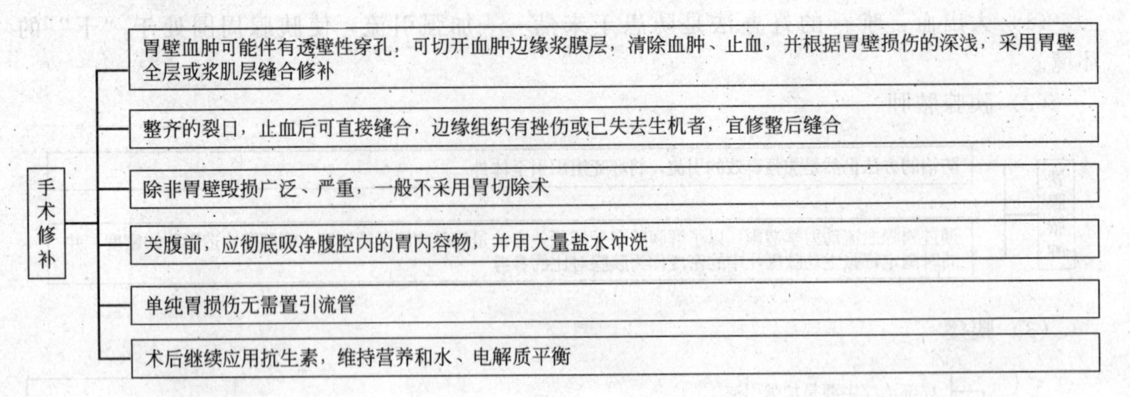
手术修补
胃壁血肿可能伴有透壁性穿孔：可切开血肿边缘浆膜层，清除血肿、止血，并根据胃壁损伤的深浅，采用胃壁全层或浆肌层缝合修补
整齐的裂口，止血后可直接缝合，边缘组织有挫伤或已失去生机者，宜修整后缝合
除非胃壁毁损广泛、严重，一般不采用胃切除术
关腹前，应彻底吸净腹腔内的胃内容物，并用大量盐水冲洗
单纯胃损伤无需置引流管
术后继续应用抗生素，维持营养和水、电解质平衡

六、十二指肠损伤

十二指肠损伤是一种严重的腹内伤，占腹内脏器伤的3%～5%。十二指肠和肝、胆、胰及大血管毗邻，所以，十二指肠损伤常合并一个或多个脏器损伤。

（一）十二指肠损伤的诊断

十二指肠损伤的诊断见表2-35。

表2-35　十二指肠损伤的诊断

项目	内容
病史	有明显的外伤史
临床表现	(1)下胸部或上腹部钝性伤后，出现剧烈腹痛及腹膜炎，或患者在上腹部疼痛缓解数小时后又出现右上腹或腰背部痛，放射至右肩部、大腿内侧 (2)因肠内溢出液刺激腹膜后睾丸神经和伴随精索动脉的交感神经，可伴有睾丸痛和阴茎勃起的症状 (3)伴低血压、呕吐血性胃内容物，直肠窝触及捻发音时，提示有十二指肠损伤
辅助检查	(1)腹腔穿刺和灌洗：是一种可靠的辅助诊断方法，倘若抽得肠液、胆汁样液体、血液，表明有脏器伤，但不是十二指肠损伤的特征，腹穿阴性也不能摒除十二指肠损伤 (2)X线检查：腹部X线平片如发现右膈下或右肾周围有空气积聚、腰大肌阴影消失或模糊、脊柱侧凸，即有助于诊断。口服水溶性造影剂后摄片，如见造影剂外渗可确诊

（二）十二指肠损伤的治疗

1. 非手术治疗

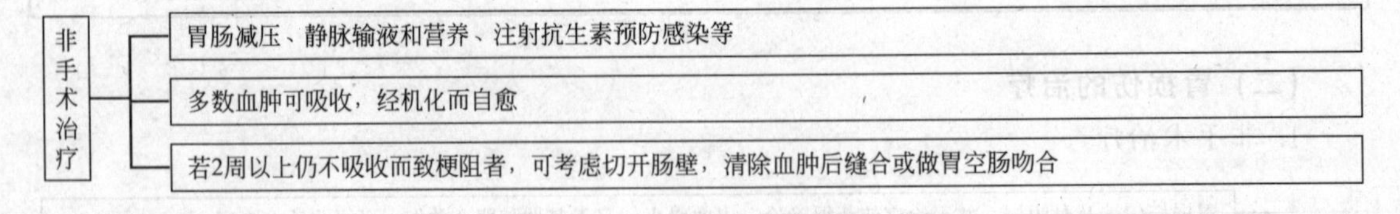
非手术治疗
胃肠减压、静脉输液和营养、注射抗生素预防感染等
多数血肿可吸收，经机化而自愈
若2周以上仍不吸收而致梗阻者，可考虑切开肠壁，清除血肿后缝合或做胃空肠吻合

2. 手术修补

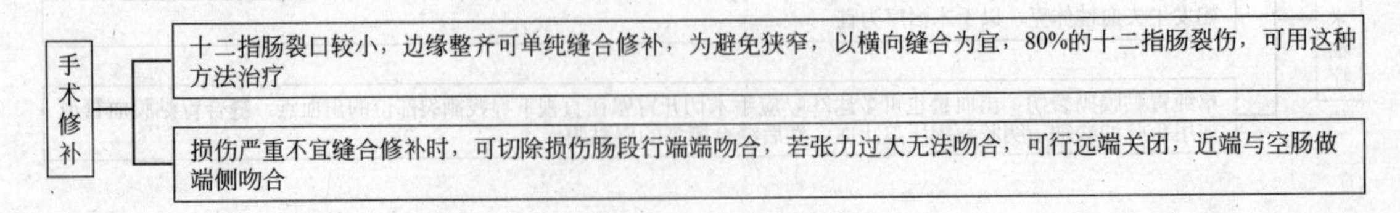
手术修补
十二指肠裂口较小，边缘整齐可单纯缝合修补，为避免狭窄，以横向缝合为宜，80%的十二指肠裂伤，可用这种方法治疗
损伤严重不宜缝合修补时，可切除损伤肠段行端端吻合，若张力过大无法吻合，可行远端关闭，近端与空肠做端侧吻合

3．转流术

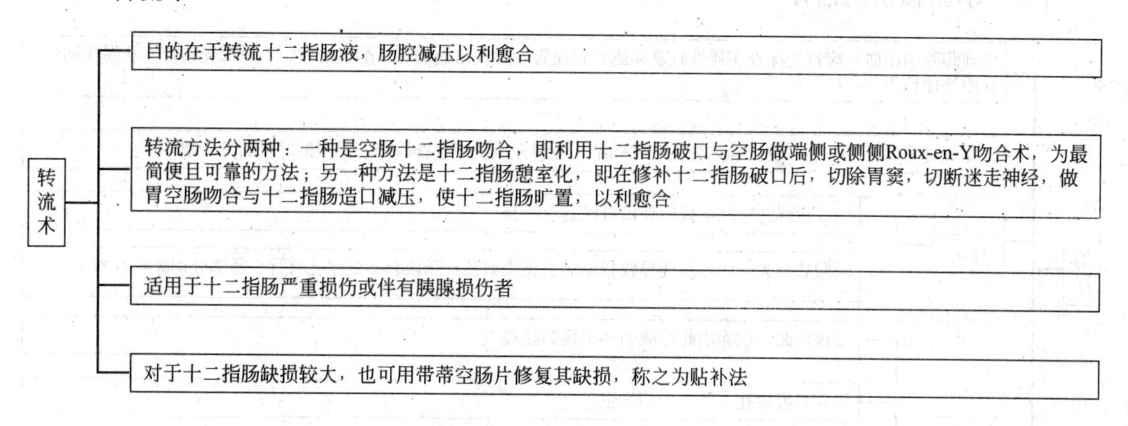
转流术
目的在于转流十二指肠液，肠腔减压以利愈合
转流方法分两种：一种是空肠十二指肠吻合，即利用十二指肠破口与空肠做端侧或侧侧Roux-en-Y吻合术，为最简便且可靠的方法；另一种方法是十二指肠憩室化，即在修补十二指肠破口后，切除胃窦，切断迷走神经，做胃空肠吻合与十二指肠造口减压，使十二指肠旷置，以利愈合
适用于十二指肠严重损伤或伴有胰腺损伤者
对于十二指肠缺损较大，也可用带蒂空肠片修复其缺损，称之为贴补法

4．十二指肠造口术

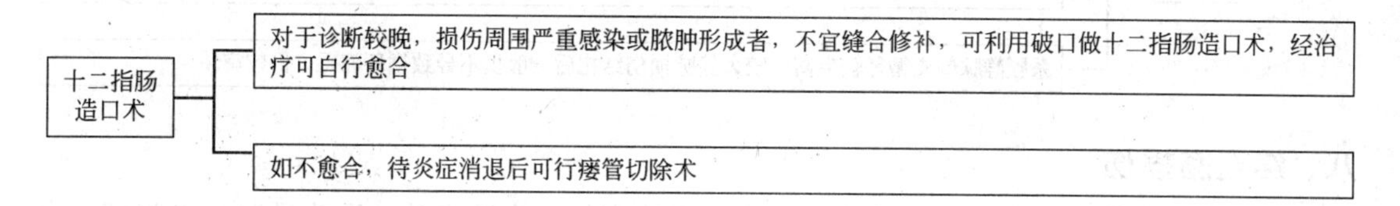
十二指肠造口术
对于诊断较晚，损伤周围严重感染或脓肿形成者，不宜缝合修补，可利用破口做十二指肠造口术，经治疗可自行愈合
如不愈合，待炎症消退后可行瘘管切除术

5．十二指肠憩室化或胰十二指肠切除术

后者的病死率高达30％～60％，只有在十二指肠和胰头部广泛损伤，无法修复时采用。

6．十二指肠减压

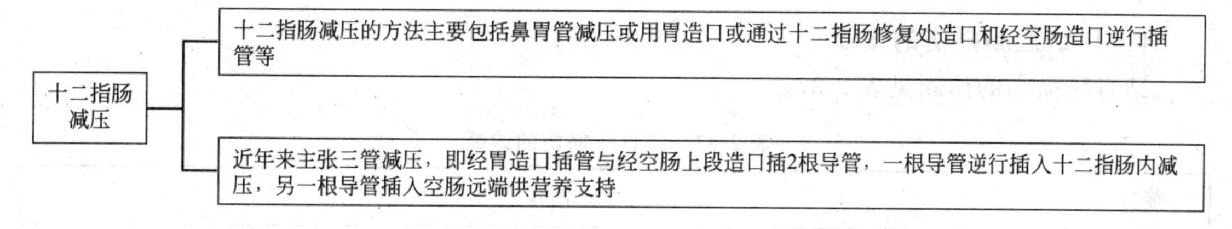
十二指肠减压
十二指肠减压的方法主要包括鼻胃管减压或用胃造口或通过十二指肠修复处造口和经空肠造口逆行插管等
近年来主张三管减压，即经胃造口插管与经空肠上段造口插2根导管，一根导管逆行插入十二指肠内减压，另一根导管插入空肠远端供营养支持

充分的腹膜外引流和早期营养支持对十二指肠损伤具有重要意义。

七、小肠损伤

小肠及其系膜在腹腔内所占体积大、分布广，又缺乏坚强的保护，容易受到损伤，约占腹部脏器伤的1/4，在战时居腹内脏器伤首位。

（一）小肠损伤的诊断

小肠损伤的诊断见表2-36。

表2-36　小肠损伤的诊断

项目	内容
病史	有外伤史
临床表现	(1)主要表现为腹膜炎，休克和中毒现象可不明显 (2)部分患者可表现为内出血，尤其在系膜血管断裂可发生失血性休克
辅助检查	(1)诊断性腹腔穿刺可得消化液或血性液 (2)腹部X线检查价值有限，仅少数病例可见膈下游离气体

（二）小肠损伤的治疗

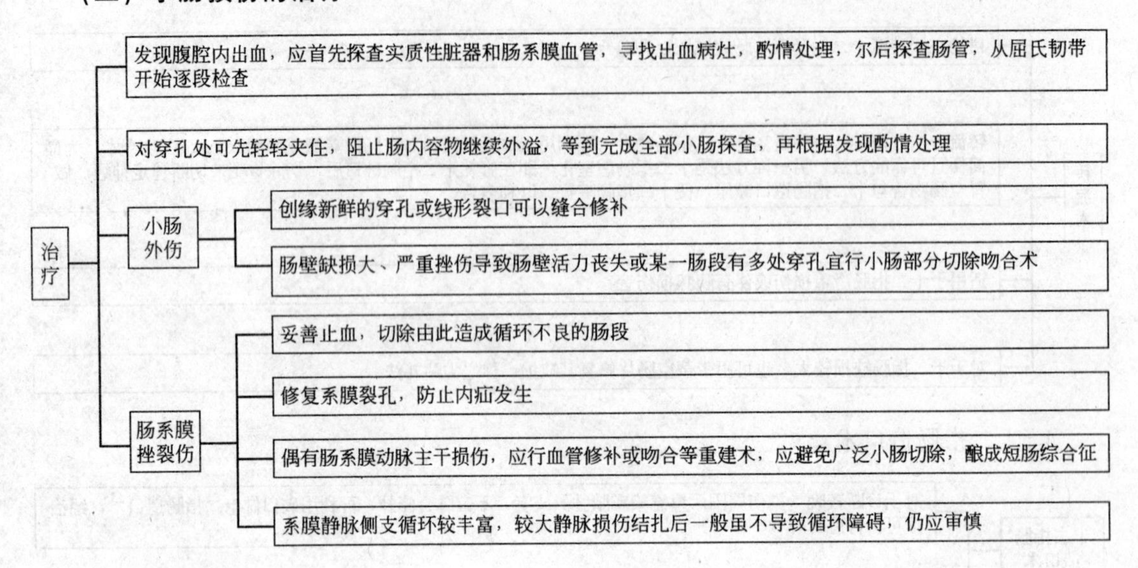
治疗
发现腹腔内出血，应首先探查实质性脏器和肠系膜血管，寻找出血病灶，酌情处理，尔后探查肠管，从屈氏韧带开始逐段检查
对穿孔处可先轻轻夹住，阻止肠内容物继续外溢，等到完成全部小肠探查，再根据发现酌情处理
小肠外伤
创缘新鲜的穿孔或线形裂口可以缝合修补
肠壁缺损大、严重挫伤导致肠壁活力丧失或某一肠段有多处穿孔宜行小肠部分切除吻合术
肠系膜挫裂伤
妥善止血，切除由此造成循环不良的肠段
修复系膜裂孔，防止内疝发生
偶有肠系膜动脉主干损伤，应行血管修补或吻合等重建术，应避免广泛小肠切除，酿成短肠综合征
系膜静脉侧支循环较丰富，较大静脉损伤结扎后一般虽不导致循环障碍，仍应审慎

八、结直肠损伤

结肠直肠损伤平时多因工农业生产外伤、交通事故、生活意外及殴斗导致，以腹部闭合性损伤为多见。发生率在腹部内脏伤中次于小肠、脾、肝、肾损伤而居于第5位。结肠、直肠伤的危险性在于伤后肠内容物流入腹腔引起严重的细菌性腹膜炎，时间较久或肠内容较多者会出现中毒性休克。

（一）结直肠损伤的诊断

结直肠损伤的诊断见表2-37。

表2-37　结直肠损伤的诊断

项目	内容
病史	有明显外伤史
外伤史	有腹部或其他附近部位遭受外伤病史或有肠镜检查病史，伤后出现腹部疼痛或是其他不适症状
临床表现	(1)腹痛与呕吐：结、直肠穿孔或大块毁损，肠腔内粪便进入腹腔后即有腹痛、呕吐。疼痛先局限于穿孔部，随之扩散到全腹部而成弥漫性腹膜炎，有全腹部疼痛 (2)腹膜刺激征：腹部压痛、肌紧张及反跳痛。穿孔或破裂部位疼痛最显著 (3)肠鸣音减弱甚至消失
直肠指检	直肠低位损伤可触及损伤部位呈空洞感觉，指套上并有血迹，结肠损伤只少数有血迹
辅助检查	(1)血常规检查：白细胞计数和中性粒细胞增多 (2)X线摄片：对闭合性损伤，患者情况允许立位摄片时，多数可发现膈下游离气体 (3)B超、CT、MRI：以上检查不能明确诊断，可选择性地用其中任何一两项检查帮助诊断

（二）结直肠损伤的治疗

1. 一期缝合修补穿孔或肠切除吻合术

（1）适应证

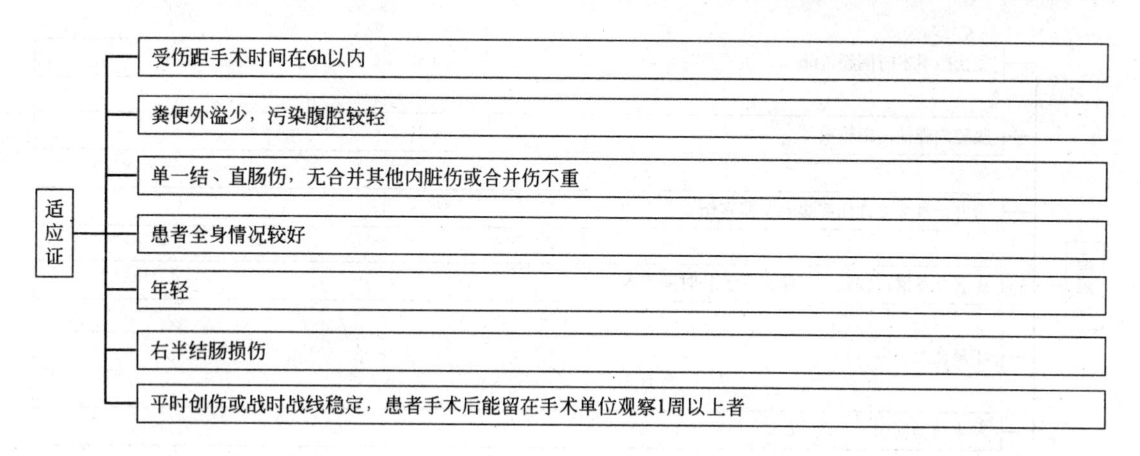
适应证
受伤距手术时间在6h以内
粪便外溢少，污染腹腔较轻
单一结、直肠伤，无合并其他内脏伤或合并伤不重
患者全身情况较好
年轻
右半结肠损伤
平时创伤或战时战线稳定，患者手术后能留在手术单位观察1周以上者

（2）手术方法

① 穿孔缝合修补术

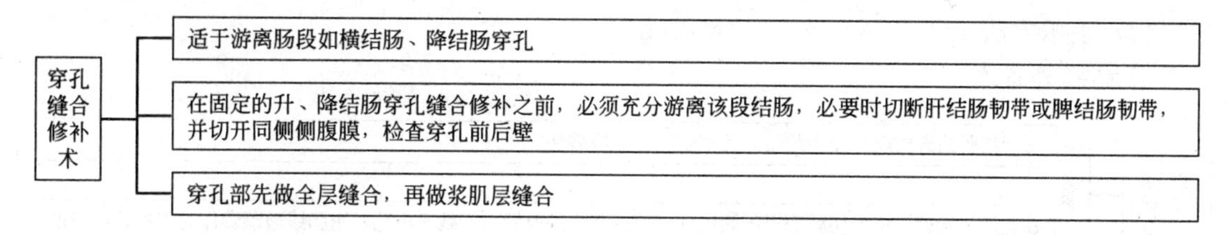
穿孔缝合修补术
适于游离肠段如横结肠、降结肠穿孔
在固定的升、降结肠穿孔缝合修补之前，必须充分游离该段结肠，必要时切断肝结肠韧带或脾结肠韧带，并切开同侧侧腹膜，检查穿孔前后壁
穿孔部先做全层缝合，再做浆肌层缝合

② 结肠切除对端吻合术

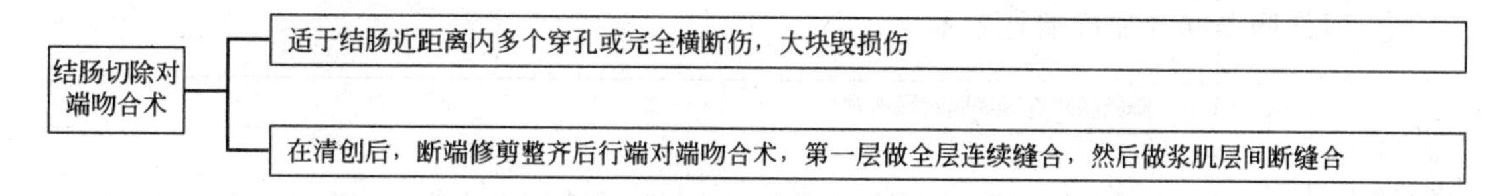
结肠切除对端吻合术
适于结肠近距离内多个穿孔或完全横断伤，大块毁损伤
在清创后，断端修剪整齐后行端对端吻合术，第一层做全层连续缝合，然后做浆肌层间断缝合

③ 右半结肠切除、回肠末端与横结肠吻合术

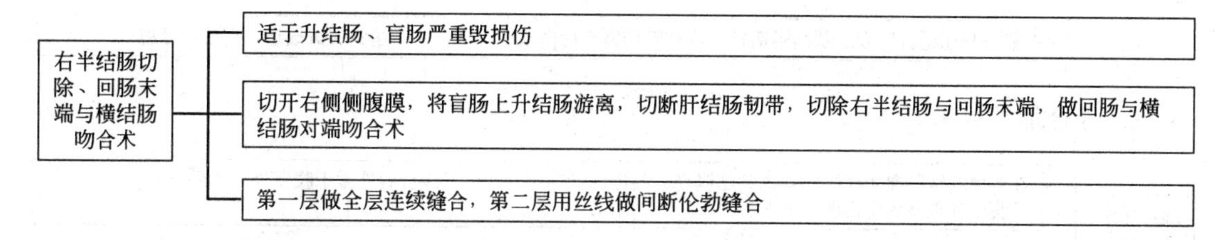
右半结肠切除、回肠末端与横结肠吻合术
适于升结肠、盲肠严重毁损伤
切开右侧侧腹膜，将盲肠上升结肠游离，切断肝结肠韧带，切除右半结肠与回肠末端，做回肠与横结肠对端吻合术
第一层做全层连续缝合，第二层用丝线做间断伦勃缝合

（3）并发症的防治：结直肠损伤行手术治疗后最常见的并发症为吻合口裂漏。

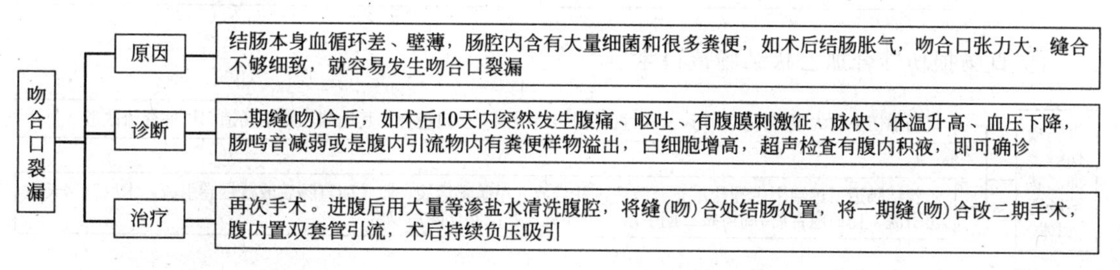
吻合口裂漏
原因
结肠本身血循环差、壁薄，肠腔内含有大量细菌和很多粪便，如术后结肠胀气，吻合口张力大，缝合不够细致，就容易发生吻合口裂漏
诊断
一期缝(吻)合后，如术后10天内突然发生腹痛、呕吐、有腹膜刺激征、脉快、体温升高、血压下降，肠鸣音减弱或是腹内引流物内有粪便样物溢出，白细胞增高，超声检查有腹内积液，即可确诊
治疗
再次手术。进腹后用大量等渗盐水清洗腹腔，将缝(吻)合处结肠处置，将一期缝(吻)合改二期手术，腹内置双套管引流，术后持续负压吸引

2. 分期手术

（1）适应证

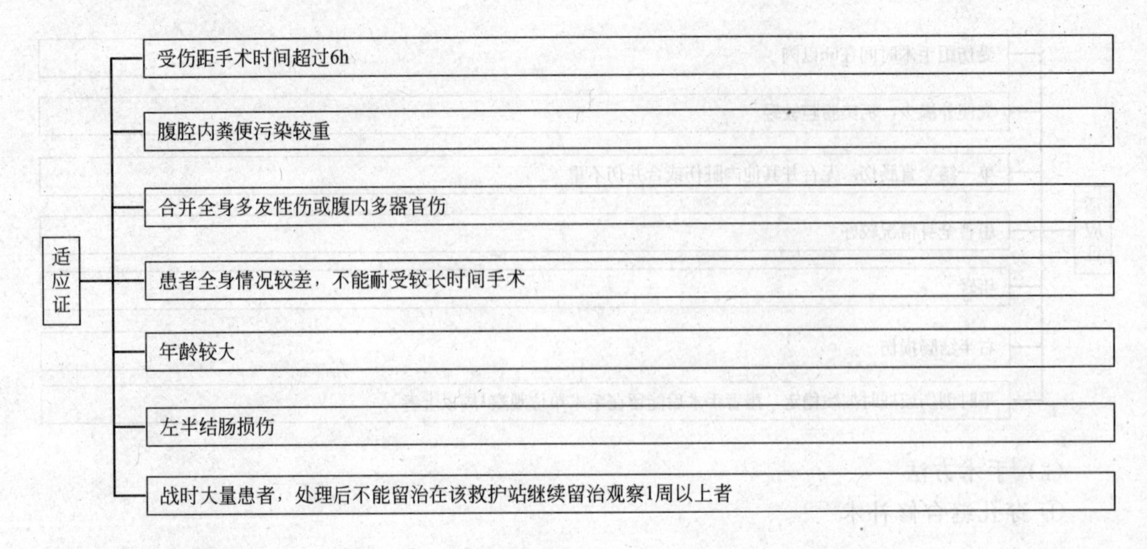
适应证
受伤距手术时间超过6h
腹腔内粪便污染较重
合并全身多发性伤或腹内多器官伤
患者全身情况较差，不能耐受较长时间手术
年龄较大
左半结肠损伤
战时大量患者，处理后不能留治在该救护站继续留治观察1周以上者

（2）手术方法

① 结肠外置术

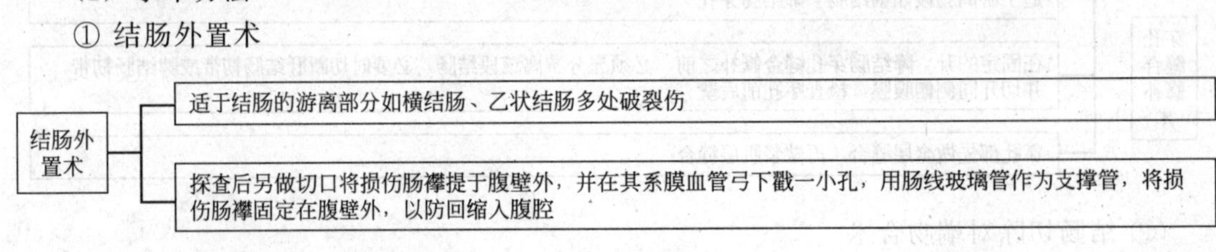
结肠外置术
适于结肠的游离部分如横结肠、乙状结肠多处破裂伤
探查后另做切口将损伤肠襻提于腹壁外，并在其系膜血管弓下戳一小孔，用肠线玻璃管作为支撑管，将损伤肠襻固定在腹壁外，以防回缩入腹腔

② 损伤肠襻缝合加近端外置术

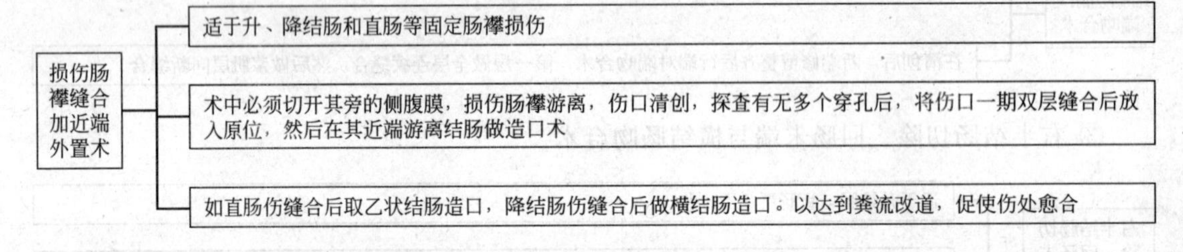
损伤肠襻缝合加近端外置术
适于升、降结肠和直肠等固定肠襻损伤
术中必须切开其旁的侧腹膜，损伤肠襻游离，伤口清创，探查有无多个穿孔后，将伤口一期双层缝合后放入原位，然后在其近端游离结肠做造口术
如直肠伤缝合后取乙状结肠造口，降结肠伤缝合后做横结肠造口。以达到粪流改道，促使伤处愈合

③ 缝合加外置术

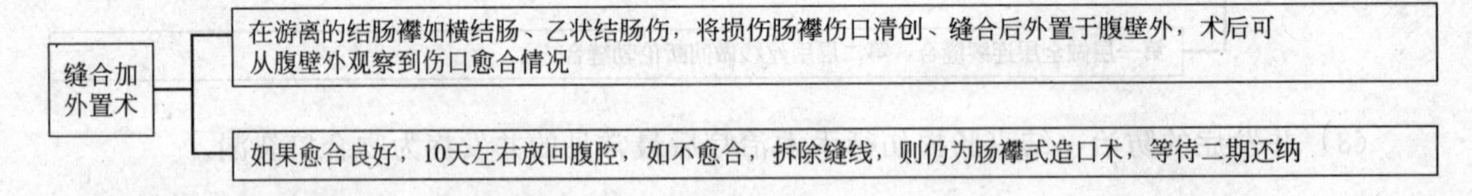
缝合加外置术
在游离的结肠襻如横结肠、乙状结肠伤，将损伤肠襻伤口清创、缝合后外置于腹壁外，术后可从腹壁外观察到伤口愈合情况
如果愈合良好，10天左右放回腹腔，如不愈合，拆除缝线，则仍为肠襻式造口术，等待二期还纳

④ 直肠损伤缝合加乙状结肠造口术

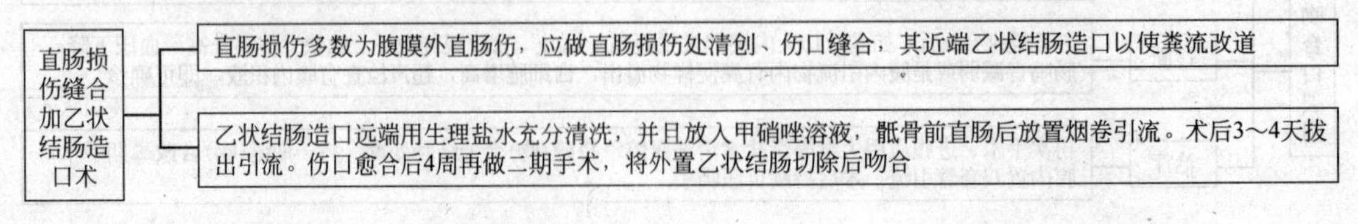
直肠损伤缝合加乙状结肠造口术
直肠损伤多数为腹膜外直肠伤，应做直肠损伤处清创、伤口缝合，其近端乙状结肠造口以使粪流改道
乙状结肠造口远端用生理盐水充分清洗，并且放入甲硝唑溶液，骶骨前直肠后放置烟卷引流。术后3～4天拔出引流。伤口愈合后4周再做二期手术，将外置乙状结肠切除后吻合

（3）结肠造口或外置术后并发症

① 造口近端扭转

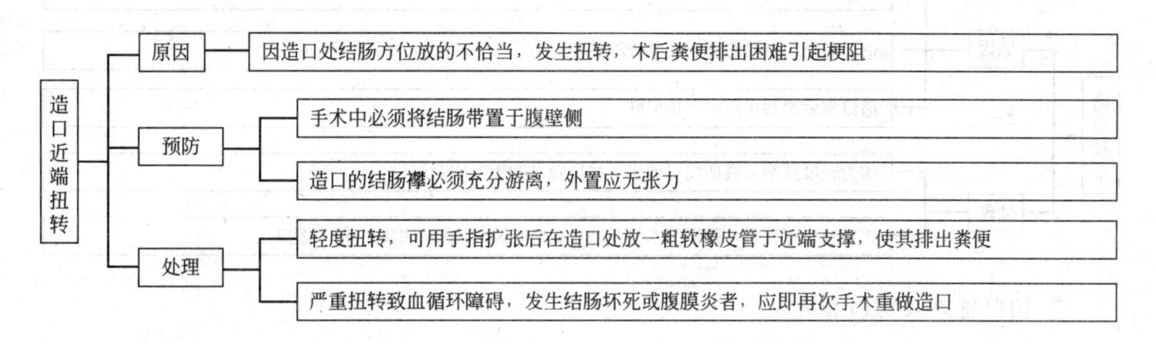
造口近端扭转
原因
因造口处结肠方位放的不恰当，发生扭转，术后粪便排出困难引起梗阻
预防
手术中必须将结肠带置于腹壁侧
造口的结肠襻必须充分游离，外置应无张力
处理
轻度扭转，可用手指扩张后在造口处放一粗软橡皮管于近端支撑，使其排出粪便
严重扭转致血循环障碍，发生结肠坏死或腹膜炎者，应即再次手术重做造口

② 造口回缩

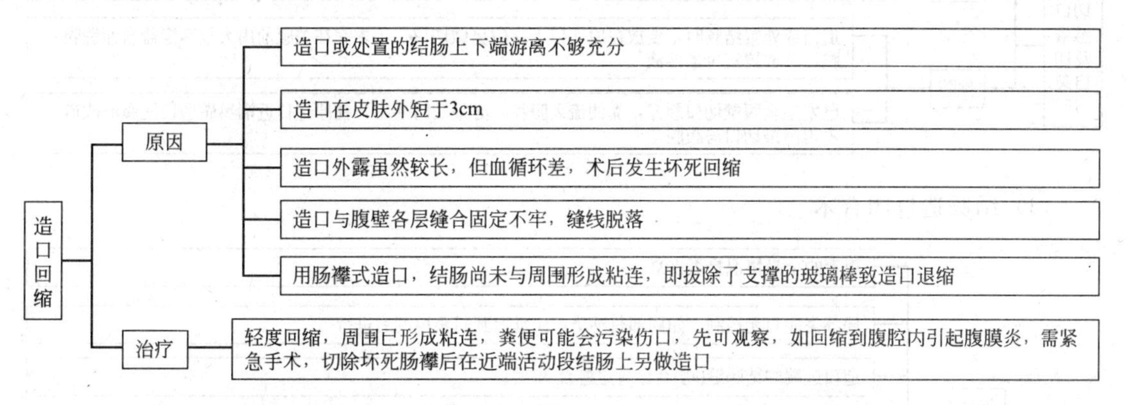
造口回缩
原因
造口或处置的结肠上下端游离不够充分
造口在皮肤外短于3cm
造口外露虽然较长，但血循环差，术后发生坏死回缩
造口与腹壁各层缝合固定不牢，缝线脱落
用肠襻式造口，结肠尚未与周围形成粘连，即拔除了支撑的玻璃棒致造口退缩
治疗
轻度回缩，周围已形成粘连，粪便可能会污染伤口，先可观察，如回缩到腹腔内引起腹膜炎，需紧急手术，切除坏死肠襻后在近端活动段结肠上另做造口

③ 造口旁小肠脱出

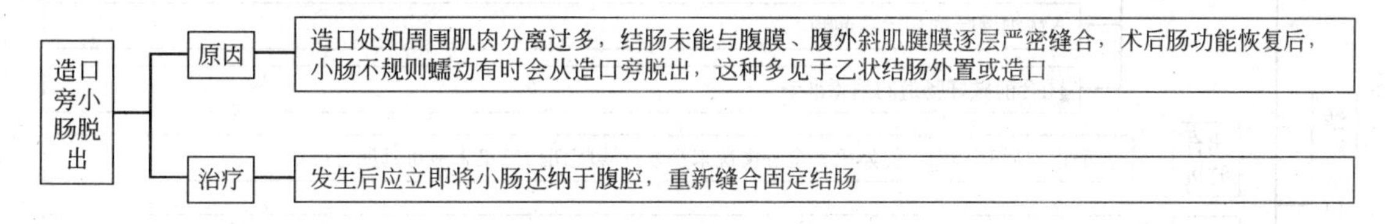
造口旁小肠脱出
原因
造口处如周围肌肉分离过多，结肠未能与腹膜、腹外斜肌腱膜逐层严密缝合，术后肠功能恢复后，小肠不规则蠕动有时会从造口旁脱出，这种多见于乙状结肠外置或造口
治疗
发生后应立即将小肠还纳于腹腔，重新缝合固定结肠

④ 乙状结肠内疝

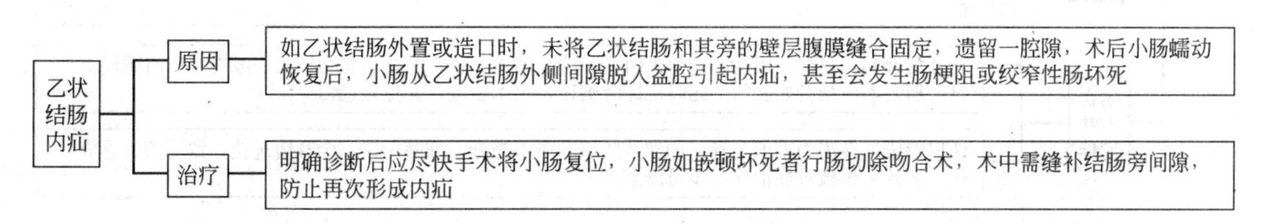
乙状结肠内疝
原因
如乙状结肠外置或造口时，未将乙状结肠和其旁的壁层腹膜缝合固定，遗留一腔隙，术后小肠蠕动恢复后，小肠从乙状结肠外侧间隙脱入盆腔引起内疝，甚至会发生肠梗阻或绞窄性肠坏死
治疗
明确诊断后应尽快手术将小肠复位，小肠如嵌顿坏死者行肠切除吻合术，术中需缝补结肠旁间隙，防止再次形成内疝

⑤ 造口黏膜脱出

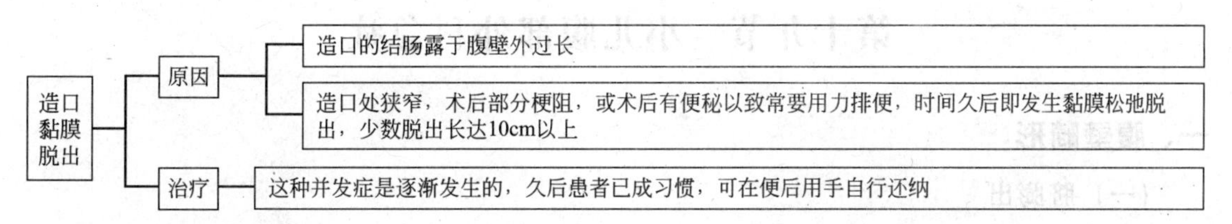
造口黏膜脱出
原因
造口的结肠露于腹壁外过长
造口处狭窄，术后部分梗阻，或术后有便秘以致常要用力排便，时间久后即发生黏膜松弛脱出，少数脱出长达10cm以上
治疗
这种并发症是逐渐发生的，久后患者已成习惯，可在便后用手自行还纳

⑥ 造口狭窄

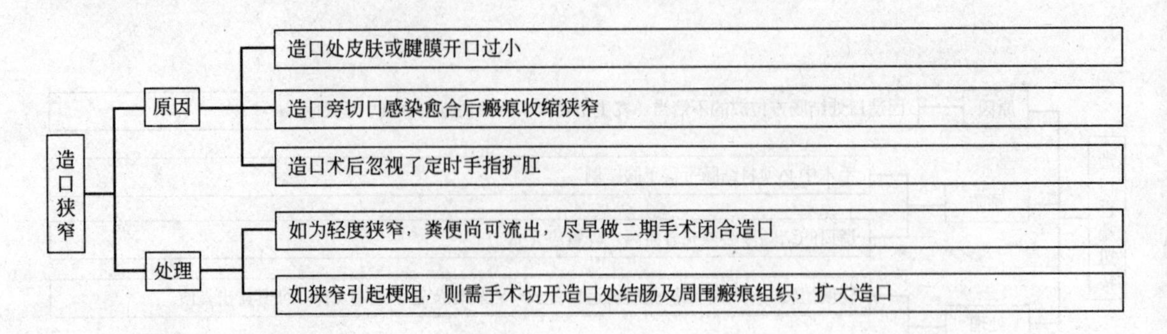
造口狭窄
原因
造口处皮肤或腱膜开口过小
造口旁切口感染愈合后瘢痕收缩狭窄
造口术后忽视了定时手指扩肛
处理
如为轻度狭窄，粪便尚可流出，尽早做二期手术闭合造口
如狭窄引起梗阻，则需手术切开造口处结肠及周围瘢痕组织，扩大造口

⑦ 切口感染及切口裂开

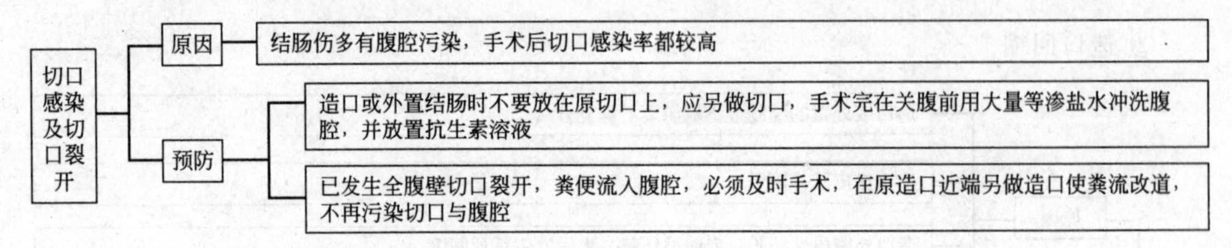
切口感染及切口裂开
原因
结肠伤多有腹腔污染，手术后切口感染率都较高
预防
造口或外置结肠时不要放在原切口上，应另做切口，手术完在关腹前用大量等渗盐水冲洗腹腔，并放置抗生素溶液
已发生全腹壁切口裂开，粪便流入腹腔，必须及时手术，在原造口近端另做造口使粪流改道，不再污染切口与腹腔

（4）结肠造口闭合术

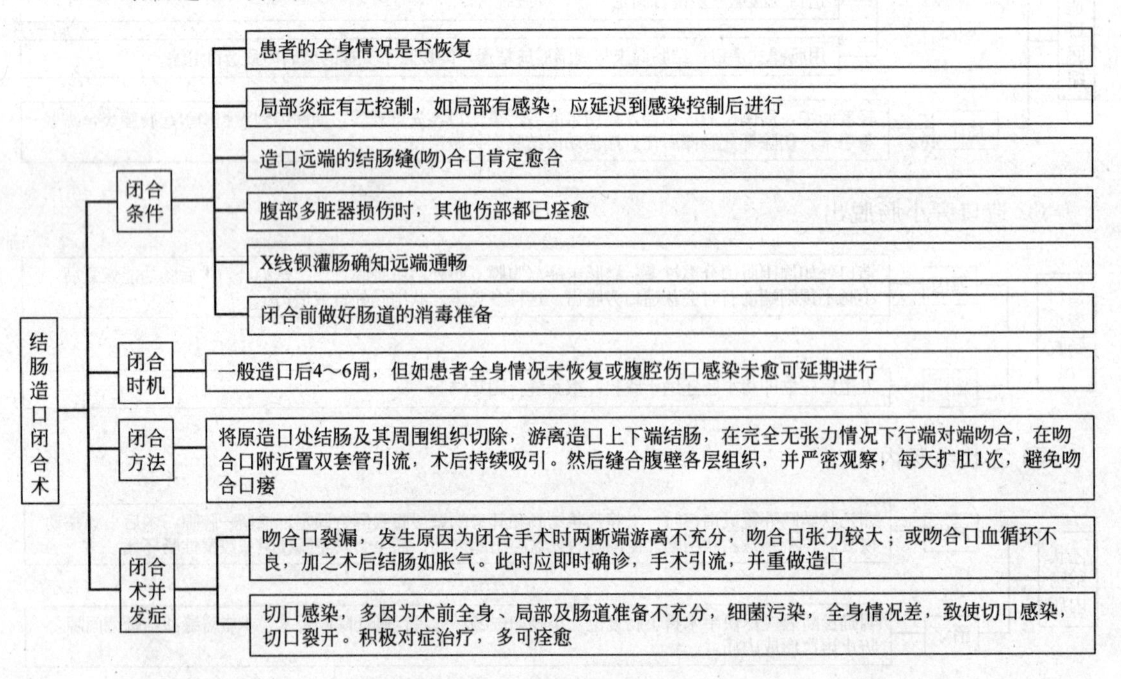
结肠造口闭合术
闭合条件
患者的全身情况是否恢复
局部炎症有无控制，如局部有感染，应延迟到感染控制后进行
造口远端的结肠缝(吻)合口肯定愈合
腹部多脏器损伤时，其他伤部都已痊愈
X线钡灌肠确知远端通畅
闭合前做好肠道的消毒准备
闭合时机
一般造口后4～6周，但如患者全身情况未恢复或腹腔伤口感染未愈可延期进行
闭合方法
将原造口处结肠及其周围组织切除，游离造口上下端结肠，在完全无张力情况下行端对端吻合，在吻合口附近置双套管引流，术后持续吸引。然后缝合腹壁各层组织，并严密观察，每天扩肛1次，避免吻合口瘘
闭合术并发症
吻合口裂漏，发生原因为闭合手术时两断端游离不充分，吻合口张力较大；或吻合口血循环不良，加之术后结肠如胀气。此时应即时确诊，手术引流，并重做造口
切口感染，多因为术前全身、局部及肠道准备不充分，细菌污染，全身情况差，致使切口感染，切口裂开。积极对症治疗，多可痊愈

第十九节　小儿腹部外科急症

一、腹壁畸形

（一）脐膨出

脐膨出是指先天性腹壁肌肉发育不全而导致脐带周围缺损，腹内脏器脱出于体腔外的一种畸形。

脐膨出的治疗如下。

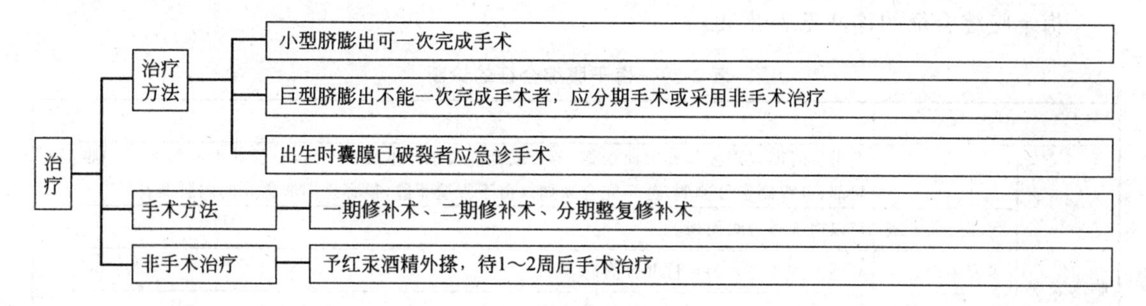
治疗
治疗方法
小型脐膨出可一次完成手术
巨型脐膨出不能一次完成手术者，应分期手术或采用非手术治疗
出生时囊膜已破裂者应急诊手术
手术方法
一期修补术、二期修补术、分期整复修补术
非手术治疗
予红汞酒精外搽，待1～2周后手术治疗

（二）腹裂

腹裂的治疗，出生后立即用无菌盐水纱布覆盖肠管，以免脏器扭转，积极准备后尽快行一期或分期手术。

（三）卵黄管残留畸形

1. 卵黄管残留畸形的诊断

卵黄管残留畸形的诊断见表 2-38。

表 2-38　卵黄管残留畸形的诊断

项目	内容
临床表现	(1)包块:卵黄管囊肿表现为中下腹有慢慢增大的囊性肿物,可活动,大多数无症状,少数可因肿块压迫出现肠梗阻 (2)脐部黏膜组织:出生后在脐部可见到红色黏膜组织,有无色黏液(脐茸和脐窦)或是粪汁和气体排出(脐肠瘘),脐周皮肤湿疹样改变 (3)肠管脱出
辅助检查	(1)探针经脐孔探入,脐窦进入一定深度后受阻,在脐肠瘘则可进入肠腔内 (2)X 线及 B 超检查

2. 卵黄管残留畸形的治疗

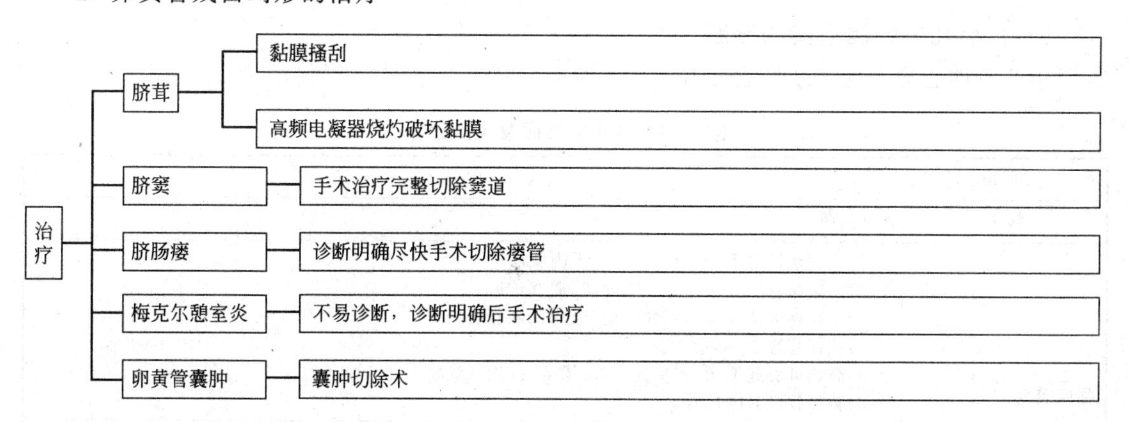
治疗
脐茸
黏膜搔刮
高频电凝器烧灼破坏黏膜
脐窦
手术治疗完整切除窦道
脐肠瘘
诊断明确尽快手术切除瘘管
梅克尔憩室炎
不易诊断，诊断明确后手术治疗
卵黄管囊肿
囊肿切除术

（四）梅干腹综合征

梅干腹综合征即先天性腹肌缺如综合征，又称 Obrinsky 综合征、Froelich 综合征、腹发红综合征等。系指患者部分或是全部腹部肌肉严重发育不全甚至完全缺如，其腹壁由皮肤表浅筋膜和腹膜构成，无腹股沟管与韧带，可伴有巨大肾囊肿、巨输尿管、肾发育不全、隐睾等。因本病以腹肌缺乏、尿路畸形及隐睾为常见的三大症状，所以又称为“三联征”。

1. 梅干腹综合征的诊断

梅干腹综合征的诊断见表 2-39。

表 2-39 梅干腹综合征的诊断

项目		内容
临床表现	腹部膨大	出生时即表现腹部膨大而松弛，部分或全部腹肌严重发育不良，一般缺少的腹肌自中腹至下腹部，可双侧也可单侧，甚至完全缺如。由于腹壁菲薄，很容易扪清患儿的内脏器官
	腹部皮肤干皱	以梅干样皱纹而得名
	多为男性患儿	绝大多数患儿为男性并伴有隐睾
	特征性的表现	如无两臂协助支撑则不能从卧位转为坐位
	泌尿系异常	多有不同程度的泌尿系统异常，如巨输尿管、巨膀胱、肾囊肿、肾发育不全或发育异常、尿路梗阻等，临床常表现为排尿障碍及反复尿路感染并出现进展快慢不一的肾功能不全
	呼吸道感染	咳嗽无力，因不能有效咳嗽，而常有呼吸道感染
辅助检查	实验室检查	(1)血象检查：白细胞明显增多见于伴发感染时，尿液检查发现白细胞增多证实伴发尿路感染 (2)其他尚应做内分泌检查，肾功能检查等，以帮助鉴别诊断和了解病情变化
	其他辅助检查	影像学检查：X 线、B 超造影、CT 等，可发现泌尿系统、消化道、四肢骨骼的各种异常

2. 梅干腹综合征的治疗

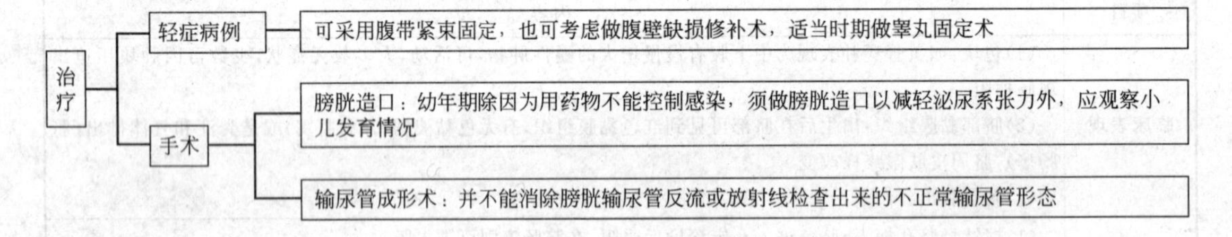
治疗
轻症病例
可采用腹带紧束固定，也可考虑做腹壁缺损修补术，适当时期做睾丸固定术
手术
膀胱造口：幼年期除因为用药物不能控制感染，须做膀胱造口以减轻泌尿系张力外，应观察小儿发育情况
输尿管成形术：并不能消除膀胱输尿管反流或放射线检查出来的不正常输尿管形态

二、小儿急性胆囊炎

急性小儿胆囊炎与胆管炎在小儿比较少见，偶有伴发胆石症者（小儿更罕见）。

（一）小儿急性胆囊炎的诊断

小儿急性胆囊炎的诊断见表 2-40。

表 2-40 小儿急性胆囊炎的诊断

项目		内容
病史		常有腹痛史
临床表现	症状	(1)发病常较急骤，多于发病后 1 天内就诊 (2)以腹痛、高热、寒战为主要症状，偶有黄疸 (3)上腹疼呈持续或间断性钝痛、胀痛或剧烈绞痛 (4)常伴有恶心、呕吐 (5)高热可引起惊厥，或精神不好、谵妄、昏迷等症状 (6)黄疸较轻时间短暂
	体征	(1)体格检查呈急性病容，体温可持续在 38.5℃以上，最高可达 41℃，右上腹有显著压痛及腹肌紧张，有时可触及肿大的胆囊 (2)个别严重病例以中毒性休克为主要表现，经治疗后开始出现腹胀、全腹紧张及压痛等腹膜炎体征
辅助检查		(1)腹腔穿刺，如抽出绿色渗液则可确诊为胆汁性腹膜炎 (2)血白细胞总数剧增，中性粒细胞比例增高 (3)B 型超声检查：胆囊增大，囊壁增厚，可能看到结石的影像

（二）小儿急性胆囊炎的治疗

1. 非手术疗法

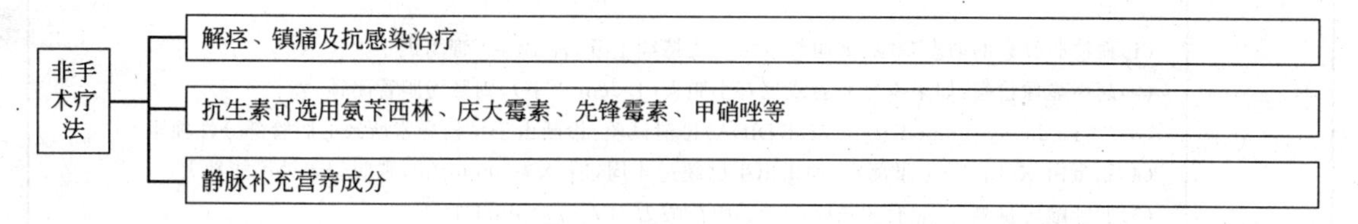
非手术疗法
解痉、镇痛及抗感染治疗
抗生素可选用氨苄西林、庆大霉素、先锋霉素、甲硝唑等
静脉补充营养成分

2. 手术治疗

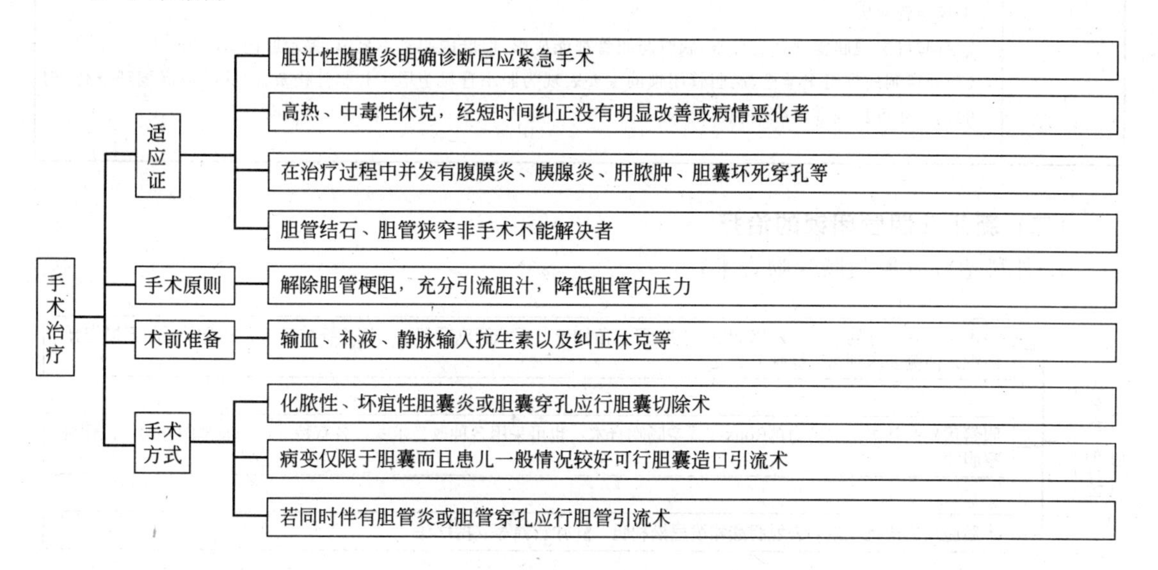
手术治疗
适应证
胆汁性腹膜炎明确诊断后应紧急手术
高热、中毒性休克，经短时间纠正没有明显改善或病情恶化者
在治疗过程中并发有腹膜炎、胰腺炎、肝脓肿、胆囊坏死穿孔等
胆管结石、胆管狭窄非手术不能解决者
手术原则
解除胆管梗阻，充分引流胆汁，降低胆管内压力
术前准备
输血、补液、静脉输入抗生素以及纠正休克等
手术方式
化脓性、坏疽性胆囊炎或胆囊穿孔应行胆囊切除术
病变仅限于胆囊而且患儿一般情况较好可行胆囊造口引流术
若同时伴有胆管炎或胆管穿孔应行胆管引流术

三、新生儿胆管闭锁

先天性胆管闭锁是最常见的先天性胆管畸形，占出生人口的1/10000。

（一）新生儿胆管闭锁的诊断

新生儿胆管闭锁的诊断见表2-41。

表2-41 新生儿胆管闭锁的诊断

项目	内容
临床表现	(1)粪便变成棕黄、淡黄、米色，之后成为无胆汁的陶土样灰白色。在病程较晚期时，偶可略现淡黄色 (2)尿色较深，将尿布染成黄色 (3)黄疸出现后，一般不消退，且日益加深，皮肤变成金黄色甚至褐色，可因搔痒而有抓痕，有时可出现脂瘤性纤维瘤，但不多见 (4)个别病例可发生杵状指，或伴有发绀 (5)肝大，质地坚硬 (6)脾在早期很少扪及，如果在最初几周内扪及增大的脾，可能是肝内原因，随着疾病的发展而产生门静脉高压症 (7)在疾病初期，婴儿全身情况良好，但有不同程度的营养不良，身长与体重不足 (8)时常有显得兴奋和不安 (9)疾病后期可出现各种脂溶性维生素缺乏现象，维生素D缺乏可伴有佝偻病串珠和阔大的骨骺 (10)在心前区和肺野可听到高排心脏杂音

续表

项目	内容
辅助检查	(1)血清胆红素的动态观察:如胆红素量曲线持续上升,提示为胆管闭锁 (2)超声显像检查:如果未见胆囊或见有小胆囊(1.5cm 以下),则疑为胆管闭锁 (3)^{99m}Tc-diethyl iminodiacetic acid(DIDA)排泄试验:诊断由于结构异常所致的胆管部分性梗阻 (4)脂蛋白-X(Lp-X)定量测定:如果出生已超过 4 周,Lp-X＞500mg/dl,则胆管闭锁可能性大 (5)胆汁酸定量测定:胆管闭锁时血清总胆汁酸为 107～294μmol/L (6)胆管造影检查 ①仅胰管显影 ②有时可发现胰胆管合流异常,胰管与胆管都能显影,但肝内胆管不显影,提示肝内型闭锁 (7)肝穿刺病理组织学检查:胆管闭锁的主要表现为胆小管显著增生和胆汁栓塞、门脉区域周围纤维化,但有的标本亦可见到多核巨细胞

(二) 新生儿胆管闭锁的治疗

1. 外科治疗（肝门肠管吻合术）

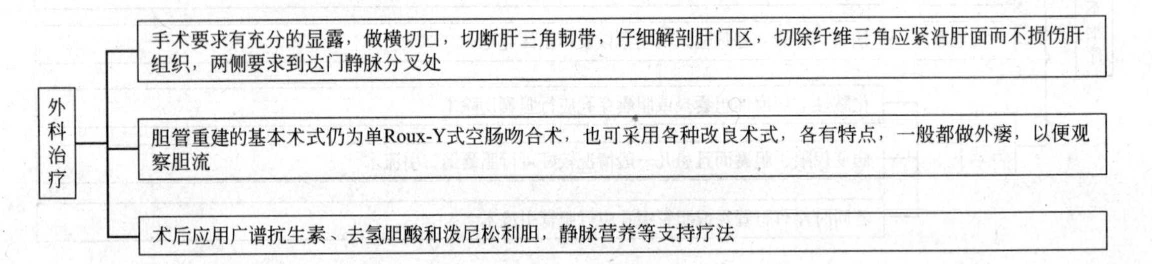
外科治疗
手术要求有充分的显露，做横切口，切断肝三角韧带，仔细解剖肝门区，切除纤维三角应紧沿肝面而不损伤肝组织，两侧要求到达门静脉分叉处
胆管重建的基本术式仍为单Roux-Y式空肠吻合术，也可采用各种改良术式，各有特点，一般都做外瘘，以便观察胆流
术后应用广谱抗生素、去氢胆酸和泼尼松利胆，静脉营养等支持疗法

2. 术后的内科治疗

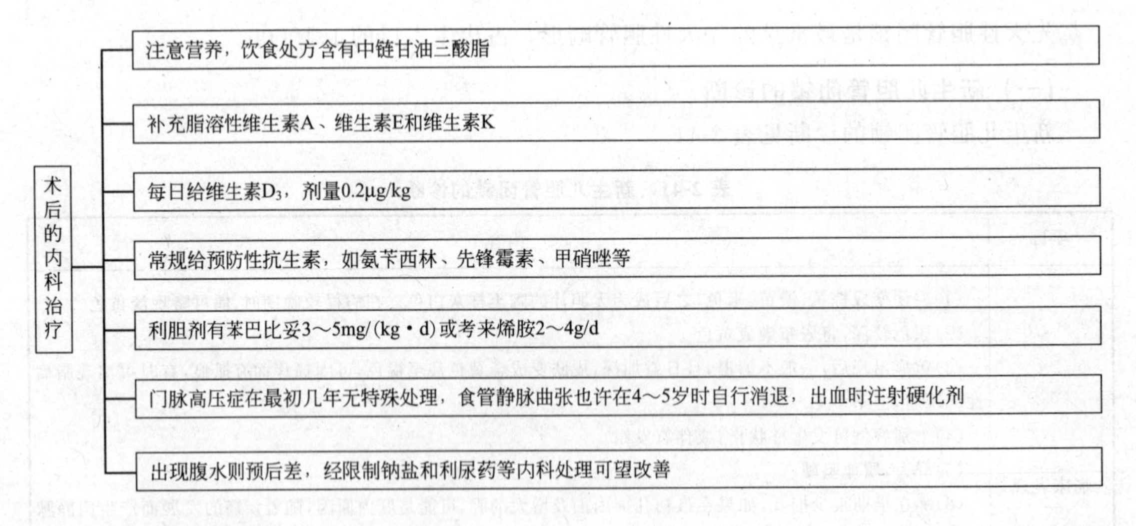
术后的内科治疗
注意营养，饮食处方含有中链甘油三酸脂
补充脂溶性维生素A、维生素E和维生素K
每日给维生素D3，剂量0.2μg/kg
常规给预防性抗生素，如氨苄西林、先锋霉素、甲硝唑等
利胆剂有苯巴比妥3～5mg/(kg·d)或考来烯胺2～4g/d
门脉高压症在最初几年无特殊处理，食管静脉曲张也许在4～5岁时自行消退，出血时注射硬化剂
出现腹水则预后差，经限制钠盐和利尿药等内科处理可望改善

四、先天性肠闭锁

胚胎期肠管发育，在再管化过程中部分肠道终止发育造成肠腔完全或部分阻塞。完全阻塞为闭锁，部分阻塞则为狭窄。可发生在肠道任何部位，但以回肠最常见，十二指肠次之，结肠罕见。先天性肠闭锁是新生儿常见的肠梗阻原因之一。

（一）先天性肠闭锁的诊断

先天性肠闭锁的诊断见表 2-42。

表 2-42　先天性肠闭锁的诊断

项目	内容
临床表现	（1）先天性肠闭锁与肠狭窄以呕吐为突出表现，患儿出生后数小时至 1～2 天内即出现频繁呕吐，量多，大部分病例呕吐物含有胆汁，少数病例呕吐物为陈旧性血性 （2）无正常胎粪排出，或仅排出少量灰绿色胶冻样便 （3）高位肠闭锁或狭窄通常无腹胀，仅为上腹轻度饱满；低位肠闭锁或狭窄则腹胀明显，甚至可见肠型 （4）剧烈呕吐可引起脱水、酸碱失衡及电解质紊乱
辅助检查	（1）肛门指检及温生理盐水或 1%过氧化氢液灌肠仍不排正常胎便，可进一步排除胎便性便秘及先天性巨结肠 （2）Farber 试验，检查胎粪中无角化上皮细胞及胎毛以诊断肠闭锁 （3）高位肠闭锁立位 X 线片：上腹可见 2～3 个扩大的液平面，其他肠管完全不充气，低位肠梗阻可见多数扩大肠曲和液平面 （4）钡灌肠可见瘪缩细小的胎儿型结肠，通过钡剂灌肠结果，可除外先天性巨结肠和肠旋转不良

（二）先天性肠闭锁的治疗

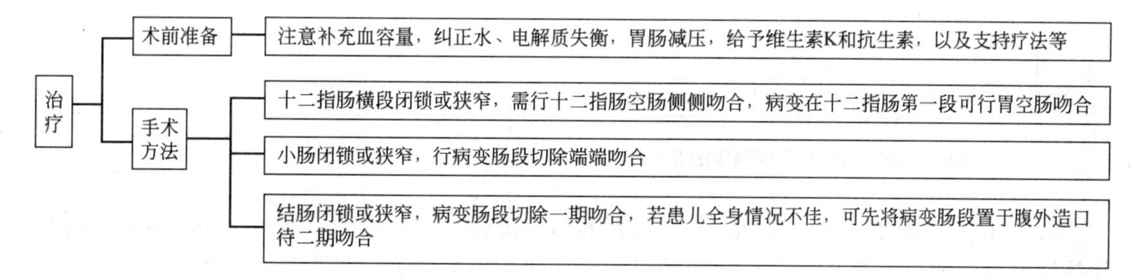

治疗
术前准备
注意补充血容量，纠正水、电解质失衡，胃肠减压，给予维生素K和抗生素，以及支持疗法等
手术方法
十二指肠横段闭锁或狭窄，需行十二指肠空肠侧侧吻合，病变在十二指肠第一段可行胃空肠吻合
小肠闭锁或狭窄，行病变肠段切除端端吻合
结肠闭锁或狭窄，病变肠段切除一期吻合，若患儿全身情况不佳，可先将病变肠段置于腹外造口待二期吻合

（三）先天性肠闭锁的并发症

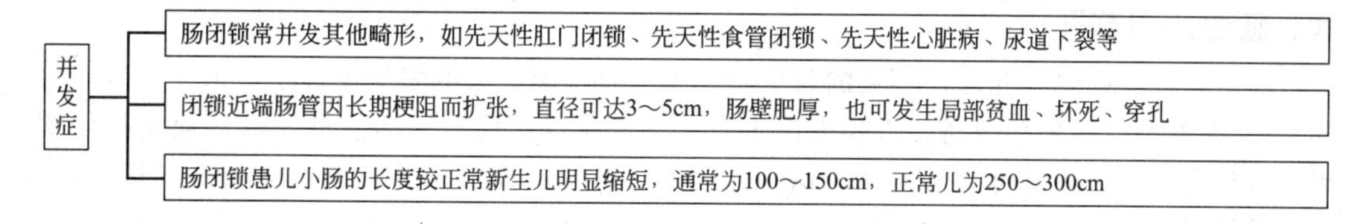

并发症
肠闭锁常并发其他畸形，如先天性肛门闭锁、先天性食管闭锁、先天性心脏病、尿道下裂等
闭锁近端肠管因长期梗阻而扩张，直径可达3～5cm，肠壁肥厚，也可发生局部贫血、坏死、穿孔
肠闭锁患儿小肠的长度较正常新生儿明显缩短，通常为100～150cm，正常儿为250～300cm

五、先天性巨结肠

先天性巨结肠是因为直肠或结肠远端的肠管持续痉挛，粪便淤滞的近端结肠，使该肠段肥厚、扩张，是小儿常见的先天性肠道畸形。男女比例为 4∶1，有遗传倾向。

（一）先天性巨结肠的诊断

先天性巨结肠的诊断见表 2-43。

表 2-43　先天性巨结肠的诊断

项目	内容
病史	有服泻药或塞肛栓才能排便的病史
临床表现	（1）胎便排出延迟，顽固性便秘、腹胀、呕吐 （2）营养不良、发育迟缓 （3）粪便淤积使得结肠肥厚扩张，腹部可出现宽大肠型，有时可触及充满粪便的肠襻及粪石

续表

项目	内容
辅助检查	(1)直肠指诊感到直肠壶腹部空虚不会触及粪便,超过痉挛段到扩张段内方触及大便 (2)X线所见腹部立位平片多显示低位结肠梗阻 (3)钡剂灌肠侧位和前后位照片中可见到典型的痉挛肠段与扩张肠段 (4)活体组织检查。取距肛门4cm以上直肠壁黏膜下层和肌层一小块组织,检查神经节细胞的数量,巨结肠患儿缺乏节细胞 (5)肛门直肠测压法测定直肠和肛门括约肌的反射性压力变化,可诊断先天性巨结肠与鉴别其他原因引起的便秘 (6)直肠黏膜组织化学检查法:化学方法可以测定出乙酰胆碱和胆碱酶数量和活性都较正常儿童高出5~6倍

(二) 先天性巨结肠的治疗

1. 综合性非手术疗法

定时用等渗盐水洗肠（灌洗出入量要求相等，禁用高渗、低渗盐水或肥皂水），扩肛、甘油栓、缓泻药，并可用针灸或中药治疗。

2. 手术治疗

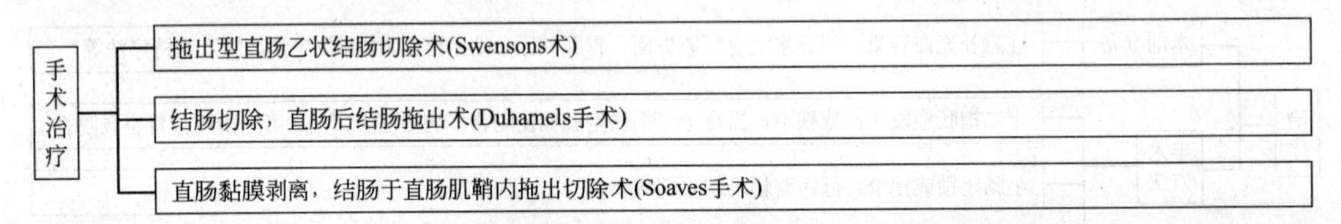
手术治疗
拖出型直肠乙状结肠切除术(Swensons术)
结肠切除，直肠后结肠拖出术(Duhamels手术)
直肠黏膜剥离，结肠于直肠肌鞘内拖出切除术(Soaves手术)

若患儿发生急性小肠结肠炎、危象或营养发育障碍，不能耐受一次根治手术者，需行静脉补液输血，改善一般情况后再行根治手术，如肠炎不能控制、腹胀呕吐不止，应及早做肠造口，以后再行根治术。

六、新生儿胃穿孔

新生儿胃穿孔是小儿外科罕见的急腹症。据文献报道黑人的发病率高于白人。通常于生后2～7天发病，病死率很高。近年来由于新生儿外科及麻醉技术的发展，合理使用抗生素和支持疗法，病死率已有明显下降，术后存活率与患儿的体重和及时的诊断具有直接关系。据报道胃穿孔12h内进行手术者存活率45%，超过12h则存活率为25%。说明早期诊断和手术治疗的重要性。

(一) 新生儿胃穿孔的诊断

新生儿胃穿孔的诊断见表2-44。

表2-44 新生儿胃穿孔的诊断

项目	内容
临床表现	(1)本病无明显前驱症状,少数患儿出现反胃、呕吐及拒食,呕吐物为黏液及乳汁,可伴有少量血性液或咖啡样物 (2)通常均可有胎便排出,但随着病情的发展,可出现麻痹性肠梗阻,停止排便、排气,偶可排出血便 (3)胃破裂后,大量气体进入腹腔,膈肌上升而影响换气。患儿表现口唇青紫,呼吸困难 (4)由于弥漫性腹膜炎,大量毒素被腹膜吸收,可出现中毒性休克而有苍白、发绀、四肢冷厥以及皮肤花纹等 (5)腹部高度膨胀,腹壁静脉怒张,腹壁水肿或伴有肌紧张 (6)全腹叩诊鼓音,肝浊音界消失,可有移动性浊音及肠鸣音消失

续表

项目	内容
辅助检查	(1)腹部X线检查:立位平片可见到两侧膈肌上升,肝和脾影位于中腹部脊柱两侧,膈下大量游离气体,尤以右侧最显著,可占据全腹2/3,并有大量液体积存在下腹部,因此可见到一个横贯全腹的气液平面 (2)腹腔穿刺术:在侧腹用消毒剂做皮肤准备后用22号或25号针插入,后接针筒,如果针芯后退,提示有气体

(二)新生儿胃穿孔的治疗

1. 术前准备

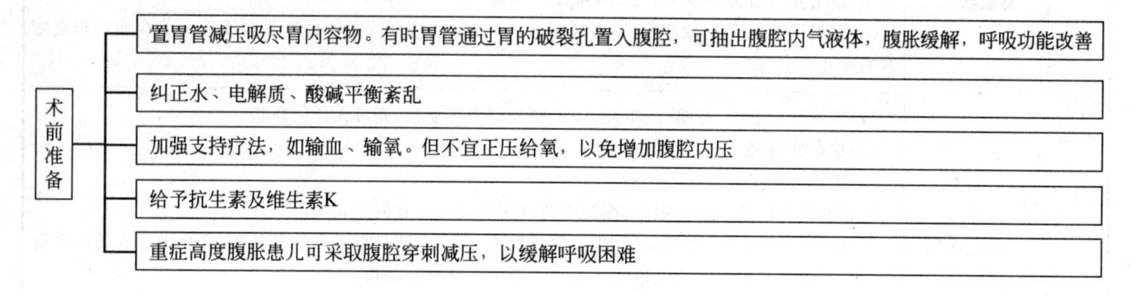
术前准备
置胃管减压吸尽胃内容物。有时胃管通过胃的破裂孔置入腹腔，可抽出腹腔内气液体，腹胀缓解，呼吸功能改善
纠正水、电解质、酸碱平衡紊乱
加强支持疗法，如输血、输氧。但不宜正压给氧，以免增加腹腔内压
给予抗生素及维生素K
重症高度腹胀患儿可采取腹腔穿刺减压，以缓解呼吸困难

2. 手术方式

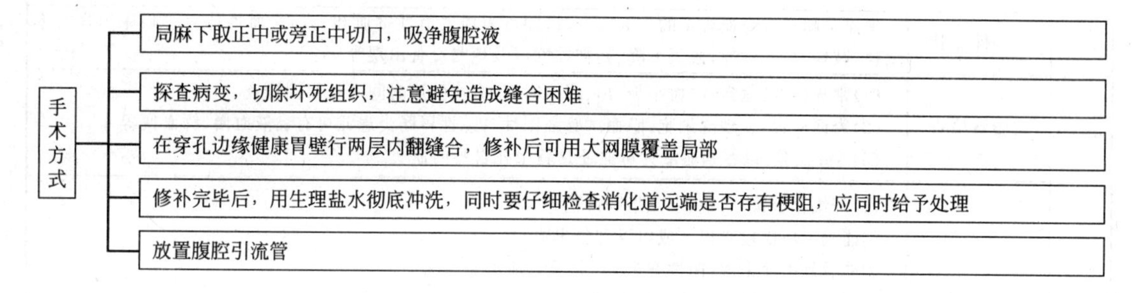
手术方式
局麻下取正中或旁正中切口，吸净腹腔液
探查病变，切除坏死组织，注意避免造成缝合困难
在穿孔边缘健康胃壁行两层内翻缝合，修补后可用大网膜覆盖局部
修补完毕后，用生理盐水彻底冲洗，同时要仔细检查消化道远端是否存有梗阻，应同时给予处理
放置腹腔引流管

3. 术后处理

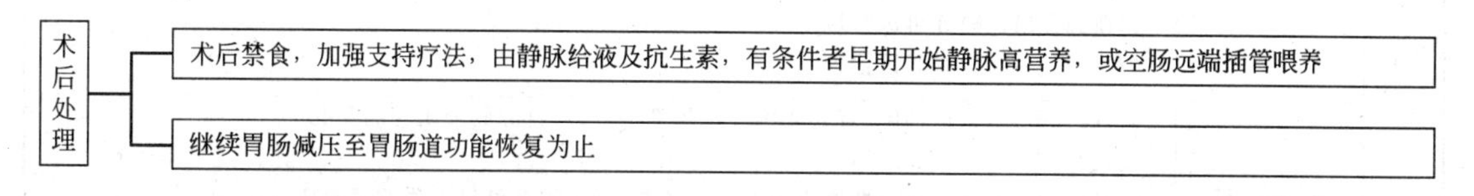
术后处理
术后禁食，加强支持疗法，由静脉给液及抗生素，有条件者早期开始静脉高营养，或空肠远端插管喂养
继续胃肠减压至胃肠道功能恢复为止

(三)新生儿胃穿孔的并发症

弥漫性腹膜炎是新生儿胃穿孔的主要并发症，并可造成休克和多器官功能衰竭，是新生儿胃肠穿孔死亡的主要原因。

七、新生儿呕血和便血

呕血和便血是新生儿消化道出血常见的症状。通常情况下，十二指肠提肌（又称Treitz韧带）以上的消化道出血称上消化道出血，以呕血为主；而下消化道出血则以便血为主。当下消化道的出血量较多，或肠内压力高于胃内压力时，血性液将反流入胃和食管，亦可引起呕血；反之，上消化道出血量大于3ml时，也可有黑便。即黑便时可无呕血，而呕血时往往有黑便。

(一) 新生儿呕血和便血的诊断

新生儿呕血和便血的诊断见表 2-45。

表 2-45 新生儿呕血和便血的诊断

项目		内容
临床表现	假性呕血和(或)便血	(1)咽入母血 (2)咽入自己的血液
	全身性出、凝血疾病	(1)皮肤、皮下的出血点、瘀斑等,出、凝血相检查有异常改变 (2)DIC 患儿临床表现有重症感染、硬肿症或新生儿呼吸窘迫综合征(RDS)等 (3)先天性同种免疫性或被动免疫性血小板减少性紫癜或各种先天性凝血因子缺乏症比较少见 (4)新生儿出血症多在生后 2~6 天出现呕血 (5)迟发性维生素 K 缺乏症,常见于新生儿长期用抗生素、胃肠道外营养或母亲偏食而由母乳喂养的婴儿
	消化道出血性疾病	(1)反流性食管炎:有呕吐、呕血、体重增长缓慢等症状,亦可无任何症状 (2)应激性溃疡 (3)急性胃肠炎 ①患儿都有发热、软弱、呕吐、腹泻等急性胃肠炎所共有的症状 ②大便为黏液血便,有鲜血便、果酱便或黑粪;呕鲜血或是咖啡样棕黑色血,常有胆汁或肠内容物 ③牛乳甚至豆粉引起的过敏性肠炎也可有呕血和(或)便血 (4)肠梗阻 (5)肛门、直肠及乙状结肠疾病:多呈血便而非黑色柏油便
	全身性症状	失血量超过全身血容量的 1/5 以上时,即可表现失血性贫血和(或)失血性休克。临床出现心率增快,肢端发绀、发凉,血压下降、精神委靡以及烦躁交替出现等
辅助检查	实验室检查	(1)常规检查:血常规,血小板,出、凝血时间,凝血酶原时间等一般性检查 (2)粪便检查:发现红细胞,隐血试验强阳性。急性胃肠炎患儿可有黏液血便,鲜血便等 (3)Apt 试验:以鉴别血液为母血还是新生儿自身的血
	内镜	(1)纤维食管镜、胃镜、十二指肠镜检查 ①能确定屈氏韧带以上或以下部位出血 ②能看到出血来源(阳性率为 77%)及具体出血情况 ③能在直视下进行活检和止血 ④能观察到 X 线检查不易发现的浅表、微小病变 ⑤在急性出血时亦可进行检查 (2)纤维直肠镜、结肠镜检查
	X 线检查	(1)腹部平片:采取仰卧、直立或侧卧位腹部平片,可排除肠梗阻与肠穿孔 (2)钡剂造影 ①稀钡剂在非急性出血期造影具有一定价值,常加甲基纤维素作双层对比 ②在十二指肠插管后注入钡剂作小肠造影检查 ③钡灌肠常有助于肠套叠的诊断
	核素扫描	对亚急性或间歇性出血者最有价值
	血管造影术	用于 1.5~2.0ml/min 以上的出血病例检查

(二) 新生儿呕血和便血的治疗

1. 消化道假性出血

消化道假性出血
- 如因吞入分娩时产道的血液或吮吸皲裂的乳头引起,大多无须处理
- 当新生儿咽下口、鼻咽腔的血液而吐血时,应仔细检查,并采取局部疗法及其他抗出血治疗

2. 消化道真性出血

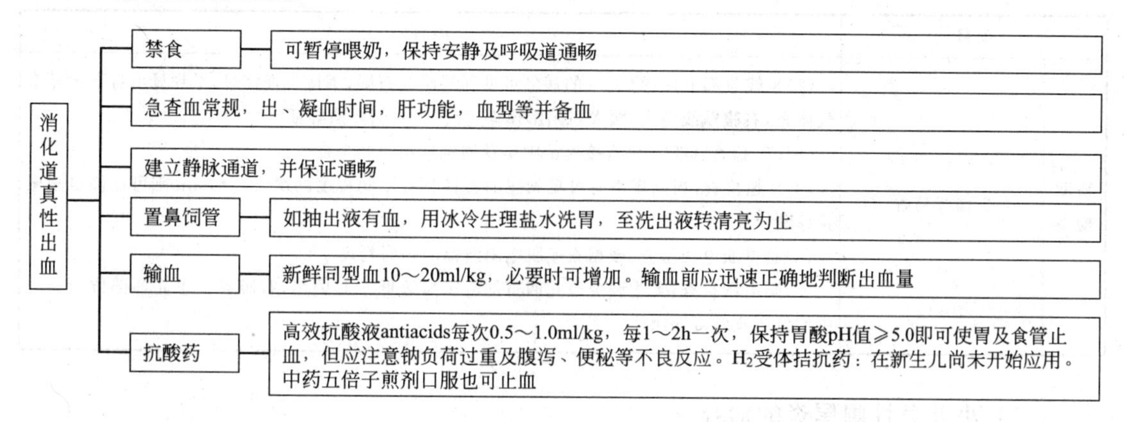
消化道真性出血
禁食
可暂停喂奶，保持安静及呼吸道通畅
急查血常规，出、凝血时间，肝功能，血型等并备血
建立静脉通道，并保证通畅
置鼻饲管
如抽出液有血，用冰冷生理盐水洗胃，至洗出液转清亮为止
输血
新鲜同型血10～20ml/kg，必要时可增加。输血前应迅速正确地判断出血量
抗酸药
高效抗酸液antiacids每次0.5～1.0ml/kg，每1～2h一次，保持胃酸pH值≥5.0即可使胃及食管止血，但应注意钠负荷过重及腹泻、便秘等不良反应。H2受体拮抗药：在新生儿尚未开始应用。中药五倍子煎剂口服也可止血

八、小儿急性阑尾炎

急性阑尾炎是小儿最常见的急腹症。小儿阑尾炎年龄越小，症状越不典型，短时间内即发生穿孔、坏死、弥漫性腹膜炎，如果诊断治疗不及时，则会带来严重的并发症，甚至死亡，因此应加以重视。到目前为止国内外报道婴幼儿急性阑尾炎的误诊率35%～50%，新生儿高达90%以上。由此而产生的穿孔率达33%～52%，阑尾无炎症切除率可达10%～30%。术后并发症高达10%～20%，迄今病死率仍在0.01%以上。

(一) 小儿急性阑尾炎的诊断

小儿急性阑尾炎的诊断见表2-46。

表2-46　小儿急性阑尾炎的诊断

项目		内容
临床表现	腹痛	腹痛范围较广泛，且有时腹痛不是首发症状
	消化道症状	(1)呕吐通常为首发症状，呕吐程度较重，持续时间也长，可因大量呕吐，不能进食而发生脱水和酸中毒 (2)有时可出现腹泻，大便秘结者少见 (3)腹泻为肠道炎症刺激肠蠕动过快所致
	全身症状	发热出现早，可达39～40℃，甚至出现寒战、高热、惊厥、抽搐
	压痛和肌紧张	压痛点多在麦氏点上方
	腹胀和肠鸣音减弱	较为突出
	上呼吸道症状	小儿上呼吸道感染发病率较高
辅助检查	肛门指检	在直肠右前方有炎性浸润和增厚，盆腔有脓肿时有触痛，并有炎性包块形成
	实验室检查	(1)血常规：白细胞总数和中性粒细胞增多 (2)尿、便常规：通常无特殊改变 (3)血清C反应蛋白和纤维结合蛋白值：血清C反应蛋白明显增高，血浆纤维结合蛋白值降低 (4)穿刺液检查：镜检有脓球者，大多为早期化脓性阑尾炎；如穿刺液稀薄，多为早期局限性的腹膜炎；穿刺液脓多且黏稠，或为血性、有粪臭味，涂片可见大量细菌者，多为坏疽性阑尾炎，弥漫性腹膜炎或阑尾周围脓肿

续表

项目		内容
辅助检查	影像学检查	(1)X线腹部平片:约10%的病例可见到阑尾粪石影,阑尾有炎症时,平片显示右下腹异常气体影,右腹壁线消失,腰大肌阴影模糊,腰椎向右侧弯曲等征 (2)CT检查:CT下可直接显示阑尾及周围软组织和炎症 (3)B超检查:当阑尾炎时可见阑尾的直径具有不同程度的增大,≥6mm则可以确定阑尾炎诊断 (4)腹壁肌电图检查:根据腹壁肌电图波幅的强弱判定 (5)肠电图检查:无腹膜炎患儿回盲部电压显著低于对照组,有腹膜炎患儿各部位的肠电图均低于正常对照组

(二)小儿急性阑尾炎的治疗

1. 非手术疗法

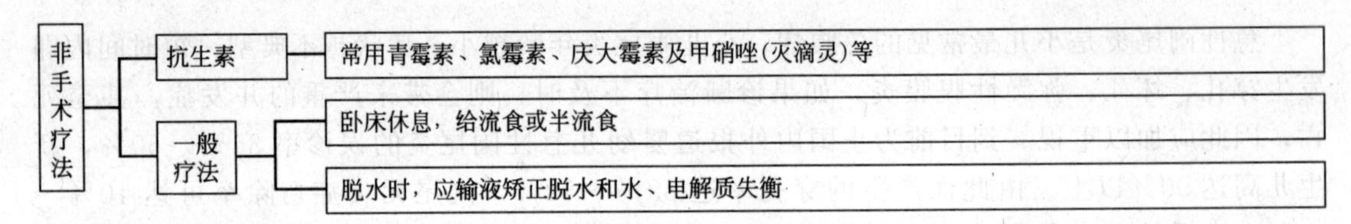

非手术疗法
抗生素
常用青霉素、氯霉素、庆大霉素及甲硝唑(灭滴灵)等
一般疗法
卧床休息,给流食或半流食
脱水时,应输液矫正脱水和水、电解质失衡

2. 手术疗法

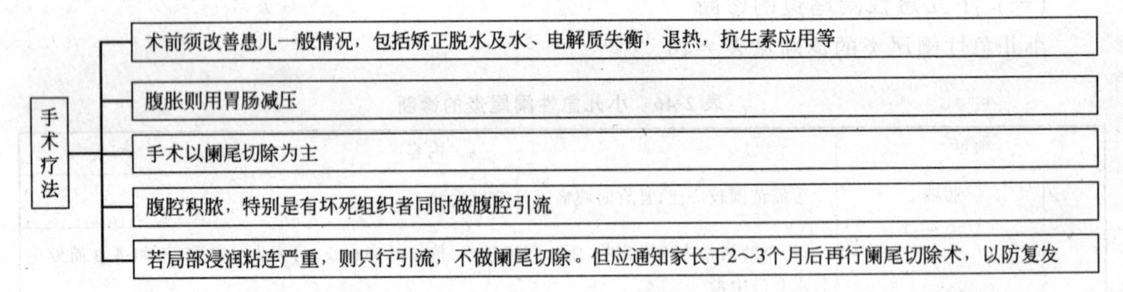

手术疗法
术前须改善患儿一般情况,包括矫正脱水及水、电解质失衡,退热,抗生素应用等
腹胀则用胃肠减压
手术以阑尾切除为主
腹腔积脓,特别是有坏死组织者同时做腹腔引流
若局部浸润粘连严重,则只行引流,不做阑尾切除。但应通知家长于2～3个月后再行阑尾切除术,以防复发

(三)小儿急性阑尾炎的并发症

1. 残余脓肿

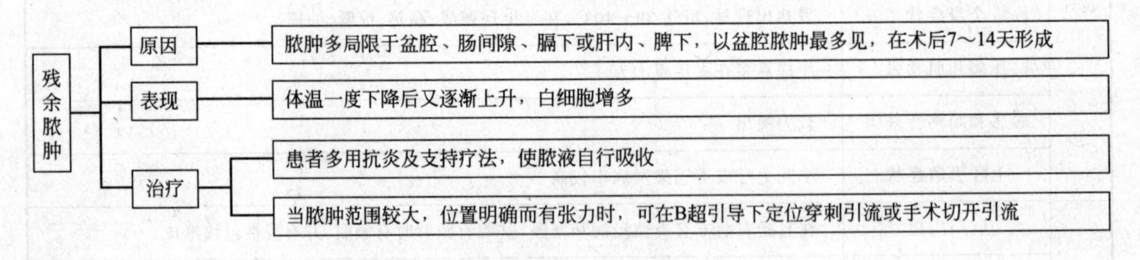

残余脓肿
原因
脓肿多局限于盆腔、肠间隙、膈下或肝内、脾下,以盆腔脓肿最多见,在术后7～14天形成
表现
体温一度下降后又逐渐上升,白细胞增多
治疗
患者多用抗炎及支持疗法,使脓液自行吸收
当脓肿范围较大,位置明确而有张力时,可在B超引导下定位穿刺引流或手术切开引流

2. 粘连性肠梗阻

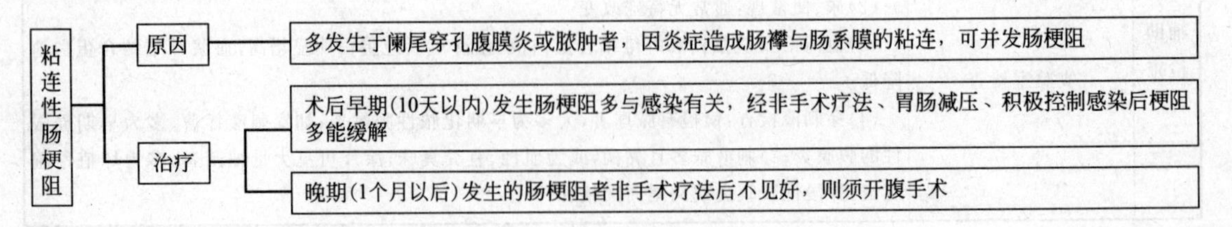

粘连性肠梗阻
原因
多发生于阑尾穿孔腹膜炎或脓肿者,因炎症造成肠襻与肠系膜的粘连,可并发肠梗阻
治疗
术后早期(10天以内)发生肠梗阻多与感染有关,经非手术疗法、胃肠减压、积极控制感染后梗阻多能缓解
晚期(1个月以后)发生的肠梗阻者非手术疗法后不见好,则须开腹手术

3. 粪瘘

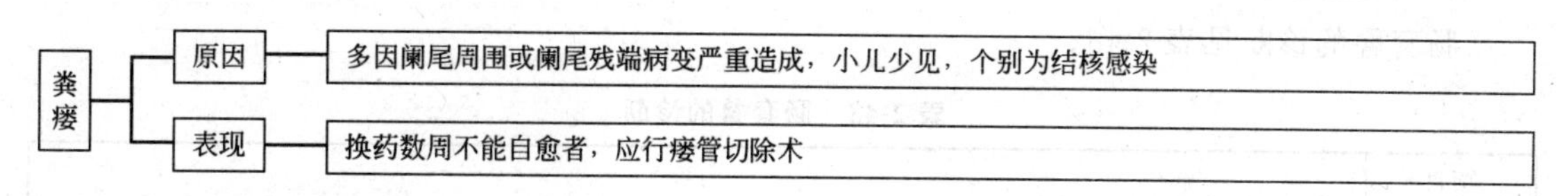
粪瘘
原因
多因阑尾周围或阑尾残端病变严重造成，小儿少见，个别为结核感染
表现
换药数周不能自愈者，应行瘘管切除术

九、小儿急性肠系膜淋巴结炎

肠系膜淋巴结炎是小儿腹痛的常见病因之一，临床上易与急性阑尾炎相混淆，常见于7岁以下的小儿，多属病毒感染，好发于冬春季节，往往在急性上呼吸道感染病程中并发或继发于肠道炎症之后。典型症状为发热、腹痛、呕吐，有时伴腹泻或便秘。

(一) 小儿急性肠系膜淋巴结炎的诊断

小儿急性肠系膜淋巴结炎的诊断见表2-47。

表2-47　小儿急性肠系膜淋巴结炎的诊断

项目		内容
临床表现		(1)典型表现为在上呼吸道感染后有咽痛，倦怠不适，随后发热、腹痛、呕吐，有时伴腹泻或便秘 (2)约20%的患儿有颈部淋巴结肿大，腹痛是本病最早出现的症状，以右下腹常见，可表现为隐痛或痉挛性疼痛，在两次疼痛间隙患儿感觉较好 (3)最敏感的触痛部位可能每次体检都不同，压痛部位靠近中线或偏高，不似急性阑尾炎时固定，并且程度比急性阑尾性炎轻微，少有反跳痛及腹肌紧张 (4)偶可在右下腹部扪及具有压痛的小结节样肿物，为肿大的肠系膜淋巴结 (5)有些患者可能并发肠梗阻 (6)年龄较小患儿在临床上出现和阑尾炎相似的症状，但病情较轻，而无腹肌紧张者，应考虑急性肠系膜淋巴结炎
辅助检查	实验室检查	(1)起病后白细胞可正常或轻度增高 (2)病理表现为淋巴结增生、水肿、充血，但血培养常为阴性 (3)大、小便常规均正常
	其他辅助检查	超声检查表现为腹腔肠系膜增厚，并可见肠系膜淋巴结多发肿大，大小不等多位于右下腹，其外形光滑、完整，皮髓质分界清，呈低回声，其内回声均匀，腹腔可见少量液性暗区

(二) 小儿急性肠系膜淋巴结炎的治疗

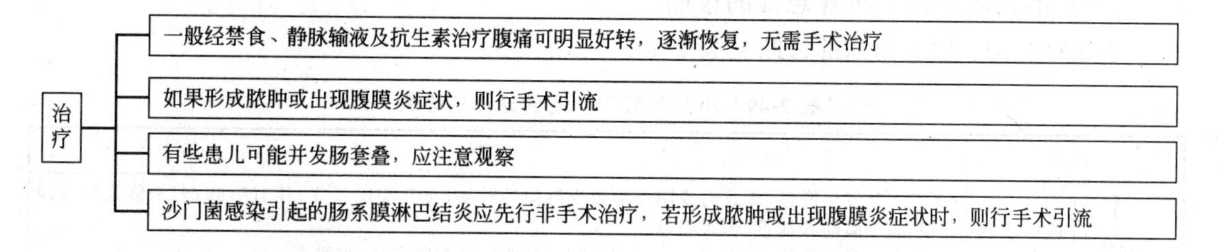
治疗
一般经禁食、静脉输液及抗生素治疗腹痛可明显好转，逐渐恢复，无需手术治疗
如果形成脓肿或出现腹膜炎症状，则行手术引流
有些患儿可能并发肠套叠，应注意观察
沙门菌感染引起的肠系膜淋巴结炎应先行非手术治疗，若形成脓肿或出现腹膜炎症状时，则行手术引流

十、肠套叠

肠套叠是指近端肠段及其肠系膜套入远端肠腔，引起肠梗阻的一种婴幼儿常见急腹症。肠套叠是小儿肠梗阻的常见病因，常发生于2岁以下的儿童。最多见的为回肠末端套入结肠。在我国发病率较高，占婴儿肠梗阻的首位。

（一）肠套叠的诊断

肠套叠的诊断见表2-48。

表2-48　肠套叠的诊断

项目	内容
临床表现	(1)规律性阵发性腹痛，伴有腹胀、呕吐等肠梗阻症状 (2)血便，多为红果酱样。肛指检查手套上有血便 (3)腹部可扪及腊肠样包块，可活动，有压痛，回结型套叠右下腹扪诊空虚感
辅助检查	(1)X线检查见肠胀气和气液面 (2)回结型、结肠型套叠：钡剂灌肠多可见典型的杯状阴影或钳形充盈缺损

（二）肠套叠的治疗

1. 非手术疗法

2. 手术疗法

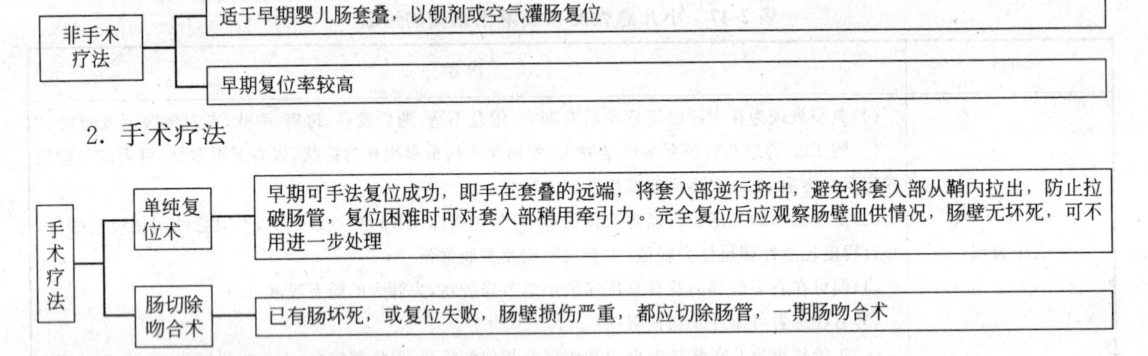

非手术疗法
适于早期婴儿肠套叠，以钡剂或空气灌肠复位
早期复位率较高
手术疗法
单纯复位术
早期可手法复位成功，即手在套叠的远端，将套入部逆行挤出，避免将套入部从鞘内拉出，防止拉破肠管，复位困难时可对套入部稍用牵引力。完全复位后应观察肠壁血供情况，肠壁无坏死，可不用进一步处理
肠切除吻合术
已有肠坏死，或复位失败，肠壁损伤严重，都应切除肠管，一期肠吻合术

十一、小儿腹股沟、阴囊急症

小儿腹股沟、阴囊急症指小儿时期以腹股沟、阴囊急性疼痛及肿胀为主要临床表现的一组外科疾病。在小儿最常见的是腹股沟斜疝嵌顿（嵌顿疝），其次是睾丸附件扭转与睾丸扭转。急性附睾炎、睾丸炎的发病率远低于成年人，其中急性单纯性睾丸炎多见于流行性腮腺炎的并发症。急性鞘膜炎早年没有受到足够的重视。急性腹股沟淋巴结炎可继发于外阴或下肢急性化脓性感染。个别阴囊表面肿胀未能明确病因，暂称为特发性阴囊水肿。其他还包括精索静脉血栓形成、急性精索静脉曲张、阴囊脂肪急性坏死、阴囊外伤血肿或积血、睾丸肿瘤、白血病阴囊浸润及阴囊脓肿等引起的阴囊肿胀。

（一）小儿腹股沟、阴囊急症的诊断

小儿腹股沟、阴囊急症的诊断见表2-49。

表2-49　小儿腹股沟、阴囊急症的诊断

项目		内容
嵌顿疝	临床表现	(1)一旦发生嵌顿，腹股沟或阴囊部出现疼痛性肿块，小儿哭闹不安，伴有呕吐，若未能及时发现处理，肠梗阻症状加重，腹胀明显 (2)呕吐肠内容物、便血，提示已有肠绞窄，最终进展为肠穿孔、腹膜炎
	辅助检查	肿块局部X线平片如见到充气肠曲，甚至出现液平面
睾丸扭转	临床表现	(1)新生儿睾丸扭转：阴囊皮肤可能水肿、变色、肿块硬、无疼痛、不透光 (2)隐睾扭转：疼痛性肿块多在腹股沟部，如果是腹内隐睾疼痛表现在下腹部，如果是右侧腹内隐睾，症状和体征颇似急性阑尾炎
	辅助检查	检查如发现患侧阴囊空虚，未及睾丸，诊断即可明确

续表

<table>
<tr><th colspan="2">项目</th><th>内容</th></tr>
<tr><td colspan="2">睾丸附件扭转</td><td>(1)睾丸附件扭转多见于年长儿童，症状和睾丸扭转相同，但程度较轻，部分有外伤史或剧烈运动史
(2)早期体检局部可见蓝圆点征，是皮下睾丸附件坏死的症状，并可扪及明显触痛的结节而睾丸无触痛</td></tr>
<tr><td colspan="2">急性鞘膜炎</td><td>(1)急性鞘膜炎常有感染症状，而体温不高
(2)阴囊红肿弥漫，和嵌顿疝晚期的局部征象颇为相似，但肠管疝入的嵌顿疝晚期肠梗阻表现明显，而鞘膜炎并无显著胃肠道症状
(3)如在疼痛性肿块以外扪及睾丸，则睾丸或睾丸附件扭转的可能性极少，而考虑为精索鞘膜炎</td></tr>
<tr><td rowspan="2">急性
睾丸炎、
附睾炎</td><td>临床表现</td><td>(1)睾丸和附睾炎极少发生在学龄前儿童，随年龄增长发病率有所上升
(2)特异性感染：起病较急，阴囊红肿以患侧为主，严重者整个阴囊和会阴部浸润性红肿，疼痛呈渐进性，偶有尿频、尿急、排尿困难等尿路刺激症状</td></tr>
<tr><td>辅助检查</td><td>(1)尿常规检查：阳性
(2)超声多普勒及放射性核素扫描，对腹股沟、阴囊急症的鉴别很有帮助</td></tr>
<tr><td colspan="2">急性精索
静脉血栓形成</td><td>(1)临床表现为腹股沟部疼痛，精索肿胀伴阴囊水肿，触诊睾丸正常而附睾坚硬
(2)选择性静脉造影，可见精索静脉闭锁不全和充盈缺损</td></tr>
<tr><td colspan="2">阴囊脂肪急性坏死</td><td>阴囊明显肿胀、疼痛</td></tr>
<tr><td colspan="2">特发性阴囊水肿</td><td>阴囊明显肿胀，但红热感不重，手术探查不能发现精索或鞘膜囊明显病变</td></tr>
<tr><td colspan="2">急性腹股沟淋巴结炎</td><td>患儿多有急性感染表现，局部红肿比较弥漫，既无肠梗阻症状，睾丸也无肿痛，有时可伴有外阴部感染病灶</td></tr>
</table>

（二）小儿腹股沟、阴囊急症的治疗

1．嵌顿疝

（1）手法复位：凡嵌顿时间在12h内，患儿全身和局部情况良好者，应先行手法复位，等到疝复位2～3天后，局部水肿消退，再行手术治疗。

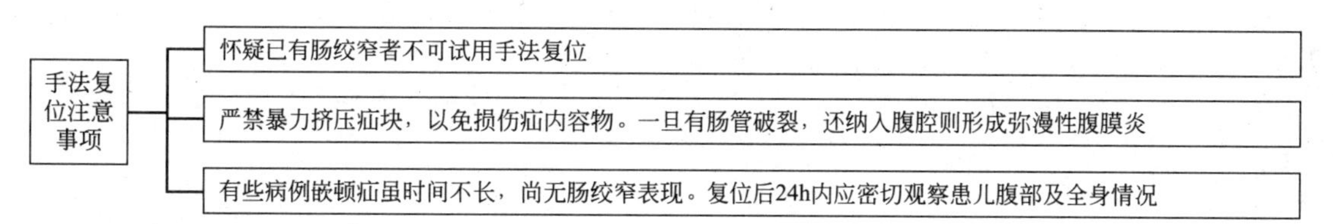
手法复位注意事项
怀疑已有肠绞窄者不可试用手法复位
严禁暴力挤压疝块，以免损伤疝内容物。一旦有肠管破裂，还纳入腹腔则形成弥漫性腹膜炎
有些病例嵌顿疝虽时间不长，尚无肠绞窄表现。复位后24h内应密切观察患儿腹部及全身情况

（2）手术指征

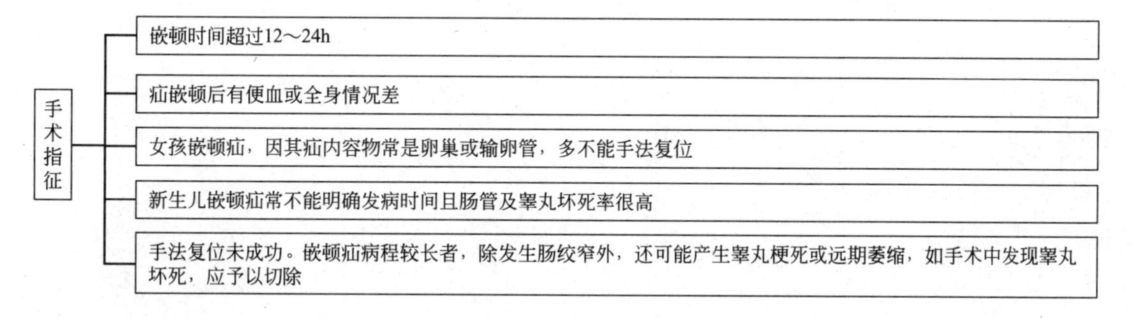
手术指征
嵌顿时间超过12～24h
疝嵌顿后有便血或全身情况差
女孩嵌顿疝，因其疝内容物常是卵巢或输卵管，多不能手法复位
新生儿嵌顿疝常不能明确发病时间且肠管及睾丸坏死率很高
手法复位未成功。嵌顿疝病程较长者，除发生肠绞窄外，还可能产生睾丸梗死或远期萎缩，如手术中发现睾丸坏死，应予以切除

2．睾丸扭转

睾丸对缺血的耐受力极差，故应积极手术探查。

3. 睾丸附件扭转

手术切除坏死附件。

4. 急性鞘膜炎

经手术切开引流后，临床症状迅速缓解改善。

5. 急性附睾炎

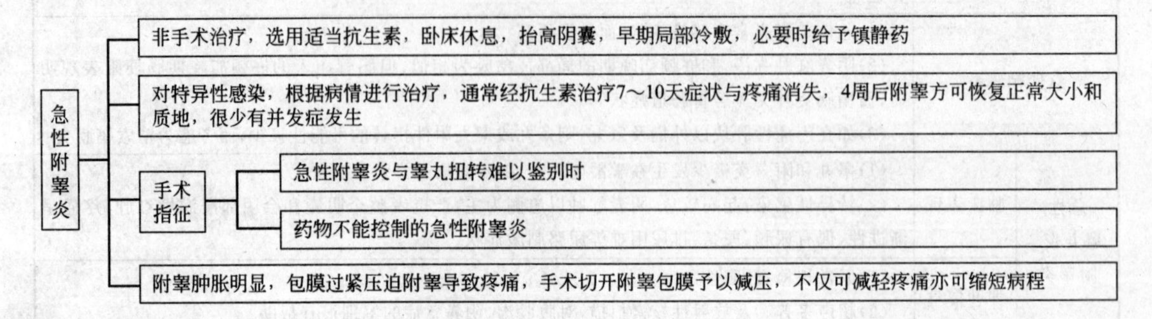
急性附睾炎
非手术治疗，选用适当抗生素，卧床休息，抬高阴囊，早期局部冷敷，必要时给予镇静药
对特异性感染，根据病情进行治疗，通常经抗生素治疗7～10天症状与疼痛消失，4周后附睾方可恢复正常大小和质地，很少有并发症发生
手术指征
急性附睾炎与睾丸扭转难以鉴别时
药物不能控制的急性附睾炎
附睾肿胀明显，包膜过紧压迫附睾导致疼痛，手术切开附睾包膜予以减压，不仅可减轻疼痛亦可缩短病程

6. 精索静脉血栓形成和阴囊特发性水肿

比较少见，手术虽无明显益处，但及早探查以免嵌顿疝和睾丸扭转的误诊。

7. 腹股沟淋巴结炎

及早进行手术探查。

第三章 骨科常见急症的诊疗

第一节 上肢骨折

一、锁骨骨折

锁骨骨折占全身骨折的6%左右，多见于青壮年和儿童。间接与直接暴力都可引起锁骨骨折，但间接暴力较多，如跌倒时，手掌、肘部或肩部着地，传导暴力冲击锁骨造成骨折，直接暴力亦可从下方或上方作用于锁骨发生骨折。粉碎性骨折的骨折片如果向下移位，有压迫或刺伤锁骨下神经和血管的可能；如果骨折片向上移位，有穿破皮肤形成开放性骨折的可能。

(一) 锁骨骨折的诊断

锁骨骨折的诊断见表3-1。

表3-1 锁骨骨折的诊断

项目		内容
病史		有明显外伤史
临床表现	症状	锁骨位于皮下，局部压痛、肿胀明显，骨折移位明显可见畸形
	体征	典型体征可见头偏向伤侧，同时用健侧手托住伤侧前臂和肘部，有时可闻及骨擦音、触及骨擦感
辅助检查	X线检查	可明确骨折情况
	CT扫描和三维结构重建	可以明确肩部相邻骨情况及各骨折块空间位置

(二) 锁骨骨折的治疗

1. 非手术治疗

非手术治疗
- 儿童青枝骨折或不全骨折采用外固定，例如三角巾、颈腕吊带悬吊或“8”字绷带固定2～3周即可痊愈
- 锁骨中1/3或中外1/3有移位骨折手法复位后“8”字绷带外固定，注意保护绷带下受压部位，不要压迫血管或神经，可增加棉垫
- 粉碎性骨折复位困难，不要求解剖复位，更不可用暴力，以防损伤周围组织
- 无喙锁韧带断裂的锁骨外端或外1/3有移位骨折，手法复位后石膏条绕压固定、肩锁吊带固定法或石膏条顶压

2. 手术治疗

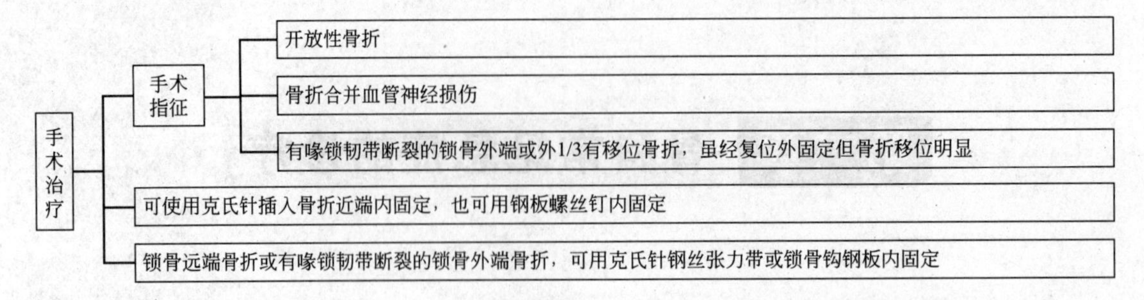
手术治疗
手术指征
开放性骨折
骨折合并血管神经损伤
有喙锁韧带断裂的锁骨外端或外1/3有移位骨折，虽经复位外固定但骨折移位明显
可使用克氏针插入骨折近端内固定，也可用钢板螺丝钉内固定
锁骨远端骨折或有喙锁韧带断裂的锁骨外端骨折，可用克氏针钢丝张力带或锁骨钩钢板内固定

二、肱骨外科颈骨折

肱骨外科颈骨折是指多发在肱骨解剖颈以下 2～3cm 处，相当于肱骨大、小结节下缘及肱骨干交界部位的骨折。多见于老年人。常由间接暴力导致，如跌倒时手掌部或肘部着地，暴力传导至肱骨外科颈处引起骨折。少数是局部受直接暴力所致。

(一) 肱骨外科颈骨折的诊断

肱骨外科颈骨折的诊断见表 3-2。

表 3-2　肱骨外科颈骨折的诊断

项目	内容
病史	有明显的外伤史
临床表现	(1)骨折局部疼痛、肿胀、皮肤有瘀斑，肩部活动明显受限 (2)腋下可触及骨折端及骨擦感 (3)外展型骨折，肩部稍向下凹陷，上肢呈外展位，但肩峰下不空虚，可与肩关节脱位相鉴别
辅助检查	肩关节正位穿胸位 X 线片可明确诊断及骨折移位情况

(二) 肱骨外科颈骨折的治疗

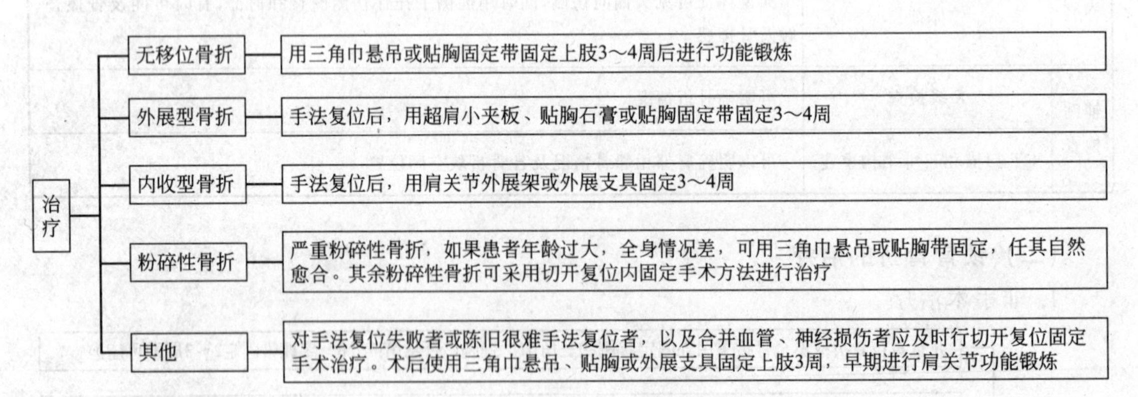
治疗
无移位骨折
用三角巾悬吊或贴胸固定带固定上肢3～4周后进行功能锻炼
外展型骨折
手法复位后，用超肩小夹板、贴胸石膏或贴胸固定带固定3～4周
内收型骨折
手法复位后，用肩关节外展架或外展支具固定3～4周
粉碎性骨折
严重粉碎性骨折，如果患者年龄过大，全身情况差，可用三角巾悬吊或贴胸带固定，任其自然愈合。其余粉碎性骨折可采用切开复位内固定手术方法进行治疗
其他
对手法复位失败者或陈旧很难手法复位者，以及合并血管、神经损伤者应及时行切开复位固定手术治疗。术后使用三角巾悬吊、贴胸或外展支具固定上肢3周，早期进行肩关节功能锻炼

三、肱骨干骨折

肱骨外科颈下 1～2cm 至肱骨髁上 2cm 段内的骨折称为肱骨干骨折。肱骨干中 1/3 骨折最多见，下 1/3 骨折次之，上 1/3 骨折罕见。中、下 1/3 交界处骨折易合并桡神经损伤，下 1/3 骨折易发生骨不连。

（一）肱骨干骨折的诊断

肱骨干骨折的诊断见表 3-3。

表 3-3　肱骨干骨折的诊断

项目	内容
病史	多有明显的外伤史
临床表现	(1)局部疼痛、肿胀、压痛，上臂缩短或成角畸形 (2)上臂有异常活动，有骨擦感和骨擦音 (3)合并有桡神经损伤者可出现垂腕，拇指无法伸展，各掌指关节不能伸直，手背桡侧皮肤感觉迟钝或消失
辅助检查	X 线摄片可确定骨折的类型和移位方向

（二）肱骨干骨折的治疗

1. 不全骨折或无移位的骨折

用小夹板、贴胸石膏或支具固定 3～4 周，前臂悬吊胸前，并进行功能锻炼。

2. 移位的骨折

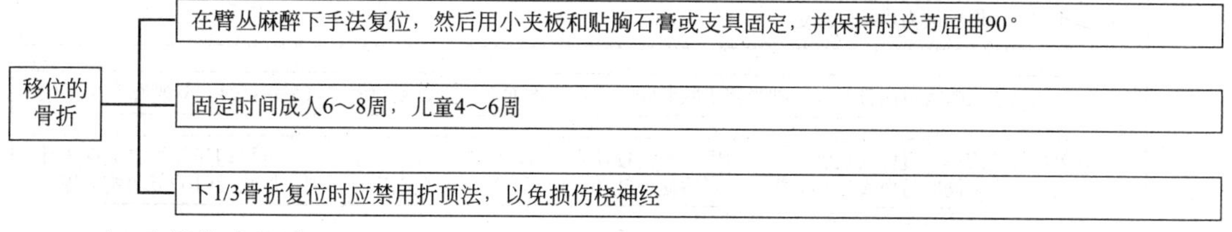
移位的骨折
在臂丛麻醉下手法复位，然后用小夹板和贴胸石膏或支具固定，并保持肘关节屈曲90°
固定时间成人6～8周，儿童4～6周
下1/3骨折复位时应禁用折顶法，以免损伤桡神经

3. 切开复位内固定

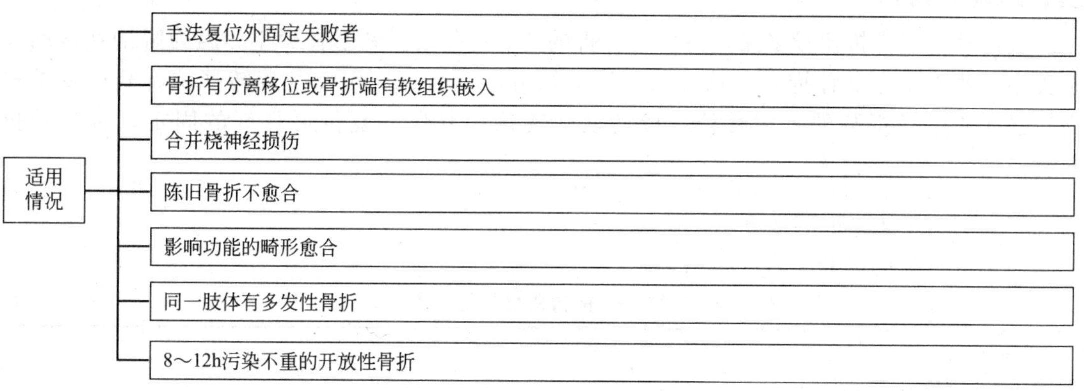
适用情况
手法复位外固定失败者
骨折有分离移位或骨折端有软组织嵌入
合并桡神经损伤
陈旧骨折不愈合
影响功能的畸形愈合
同一肢体有多发性骨折
8～12h污染不重的开放性骨折

上、中 1/3 骨折可采用髓内针或带锁髓内钉固定，中、下 1/3 骨折可以采用钢板螺钉或体外固定器固定，陈旧骨折骨不连者，应同时进行植骨。

四、肱骨髁上骨折

肱骨髁上骨折是指骨折或同时经过内、外髁上方的骨折，多见于儿童，占儿童肘部骨折的 30%～40%。对肱骨髁上骨折处理不当容易引起 Volkmann 缺血性肌挛缩和肘内翻畸形。

（一）肱骨髁上骨折的诊断

肱骨髁上骨折的诊断见表 3-4。

表 3-4　肱骨髁上骨折的诊断

项目	内容
病史	多系间接暴力所致

续表

项目	内容
临床表现	(1)伤后局部疼痛、肿胀、皮肤瘀斑、水疱,肘关节活动障碍 (2)伸直型骨折时,骨折远端及鹰嘴向后方突出,但肘后三角仍保持正常关系 (3)如果合并肱动脉损伤或被骨折端压迫时,早期出现剧烈疼痛,桡动脉搏动减弱或消失,手部皮肤苍白或发绀,肢端发凉、麻木,如果处理不及时,可发生前臂 Volkamann 缺血性肌挛缩 (4)如果正中神经、尺神经、桡神经等神经受损伤时可出现相应的症状
辅助检查	X线摄片可明确骨折类型及移位情况

(二)肱骨髁上骨折的治疗

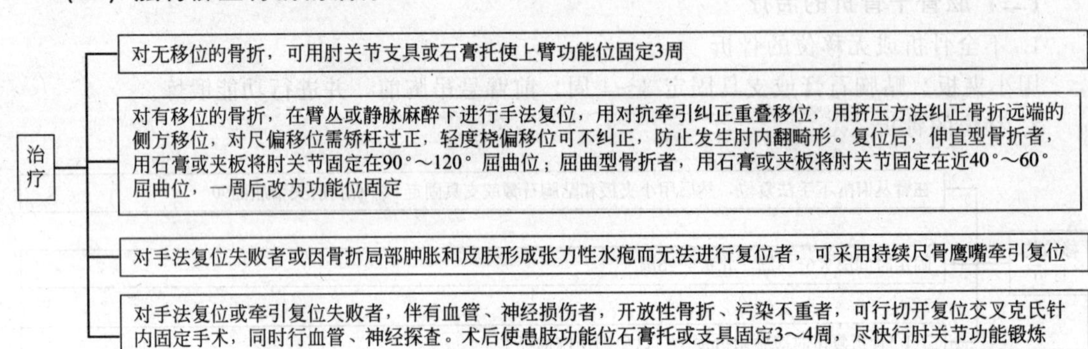
治疗
对无移位的骨折，可用肘关节支具或石膏托使上臂功能位固定3周
对有移位的骨折，在臂丛或静脉麻醉下进行手法复位，用对抗牵引纠正重叠移位，用挤压方法纠正骨折远端的侧方移位，对尺偏移位需矫枉过正，轻度桡偏移位可不纠正，防止发生肘内翻畸形。复位后，伸直型骨折者，用石膏或夹板将肘关节固定在90°～120° 屈曲位；屈曲型骨折者，用石膏或夹板将肘关节固定在近40°～60° 屈曲位，一周后改为功能位固定
对手法复位失败者或因骨折局部肿胀和皮肤形成张力性水疱而无法进行复位者，可采用持续尺骨鹰嘴牵引复位
对手法复位或牵引复位失败者，伴有血管、神经损伤者，开放性骨折、污染不重者，可行切开复位交叉克氏针内固定手术，同时行血管、神经探查。术后使患肢功能位石膏托或支具固定3～4周，尽快行肘关节功能锻炼

五、前臂双骨折

尺桡骨干双骨折比较多见，占全身骨折的6%左右。多见于青少年。因为解剖功能的复杂关系，两骨干完全骨折后，骨折端可发生侧方、重叠、成角以及旋转移位，复位要求较高。必须纠正骨折端的种种移位，特别是旋转移位并保持复位后良好的固定，直至骨折愈合。

(一)前臂双骨折的诊断

前臂双骨折的诊断见表 3-5。

表 3-5　前臂双骨折的诊断

项目	内容
病史	有明显的外伤史
临床表现	(1)伤后前臂疼痛、肿胀、畸形、活动受限,可触及骨擦感或听到骨擦音 (2)尺骨干上 1/3 骨折合并桡骨头脱位,称为孟氏(Monteggia)骨折 (3)桡骨干下 1/3 骨折合并尺骨小头脱位,称为盖氏(Galeazzi)骨折
辅助检查	X线摄片可了解骨折类型及移位情况。X线摄片应包括上、下尺桡关节,以明确有无上、下尺桡关节脱位

(二)前臂双骨折的治疗

1. 手术治疗

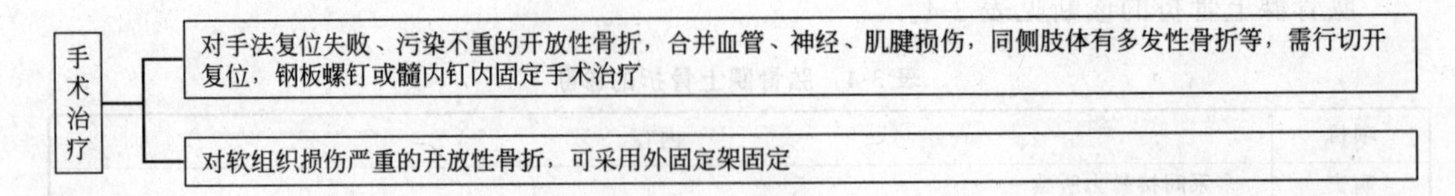
手术治疗
对手法复位失败、污染不重的开放性骨折，合并血管、神经、肌腱损伤，同侧肢体有多发性骨折等，需行切开复位，钢板螺钉或髓内钉内固定手术治疗
对软组织损伤严重的开放性骨折，可采用外固定架固定

2. 非手术治疗

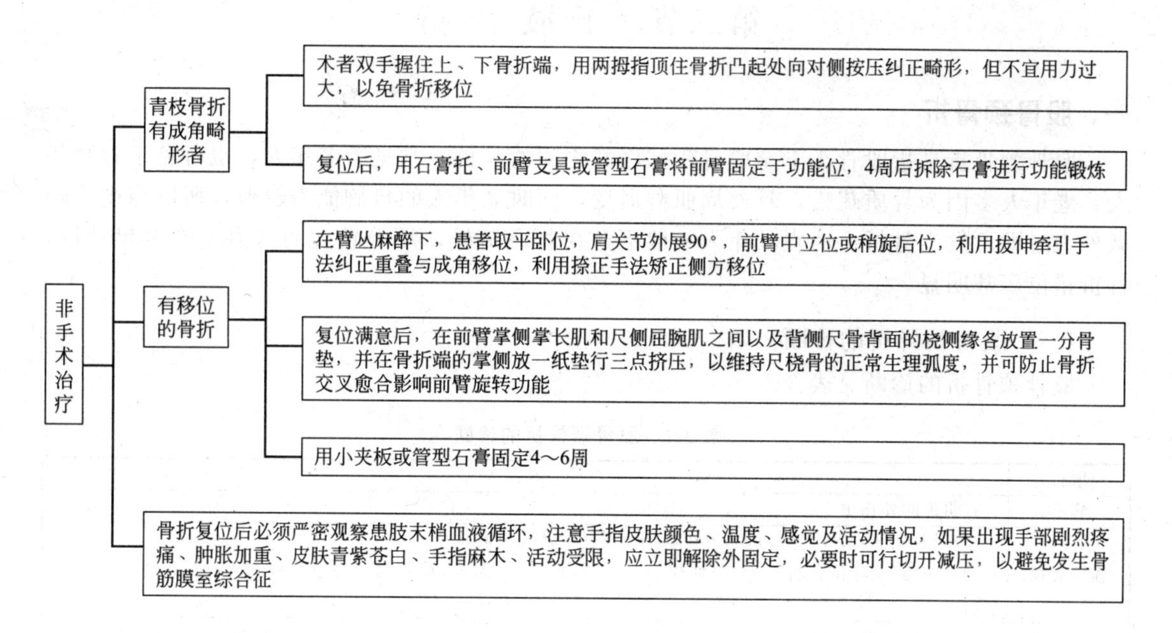
非手术治疗
青枝骨折有成角畸形者
术者双手握住上、下骨折端，用两拇指顶住骨折凸起处向对侧按压纠正畸形，但不宜用力过大，以免骨折移位
复位后，用石膏托、前臂支具或管型石膏将前臂固定于功能位，4周后拆除石膏进行功能锻炼
有移位的骨折
在臂丛麻醉下，患者取平卧位，肩关节外展90°，前臂中立位或稍旋后位，利用拔伸牵引手法纠正重叠与成角移位，利用捺正手法矫正侧方移位
复位满意后，在前臂掌侧掌长肌和尺侧屈腕肌之间以及背侧尺骨背面的桡侧缘各放置一分骨垫，并在骨折端的掌侧放一纸垫行三点挤压，以维持尺桡骨的正常生理弧度，并可防止骨折交叉愈合影响前臂旋转功能
用小夹板或管型石膏固定4～6周
骨折复位后必须严密观察患肢末梢血液循环，注意手指皮肤颜色、温度、感觉及活动情况，如果出现手部剧烈疼痛、肿胀加重、皮肤青紫苍白、手指麻木、活动受限，应立即解除外固定，必要时可行切开减压，以避免发生骨筋膜室综合征

六、桡骨下端骨折

桡骨下端骨折系指下端 3cm 范围内的骨折，常见于中老年骨质疏松患者。

（一）桡骨下端骨折的诊断

桡骨下端骨折的诊断见表 3-6。

表 3-6　桡骨下端骨折的诊断

项目	内容
病史	有明显的外伤史
临床表现	(1)跌倒后，腕部肿胀，功能障碍。伸直型骨折移位显著时，手腕部呈“锅铲状”或“枪刺状”畸形 (2)屈曲型骨折腕部呈“反餐叉”样畸形，有时伴有拇指伸展功能受限
辅助检查	X 线摄片可明确骨折类型

（二）桡骨下端骨折的治疗

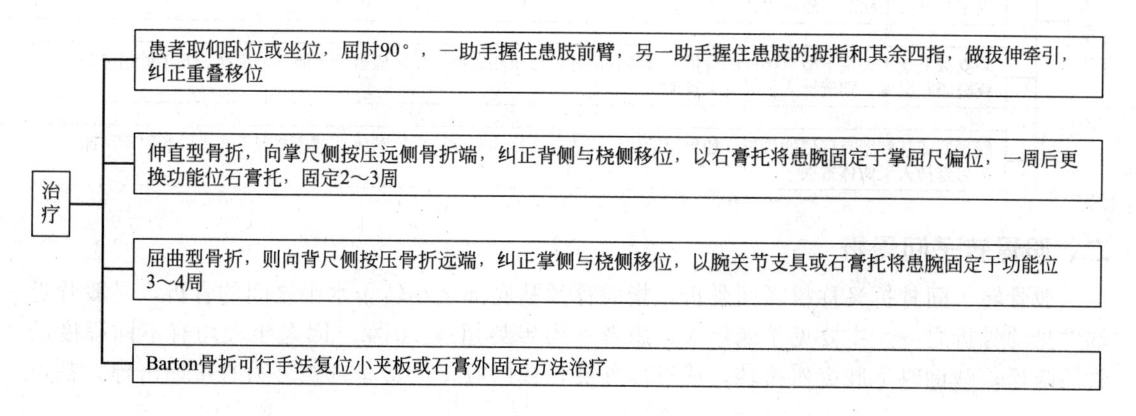
治疗
患者取仰卧位或坐位，屈肘90°，一助手握住患肢前臂，另一助手握住患肢的拇指和其余四指，做拔伸牵引，纠正重叠移位
伸直型骨折，向掌尺侧按压远侧骨折端，纠正背侧与桡侧移位，以石膏托将患腕固定于掌屈尺偏位，一周后更换功能位石膏托，固定2～3周
屈曲型骨折，则向背尺侧按压骨折远端，纠正掌侧与桡侧移位，以腕关节支具或石膏托将患腕固定于功能位3～4周
Barton骨折可行手法复位小夹板或石膏外固定方法治疗

第二节　下肢骨折

一、股骨颈骨折

股骨颈骨折是指股骨头下至股骨颈基底部之间的骨折，常见于老年人，也可见于青壮年人。老年人多因为骨质疏松，且髋周肌群退变，同时老年人的自御能力较差，所以当遭受轻微外力时即可发生骨折。而青壮年人一般不存在骨质疏松，承受较大的暴力才能引起骨折，骨折错位多甚明显。

（一）股骨颈骨折的诊断

股骨颈骨折的诊断见表 3-7。

表 3-7　股骨颈骨折的诊断

项目	内容
病史	有明确的外伤史
临床表现	(1)患髋疼痛,功能障碍,伤肢呈外旋、缩短畸形,纵向叩击痛 (2)“嵌插”无移位骨折患者,疼痛较轻,尚可行走,容易漏诊,检查时应注意伤肢有无外旋畸形及纵轴叩击痛
辅助检查	X线片可明确诊断,并可确定骨折类型

（二）股骨颈骨折的治疗

1. 非手术治疗

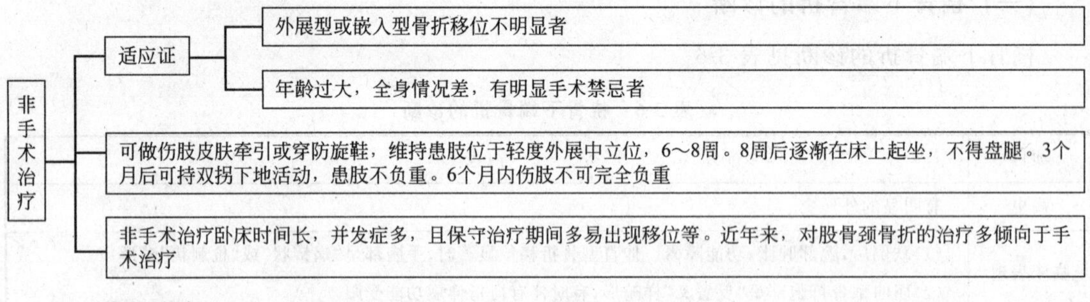
非手术治疗
适应证
外展型或嵌入型骨折移位不明显者
年龄过大，全身情况差，有明显手术禁忌者
可做伤肢皮肤牵引或穿防旋鞋，维持患肢位于轻度外展中立位，6～8周。8周后逐渐在床上起坐，不得盘腿。3个月后可持双拐下地活动，患肢不负重。6个月内伤肢不可完全负重
非手术治疗卧床时间长，并发症多，且保守治疗期间多易出现移位等。近年来，对股骨颈骨折的治疗多倾向于手术治疗

2. 手术治疗

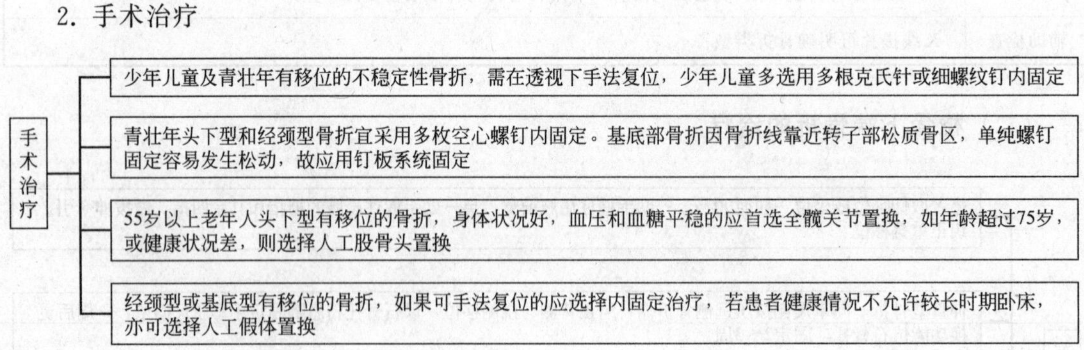
手术治疗
少年儿童及青壮年有移位的不稳定性骨折，需在透视下手法复位，少年儿童多选用多根克氏针或细螺纹钉内固定
青壮年头下型和经颈型骨折宜采用多枚空心螺钉内固定。基底部骨折因骨折线靠近转子部松质骨区，单纯螺钉固定容易发生松动，故应用钉板系统固定
55岁以上老年人头下型有移位的骨折，身体状况好，血压和血糖平稳的应首选全髋关节置换，如年龄超过75岁，或健康状况差，则选择人工股骨头置换
经颈型或基底型有移位的骨折，如果可手法复位的应选择内固定治疗，若患者健康情况不允许较长时期卧床，亦可选择人工假体置换

二、股骨转子间骨折

股骨转子间骨折又称粗隆间骨折，指股骨颈基底部至小转子水平之间的骨折，是股骨近端常见的骨折之一。主要见于老年人，患者平均年龄超过 70 岁。因老年人均有不同程度的骨质疏松，跌倒时下肢突然扭转，或过度外展，或内收，大转子部被外力直接撞击等，都可

引起不同类型的股骨转子间骨折。

（一）股骨转子间骨折的诊断

股骨转子间骨折的诊断见表 3-8。

表 3-8　股骨转子间骨折的诊断

项目	内容
病史	有明显的外伤史
临床表现	(1)股骨转子间骨折和股骨颈骨折症状相似，但局部肿胀、疼痛，伤肢功能障碍可更加明显 (2)患肢缩短，并呈 90°外旋畸形
辅助检查	X 线片可明确诊断骨折类型

（二）股骨转子间骨折的治疗

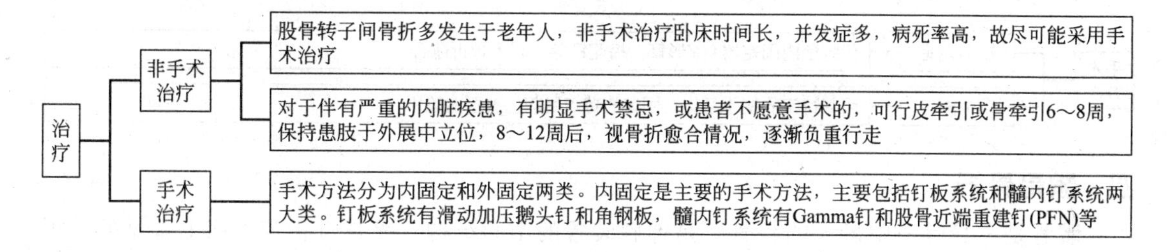
治疗
非手术治疗
股骨转子间骨折多发生于老年人，非手术治疗卧床时间长，并发症多，病死率高，故尽可能采用手术治疗
对于伴有严重的内脏疾患，有明显手术禁忌，或患者不愿意手术的，可行皮牵引或骨牵引6～8周，保持患肢于外展中立位，8～12周后，视骨折愈合情况，逐渐负重行走
手术治疗
手术方法分为内固定和外固定两类。内固定是主要的手术方法，主要包括钉板系统和髓内钉系统两大类。钉板系统有滑动加压鹅头钉和角钢板，髓内钉系统有Gamma钉和股骨近端重建钉(PFN)等

三、股骨干骨折

股骨是人体最长、最粗的管状骨，坚固有力，可以承受较大的压力。股骨干骨折多由强大的直接或间接暴力所致，比如交通事故、重物击伤、机器绞伤、高空坠落等。

（一）股骨干骨折的诊断

股骨干骨折的诊断见表 3-9。

表 3-9　股骨干骨折的诊断

项目	内容
病史	有明显的外伤史
临床表现	(1)伤后患肢疼痛，功能障碍，局部肿胀、畸形、压痛，并有异常活动和骨擦音 (2)对于下 1/3 骨折应特别注意观察足背动脉搏动情况
辅助检查	X 线片可明确骨折部位和类型

（二）股骨干骨折的治疗

1. 非手术治疗

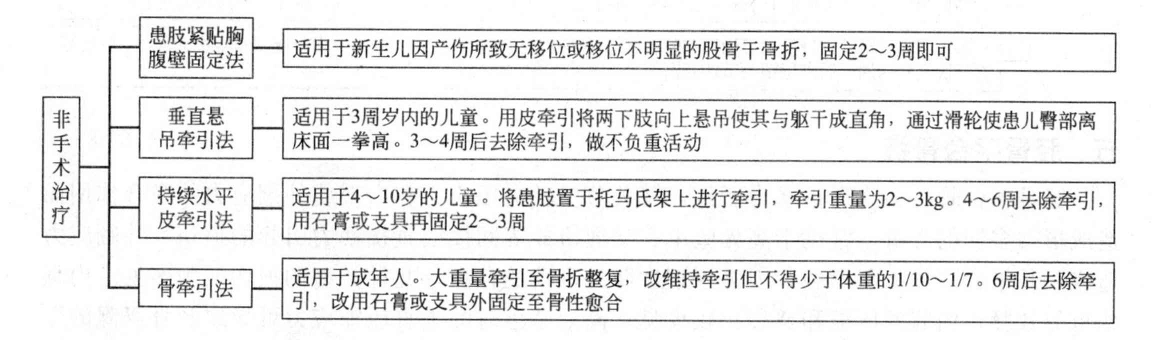
非手术治疗
患肢紧贴胸腹壁固定法
适用于新生儿因产伤所致无移位或移位不明显的股骨干骨折，固定2～3周即可
垂直悬吊牵引法
适用于3周岁内的儿童。用皮牵引将两下肢向上悬吊使其与躯干成直角，通过滑轮使患儿臀部离床面一拳高。3～4周后去除牵引，做不负重活动
持续水平皮牵引法
适用于4～10岁的儿童。将患肢置于托马氏架上进行牵引，牵引重量为2～3kg。4～6周去除牵引，用石膏或支具再固定2～3周
骨牵引法
适用于成年人。大重量牵引至骨折整复，改维持牵引但不得少于体重的1/10～1/7。6周后去除牵引，改用石膏或支具外固定至骨性愈合

2. 手术治疗

（1）适应证

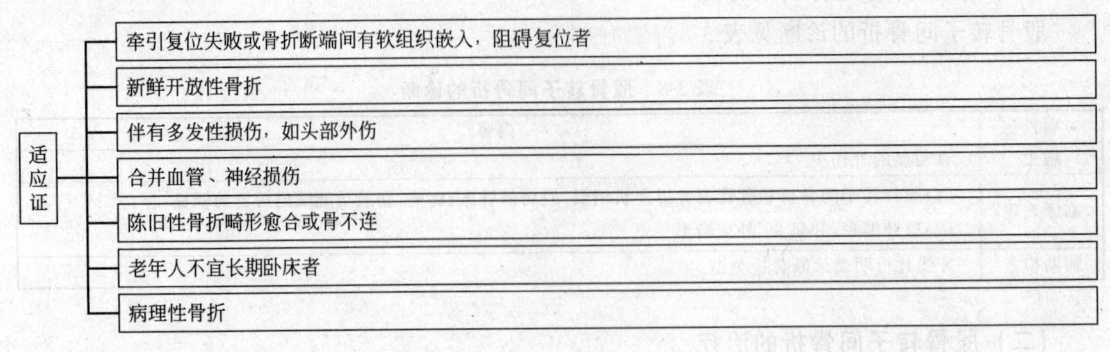
适应证
牵引复位失败或骨折断端间有软组织嵌入，阻碍复位者
新鲜开放性骨折
伴有多发性损伤，如头部外伤
合并血管、神经损伤
陈旧性骨折畸形愈合或骨不连
老年人不宜长期卧床者
病理性骨折

（2）手术方法

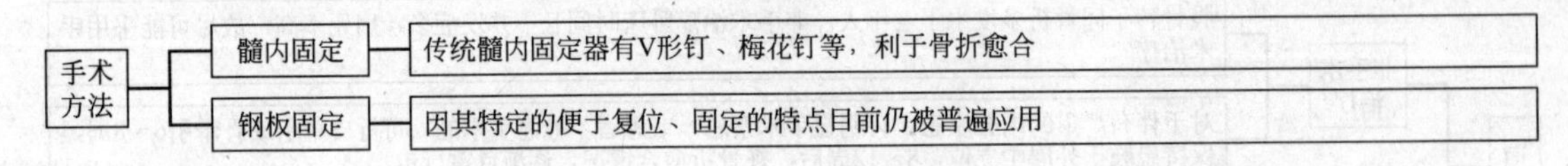
手术方法
髓内固定
传统髓内固定器有V形钉、梅花钉等，利于骨折愈合
钢板固定
因其特定的便于复位、固定的特点目前仍被普遍应用

四、髌骨骨折

髌骨是全身骨骼中最大的籽骨，是伸膝装置的中间结构。髌骨骨折为临床上常见的骨折之一。髌骨骨折可由直接或间接外伤所致。直接暴力损伤常造成粉碎性或移位性骨折，也可使股骨下端及髌骨的软骨受到损伤；间接暴力常由膝关节屈曲位股四头肌强烈收缩导致，这些骨折一般是横行的，且可以合并内、外侧支持带的撕裂。大部分髌骨骨折是由直接或间接暴力联合作用所致。髌骨骨折造成的最重要影响为伸膝装置的连续性丧失以及潜在的髌骨关节失配。

（一）髌骨骨折的诊断

髌骨骨折的诊断见表 3-10。

表 3-10　髌骨骨折的诊断

项目	内容
病史	有明显的外伤史
临床表现	伤膝肿胀、疼痛、压痛、局部血肿和皮下淤血，伸膝受限
辅助检查	X 线片可明确诊断

（二）髌骨骨折的治疗

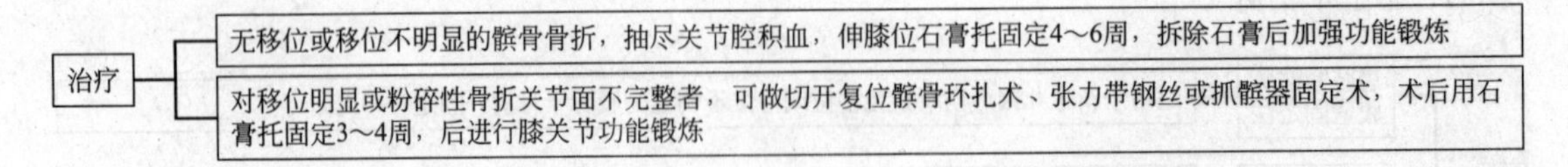
治疗
无移位或移位不明显的髌骨骨折，抽尽关节腔积血，伸膝位石膏托固定4～6周，拆除石膏后加强功能锻炼
对移位明显或粉碎性骨折关节面不完整者，可做切开复位髌骨环扎术、张力带钢丝或抓髌器固定术，术后用石膏托固定3～4周，后进行膝关节功能锻炼

五、胫骨平台骨折

胫骨平台骨折多为严重暴力所致，膝关节受轴向压应力和内翻或外翻应力的联合作用而造成形态多样的骨折，常见于高处坠下、交通事故等间接或直接暴力引起的损伤。外翻应力造成胫骨平台的压缩和劈裂，因为生理性膝外翻角的存在，此种类型的损伤最为多见。内翻伤可导致胫骨内髁的压缩和劈裂，较少见。高处坠落时的垂直压缩应力可导致胫骨双髁的压

缩、劈裂乃至粉碎性骨折。

（一）胫骨平台骨折的诊断

胫骨平台骨折的诊断见表3-11。

表3-11　胫骨平台骨折的诊断

项目	内容
病史	有严重暴力外伤史
临床表现	(1)因关节内骨折，均有关节内积血，伤后膝关节肿胀疼痛，活动障碍 (2)应注意询问受伤史，注意检查有无侧副韧带损伤
辅助检查	通过X线、CT平扫及MRI检查，可清楚地显示具体骨质、韧带及半月板损伤的状况

（二）胫骨平台骨折的治疗

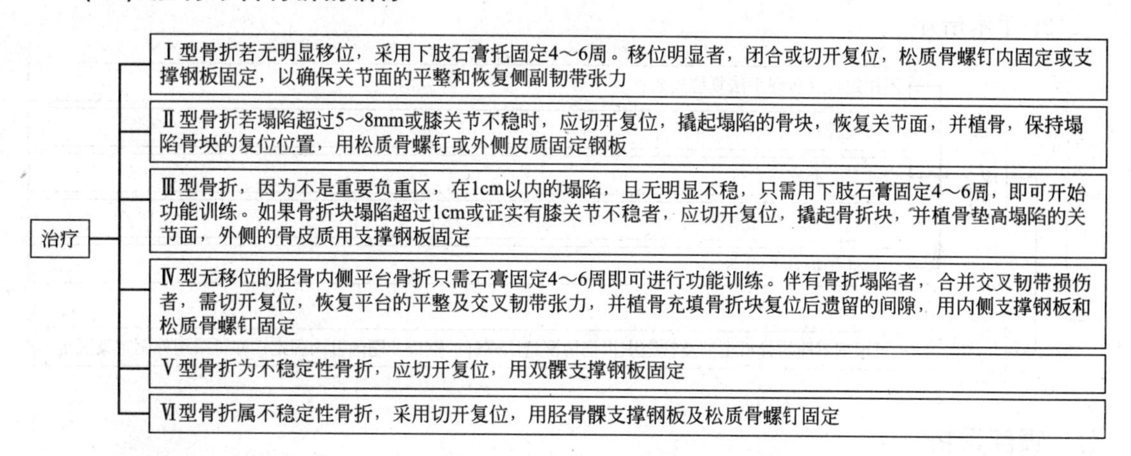
治疗
Ⅰ型骨折若无明显移位，采用下肢石膏托固定4～6周。移位明显者，闭合或切开复位，松质骨螺钉内固定或支撑钢板固定，以确保关节面的平整和恢复侧副韧带张力
Ⅱ型骨折若塌陷超过5～8mm或膝关节不稳时，应切开复位，撬起塌陷的骨块，恢复关节面，并植骨，保持塌陷骨块的复位位置，用松质骨螺钉或外侧皮质固定钢板
Ⅲ型骨折，因为不是重要负重区，在1cm以内的塌陷，且无明显不稳，只需用下肢石膏固定4～6周，即可开始功能训练。如果骨折块塌陷超过1cm或证实有膝关节不稳者，应切开复位，撬起骨折块，并植骨垫高塌陷的关节面，外侧的骨皮质用支撑钢板固定
Ⅳ型无移位的胫骨内侧平台骨折只需石膏固定4～6周即可进行功能训练。伴有骨折塌陷者，合并交叉韧带损伤者，需切开复位，恢复平台的平整及交叉韧带张力，并植骨充填骨折块复位后遗留的间隙，用内侧支撑钢板和松质骨螺钉固定
Ⅴ型骨折为不稳定性骨折，应切开复位，用双髁支撑钢板固定
Ⅵ型骨折属不稳定性骨折，采用切开复位，用胫骨髁支撑钢板及松质骨螺钉固定

六、胫腓骨骨干骨折

胫腓骨是长管状骨中最常发生骨折的部位。10岁以下儿童比较多见，其中以胫腓骨双骨折最多。胫腓骨由于部位的关系，遭受直接暴力打击、压轧的机会较多。又因为胫骨前内侧紧贴皮肤，所以开放性骨折较多见。严重外伤，创口面积大，骨折粉碎、污染严重，组织遭受挫伤为本症的特点。

（一）胫腓骨骨干骨折的诊断

胫腓骨骨干骨折的诊断见表3-12。

表3-12　胫腓骨骨干骨折的诊断

项目	内容
病史	有明显的外伤史
临床表现	(1)伤肢局部肿痛、畸形，腓骨上端骨折可伴有腓总神经损伤，表现为足下垂 (2)胫骨上1/3骨折可使腘动脉分叉受压，中1/3骨折可引起骨筋膜室综合征，下1/3骨折则易致骨折延迟愈合或不愈合 (3)查体时应注意有无胫前、后动脉损伤和小腿皮肤张力增高，有时骨折导致的骨筋膜室综合征比骨折本身所产生的后果更严重
辅助检查	(1)疑及血管损伤时，可做下肢血管造影，以明确诊断。有条件的医院可行数字减影血管造影(DSA)或超声血管诊断仪检查 (2)影像学检查：如果发现在胫骨下1/3有长斜型或螺旋型骨骨折或胫腓骨骨折有明显移位时，必须要注意腓骨上端有无骨折，为此一定要加拍全长的胫腓骨X线片，否则容易漏诊

（二）胫腓骨骨干骨折的治疗

目的是恢复小腿的长度、力线和持重功能。通常应先满足胫骨复位，但腓骨复位同样重要，尤其是腓骨下 1/3 骨折。

1. 非手术治疗

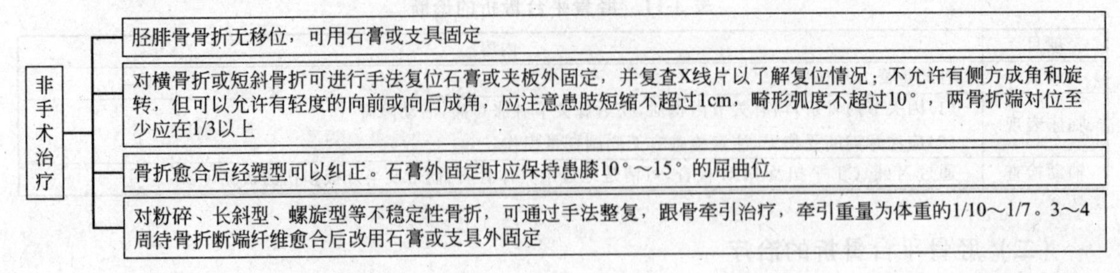
非手术治疗
胫腓骨骨折无移位，可用石膏或支具固定
对横骨折或短斜骨折可进行手法复位石膏或夹板外固定，并复查X线片以了解复位情况；不允许有侧方成角和旋转，但可以允许有轻度的向前或向后成角，应注意患肢短缩不超过1cm，畸形弧度不超过10°，两骨折端对位至少应在1/3以上
骨折愈合后经塑型可以纠正。石膏外固定时应保持患膝10°～15°的屈曲位
对粉碎、长斜型、螺旋型等不稳定性骨折，可通过手法整复，跟骨牵引治疗，牵引重量为体重的1/10～1/7。3～4周待骨折断端纤维愈合后改用石膏或支具外固定

2. 手术治疗

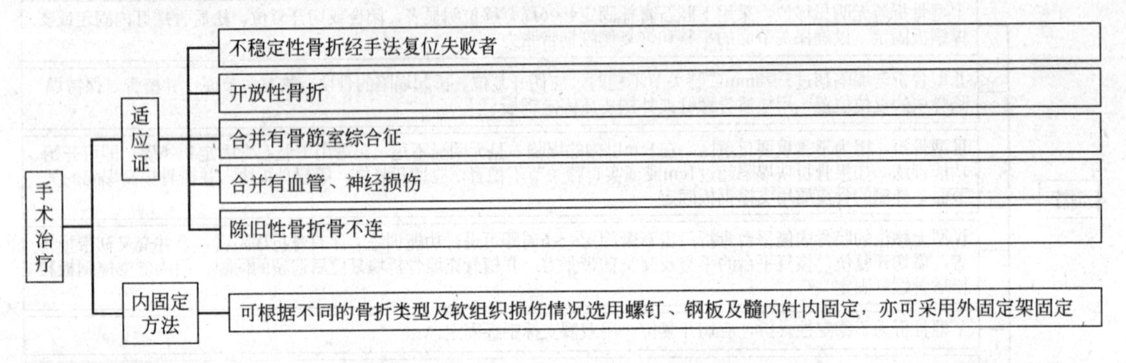
手术治疗
适应证
不稳定性骨折经手法复位失败者
开放性骨折
合并有骨筋室综合征
合并有血管、神经损伤
陈旧性骨折骨不连
内固定方法
可根据不同的骨折类型及软组织损伤情况选用螺钉、钢板及髓内针内固定，亦可采用外固定架固定

七、踝部骨折

踝部骨折是一种最常见的关节内骨折，多由内、外翻和负重等间接暴力所致。因为间接暴力的大小、作用方向、踝所处的姿势各不相同，所以可发生不同类型的骨折。从临床应用角度，结合 Davis-Weber 和 Lange-Hanson 分类法，将踝部骨折分为：Ⅰ型，内翻内收型；Ⅱ型，外翻外展型和内翻外旋型；Ⅲ型，外翻外旋型。当由高处跌落时胫骨下端受距骨垂直方向的撞击，常造成垂直压缩型骨折。

（一）踝部骨折的诊断

踝部骨折的诊断见表 3-13。

表 3-13　踝部骨折的诊断

项目	内容
病史	多由间接暴力所致
临床表现	外伤后踝关节肿痛，内翻或外翻畸形，活动受限，皮肤瘀斑
辅助检查	拍摄 X 线片，可明确骨折及其类型并指导治疗

（二）踝部骨折的治疗

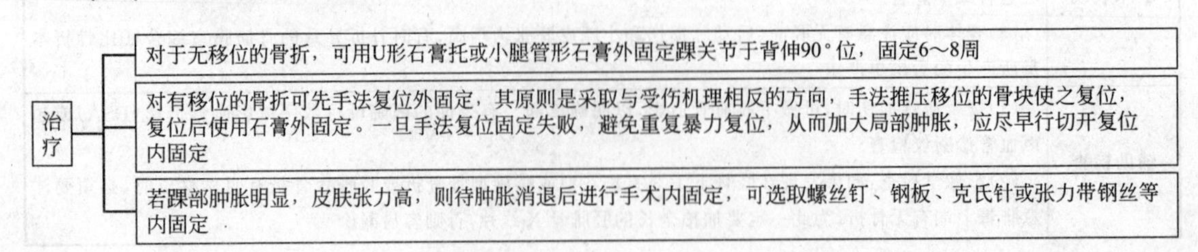
治疗
对于无移位的骨折，可用U形石膏托或小腿管形石膏外固定踝关节于背伸90°位，固定6～8周
对有移位的骨折可先手法复位外固定，其原则是采取与受伤机理相反的方向，手法推压移位的骨块使之复位，复位后使用石膏外固定。一旦手法复位固定失败，避免重复暴力复位，从而加大局部肿胀，应尽早行切开复位内固定
若踝部肿胀明显，皮肤张力高，则待肿胀消退后进行手术内固定，可选取螺丝钉、钢板、克氏针或张力带钢丝等内固定

八、跟骨骨折

跟骨骨折是最常见的足跗骨骨折，多因为高处跌落，足部着地垂直暴力直接作用于跟骨所致。有时跟腱突然收缩、足极度内翻也可造成跟骨骨折。根据是否波及跟距关节，跟骨骨折可分为不波及跟距关节的跟骨骨折与波及跟距关节的跟骨骨折。

（一）跟骨骨折的诊断

跟骨骨折的诊断见表3-14。

表3-14　跟骨骨折的诊断

项目	内容
病史	多有直接暴力外伤史
临床表现	伤后足跟部肿胀、疼痛，常伴有皮下瘀斑，足弓变浅，不能负重，伴有足内翻、外翻障碍
辅助检查	拍摄跟骨侧位、轴位及特殊斜位X线片既可以明确诊断，又可以了解骨折类型和移位情况

（二）跟骨骨折的治疗

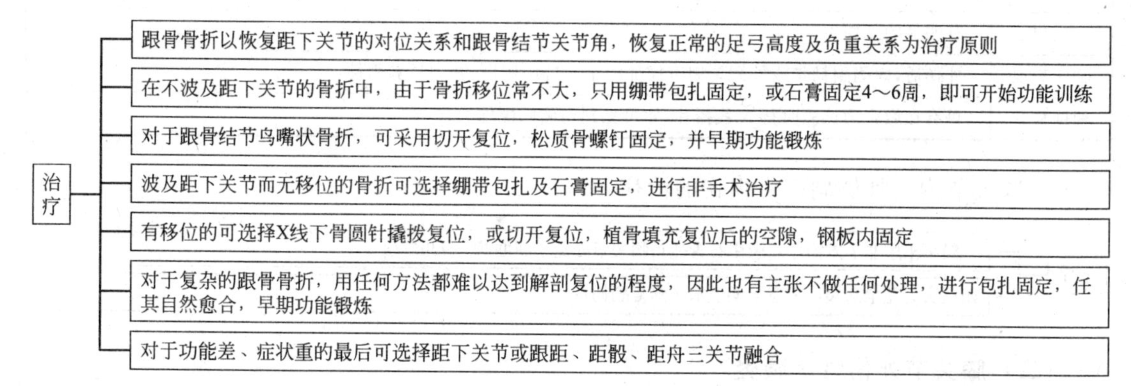
治疗
跟骨骨折以恢复距下关节的对位关系和跟骨结节关节角，恢复正常的足弓高度及负重关系为治疗原则
在不波及距下关节的骨折中，由于骨折移位常不大，只用绷带包扎固定，或石膏固定4～6周，即可开始功能训练
对于跟骨结节鸟嘴状骨折，可采用切开复位，松质骨螺钉固定，并早期功能锻炼
波及距下关节而无移位的骨折可选择绷带包扎及石膏固定，进行非手术治疗
有移位的可选择X线下骨圆针撬拨复位，或切开复位，植骨填充复位后的空隙，钢板内固定
对于复杂的跟骨骨折，用任何方法都难以达到解剖复位的程度，因此也有主张不做任何处理，进行包扎固定，任其自然愈合，早期功能锻炼
对于功能差、症状重的最后可选择距下关节或跟距、距骰、距舟三关节融合

九、跖骨骨折

跖骨骨折是足部常见骨折。严重扭伤、重物打击、车轧等直接暴力可导致跖骨任何部位的骨折。少数情况下，间接暴力可导致跖骨干横形或螺旋形骨折，以及由长期慢性损伤（如长跑、行军）致第2跖骨干或第3跖骨干发生疲劳骨折。

（一）跖骨骨折的诊断

跖骨骨折的诊断见表3-15。

表3-15　跖骨骨折的诊断

项目	内容
病史	有明显的外伤史
临床表现	伤后足背部肿胀、瘀斑、疼痛，活动足趾疼痛加剧
辅助检查	X线摄片可明确诊断，但对儿童应与正常骨骺区别

（二）跖骨骨折的治疗

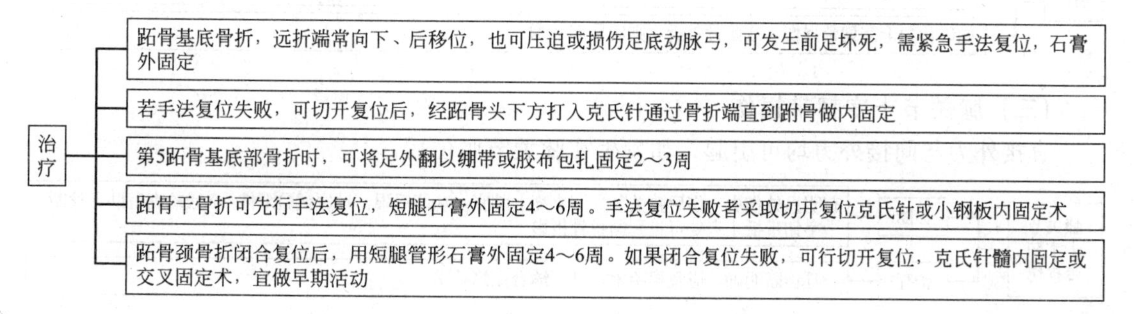
治疗
跖骨基底骨折，远折端常向下、后移位，也可压迫或损伤足底动脉弓，可发生前足坏死，需紧急手法复位，石膏外固定
若手法复位失败，可切开复位后，经跖骨头下方打入克氏针通过骨折端直到跗骨做内固定
第5跖骨基底部骨折时，可将足外翻以绷带或胶布包扎固定2～3周
跖骨干骨折可先行手法复位，短腿石膏外固定4～6周。手法复位失败者采取切开复位克氏针或小钢板内固定术
跖骨颈骨折闭合复位后，用短腿管形石膏外固定4～6周。如果闭合复位失败，可行切开复位，克氏针髓内固定或交叉固定术，宜做早期活动

第三节　膝、踝关节损伤

一、膝关节损伤

膝关节结构比较复杂，除肌腱、韧带、骨骼外还有关节囊和半月板，任何一部分损伤后，如未经切实有效的治疗，都可造成膝关节的疼痛与不稳定。

(一) 膝关节内、外侧副韧带损伤

直接外力与间接外力均可引起。

1. 膝关节内、外侧副韧带损伤的诊断：见表3-16。

表3-16　膝关节内、外侧副韧带损伤的诊断

项目	内容
病史	有明显的外伤史
临床表现	外伤后，内侧副韧带或外侧副韧带局部肿胀、出血、压痛、张力试验阳性
辅助检查	只有在做张力试验时行X线摄片，才可见到伤侧间隙增大

2. 膝关节内、外侧副韧带损伤的治疗

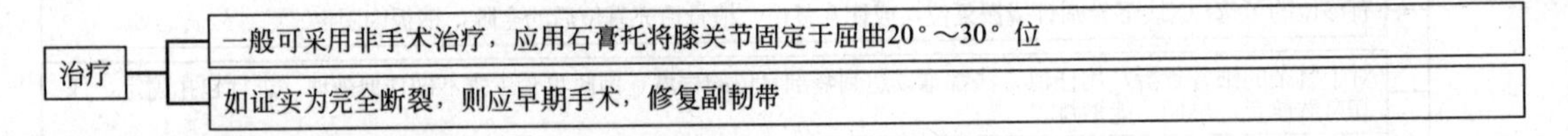
治疗
一般可采用非手术治疗，应用石膏托将膝关节固定于屈曲20°～30°位
如证实为完全断裂，则应早期手术，修复副韧带

(二) 膝关节外伤性滑膜炎

直接外力与间接外力都可引起，但多见于膝关节扭伤。

1. 膝关节外伤性滑膜炎的诊断：见表3-17。

表3-17　膝关节外伤性滑膜炎的诊断

项目	内容
病史	有明显的外伤史
临床表现	外伤后，膝关节很快即发生疼痛、肿胀，血肿可能来自于关节内任何一种组织损伤，例如滑膜受损、血管撕裂、半月板撕裂、十字韧带抵止点处撕裂、髌骨骨折等
辅助检查	X线可见到关节阴影增大，如为十字韧带抵止点处撕裂，可发现有撕脱骨折

2. 膝关节外伤性滑膜炎的治疗

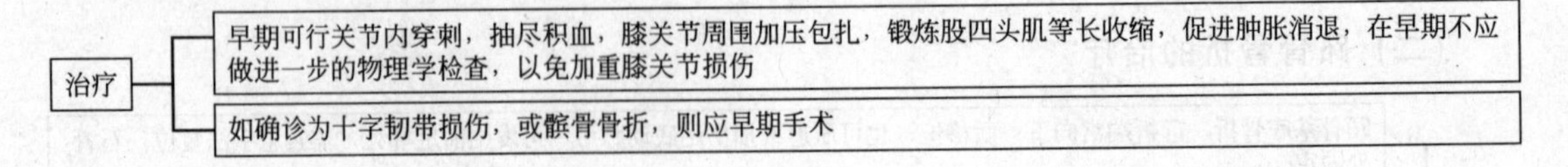
治疗
早期可行关节内穿刺，抽尽积血，膝关节周围加压包扎，锻炼股四头肌等长收缩，促进肿胀消退，在早期不应做进一步的物理学检查，以免加重膝关节损伤
如确诊为十字韧带损伤，或髌骨骨折，则应早期手术

(三) 膝关节十字韧带损伤

直接外力与间接外力均可引起，如发生在膝关节脱位后。

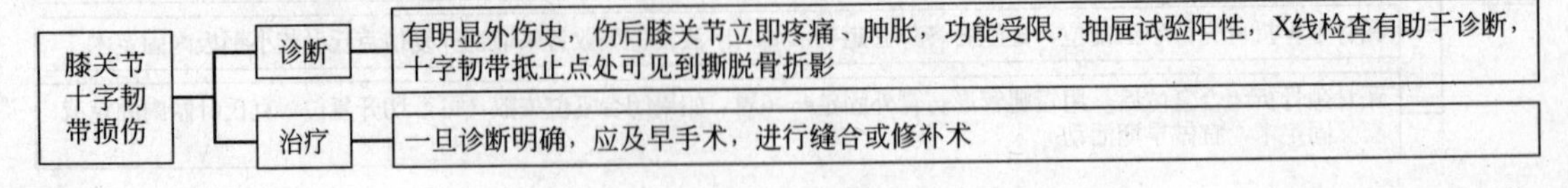
膝关节十字韧带损伤
诊断
有明显外伤史，伤后膝关节立即疼痛、肿胀，功能受限，抽屉试验阳性，X线检查有助于诊断，十字韧带抵止点处可见到撕脱骨折影
治疗
一旦诊断明确，应及早手术，进行缝合或修补术

（四）膝关节半月板损伤

多为间接外力损伤引起，特别多见于旋转外力，如小腿不动，膝关节屈曲状时，突然旋转伸直膝关节时，半月板被挤压而撕裂，撕裂的部位可有前角、后角、边缘或体部。损伤类型包括纵裂、横裂和水平裂。

1. 膝关节半月板损伤的诊断：见表 3-18。

表 3-18　膝关节半月板损伤的诊断

项目	内容
病史	有明显的外伤史
临床表现	(1)外伤后，如半月板在边缘和滑膜相连处撕裂，则很快因出血致关节肿胀，如发生在体部撕裂，肿胀出现稍晚 (2)膝关节疼痛，局部有压痛，运动受限，经过治疗 2～3 周后，上述症状可消失，但行走时可出现关节不稳，股四头肌萎缩。如果再受外伤，上述症状又可重新出现 (3)内侧半月板撕裂，可伴有关节绞锁或伤膝不能完全伸直
辅助检查	(1)检查时 McMurray 试验(麦氏法)和 Apley 试验阳性 (2)X 线可有助于排除其他骨病，必要时可进行关节镜检查

2. 膝关节半月板损伤的治疗

治疗
- 早期以休息为主，膝关节局部穿刺，抽尽积血后，可加压包扎，锻炼股四头肌力
- 如诊断明确，伴有关节绞锁时，可进行手术治疗，也可通过关节镜手术

二、跟腱断裂

跟腱是由腓肠肌与比目鱼肌向下合并而成，连接于跟骨后侧。膝伸直、踝关节背伸时跟腱被拉得很紧，超过拉力限度，可导致跟腱断裂。直接暴力、切割伤或间接外力引起小腿肌肉突然收缩可导致跟腱断裂。

（一）跟腱断裂的诊断

跟腱断裂的诊断见表 3-19。

表 3-19　跟腱断裂的诊断

项目	内容
病史	有明显的外伤史
临床表现	(1)由间接外力引起跟腱断裂，可闻及响声，然后无力，当时可无疼痛，但立即可出现肌肉痉挛痛 (2)发生跟腱断裂后可不一定丧失屈肌功能，可由足趾的屈肌与胫后肌腱代偿，检查时局部可能触及断裂处空虚感
辅助检查	超声是目前诊断跟腱断裂最精确的诊断方法。通过观察跟腱腱纤维的连续性，超声不但能判断跟腱是否断裂，还可以判断跟腱断裂的位置，有助于治疗方案的确定

（二）跟腱断裂的治疗

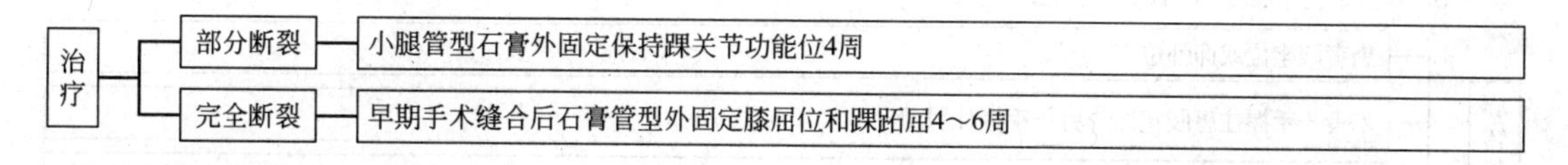
治疗
部分断裂
小腿管型石膏外固定保持踝关节功能位4周
完全断裂
早期手术缝合后石膏管型外固定膝屈位和踝跖屈4～6周

三、踝关节扭伤

踝关节背伸时，距骨和踝穴密切接触，无活动余地，但在跖屈时，距骨可向两侧轻度活

动。所以踝关节的扭伤易发生在跖屈时，比如踩在高低不平的地面或下台阶时。

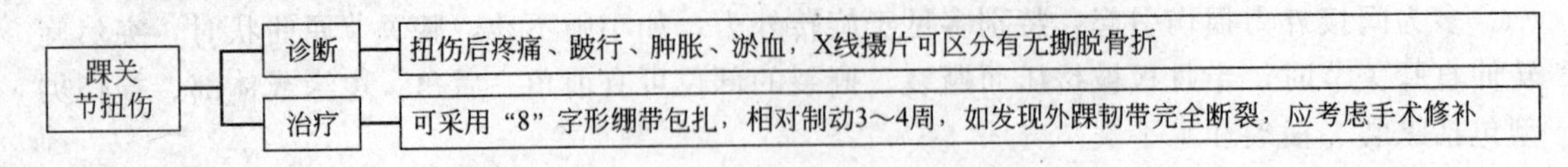
踝关节扭伤
诊断
扭伤后疼痛、跛行、肿胀、淤血，X线摄片可区分有无撕脱骨折
治疗
可采用“8”字形绷带包扎，相对制动3～4周，如发现外踝韧带完全断裂，应考虑手术修补

第四节　关节脱位

一、肩部关节脱位

肩部关节脱位包括肩关节脱位、肩锁关节脱位及胸锁关节脱位。

（一）肩关节脱位

肩关节脱位占全身关节脱位的40%以上，而且多发生于青壮年人，男性多于女性。

肩关节脱位分为前脱位和后脱位，前者比较多见。因脱位后肱骨头所在的位置不同，又分肩胛盂下脱位、喙突下脱位及锁骨下脱位。肩关节后脱位比较罕见。

1. 肩关节前脱位

（1）肩关节前脱位的诊断：见表3-20。

表3-20　肩关节前脱位的诊断

项目	内容
病史	患者多有暴力外伤史
临床表现	(1)患处肿胀、疼痛、畸形、功能丧失，表现有如下特征：患者姿势多喜坐位，患肢弹性固定在轻度外展位，常以健手托患侧前臂，头和身体向患侧倾斜 (2)方肩畸形是由于肱骨头移位，三角肌塌陷所致的方肩畸形 (3)可在锁骨下、喙突下或腋窝处摸到肱骨头，原有关节盂处空虚
辅助检查	(1)搭肩试验(Dugas征)为患侧肘部紧贴胸壁时，其手掌无法搭到健侧肩部；或患侧手搭于健侧肩部时，肘部不能贴近胸壁，即试验阳性，表示有脱位 (2)X线检查时可明确脱位的类型及有无骨折

（2）肩关节前脱位的治疗

① 复位：用2%利多卡因10～20ml注入关节腔内行局部麻醉。

a. 足蹬复位法（Hippocrates法）

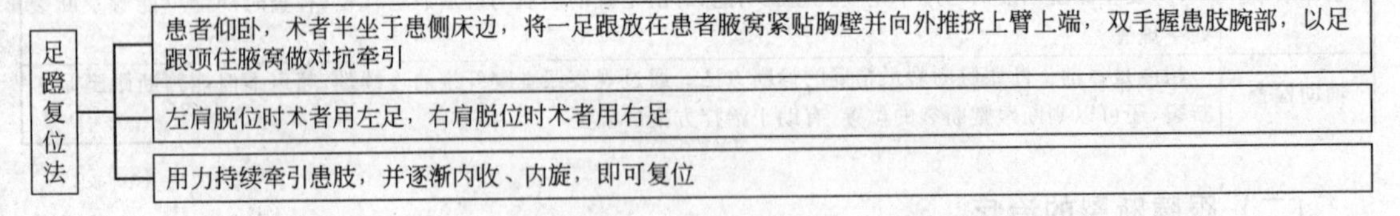
足蹬复位法
患者仰卧，术者半坐于患侧床边，将一足跟放在患者腋窝紧贴胸壁并向外推挤上臂上端，双手握患肢腕部，以足跟顶住腋窝做对抗牵引
左肩脱位时术者用左足，右肩脱位时术者用右足
用力持续牵引患肢，并逐渐内收、内旋，即可复位

b. 旋转复位法（Kocher法）

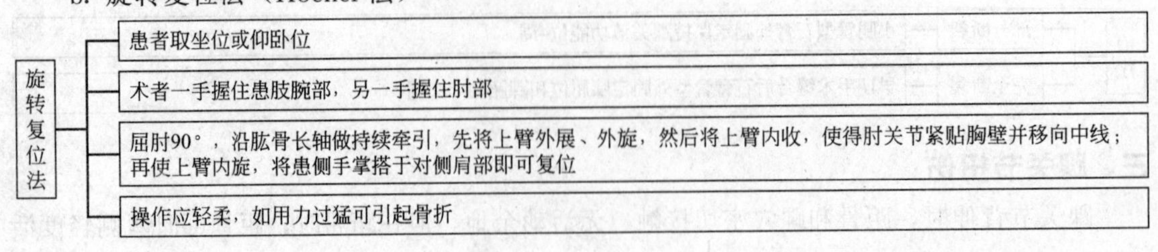
旋转复位法
患者取坐位或仰卧位
术者一手握住患肢腕部，另一手握住肘部
屈肘90°，沿肱骨长轴做持续牵引，先将上臂外展、外旋，然后将上臂内收，使得肘关节紧贴胸壁并移向中线；再使上臂内旋，将患侧手掌搭于对侧肩部即可复位
操作应轻柔，如用力过猛可引起骨折

c. 外展复位法（Milch 法）

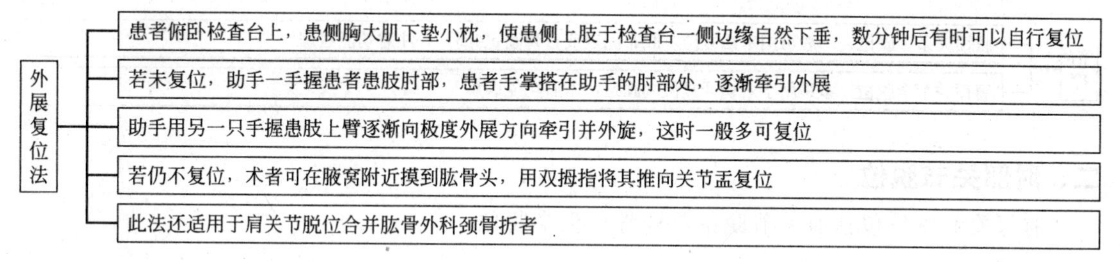
外展复位法
患者俯卧检查台上，患侧胸大肌下垫小枕，使患侧上肢于检查台一侧边缘自然下垂，数分钟后有时可以自行复位
若未复位，助手一手握患者患肢肘部，患者手掌搭在助手的肘部处，逐渐牵引外展
助手用另一只手握患肢上臂逐渐向极度外展方向牵引并外旋，这时一般多可复位
若仍不复位，术者可在腋窝附近摸到肱骨头，用双拇指将其推向关节盂复位
此法还适用于肩关节脱位合并肱骨外科颈骨折者

② 固定

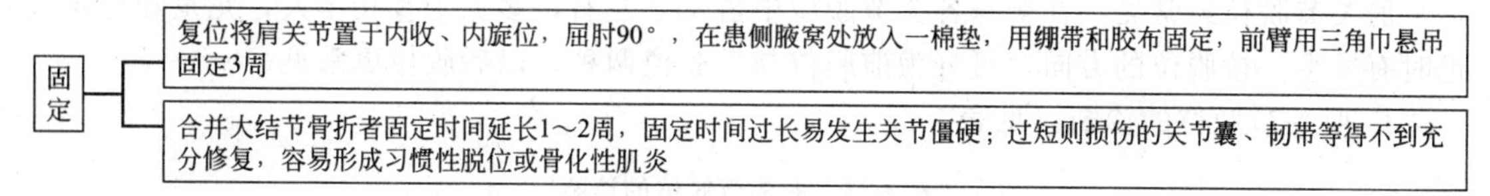
固定
复位将肩关节置于内收、内旋位，屈肘90°，在患侧腋窝处放入一棉垫，用绷带和胶布固定，前臂用三角巾悬吊固定3周
合并大结节骨折者固定时间延长1～2周，固定时间过长易发生关节僵硬；过短则损伤的关节囊、韧带等得不到充分修复，容易形成习惯性脱位或骨化性肌炎

③ 功能锻炼：3 周后解除固定，鼓励患者主动锻炼肩关节各方向活动，配合热水浴、理疗等，及早恢复肩关节功能。

2. 肩关节后脱位

（1）肩关节后脱位的诊断：见表 3-21。

表 3-21 肩关节后脱位的诊断

项目	内容
病史	患者多有暴力外伤史
临床表现	伤后肩峰异常突出，从伤侧侧面观察，伤肩后侧隆起，前部平坦，上臂呈内收内旋位，外展活动明显受限，在肩关节后侧冈下可摸到肱骨头，肩部前侧空虚
辅助检查	X 线检查可明确脱位及有无合并肱骨小结节骨折

（2）肩关节后脱位的治疗

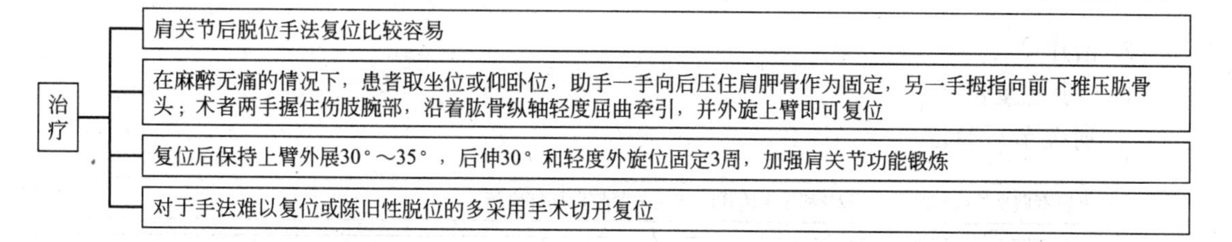
治疗
肩关节后脱位手法复位比较容易
在麻醉无痛的情况下，患者取坐位或仰卧位，助手一手向后压住肩胛骨作为固定，另一手拇指向前下推压肱骨头；术者两手握住伤肢腕部，沿着肱骨纵轴轻度屈曲牵引，并外旋上臂即可复位
复位后保持上臂外展30°～35°，后伸30°和轻度外旋位固定3周，加强肩关节功能锻炼
对于手法难以复位或陈旧性脱位的多采用手术切开复位

（二）肩锁关节脱位

肩锁关节脱位多为直接暴力引起，如果肩关节处于外展内旋位时，暴力冲击肩的顶部或跌倒时肩部着地，都可引起肩锁关节脱位，肩锁关节脱位 Tossy 分型有 3 型。

1. 肩锁关节脱位的诊断：见表 3-22。

表 3-22 肩锁关节脱位的诊断

项目	内容
病史	患者多有暴力外伤史
临床表现	伤后肩锁关节局部高起、疼痛、肿胀和压痛，伤肢外展或上举均较困难，前屈和后伸运动亦受限，检查时肩锁关节处可摸到一个凹陷，可摸到肩锁关节松动
辅助检查	X 线可以明确诊断

2. 肩锁关节脱位的治疗

治疗
- 肩锁关节半脱位，一般可用手法复位，胶布固定或石膏固定4周，并注意功能锻炼
- 肩锁关节全脱位，多采用手术切开复位内固定，术后功能锻炼

二、肘部关节脱位

肘部关节脱位包括肘关节脱位及桡骨小头半脱位。

(一) 肘关节脱位

肘关节脱位最常见，在全身各关节脱位中占1/2左右，多见于青壮年人，儿童和老年人也时有发生。按脱位的方向，可分为前脱位与后脱位两种，以后脱位更常见。

1. 肘关节脱位的诊断：见表3-23。

表3-23 肘关节脱位的诊断

项目	内容
病史	患者多有明显的外伤史
临床表现	(1)伤后肘关节疼痛、肿胀、畸形、功能活动障碍,可表现有如下症状:后脱位时肘关节弹性固定于微屈位,约135°。患者通常用健侧的手托住患侧的前臂。肘窝前饱满,前后径增宽,形同靴样 (2)肘后三角关系紊乱:肘关节后脱位,肘三角正常关系发生变化,三条边的长度明显不一样 (3)前脱位时肘关节弹性固定于伸直位,屈曲受限。前臂有不同程度的旋前或旋后,肘后部空虚,肘前可触及尺骨鹰嘴,肘后三角关系失常 (4)如果合并有侧方移位常表现为肘内翻和肘外翻畸形;如果合并肱骨内髁骨折时,可触知肱骨内上髁有异常活动和骨擦感,常合并尺神经的牵拉伤
辅助检查	X线检查可了解脱位情况,有无骨折,对陈旧性脱位还可了解有无损伤性骨化等

2. 治疗

(1) 手法复位

① 肘关节后脱位

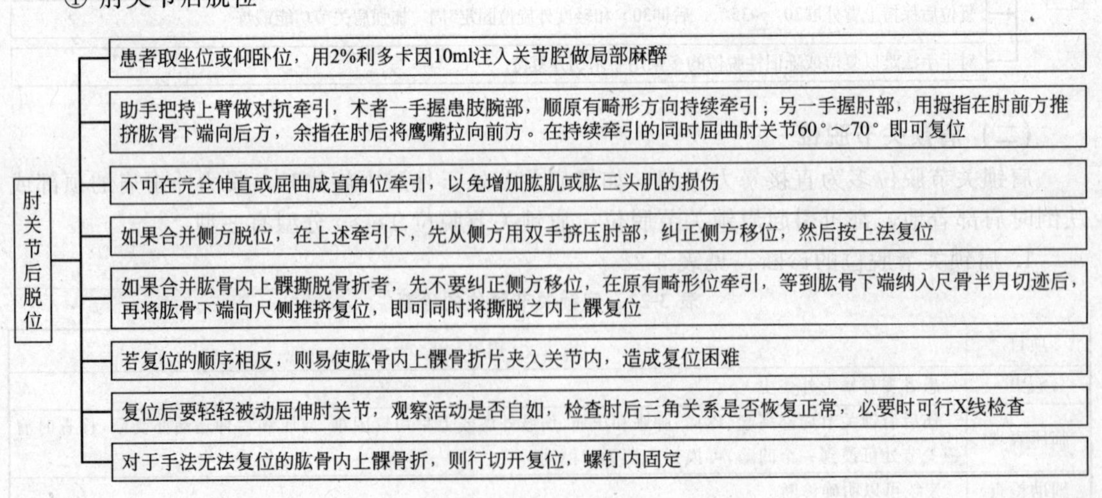
肘关节后脱位
患者取坐位或仰卧位，用2%利多卡因10ml注入关节腔做局部麻醉
助手把持上臂做对抗牵引，术者一手握患肢腕部，顺原有畸形方向持续牵引；另一手握肘部，用拇指在肘前方推挤肱骨下端向后方，余指在肘后将鹰嘴拉向前方。在持续牵引的同时屈曲肘关节60°～70°即可复位
不可在完全伸直或屈曲成直角位牵引，以免增加肱肌或肱三头肌的损伤
如果合并侧方脱位，在上述牵引下，先从侧方用双手挤压肘部，纠正侧方移位，然后按上法复位
如果合并肱骨内上髁撕脱骨折者，先不要纠正侧方移位，在原有畸形位牵引，等到肱骨下端纳入尺骨半月切迹后，再将肱骨下端向尺侧推挤复位，即可同时将撕脱之内上髁复位
若复位的顺序相反，则易使肱骨内上髁骨折片夹入关节内，造成复位困难
复位后要轻轻被动屈伸肘关节，观察活动是否自如，检查肘后三角关系是否恢复正常，必要时可行X线检查
对于手法无法复位的肱骨内上髁骨折，则行切开复位，螺钉内固定

② 肘关节前脱位

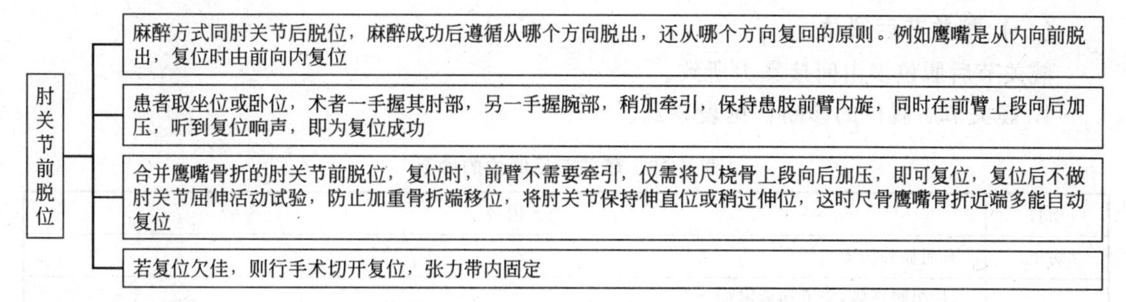
肘关节前脱位
麻醉方式同肘关节后脱位，麻醉成功后遵循从哪个方向脱出，还从哪个方向复回的原则。例如鹰嘴是从内向前脱出，复位时由前向内复位
患者取坐位或卧位，术者一手握其肘部，另一手握腕部，稍加牵引，保持患肢前臂内旋，同时在前臂上段向后加压，听到复位响声，即为复位成功
合并鹰嘴骨折的肘关节前脱位，复位时，前臂不需要牵引，仅需将尺桡骨上段向后加压，即可复位，复位后不做肘关节屈伸活动试验，防止加重骨折端移位，将肘关节保持伸直位或稍过伸位，这时尺骨鹰嘴骨折近端多能自动复位
若复位欠佳，则行手术切开复位，张力带内固定

（2）固定

固定
- 肘关节后脱位复位后用肘关节支具或石膏托将肘关节固定于屈曲90°位，肘关节前脱位或合并有尺骨鹰嘴骨折，则将肘关节固定在伸直或半屈曲位
- 一般用三角巾悬挂胸前2～3周，如果合并骨折时应根据骨折愈合情况解除固定

（3）功能锻炼

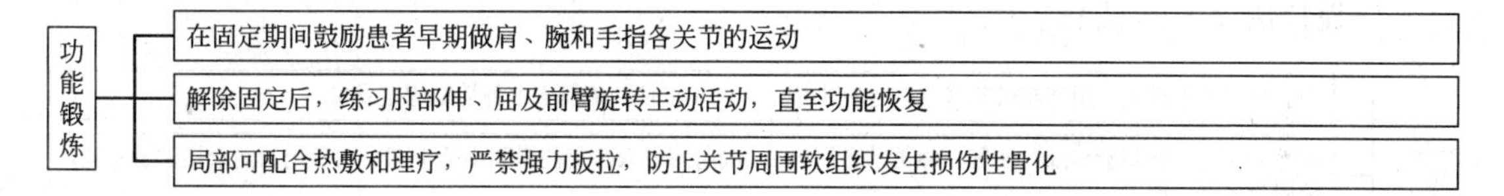
功能锻炼
在固定期间鼓励患者早期做肩、腕和手指各关节的运动
解除固定后，练习肘部伸、屈及前臂旋转主动活动，直至功能恢复
局部可配合热敷和理疗，严禁强力扳拉，防止关节周围软组织发生损伤性骨化

（二）桡骨小头半脱位

桡骨小头半脱位，通常称牵拉肘，也称牵拉性桡骨小头半脱位。常见于 4 岁以下儿童。

1. 桡骨小头半脱位的诊断：见表 3-24。

表 3-24　桡骨小头半脱位的诊断

项目	内容
不得	有上肢被牵拉病史
临床表现	(1)患儿被他人牵拉后不肯用手取物以及活动肘部,拒绝别人触碰,诉肘部疼痛,肘略屈,前臂略旋前 (2)通常局部无肿胀和畸形,有时桡骨小头略隆起,有明显压痛,前臂旋后时加剧
辅助检查	X 线检查肘关节正常

2. 桡骨小头半脱位的治疗

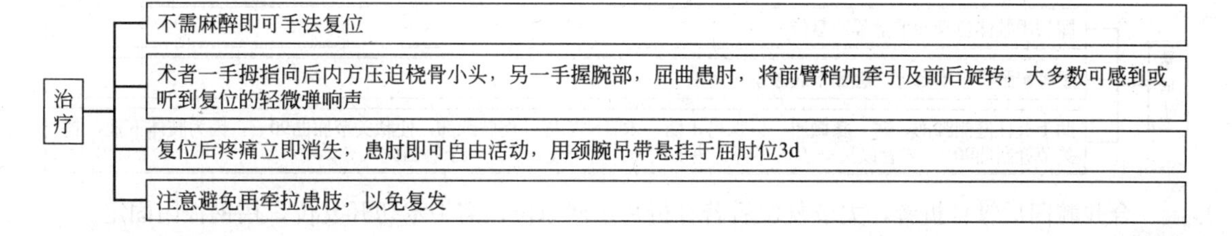
治疗
不需麻醉即可手法复位
术者一手拇指向后内方压迫桡骨小头，另一手握腕部，屈曲患肘，将前臂稍加牵引及前后旋转，大多数可感到或听到复位的轻微弹响声
复位后疼痛立即消失，患肘即可自由活动，用颈腕吊带悬挂于屈肘位3d
注意避免再牵拉患肢，以免复发

三、髋关节脱位

髋关节脱位约占全身各关节脱位的 5%，发生率只次于肘、肩关节脱位。常发生于活动力强的青壮年人。

按股骨头脱位后的位置，分前、后脱位和中心脱位，以后脱位最多见。中心脱位是指髋臼骨折后股骨头随同髋臼骨折片向骨盆内移位，较少见。

(一) 髋关节后脱位

髋关节后脱位多由间接暴力所致。

1. 髋关节后脱位的诊断：见表 3-25。

表 3-25 髋关节后脱位的诊断

项目	内容
病史	有明显外伤史
临床表现	(1)患髋疼痛,关节功能障碍 (2)患肢呈屈曲、内收、内旋畸形,并有弹性固定 (3)患侧臀部膨隆,有大转子上移征,在髂前上棘与坐骨结节连线上可触及上移的股骨头
辅助检查	X 线摄片检查可了解脱位情况和有无合并骨折等

2. 治疗

(1) 复位：应在椎管内麻醉或全身麻醉下进行手法复位，常用复位法包括 3 种。

① 提拉法（Allis 法）

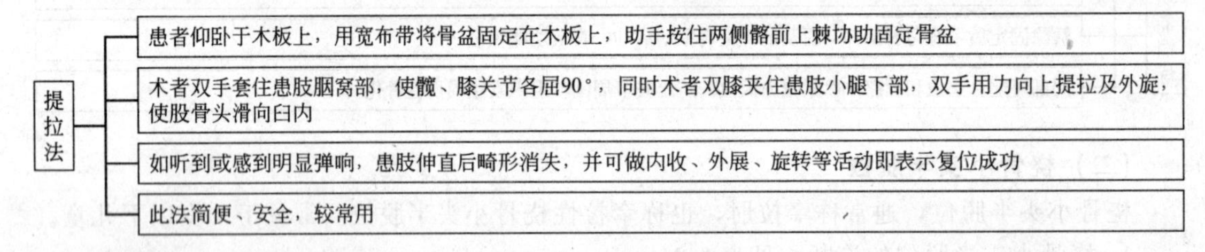
提拉法
患者仰卧于木板上，用宽布带将骨盆固定在木板上，助手按住两侧髂前上棘协助固定骨盆
术者双手套住患肢腘窝部，使髋、膝关节各屈90°，同时术者双膝夹住患肢小腿下部，双手用力向上提拉及外旋，使股骨头滑向臼内
如听到或感到明显弹响，患肢伸直后畸形消失，并可做内收、外展、旋转等活动即表示复位成功
此法简便、安全，较常用

② 问号法（Bigelow 法）

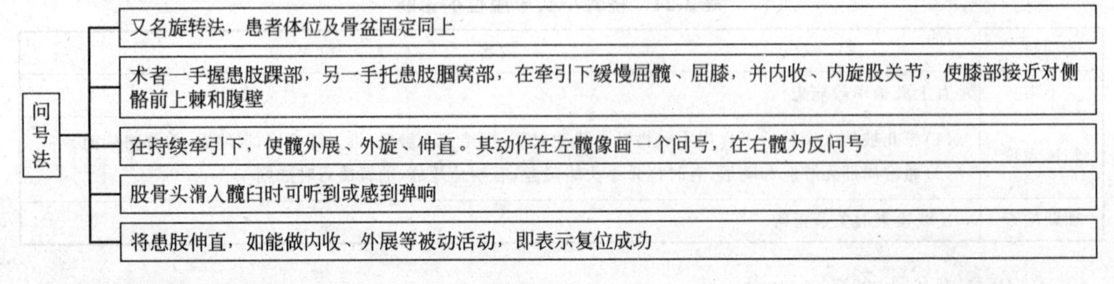
问号法
又名旋转法，患者体位及骨盆固定同上
术者一手握患肢踝部，另一手托患肢腘窝部，在牵引下缓慢屈髋、屈膝，并内收、内旋股关节，使膝部接近对侧髂前上棘和腹壁
在持续牵引下，使髋外展、外旋、伸直。其动作在左髋像画一个问号，在右髋为反问号
股骨头滑入髋臼时可听到或感到弹响
将患肢伸直，如能做内收、外展等被动活动，即表示复位成功

③ 悬垂法（Stlmson 法）

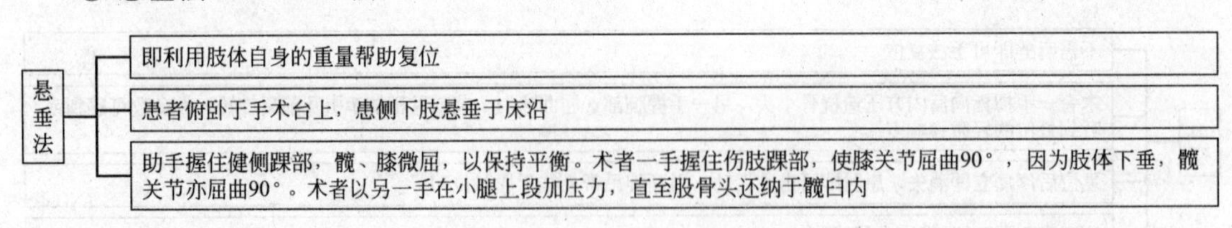
悬垂法
即利用肢体自身的重量帮助复位
患者俯卧于手术台上，患侧下肢悬垂于床沿
助手握住健侧踝部，髋、膝微屈，以保持平衡。术者一手握住伤肢踝部，使膝关节屈曲90°，因为肢体下垂，髋关节亦屈曲90°。术者以另一手在小腿上段加压力，直至股骨头还纳于髋臼内

合并髋臼后缘骨折者，关节复位后若骨折片未回原位，需手术切开复位，用钢板内固定。

(2) 固定

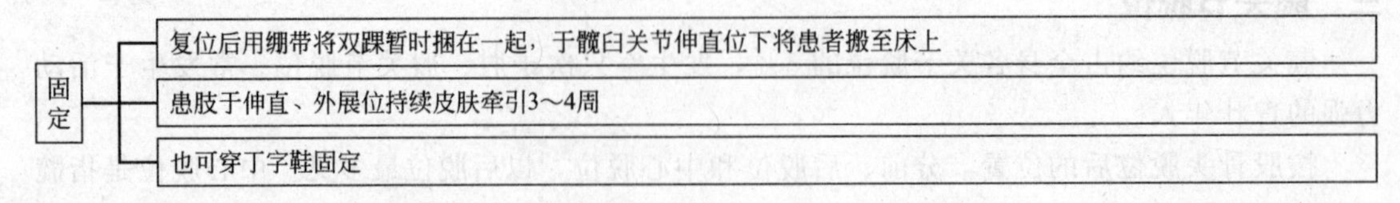
固定
复位后用绷带将双踝暂时捆在一起，于髋臼关节伸直位下将患者搬至床上
患肢于伸直、外展位持续皮肤牵引3～4周
也可穿丁字鞋固定

（3）功能锻炼

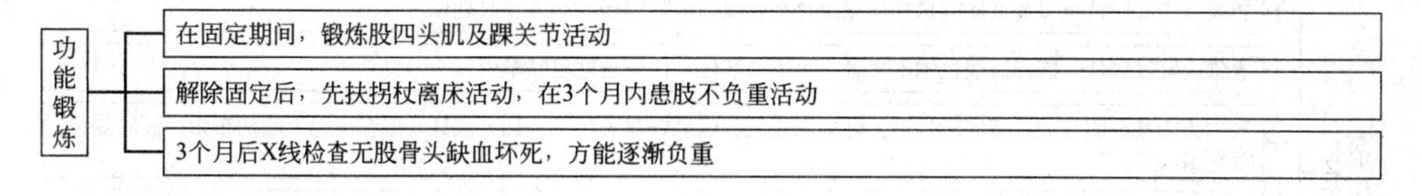
功能锻炼
在固定期间，锻炼股四头肌及踝关节活动
解除固定后，先扶拐杖离床活动，在3个月内患肢不负重活动
3个月后X线检查无股骨头缺血坏死，方能逐渐负重

（二）髋关节前脱位

1．髋关节前脱位的诊断：见表3-26。

表3-26　髋关节前脱位的诊断

项目	内容
病史	有明显外伤史
临床表现	(1)患肢呈外展、外旋和屈曲畸形位弹性固定，伤肢变长 (2)患侧大粗隆区平坦或内陷，腹股沟下方肿胀，且在该处可触及移位的股骨头
辅助检查	X线摄片检查可显示脱位情况，明确诊断

2．髋关节前脱位的治疗

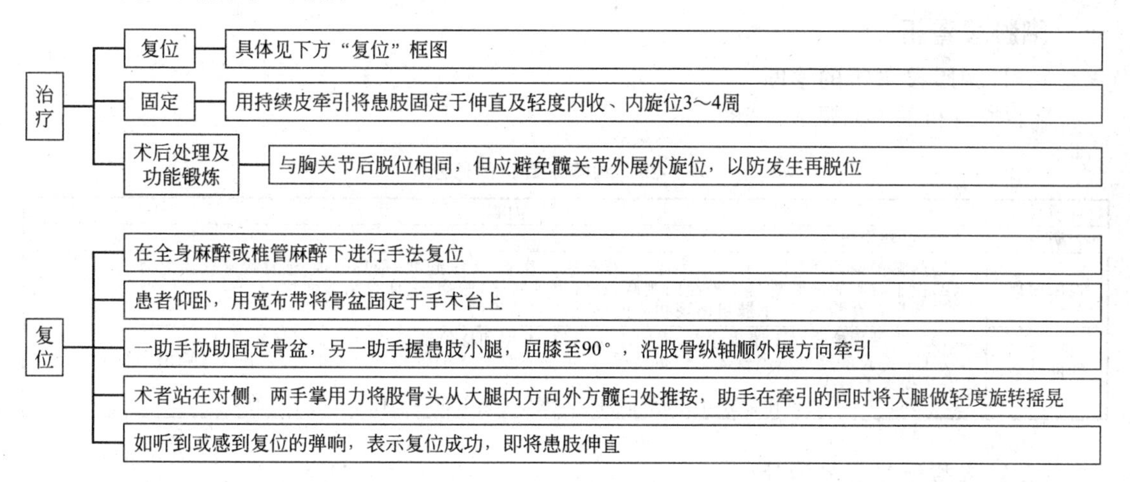
治疗
复位
具体见下方“复位”框图
固定
用持续皮牵引将患肢固定于伸直及轻度内收、内旋位3～4周
术后处理及功能锻炼
与胸关节后脱位相同，但应避免髋关节外展外旋位，以防发生再脱位
复位
在全身麻醉或椎管麻醉下进行手法复位
患者仰卧，用宽布带将骨盆固定于手术台上
一助手协助固定骨盆，另一助手握患肢小腿，屈膝至90°，沿股骨纵轴顺外展方向牵引
术者站在对侧，两手掌用力将股骨头从大腿内方向外方髋臼处推按，助手在牵引的同时将大腿做轻度旋转摇晃
如听到或感到复位的弹响，表示复位成功，即将患肢伸直

（三）髋关节中心脱位

髋关节中心脱位伴有髋臼骨折。

1．髋关节中心脱位的诊断：见表3-27。

表3-27　髋关节中心脱位的诊断

项目	内容
病史	(1)有暴力外伤病史 (2)通常为交通事故或高空坠落
临床表现	(1)伤后髋部肿胀、疼痛、活动障碍，大腿上段外侧方常常有大血肿，肢体缩短情况取决于股骨头内陷的程度 (2)后腹膜间隙内出血甚多，可以出现出血性休克，多合并有腹部内脏损伤
辅助检查	(1)X线检查可以了解伤情 (2)CT检查可以对髋臼骨折有三维概念的了解

2. 髋关节中心脱位的治疗

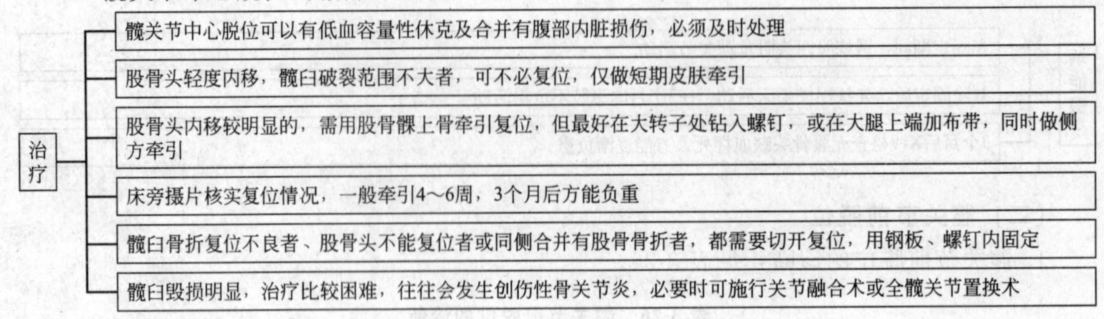
治疗
髋关节中心脱位可以有低血容量性休克及合并有腹部内脏损伤，必须及时处理
股骨头轻度内移，髋臼破裂范围不大者，可不必复位，仅做短期皮肤牵引
股骨头内移较明显的，需用股骨髁上骨牵引复位，但最好在大转子处钻入螺钉，或在大腿上端加布带，同时做侧方牵引
床旁摄片核实复位情况，一般牵引4～6周，3个月后方能负重
髋臼骨折复位不良者、股骨头不能复位者或同侧合并有股骨骨折者，都需要切开复位，用钢板、螺钉内固定
髋臼毁损明显，治疗比较困难，往往会发生创伤性骨关节炎，必要时可施行关节融合术或全髋关节置换术

第五节　脊柱骨折

脊柱骨折是一种致残率非常高的严重创伤，15～35岁的年轻人占了绝大部分。这类损伤逐年增加，其发病率占全身骨折的5%～7%，在特殊情况下，例如战争、地震等其发病率更高，可达10%～15%。脊柱骨折通常伴有脊髓和马尾神经损伤。胸腰段骨折的发生率最高，其次是颈椎。

一、胸腰段骨折

（一）胸腰段骨折的诊断

胸腰段骨折的诊断见表3-28。

表3-28　胸腰段骨折的诊断

项目	内容
病史	有严重外伤史
临床表现	(1)胸腰椎损伤后，患者有局部疼痛，腰背部肌肉痉挛，无法起立，翻身困难，感觉腰部软弱无力 (2)由于腹膜后血肿对自主神经的刺激，经常出现腹胀、腹痛、大便秘结等症状 (3)如果有脊髓损伤，下肢可出现相应的感觉和运动障碍
辅助检查	(1)X线摄片检查对于明确诊断，确定损伤部位、类型和移位情况及指导治疗有重要意义 (2)CT检查能够显示出椎体的骨折情况，还可显示出有无碎骨片突出于椎管内，并可计算出椎管的前后径和横径损失了多少 (3)MRI片上可见椎体骨折出血所致的信号改变以及脊髓的连续性和脊髓本身的病变

（二）胸腰段骨折的治疗

1. 单纯性压缩性骨折的治疗

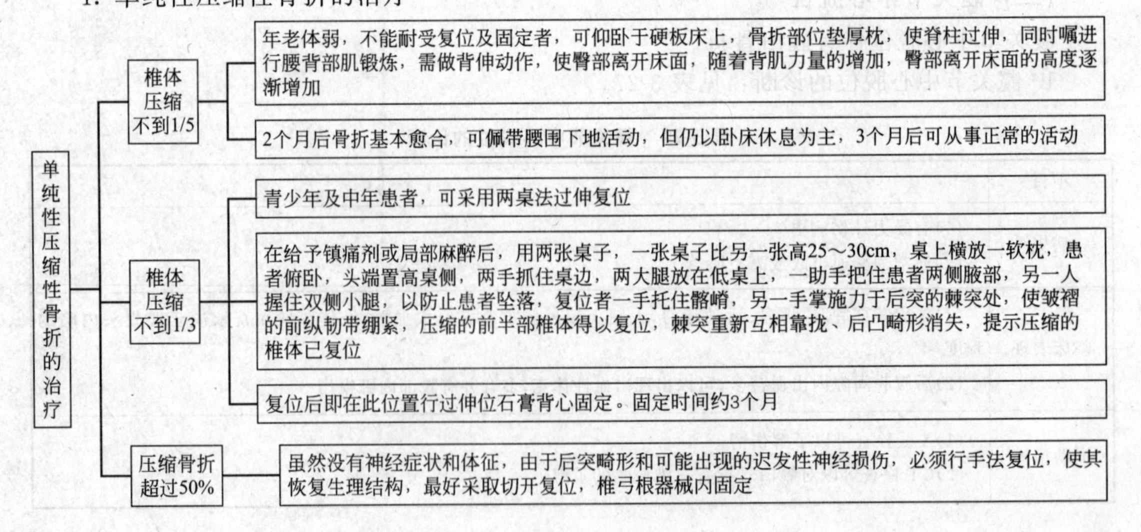
单纯性压缩性骨折的治疗
椎体压缩不到1/5
年老体弱，不能耐受复位及固定者，可仰卧于硬板床上，骨折部位垫厚枕，使脊柱过伸，同时嘱进行腰背部肌锻炼，需做背伸动作，使臀部离开床面，随着背肌力量的增加，臀部离开床面的高度逐渐增加
2个月后骨折基本愈合，可佩带腰围下地活动，但仍以卧床休息为主，3个月后可从事正常的活动
椎体压缩不到1/3
青少年及中年患者，可采用两桌法过伸复位
在给予镇痛剂或局部麻醉后，用两张桌子，一张桌子比另一张高25～30cm，桌上横放一软枕，患者俯卧，头端置高桌侧，两手抓住桌边，两大腿放在低桌上，一助手把住患者两侧腋部，另一人握住双侧小腿，以防止患者坠落，复位者一手托住髂嵴，另一手掌施力于后突的棘突处，使皱褶的前纵韧带绷紧，压缩的前半部椎体得以复位，棘突重新互相靠拢、后凸畸形消失，提示压缩的椎体已复位
复位后即在此位置行过伸位石膏背心固定。固定时间约3个月
压缩骨折超过50%
虽然没有神经症状和体征，由于后突畸形和可能出现的迟发性神经损伤，必须行手法复位，使其恢复生理结构，最好采取切开复位，椎弓根器械内固定

2. 屈曲-牵张型损伤及脊柱骨折脱位

均需手术治疗，一般选择后路内固定器械。

3. 爆破型骨折的治疗

爆破型骨折的治疗
- 对有神经症状的爆破型骨折的患者，有骨折块挤入椎管内者，不宜再行手法复位，应该及早行切开复位内固定。对于这种类型的骨折，可行后路减压、椎弓根器械内固定
- 此类患者最好行侧前方手术途径，去除突出椎管内的骨折片以及椎间盘组织，然后施行椎体间植骨融合术，必要时可进行前路器械的内固定

（三）胸腰段骨折脊柱内固定的方法

1. 后路手术

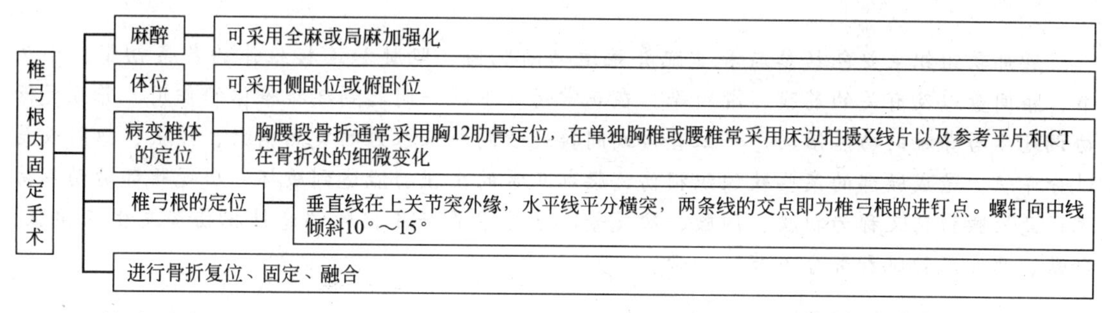
椎弓根内固定手术
麻醉
可采用全麻或局麻加强化
体位
可采用侧卧位或俯卧位
病变椎体的定位
胸腰段骨折通常采用胸12肋骨定位，在单独胸椎或腰椎常采用床边拍摄X线片以及参考平片和CT在骨折处的细微变化
椎弓根的定位
垂直线在上关节突外缘，水平线平分横突，两条线的交点即为椎弓根的进钉点。螺钉向中线倾斜10°～15°
进行骨折复位、固定、融合

2. 前路手术

前路手术较常应用的手术器械有 Kaneda、Z-plate 等。

二、颈椎骨折

（一）颈椎骨折的治疗

治疗
- 对颈椎半脱位患者，必须进行石膏颈围固定3个月。如出现后期颈椎不稳定和畸形，可采用前路或经后路的脊柱融合术
- 对稳定性的颈椎骨折，没有脊髓损伤的患者可采用颏枕带或颅骨牵引进行复位。牵引重量3kg，复位后用头颈胸石膏固定3个月，石膏干硬后可起床活动
- 单侧或双侧小关节脱位者可采用持续颅骨牵引复位，复位成功后再辅以头颈胸石膏固定。开始牵引重量3～5kg，必要时可以增加到6～10kg，并及时拍摄X线片复查，如已复位，可持续牵引2周后用头颈胸石膏固定，固定时间约3个月
- 对爆裂型骨折有神经症状者，原则上应早期手术治疗，一般采用经前路手术，切除碎骨片以达到减压的目的，并行植骨融合及内固定手术
- 枢椎椎弓骨折伴发神经症状者很少，没有移位者可以采用非手术治疗，牵引2～3周后，头颈胸石膏固定3个月；有移位者应行颈椎前路植骨融合术
- 对第Ⅰ型、第Ⅲ型和没有移位的齿状突骨折，通常采用非手术治疗，可先用颌枕带或颅骨牵引2周后，头颈胸石膏3个月。第Ⅱ型骨折如移位超过2mm者，愈合率极低，一般主张手术治疗，可经前路用1～2枚螺钉内固定

（二）颈椎骨折的手术方法

1. 高位颈椎（C1～2）损伤

高位颈椎损伤
- 齿状突骨折合并前移位、颈椎横韧带断裂，可行钢丝固定法
- 急慢性寰枢椎不稳定，可行Apofix内固定
- 齿状突骨折(Ⅱ型骨折)，可行齿状突螺钉内固定

2. 低位颈椎（C3～7）损伤

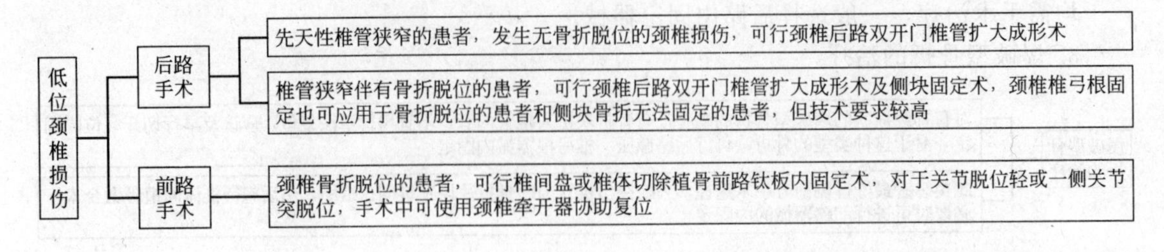
低位颈椎损伤
后路手术
先天性椎管狭窄的患者，发生无骨折脱位的颈椎损伤，可行颈椎后路双开门椎管扩大成形术
椎管狭窄伴有骨折脱位的患者，可行颈椎后路双开门椎管扩大成形术及侧块固定术，颈椎椎弓根固定也可应用于骨折脱位的患者和侧块骨折无法固定的患者，但技术要求较高
前路手术
颈椎骨折脱位的患者，可行椎间盘或椎体切除植骨前路钛板内固定术，对于关节脱位轻或一侧关节突脱位，手术中可使用颈椎牵开器协助复位

第六节　急性腰扭伤

腰部软组织主要包括参与和支配脊柱运动的肌肉、肌腱和连接椎体的各条韧带、小关节、椎间盘以及有关的筋膜、滑膜等。在正常情况下，一同起到连接椎体的作用，并且灵活协调地参与脊柱的功能活动。一旦直接或间接地受到外来暴力的突然刺激、撞击、扭闪或是过分牵拉，造成腰部的某些软组织损伤，腰部正常的生理功能遭到破坏，出现腰部运动不协调。急性腰扭伤又称为扭腰、闪腰、岔气等，多见于青壮年。腰部急性扭伤多发生在腰骶、骶髂、两侧骶棘肌和部分关节、韧带。

一、急性腰扭伤的诊断

急性腰扭伤的诊断见表 3-29。

表 3-29　急性腰扭伤的诊断

项目	内容
病史	多有搬抬重物史、腰部扭伤史
临床表现	(1)腰部一侧或两侧剧烈疼痛，活动受限，无法翻身、坐立和行走，常保持一定强迫姿势以减少疼痛 (2)外伤后即感腰痛，不能继续用力，疼痛为持续性，活动时加剧，休息后也不能消除，咳嗽、大声说话、腹部用力等都可使疼痛增加。有时在受伤当时腰部有响声或有突然断裂感 (3)腰部僵硬，主动活动困难，翻身困难，骶棘肌或臀大肌紧张，使脊柱侧弯 (4)损伤部位有压痛点，在棘突两旁骶棘肌处、两侧腰椎横突处或髂脊后有压痛处，多数为肌肉或筋膜损伤。在棘突两侧较深处压痛者，多数为椎间小关节所致损伤。在骶髂关节部有压痛者，多数为骶髂关节损伤 (5)无下肢放射痛，部分患者有下肢牵涉性痛，直腿抬高试验阳性，加强试验为阴性。鉴别困难时，可进行局部痛点普鲁卡因封闭。若痛点减轻或消失，则为牵涉痛，腿痛无改变者就是神经根放射痛
辅助检查	X 线检查可见脊柱变直或有保护性侧凸

二、急性腰扭伤的治疗

（一）卧床休息

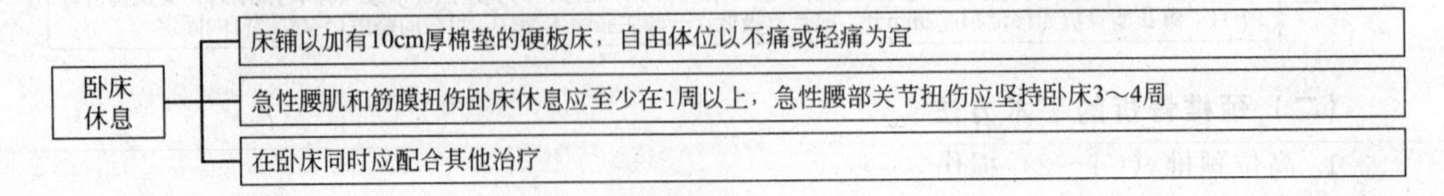
卧床休息
床铺以加有10cm厚棉垫的硬板床，自由体位以不痛或轻痛为宜
急性腰肌和筋膜扭伤卧床休息应至少在1周以上，急性腰部关节扭伤应坚持卧床3～4周
在卧床同时应配合其他治疗

（二）解痉止痛剂

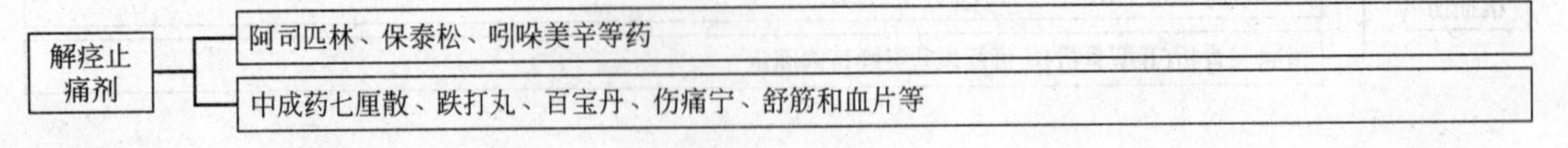
解痉止痛剂
阿司匹林、保泰松、吲哚美辛等药
中成药七厘散、跌打丸、百宝丹、伤痛宁、舒筋和血片等

（三）局部封闭

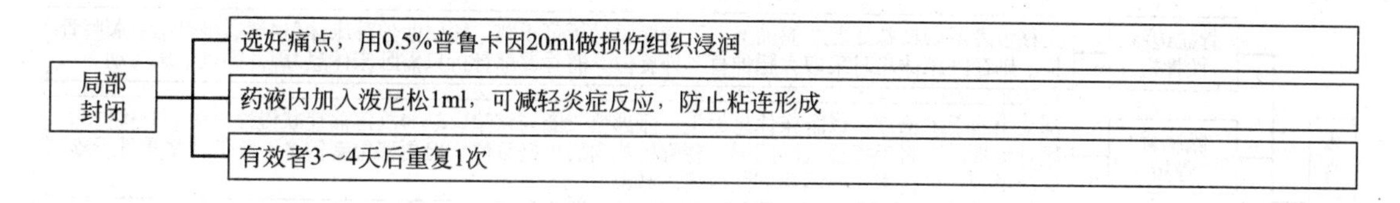
局部封闭
选好痛点，用0.5%普鲁卡因20ml做损伤组织浸润
药液内加入泼尼松1ml，可减轻炎症反应，防止粘连形成
有效者3～4天后重复1次

第七节　骨盆骨折

骨盆遭受暴力时，通常先折断副弓；主弓断裂时，往往副弓已先期折断，骨盆边缘有很多肌肉和韧带附着，尤其是韧带结构对维护骨盆起着重要作用，骨盆骨折也常对盆腔内脏器造成严重损伤。

一、骨盆骨折的诊断

骨盆骨折的诊断见表3-30。

表3-30　骨盆骨折的诊断

项目	内容
病史	强大的暴力外伤史，主要是车祸、高空坠落和其他意外
临床表现	(1)常合并严重多发伤，低血压和休克较常见；如果为开放性损伤，病情更为严重 (2)体征 ①骨盆分离试验与挤压试验阳性 ②肢体长度不对称 ③会阴部的瘀斑是耻骨和坐骨骨折的专有体征
辅助检查	X线检查可显示骨折类型及骨折块移位情况，但骶髂关节情况以CT检查更为清晰

二、骨盆骨折的治疗

（一）治疗步骤

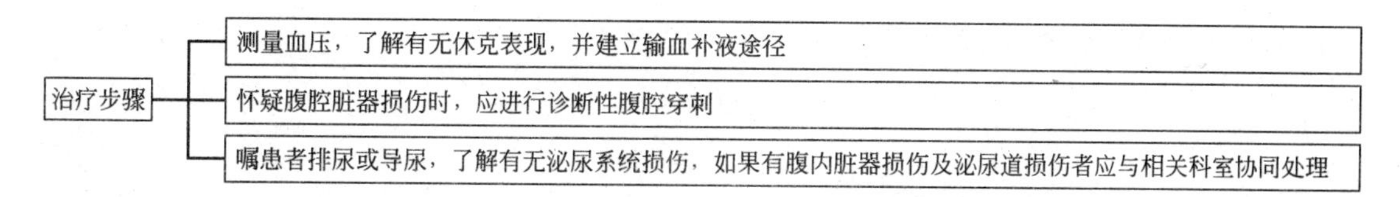
治疗步骤
测量血压，了解有无休克表现，并建立输血补液途径
怀疑腹腔脏器损伤时，应进行诊断性腹腔穿刺
嘱患者排尿或导尿，了解有无泌尿系统损伤，如果有腹内脏器损伤及泌尿道损伤者应与相关科室协同处理

（二）外科监护

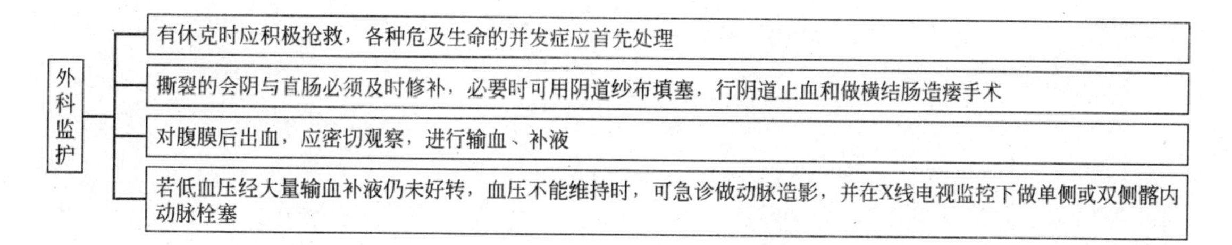
外科监护
有休克时应积极抢救，各种危及生命的并发症应首先处理
撕裂的会阴与直肠必须及时修补，必要时可用阴道纱布填塞，行阴道止血和做横结肠造瘘手术
对腹膜后出血，应密切观察，进行输血、补液
若低血压经大量输血补液仍未好转，血压不能维持时，可急诊做动脉造影，并在X线电视监控下做单侧或双侧髂内动脉栓塞

（三）骨盆骨折本身的处理

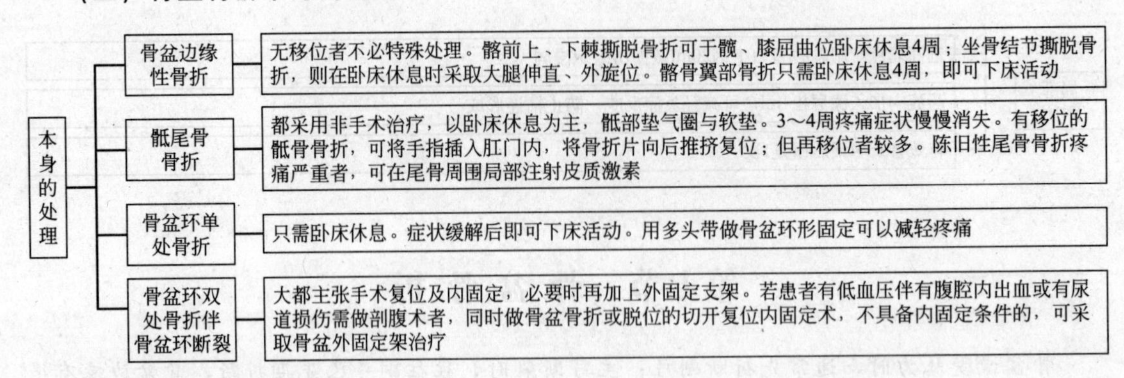
本身的处理
骨盆边缘性骨折
无移位者不必特殊处理。髂前上、下棘撕脱骨折可于髋、膝屈曲位卧床休息4周；坐骨结节撕脱骨折，则在卧床休息时采取大腿伸直、外旋位。髂骨翼部骨折只需卧床休息4周，即可下床活动
骶尾骨骨折
都采用非手术治疗，以卧床休息为主，骶部垫气圈与软垫。3～4周疼痛症状慢慢消失。有移位的骶骨骨折，可将手指插入肛门内，将骨折片向后推挤复位；但再移位者较多。陈旧性尾骨骨折疼痛严重者，可在尾骨周围局部注射皮质激素
骨盆环单处骨折
只需卧床休息。症状缓解后即可下床活动。用多头带做骨盆环形固定可以减轻疼痛
骨盆环双处骨折伴骨盆环断裂
大都主张手术复位及内固定，必要时再加上外固定支架。若患者有低血压伴有腹腔内出血或有尿道损伤需做剖腹术者，同时做骨盆骨折或脱位的切开复位内固定术，不具备内固定条件的，可采取骨盆外固定架治疗

三、骨盆骨折的并发症

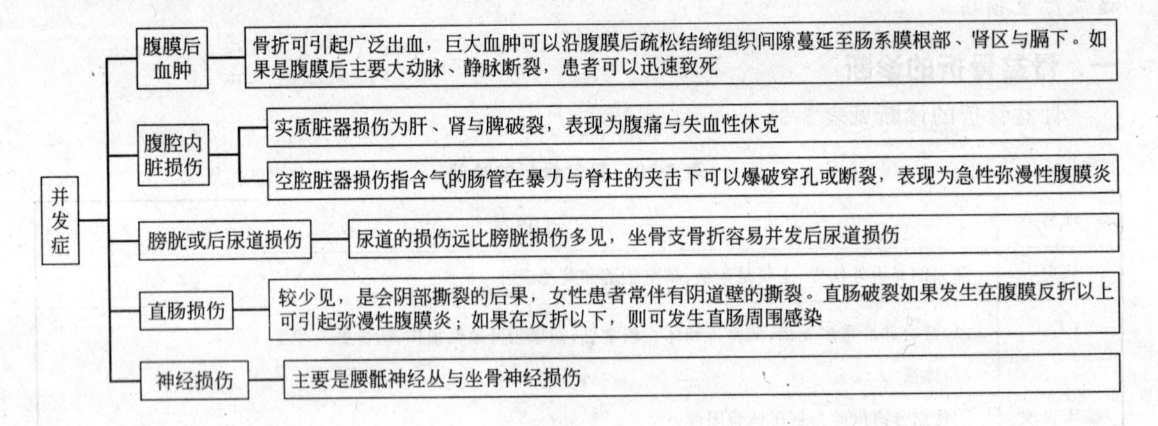
并发症
腹膜后血肿
骨折可引起广泛出血，巨大血肿可以沿腹膜后疏松结缔组织间隙蔓延至肠系膜根部、肾区与膈下。如果是腹膜后主要大动脉、静脉断裂，患者可以迅速致死
腹腔内脏损伤
实质脏器损伤为肝、肾与脾破裂，表现为腹痛与失血性休克
空腔脏器损伤指含气的肠管在暴力与脊柱的夹击下可以爆破穿孔或断裂，表现为急性弥漫性腹膜炎
膀胱或后尿道损伤
尿道的损伤远比膀胱损伤多见，坐骨支骨折容易并发后尿道损伤
直肠损伤
较少见，是会阴部撕裂的后果，女性患者常伴有阴道壁的撕裂。直肠破裂如果发生在腹膜反折以上可引起弥漫性腹膜炎；如果在反折以下，则可发生直肠周围感染
神经损伤
主要是腰骶神经丛与坐骨神经损伤

第四章 泌尿外科常见急症的诊疗

第一节 肾 绞 痛

肾绞痛是泌尿外科最常见的急症，包括40%～50%的患者有间歇发作的疼痛史，通常是由于某种病因使肾盂、输尿管平滑肌痉挛或管腔的急性部分梗阻造成的。疼痛往往位于肋脊角和腰部，也有少数患者表现为腹痛，多数呈阵发性发作，常突然发作、疼痛难忍、大汗淋漓，也可表现为持续性疼痛。

一、肾绞痛的诊断

肾绞痛的诊断见表 4-1。

表 4-1 肾绞痛的诊断

项目		内容
病史		有无外伤、血尿、脓尿、排石史及乳糜血尿病史等
临床表现	症状	(1)肾绞痛是一种突然发生的剧烈疼痛，如同刀绞样，患者翻身难忍，多数伴有其他腔道梗阻的表现，包括恶心、呕吐、心绞痛，甚至出现面色苍白、大汗淋漓、脉搏细数、血压下降等 (2)疼痛常从患侧肋脊角开始，沿输尿管的走向向下腹部、腹股沟、大腿内侧、睾丸或阴唇放射，可以持续几分钟或数十分钟，甚至数小时不等 (3)绞痛后可转为钝痛持续数日之久 (4)如结石或血块等排至膀胱或退回肾盂，疼痛可突然消失 (5)通常而言，绞痛出现于病侧，偶有病变在一侧而疼痛出现在对侧，即所谓的“肾反射性疼痛”，这时应仔细了解对侧有无病变，以免误诊
	体征	(1)发病时，肋脊角有无触痛或肾区叩击痛 (2)腰肌有无紧张、压痛等急性腰扭伤的体征 (3)脊柱有无变形、压痛，如脊柱结核等 (4)有无腹肌压痛、反跳痛、肌紧张等腹膜炎体征
辅助检查	尿液检查	常规多可见红细胞(+～+++)，尤其在绞痛后出现，合并感染时有白细胞、脓细胞及轻度蛋白尿
	B超检查	可明确结石的存在和了解肾积水情况，尤其对于阴性结石有帮助
	X线检查	(1)尿路X线平片：可发现90%以上肾或输尿管结石。 (2)静脉尿路造影：有助于查明原因及病变部位。通常认为，应在绞痛缓解后再考虑造影检查，因为在绞痛期间有部分患者患肾不显影，从而导致患侧肾无功能的错觉，易产生误诊。 (3)CT检查：对X线平片不显影的阴性结石和肿瘤等诊断较好，但一般不作为首选方法

二、肾绞痛的治疗

(一) 对症治疗

1. 药物解痉

（1）抗胆碱能类药

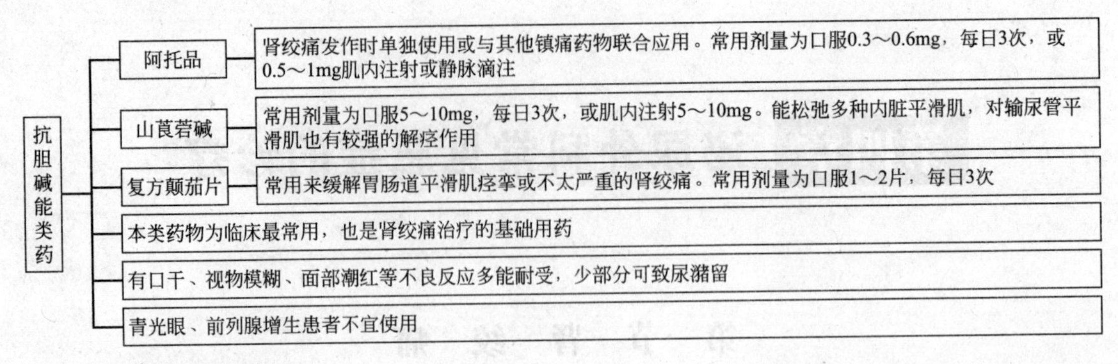
抗胆碱能类药
阿托品
肾绞痛发作时单独使用或与其他镇痛药物联合应用。常用剂量为口服0.3～0.6mg，每日3次，或0.5～1mg肌内注射或静脉滴注
山莨菪碱
常用剂量为口服5～10mg，每日3次，或肌内注射5～10mg。能松弛多种内脏平滑肌，对输尿管平滑肌也有较强的解痉作用
复方颠茄片
常用来缓解胃肠道平滑肌痉挛或不太严重的肾绞痛。常用剂量为口服1～2片，每日3次
本类药物为临床最常用，也是肾绞痛治疗的基础用药
有口干、视物模糊、面部潮红等不良反应多能耐受，少部分可致尿潴留
青光眼、前列腺增生患者不宜使用

（2）钙通道阻滞药

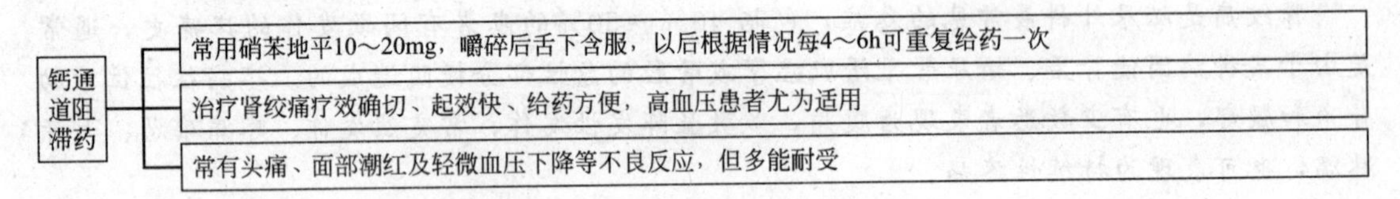
钙通道阻滞药
常用硝苯地平10～20mg，嚼碎后舌下含服，以后根据情况每4～6h可重复给药一次
治疗肾绞痛疗效确切、起效快、给药方便，高血压患者尤为适用
常有头痛、面部潮红及轻微血压下降等不良反应，但多能耐受

（3）黄体酮

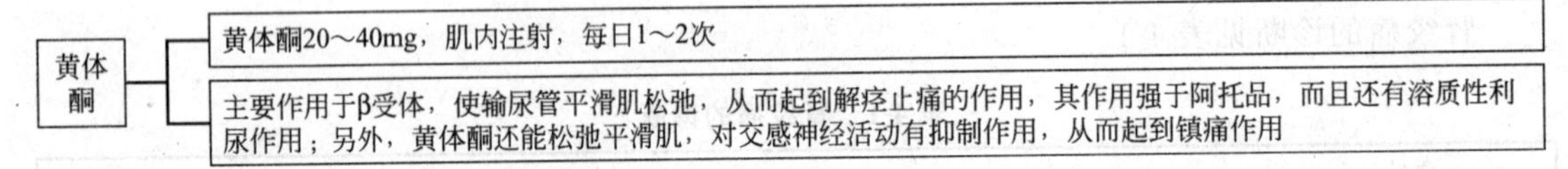
黄体酮
黄体酮20～40mg，肌内注射，每日1～2次
主要作用于β受体，使输尿管平滑肌松弛，从而起到解痉止痛的作用，其作用强于阿托品，而且还有溶质性利尿作用；另外，黄体酮还能松弛平滑肌，对交感神经活动有抑制作用，从而起到镇痛作用

（4）维生素K类药物

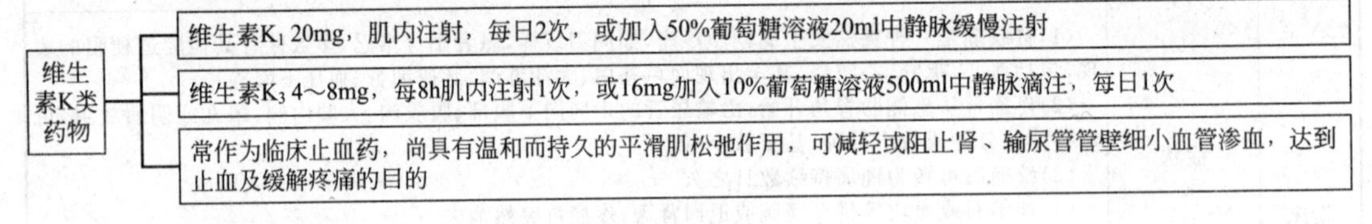
维生素K类药物
维生素K1 20mg，肌内注射，每日2次，或加入50%葡萄糖溶液20ml中静脉缓慢注射
维生素K3 4～8mg，每8h肌内注射1次，或16mg加入10%葡萄糖溶液500ml中静脉滴注，每日1次
常作为临床止血药，尚具有温和而持久的平滑肌松弛作用，可减轻或阻止肾、输尿管管壁细小血管渗血，达到止血及缓解疼痛的目的

（5）硫酸镁

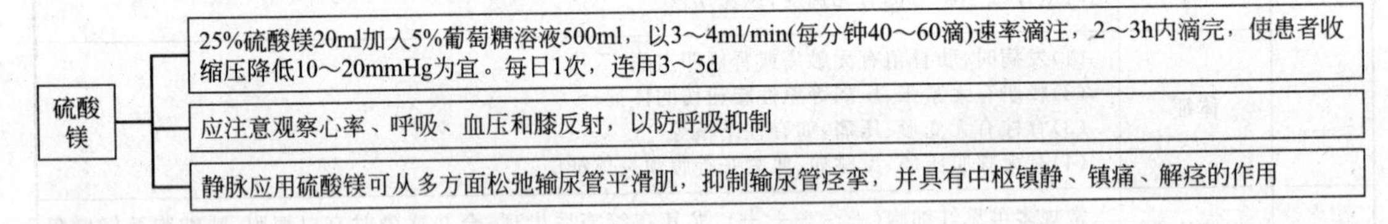
硫酸镁
25%硫酸镁20ml加入5%葡萄糖溶液500ml，以3～4ml/min(每分钟40～60滴)速率滴注，2～3h内滴完，使患者收缩压降低10～20mmHg为宜。每日1次，连用3～5d
应注意观察心率、呼吸、血压和膝反射，以防呼吸抑制
静脉应用硫酸镁可从多方面松弛输尿管平滑肌，抑制输尿管痉挛，并具有中枢镇静、镇痛、解痉的作用

2. 药物镇痛

（1）非阿片类

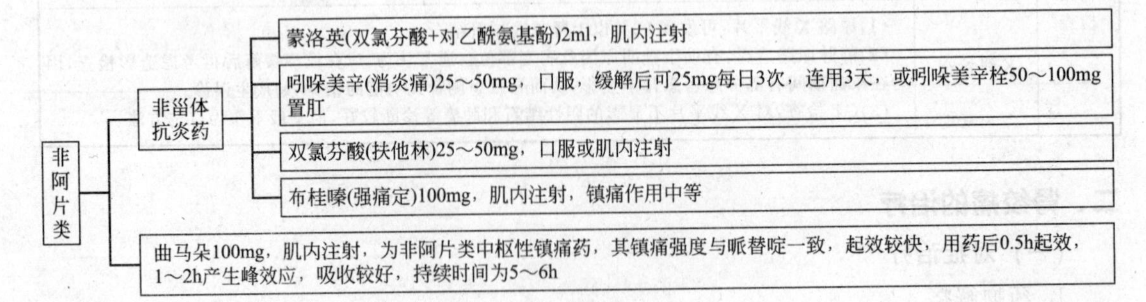
非阿片类
非甾体抗炎药
蒙洛英(双氯芬酸+对乙酰氨基酚)2ml，肌内注射
吲哚美辛(消炎痛)25～50mg，口服，缓解后可25mg每日3次，连用3天，或吲哚美辛栓50～100mg置肛
双氯芬酸(扶他林)25～50mg，口服或肌内注射
布桂嗪(强痛定)100mg，肌内注射，镇痛作用中等
曲马朵100mg，肌内注射，为非阿片类中枢性镇痛药，其镇痛强度与哌替啶一致，起效较快，用药后0.5h起效，1～2h产生峰效应，吸收较好，持续时间为5～6h

（2）阿片类药物

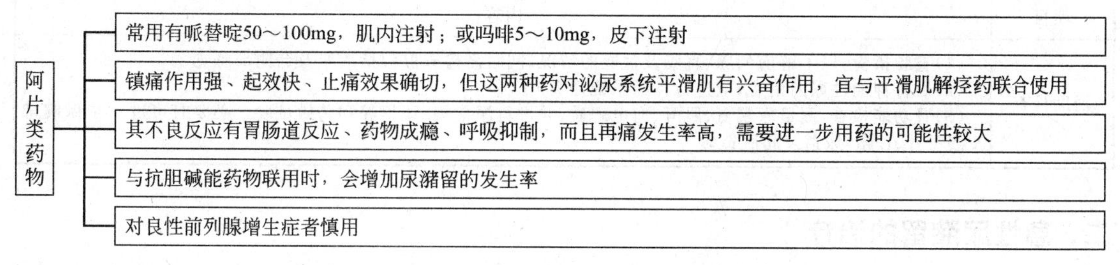
阿片类药物
常用有哌替啶50～100mg，肌内注射；或吗啡5～10mg，皮下注射
镇痛作用强、起效快、止痛效果确切，但这两种药对泌尿系统平滑肌有兴奋作用，宜与平滑肌解痉药联合使用
其不良反应有胃肠道反应、药物成瘾、呼吸抑制，而且再痛发生率高，需要进一步用药的可能性较大
与抗胆碱能药物联用时，会增加尿潴留的发生率
对良性前列腺增生症者慎用

3．其他

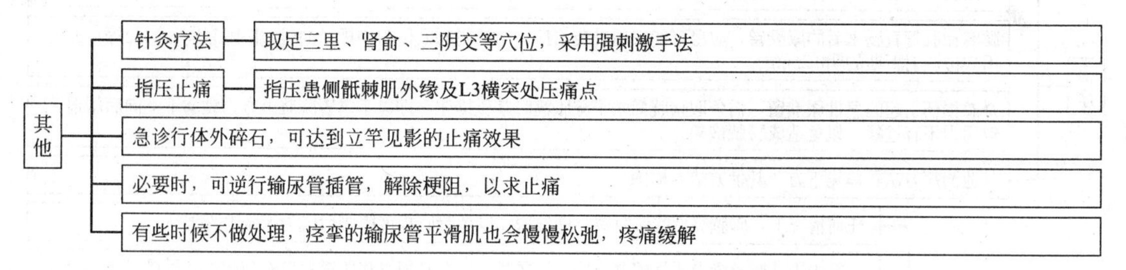
其他
针灸疗法
取足三里、肾俞、三阴交等穴位，采用强刺激手法
指压止痛
指压患侧骶棘肌外缘及L3横突处压痛点
急诊行体外碎石，可达到立竿见影的止痛效果
必要时，可逆行输尿管插管，解除梗阻，以求止痛
有些时候不做处理，痉挛的输尿管平滑肌也会慢慢松弛，疼痛缓解

（二）病因治疗

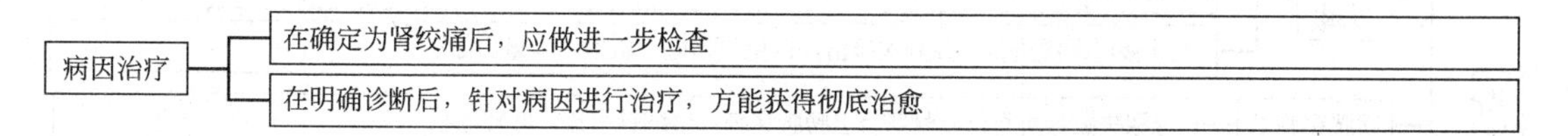
病因治疗
在确定为肾绞痛后，应做进一步检查
在明确诊断后，针对病因进行治疗，方能获得彻底治愈

第二节　急性尿潴留

尿潴留指膀胱内充满尿液而无法排出。尿潴留是一种临床症状，可由某些疾病、外伤、手术或麻醉等因素造成。急性尿潴留是指患者突然发生的短时间内膀胱充盈，膀胱快速膨胀而成为无张力性膀胱，下腹胀满并膨隆，尿液急迫而无法自行排出。急性尿潴留是临床工作中经常遇到的问题，情况紧急，且原因很多，必须正确诊断并及时处理。

一、急性尿潴留的诊断

急性尿潴留的诊断见表4-2。

表4-2　急性尿潴留的诊断

项目	内容
病史	有无原发病史及外伤史，有无应用某些特殊药物等，女性患者需注意妊娠与分娩史
临床表现	（1）前列腺增生患者尿潴留表现为进行性排尿困难，症状逐步加重，出现尿频、尿急和夜尿增多，排尿不尽，最终出现尿潴留 （2）膀胱区有胀满感，当残余尿较多，膀胱内压力较高时，可因为咳嗽、弯腰等使腹内压增高，出现压力性尿失禁 （3）尿道狭窄主要表现为排尿困难 （4）尿道结石患者表现为排尿时剧痛、血尿、尿闭等，球部尿道以下的结石体检可触及 （5）尿道狭窄或前列腺增生常合并膀胱结石，尿痛加重，并可出现排尿中断现象 （6）前列腺增生中叶突入膀胱腔，有时可出现急性血尿 （7）下腹部耻骨上区隆起，可扪及胀满的膀胱，即叩诊呈浊音，按压有胀痛感。若膀胱偏移可能伴有膀胱憩室。检查有无尿道外口狭窄、包茎和皮疹，尿道有无狭窄、结石、异物和肿瘤

续表

项目	内容
辅助检查	(1)直肠指检,以了解前列腺、直肠及盆腔的情况,同时需检查肛门括约肌及会阴部感觉 (2)疑有神经性尿潴留者,应进行神经系统检查 (3)肾功能检查,测量尿素氮、肌酐、血电解质,并进行尿常规、尿培养和药敏试验。必要时可进一步做腹部X线平片、B超、尿道及膀胱造影

二、急性尿潴留的治疗

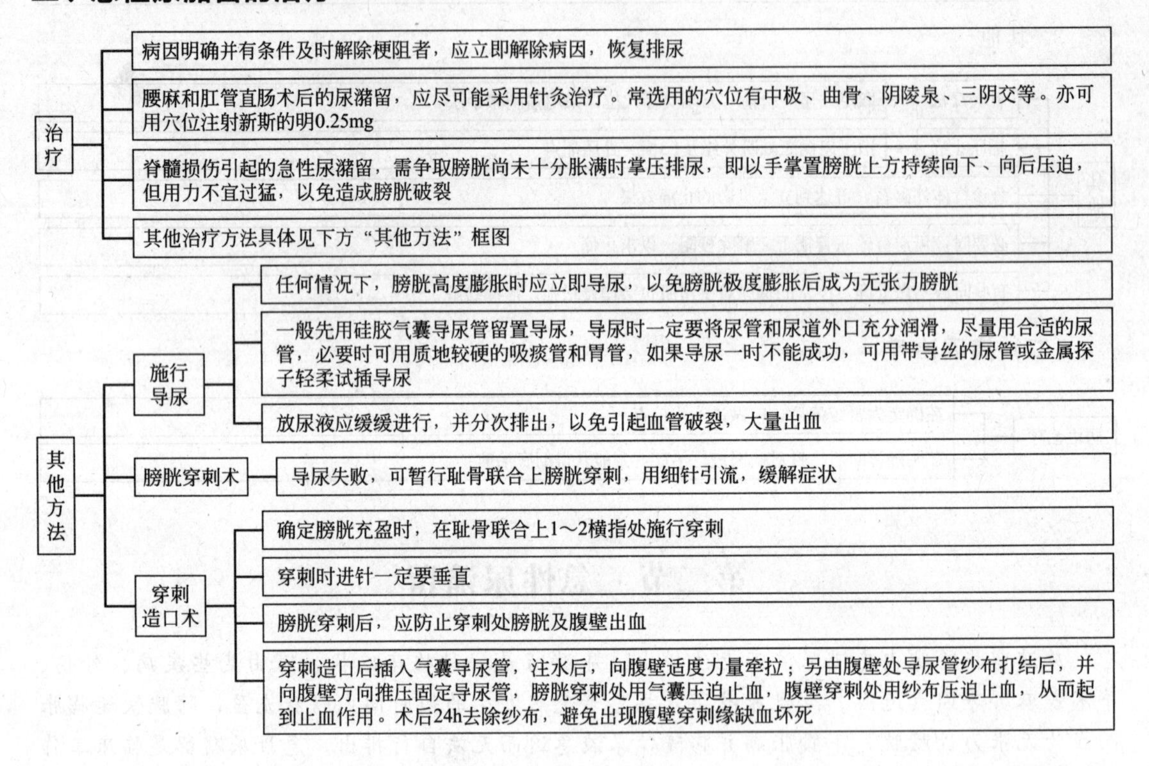
治疗
病因明确并有条件及时解除梗阻者，应立即解除病因，恢复排尿
腰麻和肛管直肠术后的尿潴留，应尽可能采用针灸治疗。常选用的穴位有中极、曲骨、阴陵泉、三阴交等。亦可用穴位注射新斯的明0.25mg
脊髓损伤引起的急性尿潴留，需争取膀胱尚未十分胀满时掌压排尿，即以手掌置膀胱上方持续向下、向后压迫，但用力不宜过猛，以免造成膀胱破裂
其他治疗方法具体见下方“其他方法”框图
其他方法
施行导尿
任何情况下，膀胱高度膨胀时应立即导尿，以免膀胱极度膨胀后成为无张力膀胱
一般先用硅胶气囊导尿管留置导尿，导尿时一定要将尿管和尿道外口充分润滑，尽量用合适的尿管，必要时可用质地较硬的吸痰管和胃管，如果导尿一时不能成功，可用带导丝的尿管或金属探子轻柔试插导尿
放尿液应缓缓进行，并分次排出，以免引起血管破裂，大量出血
膀胱穿刺术
导尿失败，可暂行耻骨联合上膀胱穿刺，用细针引流，缓解症状
穿刺造口术
确定膀胱充盈时，在耻骨联合上1～2横指处施行穿刺
穿刺时进针一定要垂直
膀胱穿刺后，应防止穿刺处膀胱及腹壁出血
穿刺造口后插入气囊导尿管，注水后，向腹壁适度力量牵拉；另由腹壁处导尿管纱布打结后，并向腹壁方向推压固定导尿管，膀胱穿刺处用气囊压迫止血，腹壁穿刺处用纱布压迫止血，从而起到止血作用。术后24h去除纱布，避免出现腹壁穿刺缘缺血坏死

第三节　尿道异物

尿道异物临床上并不罕见，引起尿道异物的原因较多，异物的种类也很多。尿道异物多由尿道外口插入，或为开放性损伤时进入尿道，也可因尿道手术、膀胱镜检查等操作而遗留于尿道，有时是由膀胱排出后停留于尿道。

一、尿道异物的诊断

尿道异物的诊断见表4-3。

表4-3　尿道异物的诊断

项目	内容
病史	有将异物插入尿道史,多数为其他原因
临床表现	(1)因为异物对尿道的机械性刺激或损伤,有尿频、尿急、尿痛、终末血尿及尿道出血等症状 (2)异物停留于尿道,影响尿流排出,造成排尿困难、尿线细等排尿障碍症状,甚至尿潴留 (3)继发感染时,尿道口排出脓性、血性分泌物和尿道炎、尿道周围炎、前列腺炎、附睾炎的征象 (4)异物直接损伤或继发感染,都可致尿道瘘发生,尿液于排尿时自瘘口滴状漏出

续表

项目	内容
辅助检查	(1)检查尿道:触诊、直肠指诊时,可触及尿道内异物 (2)X线检查:在膀胱尿道区摄X线平片或尿道造影,可显示尿道不透光的异物形状和大小,有时可见围绕异物形成的结石 (3)超声断层检查:可观察到异物形状及大小 (4)尿道镜检查:可直接观察异物,但宜慎重选择适应证

二、尿道异物的治疗

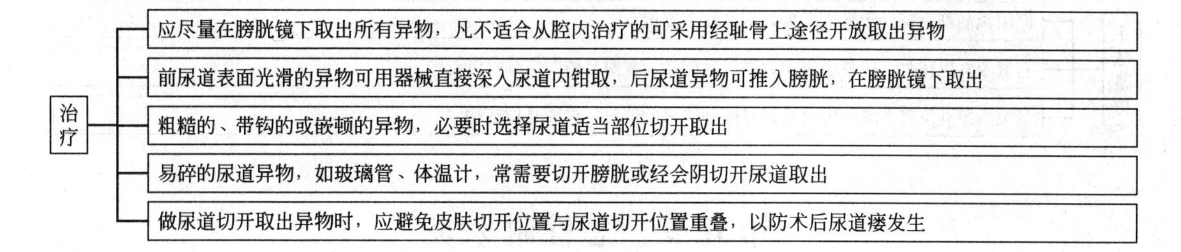
治疗
应尽量在膀胱镜下取出所有异物，凡不适合从腔内治疗的可采用经耻骨上途径开放取出异物
前尿道表面光滑的异物可用器械直接深入尿道内钳取，后尿道异物可推入膀胱，在膀胱镜下取出
粗糙的、带钩的或嵌顿的异物，必要时选择尿道适当部位切开取出
易碎的尿道异物，如玻璃管、体温计，常需要切开膀胱或经会阴切开尿道取出
做尿道切开取出异物时，应避免皮肤切开位置与尿道切开位置重叠，以防术后尿道瘘发生

第四节　睾丸扭转

睾丸扭转是因为精索顺其纵轴旋转导致睾丸的血液供应突然受阻，从而引起睾丸急性缺血、坏死。以20岁以内的年轻人较多见。该急症是青少年和小儿阴囊疼痛的主要原因。扭转的部位以左侧常见。

睾丸扭转根据扭转的部位分为鞘膜内型与鞘膜外型。其中鞘膜内型较常见，多发于青春期，和睾丸引带过长等发育不良有关。鞘膜外型比较罕见，扭转发生在睾丸鞘膜之上，此型多发于新生儿甚至胎儿期，不易诊断。

一、睾丸扭转的诊断

睾丸扭转的诊断见表4-4。

表4-4　睾丸扭转的诊断

项目		内容
病史		少数患者有阴囊外伤史,但大多数患者并无明显诱因
临床表现	症状	患者大多为青少年,突发性疼痛,可伴有同侧腹股沟或下腹部放射痛,可产生恶心、呕吐等
	体征	(1)患侧睾丸明显肿胀,触痛明显 (2)睾丸位置上移,甚至可提至腹股沟外环口处 (3)扭转时间过长可出现阴囊红肿 (4)阴囊抬高试验(Prehn's test)阳性,即托高阴囊时,睾丸疼痛加剧 (5)如扭转发生于精索部,可出现精索增粗,压痛
辅助检查	超声检查	血流量减少或消失
	放射性核素扫描	患侧睾丸血流量减少,呈放射性聚集的“冷结节”

二、睾丸扭转的治疗

应争取在出现症状6h内进行手术或手法复位治疗，对诊断产生怀疑时需及时进行探查。

（一）手术复位

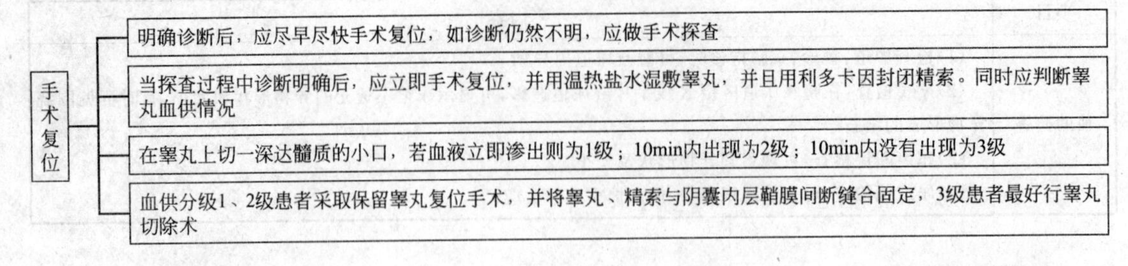
手术复位
明确诊断后，应尽早尽快手术复位，如诊断仍然不明，应做手术探查
当探查过程中诊断明确后，应立即手术复位，并用温热盐水湿敷睾丸，并且用利多卡因封闭精索。同时应判断睾丸血供情况
在睾丸上切一深达髓质的小口，若血液立即渗出则为1级；10min内出现为2级；10min内没有出现为3级
血供分级1、2级患者采取保留睾丸复位手术，并将睾丸、精索与阴囊内层鞘膜间断缝合固定，3级患者最好行睾丸切除术

（二）手法复位

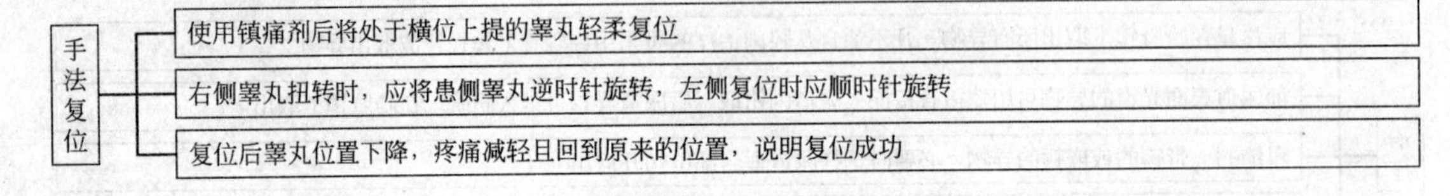
手法复位
使用镇痛剂后将处于横位上提的睾丸轻柔复位
右侧睾丸扭转时，应将患侧睾丸逆时针旋转，左侧复位时应顺时针旋转
复位后睾丸位置下降，疼痛减轻且回到原来的位置，说明复位成功

第五节　急性附睾炎

急性附睾炎是阴囊内最常见的感染性疾病，致病菌以大肠埃希菌和葡萄球菌为多见。常见于中青年，多由后尿道炎、前列腺炎以及精囊炎沿输精管逆行感染，血行感染少见。

一、急性附睾炎的诊断

急性附睾炎的诊断见表 4-5。

表 4-5　急性附睾炎的诊断

项目		内容
病史		常有尿路感染、留置导尿管、尿道内器械操作史或前列腺手术史
临床表现	症状	(1)可突然发生，发病数小时后形成急性炎症，附睾具有局部疼痛与压痛，可放射至腹股沟区及腰部 (2)附睾肿胀进展较快，可在 3～4h 内使附睾体积成倍增加。此时体温可达 40℃，也可出现膀胱炎、前列腺炎等症状
	体征	(1)患侧阴囊皮肤红肿，附睾肿大并伴有明显压痛 (2)如果有脓肿形成，皮肤成干性，变薄，脓肿亦可自行破溃 (3)有时伴鞘膜积液，重者精索增厚有压痛 (4)发病早期肿大附睾可与睾丸分开，但是在数小时后两器官之间界限不清，数日内出现继发性睾丸鞘膜积液
辅助检查	实验室检查	血白细胞增多，核左移，中性粒细胞计数显著增多。儿童附睾炎常伴有大肠埃希菌或铜绿假单胞菌引起的尿路感染
	超声检查	彩色多普勒超声可显示阴囊内容物的解剖影像。可将附睾和睾丸肿胀及炎症范围显示出来

二、急性附睾炎的治疗

（一）内科治疗

外科治疗

- 急性附睾炎多是由细菌性感染引起，需采用药物治疗。抗菌药物的选择应根据细菌培养敏感试验确定。如果局部红肿明显，血白细胞增多，体温上升，应静脉应用抗生素治疗
- 在急性期期间应卧床休息，阴囊托起，减轻疼痛。急性期避免性生活、体力劳动，早期可用冰袋冷敷防止肿胀，后期可用热敷，加速炎症消失
- 多数患者经药物治疗后症状可减轻或消失

(二) 外科治疗

外科治疗
- 少数患者可在急性期1个月发生脓肿，出现脓肿时须开放引流
- 对患有慢性、复发性附睾炎和阴囊疼痛的患者，可行附睾切除以减轻症状

第六节　急性细菌性前列腺炎

急性细菌性前列腺炎（ABP）是一种定位于前列腺的急性感染性疾病，有显著的下尿路感染症状及畏寒、发热和肌痛等全身症状，尿液、前列腺液中白细胞数量上升甚至出现脓细胞（中国泌尿外科疾病诊断治疗指南定义），在1995年美国国立卫生研究院（NIH）分类中为Ⅰ型前列腺炎。ABP多由非特异性细菌感染所致，其致病菌有大肠埃希菌、葡萄球菌、链球菌、肠球菌和类白喉杆菌等。

一、急性细菌性前列腺炎的诊断

急性细菌性前列腺炎的诊断见表4-6。

表4-6　急性细菌性前列腺炎的诊断

项目		内容
病史		有明显的尿路感染史
临床表现	症状	(1)前列腺炎急性发作时可出现寒战、发热、乏力、食欲下降等全身感染症状 (2)局部因为炎症刺激可出现尿频、尿急、尿痛、终末血尿、肛门和会阴部不适、坠胀感，并可在大便时加重 (3)腺体充血水肿可压迫后尿道引起梗阻，造成排尿困难，甚至发生尿潴留 (4)性欲减退并可出现性交疼痛
	体征	可发现耻骨上压痛、不适感，具有尿潴留者可触及耻骨上膨隆的膀胱，必须对患者进行直肠指检，肛门指诊可触及肿大、压痛、发热的前列腺，但严禁进行前列腺按摩
辅助检查	实验室检查	(1)尿常规分析及尿沉渣检查：可见尿液混浊，甚至呈脓尿，大量絮状物和碎屑样物沉积，尿三杯试验初始尿及终末尿最显著，镜检可见大量白细胞 (2)血常规：白细胞＞10×10^9/L，中性粒细胞比例＞70%，可出现核左移，甚至出现幼稚细胞 (3)细菌学检查：尿涂片镜检可见细菌，尿液或血液培养可呈阳性
	B超检查	(1)尿道周围有低回声晕 (2)腺实质回声不均匀，出现多个低回声区 (3)前列腺周围因前列腺静脉丛充血、肿胀，出现无回声区。另外，前列腺轻度肿大，包膜有时模糊不清，但形态仍对称

二、急性细菌性前列腺炎的治疗

(一) 抗菌治疗

抗菌治疗
- 复方磺胺甲噁唑(复方新诺明，TMPSMZ)进入前列腺组织和分泌液中浓度高，常作为首选药物，常用每次2片，2次/天，口服，最少连用2周。还可用红霉素、诺氟沙星、环丙沙星、氧氟沙星等口服药
- 若出现体温升高、下尿路症状重、血中白细胞增多，应采用静脉给药。选用庆大霉素、氨苄西林、头孢唑啉钠或头孢呋辛等
- 庆大霉素8万U，q12h，或氨苄西林1.5～2g/次，4次/天，或头孢唑啉每次2g，静脉滴注，q12h；还可用头孢曲松钠1～2g，1次/天，静脉注射
- 急性前列腺炎药物治疗的用药应持续一段时间，以防迁延转成慢性前列腺炎

（二）全身支持

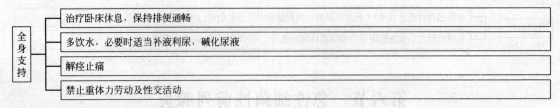
全身支持
治疗卧床休息，保持排便通畅
多饮水，必要时适当补液利尿，碱化尿液
解痉止痛
禁止重体力劳动及性交活动

（三）外科治疗

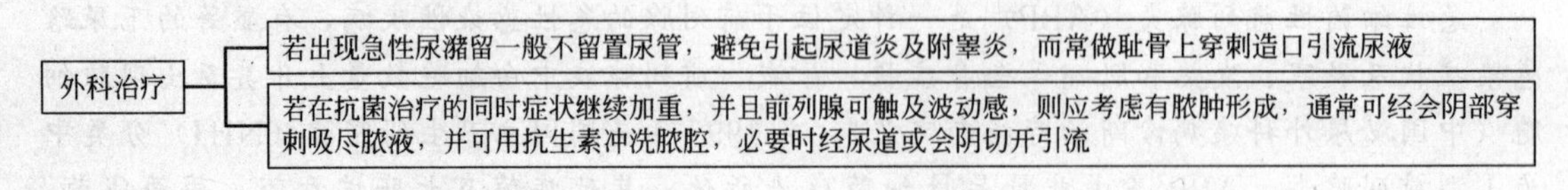
外科治疗
若出现急性尿潴留一般不留置尿管，避免引起尿道炎及附睾炎，而常做耻骨上穿刺造口引流尿液
若在抗菌治疗的同时症状继续加重，并且前列腺可触及波动感，则应考虑有脓肿形成，通常可经会阴部穿刺吸尽脓液，并可用抗生素冲洗脓腔，必要时经尿道或会阴切开引流

第七节　急性肾衰竭

急性肾衰竭是继发于休克、创伤、严重感染、溶血及中毒等病因的急性肾实质损害的总称，是一个综合征。其主要病理改变为肾小管坏死，临床上可出现少尿或尿闭，并且伴有严重的水、电解质和体内代谢紊乱及尿毒症。近年来，有另一种尿量正常或尿量较多的急性肾衰竭，其特点为尿量正常或较多，但氮质血症逐渐加重，甚至出现尿毒症，称为非少尿型急性肾衰竭。

一、急性肾衰竭的诊断

急性肾衰竭的诊断见表4-7。

表4-7　急性肾衰竭的诊断

<table>
<tr><th colspan="2">项目</th><th>内容</th></tr>
<tr><td colspan="2">病史</td><td>有失血、休克、脱水等病史</td></tr>
<tr><td rowspan="2">开始期</td><td>血容量不足的诊断</td><td>(1)血压低或正常，脉压小，脉搏增快
(2)尿量少，但比重在1.020以上，尿常规检查正常
(3)中心静脉压低于6cmH_2O
(4)行液体补充试验后尿量增加</td></tr>
<tr><td>肾血管痉挛的诊断</td><td>(1)纠正血容量不足后，脱水和休克的体征消失，但尿量仍少
(2)尿比重在1.020以上，尿常规检查正常，或出现少数玻璃样及细颗粒管型
(3)对液体补充试验无反应
(4)静脉滴注利尿合剂后，由于肾血管痉挛解除，尿量可增多
(5)甘露醇试验阳性，为肾血管痉挛所致的肾前性少尿症</td></tr>
<tr><td colspan="2">少尿或无尿期</td><td>(1)无血容量不足的征象，血压正常或偏高
(2)24h尿量少于400ml，或1h尿量少于17ml
(3)尿比重固定于1.010左右，通常不高于1.010
(4)尿蛋白阳性，尿液检查可见红细胞、粗颗粒管型、大量肾小管上皮细胞、坏死上皮细胞管型，有时可出现血红蛋白尿和色素管型
(5)尿钠含量常超过40mmol/L，至少不低于30mmol/L
(6)血钾、非蛋白氮上升较快且明显
(7)甘露醇试验无反应</td></tr>
</table>

二、急性肾衰竭的治疗

（一）开始期的治疗

1. 病因治疗

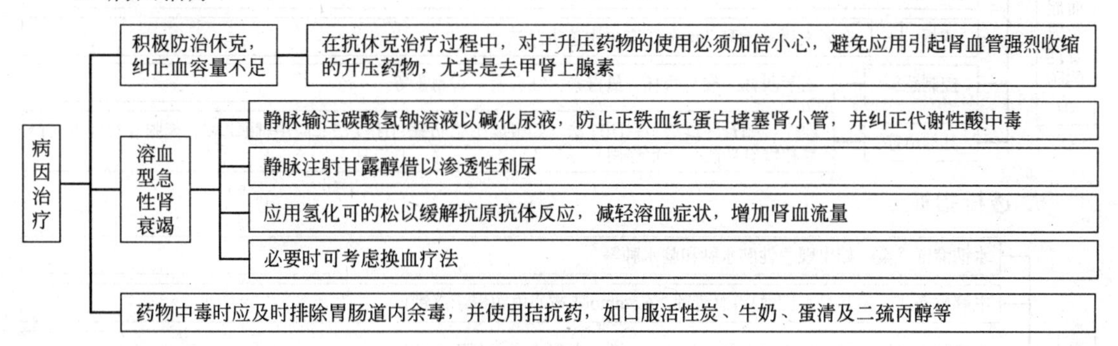
病因治疗
积极防治休克，纠正血容量不足
在抗休克治疗过程中，对于升压药物的使用必须加倍小心，避免应用引起肾血管强烈收缩的升压药物，尤其是去甲肾上腺素
溶血型急性肾衰竭
静脉输注碳酸氢钠溶液以碱化尿液，防止正铁血红蛋白堵塞肾小管，并纠正代谢性酸中毒
静脉注射甘露醇借以渗透性利尿
应用氢化可的松以缓解抗原抗体反应，减轻溶血症状，增加肾血流量
必要时可考虑换血疗法
药物中毒时应及时排除胃肠道内余毒，并使用拮抗药，如口服活性炭、牛奶、蛋清及二巯丙醇等

2. 其他治疗

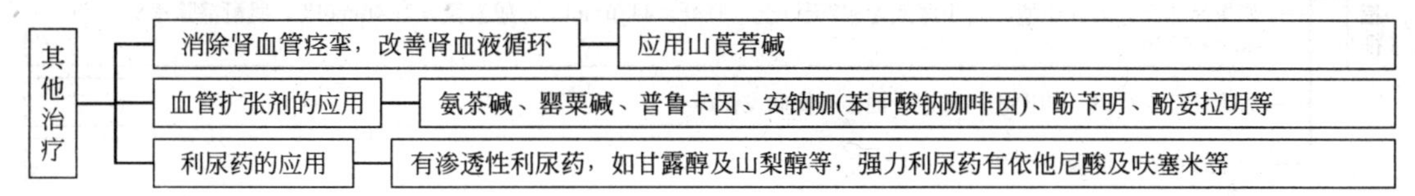
其他治疗
消除肾血管痉挛，改善肾血液循环
应用山莨菪碱
血管扩张剂的应用
氨茶碱、罂粟碱、普鲁卡因、安钠咖(苯甲酸钠咖啡因)、酚苄明、酚妥拉明等
利尿药的应用
有渗透性利尿药，如甘露醇及山梨醇等，强力利尿药有依他尼酸及呋塞米等

（二）少尿期的治疗

1. 饮食控制

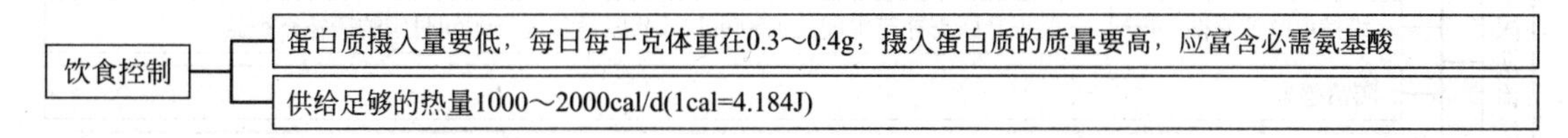
饮食控制
蛋白质摄入量要低，每日每千克体重在0.3～0.4g，摄入蛋白质的质量要高，应富含必需氨基酸
供给足够的热量1000～2000cal/d(1cal=4.184J)

2. 液体控制

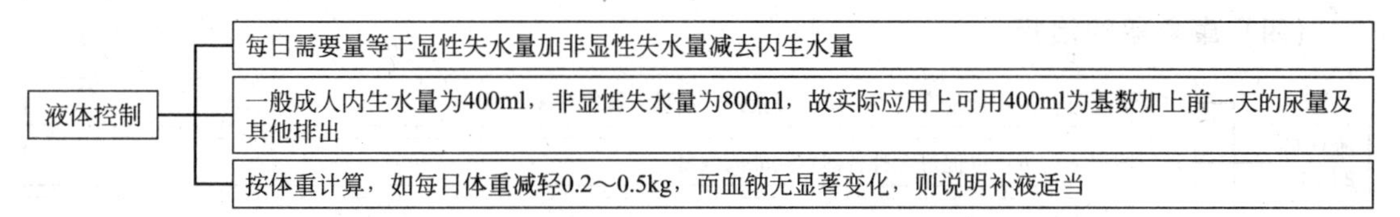
液体控制
每日需要量等于显性失水量加非显性失水量减去内生水量
一般成人内生水量为400ml，非显性失水量为800ml，故实际应用上可用400ml为基数加上前一天的尿量及其他排出
按体重计算，如每日体重减轻0.2～0.5kg，而血钠无显著变化，则说明补液适当

3. 纠正电解质紊乱

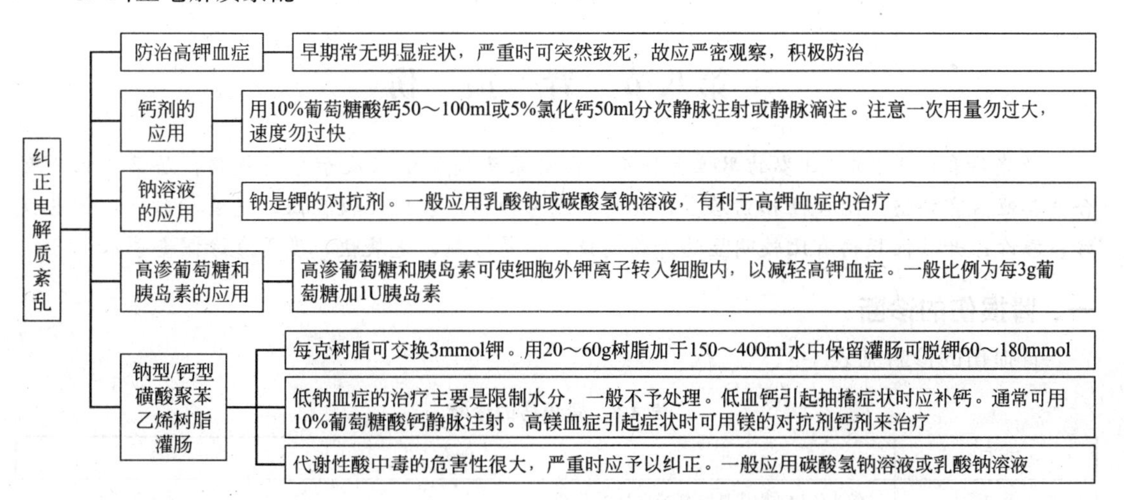
纠正电解质紊乱
防治高钾血症
早期常无明显症状，严重时可突然致死，故应严密观察，积极防治
钙剂的应用
用10%葡萄糖酸钙50～100ml或5%氯化钙50ml分次静脉注射或静脉滴注。注意一次用量勿过大，速度勿过快
钠溶液的应用
钠是钾的对抗剂。一般应用乳酸钠或碳酸氢钠溶液，有利于高钾血症的治疗
高渗葡萄糖和胰岛素的应用
高渗葡萄糖和胰岛素可使细胞外钾离子转入细胞内，以减轻高钾血症。一般比例为每3g葡萄糖加1U胰岛素
钠型/钙型磺酸聚苯乙烯树脂灌肠
每克树脂可交换3mmol钾。用20～60g树脂加于150～400ml水中保留灌肠可脱钾60～180mmol
低钠血症的治疗主要是限制水分，一般不予处理。低血钙引起抽搐症状时应补钙。通常可用10%葡萄糖酸钙静脉注射。高镁血症引起症状时可用镁的对抗剂钙剂来治疗
代谢性酸中毒的危害性很大，严重时应予以纠正。一般应用碳酸氢钠溶液或乳酸钠溶液

4. 氮质血症及尿毒症的防治

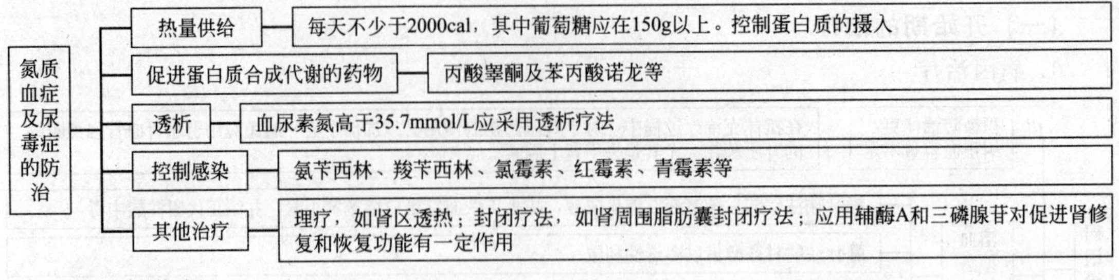

氮质血症及尿毒症的防治
热量供给
每天不少于2000cal，其中葡萄糖应在150g以上。控制蛋白质的摄入
促进蛋白质合成代谢的药物
丙酸睾酮及苯丙酸诺龙等
透析
血尿素氮高于35.7mmol/L应采用透析疗法
控制感染
氨苄西林、羧苄西林、氯霉素、红霉素、青霉素等
其他治疗
理疗，如肾区透热；封闭疗法，如肾周围脂肪囊封闭疗法；应用辅酶A和三磷腺苷对促进肾修复和恢复功能有一定作用

5. 透析指征

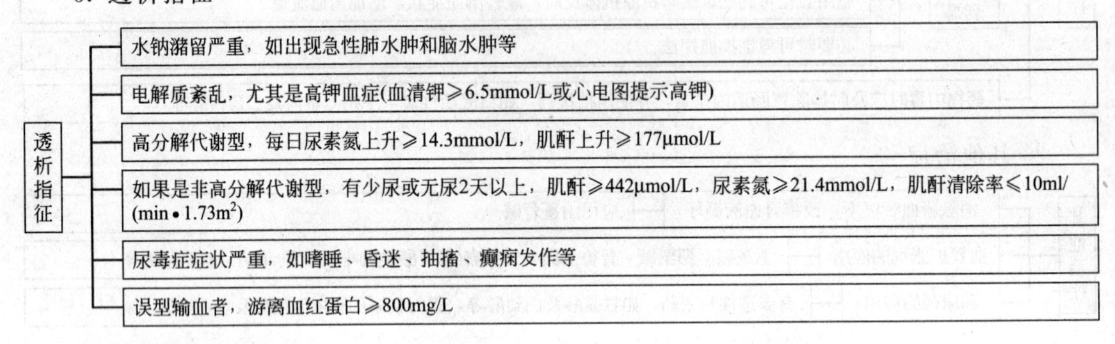

透析指征
水钠潴留严重，如出现急性肺水肿和脑水肿等
电解质紊乱，尤其是高钾血症(血清钾≥6.5mmol/L或心电图提示高钾)
高分解代谢型，每日尿素氮上升≥14.3mmol/L，肌酐上升≥177μmol/L
如果是非高分解代谢型，有少尿或无尿2天以上，肌酐≥442μmol/L，尿素氮≥21.4mmol/L，肌酐清除率≤10ml/(min•1.73m2)
尿毒症症状严重，如嗜睡、昏迷、抽搐、癫痫发作等
误型输血者，游离血红蛋白≥800mg/L

（三）多尿期的治疗

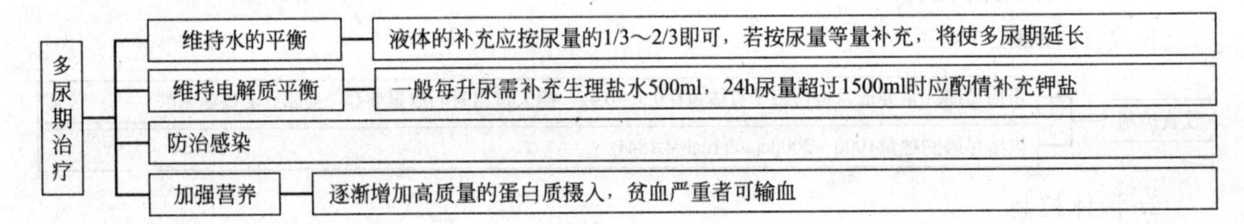

多尿期治疗
维持水的平衡
液体的补充应按尿量的1/3～2/3即可，若按尿量等量补充，将使多尿期延长
维持电解质平衡
一般每升尿需补充生理盐水500ml，24h尿量超过1500ml时应酌情补充钾盐
防治感染
加强营养
逐渐增加高质量的蛋白质摄入，贫血严重者可输血

（四）康复期的治疗

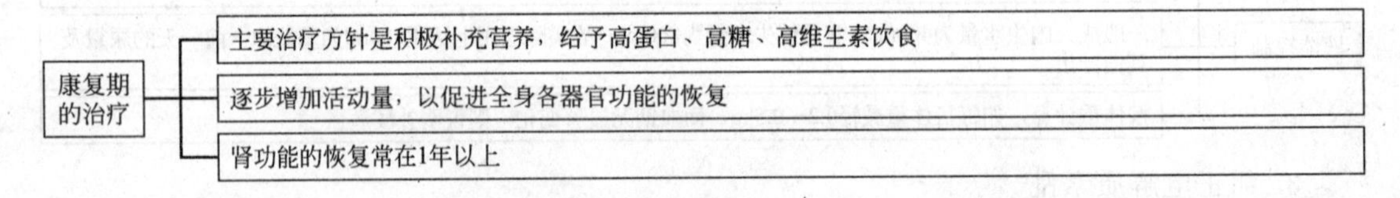

康复期的治疗
主要治疗方针是积极补充营养，给予高蛋白、高糖、高维生素饮食
逐步增加活动量，以促进全身各器官功能的恢复
肾功能的恢复常在1年以上

第八节 肾 损 伤

肾损伤多发于20～40岁的男性青壮年，在泌尿系损伤中只次于尿道损伤，居第二位，常合并其他器官损伤。闭合性损伤居多，90%以上为挫伤，表现比较轻微，进展相对慢，但易误诊、漏诊；开放性损伤有比较明显的外伤创口，多易诊断，进展快，多需急诊探查手术。

一、肾损伤的诊断

肾损伤的诊断见表4-8。

表4-8 肾损伤的诊断

项目	内容
病史	有外伤史，尤其是腰部或肾区受伤史

续表

项目		内容
临床表现	休克	因损伤和出血常发生休克，可危及生命
	血尿	患者大多有血尿。肾挫伤时可出现少量血尿，严重肾裂伤则出现大量肉眼血尿，并且可有血块阻塞尿路
	患侧腰腹部疼痛	有时可引起全腹疼痛和腹膜刺激征，血块通过输尿管时可发生肾绞痛
	腰腹部肿块	血液、尿液渗入肾周组织，在腰腹部可形成肿块
	发热	可出现体温升高等全身中毒症状
辅助检查	实验室检查	(1)尿常规可发现血尿 (2)血常规白细胞及中性粒细胞升高，红细胞及血红蛋白下降
	X线检查	腰大肌阴影消失、脊柱向伤侧弯曲，肾阴影模糊或肿大，肾活动受到限制以及伤侧横膈常抬高并活动幅度减小，更可提示肾周组织有大量血或尿外渗。因为肠麻痹而可见肠道充气明显。此外，尚可能发现有腹腔内游离气体、气液平面、腹腔内容变位、气胸、骨折、异物等严重损伤的证据
	B型超声	可观察血肿的大小和进展，也可用来鉴别肝、脾包膜下血肿。放射性核素肾扫描时受伤区呈核素低浓度的“冷区”，肾轮廓不整齐

二、肾损伤的治疗

（一）非手术治疗

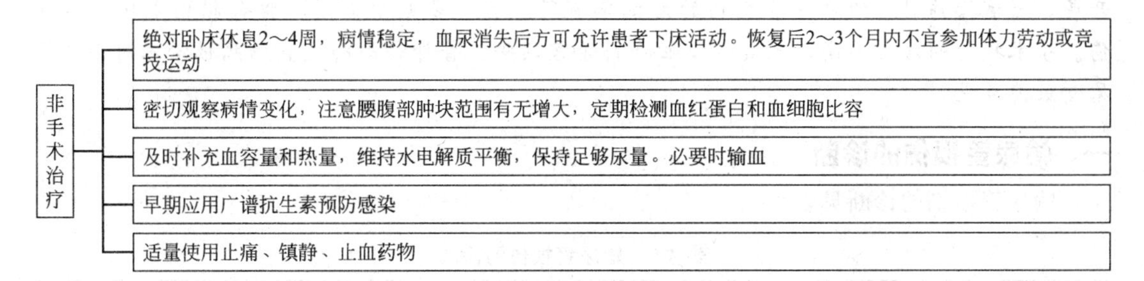
非手术治疗
绝对卧床休息2～4周，病情稳定，血尿消失后方可允许患者下床活动。恢复后2～3个月内不宜参加体力劳动或竞技运动
密切观察病情变化，注意腰腹部肿块范围有无增大，定期检测血红蛋白和血细胞比容
及时补充血容量和热量，维持水电解质平衡，保持足够尿量。必要时输血
早期应用广谱抗生素预防感染
适量使用止痛、镇静、止血药物

（二）手术治疗

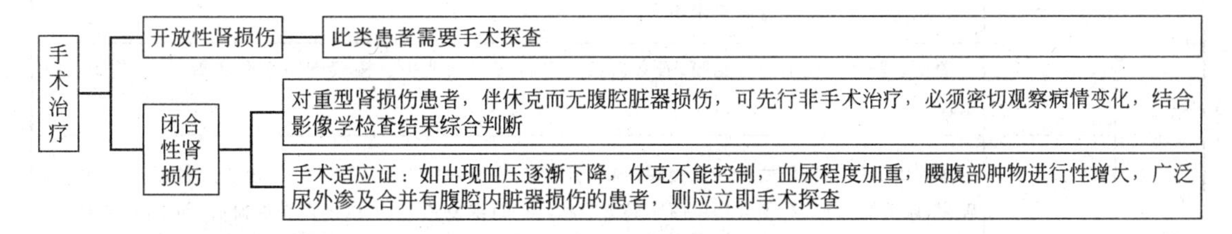
手术治疗
开放性肾损伤
此类患者需要手术探查
闭合性肾损伤
对重型肾损伤患者，伴休克而无腹腔脏器损伤，可先行非手术治疗，必须密切观察病情变化，结合影像学检查结果综合判断
手术适应证：如出现血压逐渐下降，休克不能控制，血尿程度加重，腰腹部肿物进行性增大，广泛尿外渗及合并有腹腔内脏器损伤的患者，则应立即手术探查

（三）肾动脉栓塞术

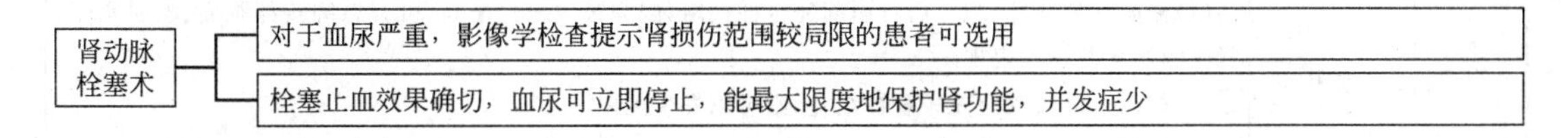
肾动脉栓塞术
对于血尿严重，影像学检查提示肾损伤范围较局限的患者可选用
栓塞止血效果确切，血尿可立即停止，能最大限度地保护肾功能，并发症少

三、肾损伤的并发症

（一）尿外渗

尿外渗
- 肾损伤最常见的并发症
- 静脉尿路造影术(IVU)和CT可以明确诊断
- 早期应用有效抗生素，持续性尿外渗可放置输尿管内支架引流或经皮穿刺尿性囊肿引流

（二）肾周脓肿

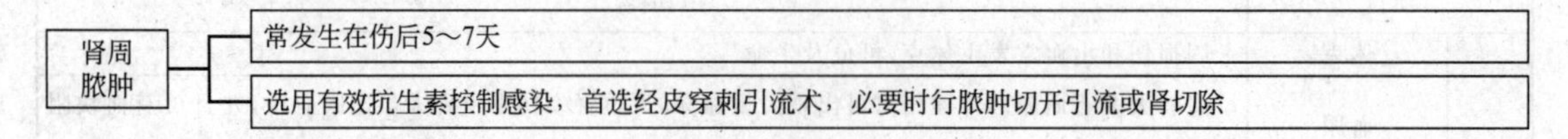
肾周
脓肿
常发生在伤后5～7天
选用有效抗生素控制感染，首选经皮穿刺引流术，必要时行脓肿切开引流或肾切除

（三）迟发性出血

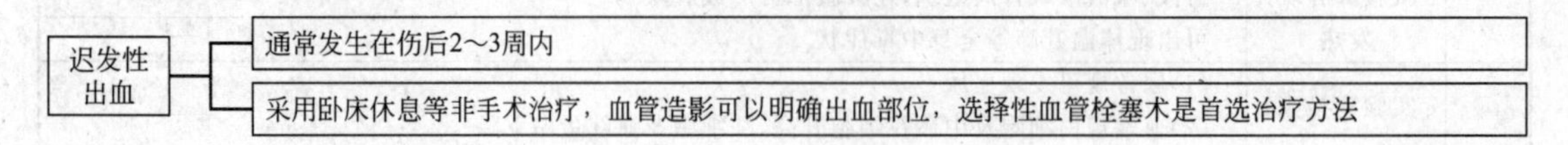
迟发性
出血
通常发生在伤后2～3周内
采用卧床休息等非手术治疗，血管造影可以明确出血部位，选择性血管栓塞术是首选治疗方法

第九节　输尿管损伤

输尿管是一细长而由肌肉黏膜构成的管形器官，位于腹膜后间隙，周围保护良好并有一定的活动范围。因此，由外界暴力（除贯通伤外）导致的输尿管损伤较为少见；但在输尿管内进行检查操作和广泛性盆腔手术时常引起输尿管损伤。输尿管受外界暴力损伤时，其症状几乎全被伴发的其他内脏损伤所隐蔽，因此多在手术探查时才被发现。随着腔内泌尿外科的开展，器械操作引起的输尿管损伤的发病率有所上升。多见于贯穿性腹部损伤或医源性损伤。手术损伤的发生率高，尤其是以妇产科子宫颈癌、普外科结肠或直肠癌根治术时误伤输尿管最为多见。

一、输尿管损伤的诊断

输尿管损伤的诊断见表4-9。

表4-9　输尿管损伤的诊断

项目		内容
病史		有外伤或下腹部及盆腔手术史
临床表现	血尿	常见于器械损伤输尿管黏膜，通常血尿会自行缓解和消失。输尿管完全断离者，不一定有溢尿出现
	尿外渗	尿液由输尿管损伤处渗入后腹膜间隙，引起腰痛、腹痛、腹胀、局部肿胀、包块及触痛。如果腹膜破裂，尿液漏入腹腔，则会产生腹膜刺激症状。一旦继发感染，可以出现脓毒血症，如寒战、高热
	尿瘘	尿液与腹壁创口或与阴道、肠道创口相通
	梗阻	(1)输尿管被缝扎、结扎后可引起完全性梗阻，因为肾盂压力增高，可有患侧腰部胀痛、腰肌紧张、肾区叩痛及发热等表现 (2)如孤立肾或双侧输尿管被结扎，则可以发生无尿 (3)输尿管狭窄者可致不完全性梗阻，也会产生腰部胀痛及发热等症状
辅助检查		(1)对于怀疑输尿管损伤的患者，应常规行尿路造影检查，为确定输尿管损伤最有效的方法，损伤部位是造影剂外溢的部位，其下段输尿管不显影或显示不清 (2)如果患者情况不允许造影检查，则在剖腹探查时检查输尿管、肾和膀胱，有血尿者需行尿路造影检查，但尿液检查阴性不能除外尿路损伤的可能 (3)当尿路造影无法确诊而仍怀疑有输尿管损伤时，则要作逆行输尿管造影检查，为造影剂外溢的部位，其上输尿管不显影或显示不清

二、输尿管损伤的治疗

（一）抢救生命

外渗尿液可彻底引流，可以行伤侧肾造瘘，以待二期修复输尿管损伤。

（二）非手术治疗

非手术治疗
- 逆行插管引起的输尿管损伤一般不太严重，可以行非手术治疗
- 如发生尿外渗、感染或裂口较大者应尽早手术
- 在施行套石时不得使用暴力，如套石篮套住结石嵌顿，无法拉出时，可立即手术切开取石。暴力牵拉可导致输尿管断裂和剥脱

（三）手术治疗

手术治疗
- 手术时发生输尿管损伤，应及时修复
- 如有钳夹、误扎时应拆除缝线，并留置输尿管内支架管引流尿液。但如果估计输尿管血供已受损，以后有狭窄可能时应切除损伤段输尿管后重吻合
- 为保证手术的成功，无生机的损伤输尿管应彻底切除。吻合口必须无张力
- 吻合口必须对合好并用可吸收缝线间断缝合。下段输尿管近膀胱处损伤可用黏膜下隧道法或乳头法等抗逆流方法与膀胱重吻合
- 如输尿管缺损段较长，吻合有困难时可游离伤侧膀胱，采用膀胱腰大肌悬吊术减少张力，或利用管状膀胱瓣输尿管成形术可代替缺损的下输尿管达盆腔边缘。游离伤侧肾，牵引其向下，也可以达到一定的减张效果
- 无明显感染，通常不需保留支架，如需保留支架时最好能放置双丁形内支架管。在导管的膀胱内一端缝扎一丝线，在患者排尿时，该缝线随着尿流可冲出尿道。2周后牵拉丝线，拔除导管
- 丝线不能冲出尿道外口，可经膀胱镜用异物钳取出
- 输尿管与膀胱作吻合，则应保留导尿管至少1周。手术野必须彻底引流，以硅胶负压球引流最适宜
- 在手术后才发现输尿管损伤或结扎，原则上应争取及早手术。术后患者常无再次手术的条件而漏尿又常出现在术后10天左右，此时创面水肿、充血、脆弱，修复失败的几率较大。因此无手术修复条件者可先做肾造瘘，以后再二期修复
- 为预防手术中误伤输尿管，可于术前经膀胱留置输尿管导管，作为手术时的标志

第十节　膀胱损伤

膀胱损伤大多数发生在尿液充满膀胱时，这时膀胱壁紧张，膀胱面积增大且高出于耻骨联合处而成为一腹部器官，因此易遭受损伤。膀胱排空时位于骨盆深处，受到周围筋膜、肌肉、骨盆及其他软组织的保护，所以除贯通伤或骨盆骨折外，很少为外界暴力所损伤。

一、膀胱损伤的诊断

膀胱损伤的诊断见表4-10。

表4-10　膀胱损伤的诊断

项目	内容
病史	有外伤或手术史

续表

项目		内容
临床表现	休克	剧烈的创伤、疼痛和大量失血是休克的主要原因
	疼痛	(1)腹下部或耻骨疼痛和腹壁强直，伴有骨盆骨折时挤压骨盆时尤其明显 (2)血尿外渗于膀胱周围和耻骨后间隙可造成局部肿胀，一旦继发感染，发生蜂窝织炎和败血症则症状更为危重 (3)如尿液漏入腹腔可产生腹腔炎的症状，腹膜重吸收肌酐和尿素氮而致血肌酐和尿素氮升高
	血尿和排尿障碍	(1)患者有尿急或排尿感，但无尿液排出或只排出少量血性尿液 (2)膀胱破裂后，可因为括约肌痉挛、尿道为血块所堵塞、尿外渗到膀胱周围或腹腔内等情况而无尿液自尿道排出，膀胱全层破裂时导尿只见少量血性尿液
	尿瘘	(1)在开放性膀胱损伤，伤口有尿液流出 (2)如与直肠、阴道相通，则可经由肛门、阴道排出血性尿液 (3)膀胱直肠瘘形成后，排尿时可排出粪便碎片和气体 (4)反复发作则可并发严重尿路感染和形成结石
	晚期症状	(1)尿液由伤口溢出，或经膀胱直肠瘘或膀胱阴道瘘自肛门或阴道排出 (2)膀胱容易缩小，出现尿频、尿急症状，并可有反复尿路感染症状
辅助检查	导尿时	注入200ml的消毒生理盐水，片刻后重新抽出。如果抽出液体量少于注入量，应怀疑有膀胱破裂和尿外渗
	导尿后	由导尿管注入造影剂行膀胱造影，来了解有无膀胱破裂、尿外渗及其渗出部位。有时甚至可以发现导尿管已通过膀胱裂口进入腹腔，从而明确诊断
	尿路造影	做排泄性尿路造影借以显示尿路结构和功能
	其他	(1)骨盆平片：了解有无骨盆骨折，有无异物 (2)腹部平片：了解有无膈下游离气体 (3)血常规：血液中尿素氮、肌酐升高

二、膀胱损伤的治疗

(一) 休克的处理

输血、输液以及镇静剂的应用等，迅速使患者脱离休克状态。

(二) 非手术治疗

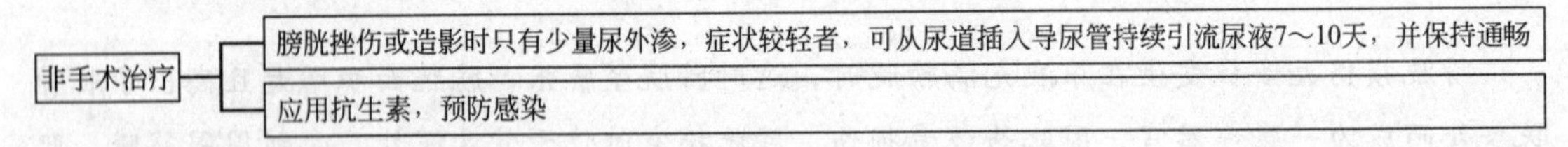
非手术治疗
膀胱挫伤或造影时只有少量尿外渗，症状较轻者，可从尿道插入导尿管持续引流尿液7～10天，并保持通畅
应用抗生素，预防感染

(三) 紧急外科手术

1. 手术目标

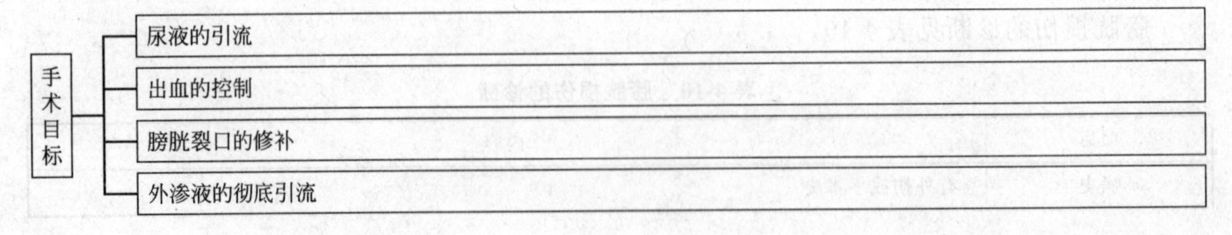
手术目标
尿液的引流
出血的控制
膀胱裂口的修补
外渗液的彻底引流

2. 手术步骤

耻骨上正中切口，依次切开下层筋膜并分离及牵开腹直肌以显露膀胱前间隙。

(1) 腹膜外型膀胱破裂

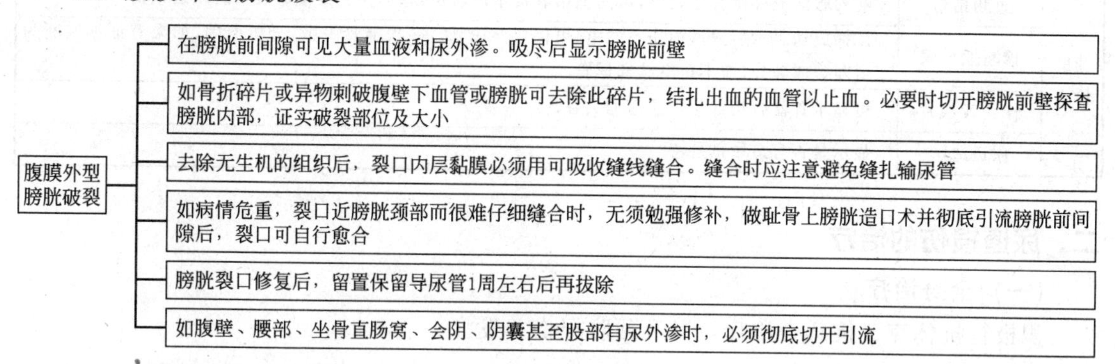
腹膜外型膀胱破裂
在膀胱前间隙可见大量血液和尿外渗。吸尽后显示膀胱前壁
如骨折碎片或异物刺破腹壁下血管或膀胱可去除此碎片，结扎出血的血管以止血。必要时切开膀胱前壁探查膀胱内部，证实破裂部位及大小
去除无生机的组织后，裂口内层黏膜必须用可吸收缝线缝合。缝合时应注意避免缝扎输尿管
如病情危重，裂口近膀胱颈部而很难仔细缝合时，无须勉强修补，做耻骨上膀胱造口术并彻底引流膀胱前间隙后，裂口可自行愈合
膀胱裂口修复后，留置保留导尿管1周左右后再拔除
如腹壁、腰部、坐骨直肠窝、会阴、阴囊甚至股部有尿外渗时，必须彻底切开引流

(2) 腹膜内型膀胱破裂

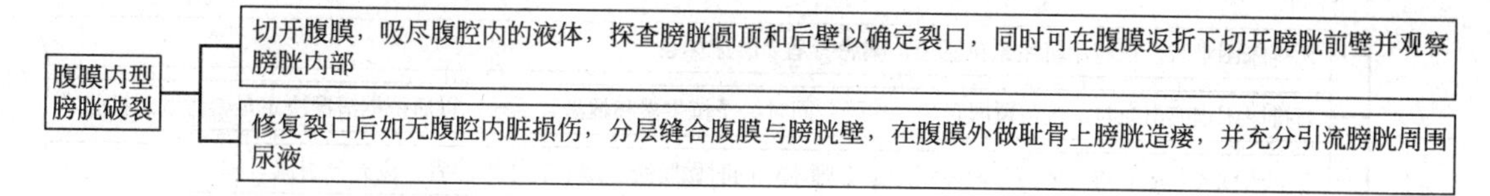
腹膜内型膀胱破裂
切开腹膜，吸尽腹腔内的液体，探查膀胱圆顶和后壁以确定裂口，同时可在腹膜返折下切开膀胱前壁并观察膀胱内部
修复裂口后如无腹腔内脏损伤，分层缝合腹膜与膀胱壁，在腹膜外做耻骨上膀胱造瘘，并充分引流膀胱周围尿液

(四) 晚期治疗

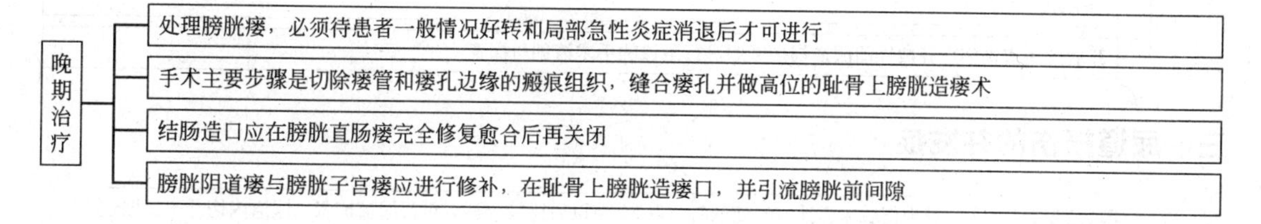
晚期治疗
处理膀胱瘘，必须待患者一般情况好转和局部急性炎症消退后才可进行
手术主要步骤是切除瘘管和瘘孔边缘的瘢痕组织，缝合瘘孔并做高位的耻骨上膀胱造瘘术
结肠造口应在膀胱直肠瘘完全修复愈合后再关闭
膀胱阴道瘘与膀胱子宫瘘应进行修补，在耻骨上膀胱造瘘口，并引流膀胱前间隙

第十一节　尿道损伤

尿道损伤是泌尿系统常见损伤，多发生于男性，且青壮年居多，尤其是比较固定的球部或膜部。男性尿道由尿生殖膈分为前尿道（球部尿道及悬垂部尿道）和后尿道（前列腺部尿道及膜部尿道）。尿道损伤如处理不当，可引起感染、狭窄梗阻及性功能障碍。

一、尿道损伤的诊断

尿道损伤的诊断见表 4-11。

表 4-11　尿道损伤的诊断

项目		内容
病史		既往有会阴部骑跨伤、骨盆骨折、腔内操作史等
临床表现	单纯尿道损伤	全身症状较轻，如伴有骨盆骨折，可发生休克
	急性尿道损伤	(1)伤处疼痛：排尿时加重，疼痛可牵涉会阴、阴茎、下腹部等处，有时向尿道外口放射 (2)尿道出血：前尿道损伤时，可由尿道外口滴血；后尿道损伤，因为尿道括约肌的作用，血液有时不从尿道流出而进入膀胱，出现血尿 (3)排尿困难与尿潴留：由于疼痛、尿道外括约肌反射性痉挛、尿道黏膜水肿或血肿压迫，以及尿道完全断裂所致 (4)伤部皮下淤血、青紫或肿胀：以会阴部和阴囊最为显著 (5)尿外渗：尿液浸润周围组织，可引起组织坏死、感染，患者情况恶化

续表

项目		内容
辅助检查	直肠指检	前列腺向上移位有浮动感,可向上推者提示后尿道断裂,指套染血者表明后尿道损伤
	诊断性导尿	试插成功表示后尿道损伤不严重,可保留导尿管。一次插管失败,分析原因,如果有证据判断为尿道断裂或破裂,应不再继续插尿管
	骨盆X线片	可显示骨盆骨折部位与尿道的关系
	尿道造影	显示是否有造影剂外渗

二、尿道损伤的治疗

(一) 全身治疗

积极行抗休克、抗感染治疗,以及预防损伤并发症。

(二) 局部治疗

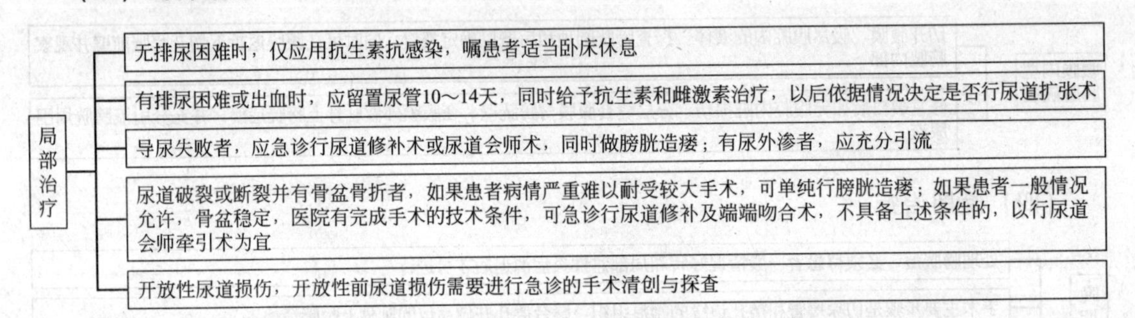
局部治疗
无排尿困难时,仅应用抗生素抗感染,嘱患者适当卧床休息
有排尿困难或出血时,应留置尿管10～14天,同时给予抗生素和雌激素治疗,以后依据情况决定是否行尿道扩张术
导尿失败者,应急诊行尿道修补术或尿道会师术,同时做膀胱造瘘;有尿外渗者,应充分引流
尿道破裂或断裂并有骨盆骨折者,如果患者病情严重难以耐受较大手术,可单纯行膀胱造瘘;如果患者一般情况允许,骨盆稳定,医院有完成手术的技术条件,可急诊行尿道修补及端端吻合术,不具备上述条件的,以行尿道会师牵引术为宜
开放性尿道损伤,开放性前尿道损伤需要进行急诊的手术清创与探查

三、尿道损伤的并发症

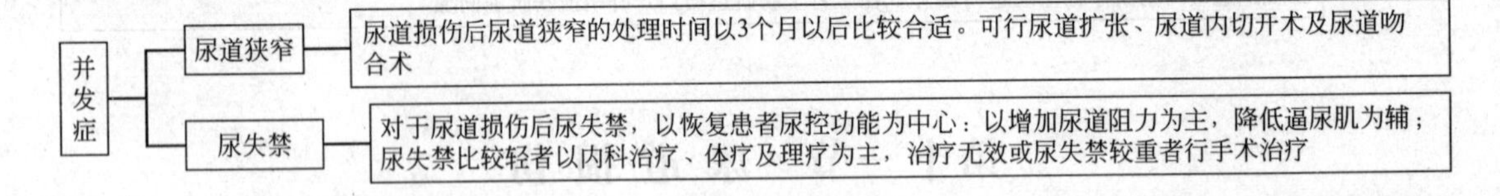
并发症
尿道狭窄
尿道损伤后尿道狭窄的处理时间以3个月以后比较合适。可行尿道扩张、尿道内切开术及尿道吻合术
尿失禁
对于尿道损伤后尿失禁,以恢复患者尿控功能为中心:以增加尿道阻力为主,降低逼尿肌为辅;尿失禁比较轻者以内科治疗、体疗及理疗为主,治疗无效或尿失禁较重者行手术治疗

第十二节 阴茎损伤

阴茎损伤较少见。与阴茎位置隐蔽、非勃起状态下容易移动有关。阴茎损伤常伴有尿道损伤,可分为闭合性损伤和开放性损伤两种类型。

一、阴茎损伤的诊断

阴茎损伤的诊断见表4-12。

表4-12 阴茎损伤的诊断

项目		内容
病史		患者可有勃起状态下直接的外力作用,粗暴的性行为,利器损伤等病史
临床表现	症状	阴茎剧痛、勃起消退、血肿、皮肤青紫,伴有尿道损伤而致排尿困难
	体征	阴茎皮肤水肿,阴茎肿胀,皮下出血和大小不等的瘀斑,变形,疼痛。阴茎弯向健侧,阴茎或皮肤破裂缺损,绞窄引起的可导致组织水肿、缺血,甚至有坏死改变
辅助检查		海绵体造影可发现海绵体损伤的部位及程度

二、阴茎损伤的治疗

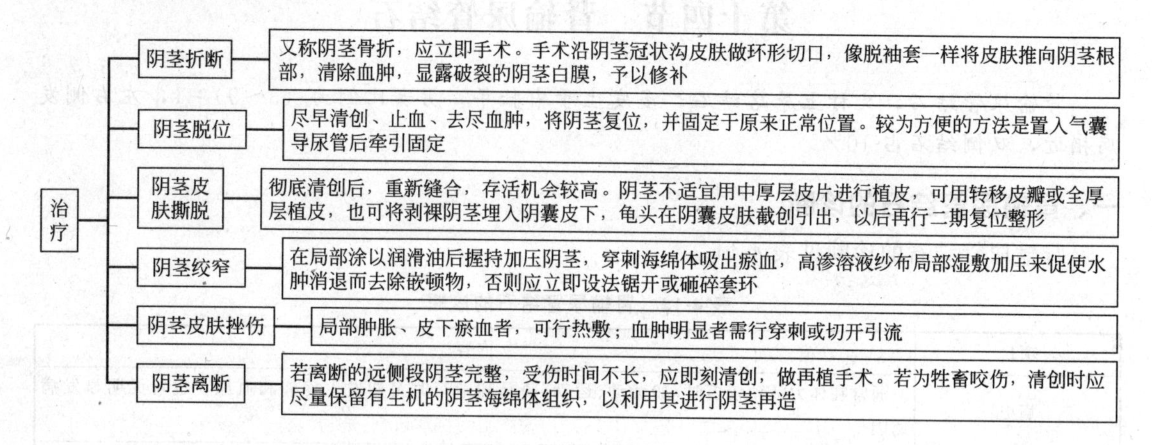
治疗
阴茎折断
又称阴茎骨折，应立即手术。手术沿阴茎冠状沟皮肤做环形切口，像脱袖套一样将皮肤推向阴茎根部，清除血肿，显露破裂的阴茎白膜，予以修补
阴茎脱位
尽早清创、止血、去尽血肿，将阴茎复位，并固定于原来正常位置。较为方便的方法是置入气囊导尿管后牵引固定
阴茎皮肤撕脱
彻底清创后，重新缝合，存活机会较高。阴茎不适宜用中厚层皮片进行植皮，可用转移皮瓣或全厚层植皮，也可将剥裸阴茎埋入阴囊皮下，龟头在阴囊皮肤截创引出，以后再行二期复位整形
阴茎绞窄
在局部涂以润滑油后握持加压阴茎，穿刺海绵体吸出瘀血，高渗溶液纱布局部湿敷加压来促使水肿消退而去除嵌顿物，否则应立即设法锯开或砸碎套环
阴茎皮肤挫伤
局部肿胀、皮下瘀血者，可行热敷；血肿明显者需行穿刺或切开引流
阴茎离断
若离断的远侧段阴茎完整，受伤时间不长，应即刻清创，做再植手术。若为牲畜咬伤，清创时应尽量保留有生机的阴茎海绵体组织，以利用其进行阴茎再造

第十三节　睾丸、附睾损伤

睾丸、附睾损伤多发于青少年。睾丸位于组织松弛的阴囊内，具有光滑的白膜保护且位于鞘膜腔内，活动度大，因此不易受损伤。睾丸损伤常因为直接暴力被挤压受伤。睾丸损伤可分为闭合性损伤与开放性损伤。损伤程度可分为睾丸挫伤、裂伤等，常伴有精囊、阴囊损伤。

一、睾丸、附睾损伤的诊断

睾丸、附睾损伤的诊断见表4-13。

表4-13　睾丸、附睾损伤的诊断

项目	内容
病史	局部直接暴力外伤史
临床表现	(1)挫伤:常有恶心、剧痛,重者可引起痛性休克,多数有阴囊瘀斑,睾丸坚硬、肿胀,压痛明显 (2)开放性损伤:可造成睾丸组织缺损,最严重的是伤及睾丸的主要动脉,引起活动性出血及巨大血肿,导致睾丸萎缩和坏死,可能发生勃起功能障碍等并发症 (3)睾丸破裂:通常由开放性损伤引起,睾丸组织外漏。主要表现是伤后剧痛,甚至呕吐、晕厥,查体可见阴囊瘀血、肿胀,睾丸轮廓不清
辅助检查	(1)B超和多普勒检查对判断睾丸破裂及睾丸血供减少有一定价值 (2)睾丸破裂时,可出现睾丸低回声区;睾丸扭转时,可出现伤侧睾丸血流灌注减少

二、睾丸、附睾损伤的治疗

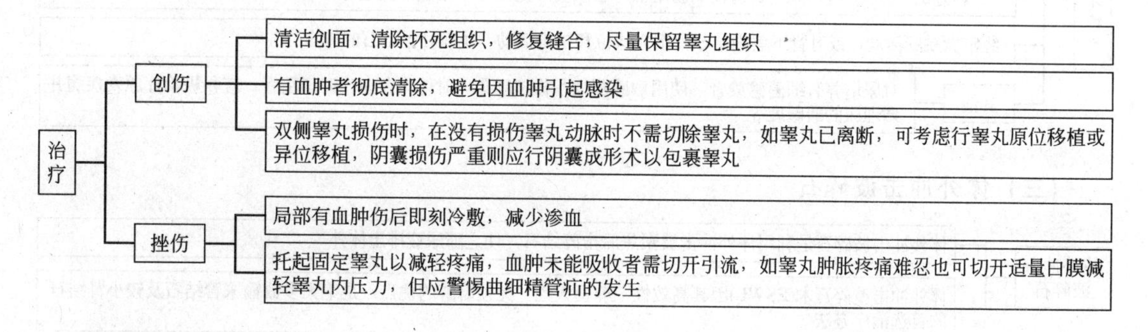
治疗
创伤
清洁创面，清除坏死组织，修复缝合，尽量保留睾丸组织
有血肿者彻底清除，避免因血肿引起感染
双侧睾丸损伤时，在没有损伤睾丸动脉时不需切除睾丸，如睾丸已离断，可考虑行睾丸原位移植或异位移植，阴囊损伤严重则应行阴囊成形术以包裹睾丸
挫伤
局部有血肿伤后即刻冷敷，减少渗血
托起固定睾丸以减轻疼痛，血肿未能吸收者需切开引流，如睾丸肿胀疼痛难忍也可切开适量白膜减轻睾丸内压力，但应警惕曲细精管疝的发生

第十四节　肾输尿管结石

肾输尿管结石，又称上尿路结石，多发生于中壮年，男女比例为（3～9）∶1，左右侧发病相近，双侧结石占10％。

一、肾输尿管结石的诊断

肾输尿管结石的诊断见表4-14。

表4-14　肾输尿管结石的诊断

项目		内容
病史		通常在体力活动较多时，如劳动、运动、骑马和乘车时突然发生疼痛和血尿。也可无明显发病诱因
临床表现	症状	突发的一侧肾区、腰腹部疼痛或绞痛，输尿管结石疼痛可以向腹股沟、睾丸或阴唇放射，多合并血尿、恶心、呕吐等
	体征	查体患侧肋脊角压痛，输尿管走行区压痛
辅助检查	泌尿系平片	可见高密度结石影
	泌尿系B超	可见强回声，伴有声影

二、肾输尿管结石的治疗

（一）肾绞痛的处理

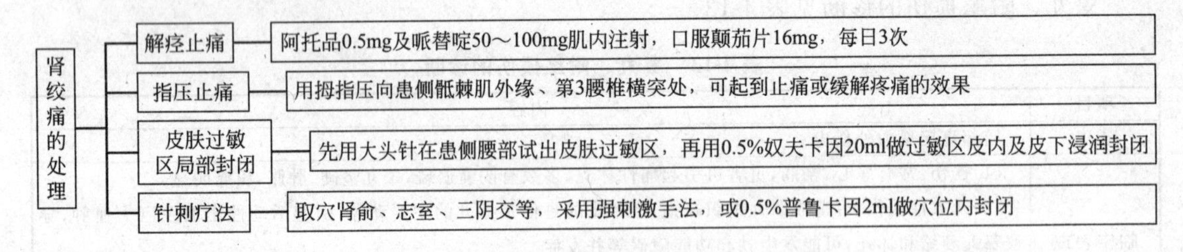
肾绞痛的处理
解痉止痛
阿托品0.5mg及哌替啶50～100mg肌内注射，口服颠茄片16mg，每日3次
指压止痛
用拇指压向患侧骶棘肌外缘、第3腰椎横突处，可起到止痛或缓解疼痛的效果
皮肤过敏区局部封闭
先用大头针在患侧腰部试出皮肤过敏区，再用0.5%奴夫卡因20ml做过敏区皮内及皮下浸润封闭
针刺疗法
取穴肾俞、志室、三阴交等，采用强刺激手法，或0.5%普鲁卡因2ml做穴位内封闭

（二）非手术疗法

一般适用于结石直径小于1cm、周边光滑、无明显尿流梗阻及感染者。

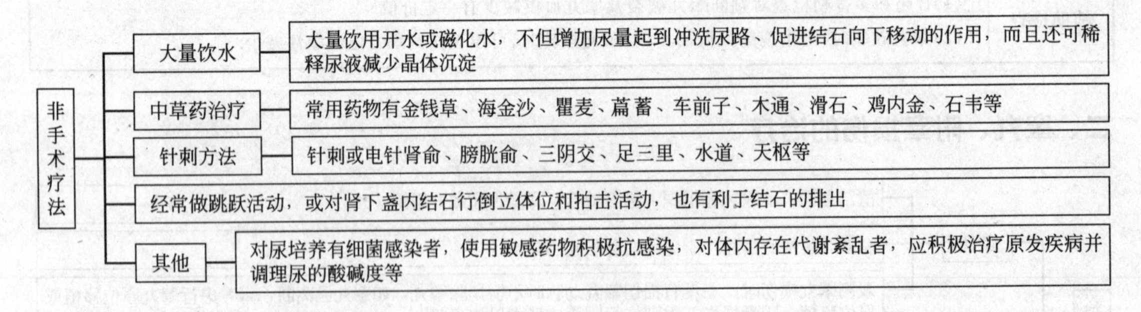
非手术疗法
大量饮水
大量饮用开水或磁化水，不但增加尿量起到冲洗尿路、促进结石向下移动的作用，而且还可稀释尿液减少晶体沉淀
中草药治疗
常用药物有金钱草、海金沙、瞿麦、萹蓄、车前子、木通、滑石、鸡内金、石韦等
针刺方法
针刺或电针肾俞、膀胱俞、三阴交、足三里、水道、天枢等
经常做跳跃活动，或对肾下盏内结石行倒立体位和拍击活动，也有利于结石的排出
其他
对尿培养有细菌感染者，使用敏感药物积极抗感染，对体内存在代谢紊乱者，应积极治疗原发疾病并调理尿的酸碱度等

（三）体外冲击波碎石

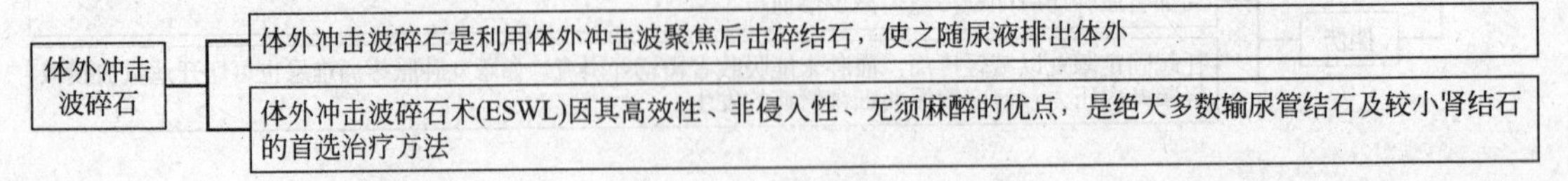
体外冲击波碎石
体外冲击波碎石是利用体外冲击波聚焦后击碎结石，使之随尿液排出体外
体外冲击波碎石术(ESWL)因其高效性、非侵入性、无须麻醉的优点，是绝大多数输尿管结石及较小肾结石的首选治疗方法

（四）输尿管镜治疗

输尿管镜治疗包括取石及碎石术，硬镜主要用于远端输尿管结石，而软性输尿管镜可用于髂血管以上和肾盂肾盏结石的治疗。

（五）经皮肾镜取石碎石术

经皮肾镜取石碎石术用于直径≥2.0cm或鹿角形结石，使用硬镜或软镜以及不同碎石设备，3个月内结石排净率近85%，虽然大的结石需分期治疗，但长期疗效接近开放手术。

（六）腹腔镜手术

腹腔镜手术选择性用于较大的（直径＞2.0cm）近段输尿管结石。

（七）开放性手术

1. 手术治疗原则

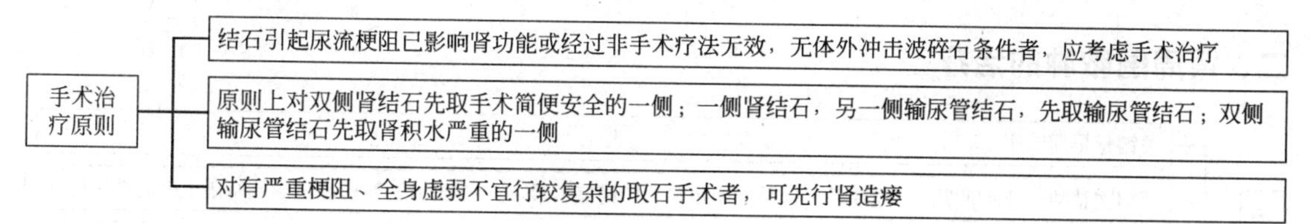
手术治疗原则
结石引起尿流梗阻已影响肾功能或经过非手术疗法无效，无体外冲击波碎石条件者，应考虑手术治疗
原则上对双侧肾结石先取手术简便安全的一侧；一侧肾结石，另一侧输尿管结石，先取输尿管结石；双侧输尿管结石先取肾积水严重的一侧
对有严重梗阻、全身虚弱不宜行较复杂的取石手术者，可先行肾造瘘

2. 术前准备

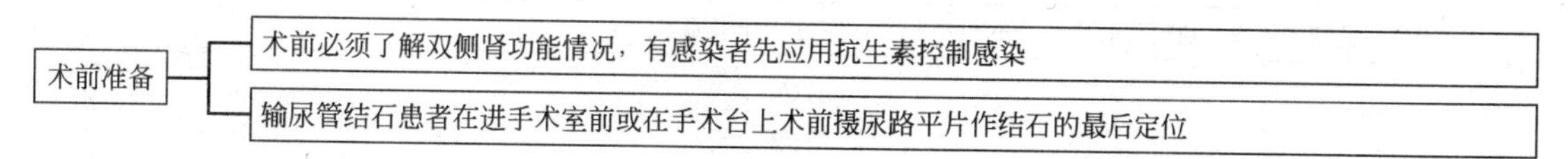
术前准备
术前必须了解双侧肾功能情况，有感染者先应用抗生素控制感染
输尿管结石患者在进手术室前或在手术台上术前摄尿路平片作结石的最后定位

3. 手术方式

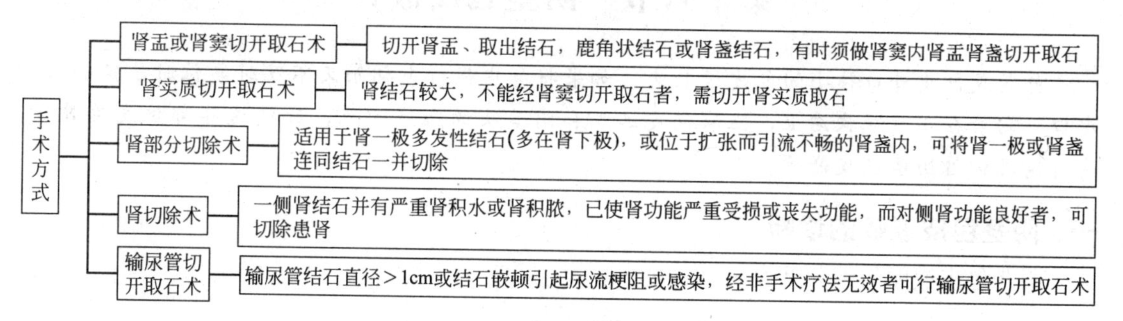
手术方式
肾盂或肾窦切开取石术
切开肾盂、取出结石，鹿角状结石或肾盏结石，有时须做肾窦内肾盂肾盏切开取石
肾实质切开取石术
肾结石较大，不能经肾窦切开取石者，需切开肾实质取石
肾部分切除术
适用于肾一极多发性结石(多在肾下极)，或位于扩张而引流不畅的肾盏内，可将肾一极或肾盏连同结石一并切除
肾切除术
一侧肾结石并有严重肾积水或肾积脓，已使肾功能严重受损或丧失功能，而对侧肾功能良好者，可切除患肾
输尿管切开取石术
输尿管结石直径＞1cm或结石嵌顿引起尿流梗阻或感染，经非手术疗法无效者可行输尿管切开取石术

第十五节　肾周围脓肿

肾周围脓肿是指肾包膜与肾周围筋膜之间的脂肪组织发生感染未能及时控制而发展成为脓肿。致病菌可能源于肾本身或肾外病原。

一、肾周围脓肿的诊断

肾周围脓肿的诊断见表4-15。

表4-15　肾周围脓肿的诊断

项目	内容
病史	多有身体其他部位感染病灶，比如皮肤疖肿、扁桃体炎、前列腺炎、肾盂肾炎、肝脓肿等

续表

项目		内容
临床表现	症状	患者腰部和上腹部疼痛，伴有发热
	体征	腰部饱满，患侧肋脊角叩痛，腰肌紧张及皮肤水肿，可触及肿块。腰大肌刺激征显著，当患侧下肢屈伸及躯干向健侧弯曲时，均可引起剧痛
辅助检查	血常规	白细胞及中性粒细胞升高
	尿常规	正常或可能有少许脓细胞
	X线检查	腹部平片显示肾外形不清楚，肾区密度增加，腰大肌阴影模糊，腰椎向一侧弯曲，凹向患侧。静脉尿路造影显示患侧肾显影差或不显影
	超声检查	可测得肾皮质周围有液平面
	CT检查	最佳诊断方式，可以显示脓肿及其范围与邻近组织的解剖关系

二、肾周围脓肿的治疗

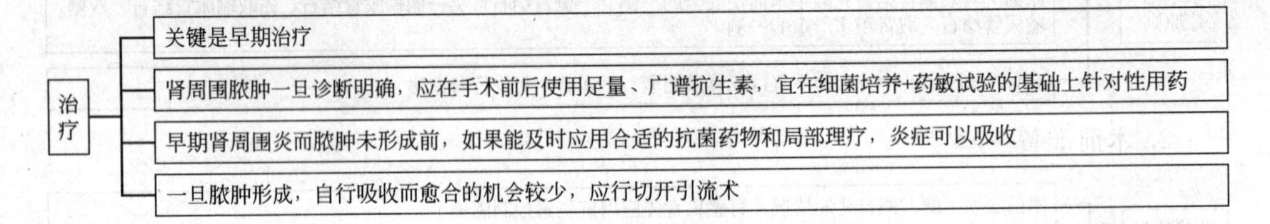
治疗
关键是早期治疗
肾周围脓肿一旦诊断明确，应在手术前后使用足量、广谱抗生素，宜在细菌培养+药敏试验的基础上针对性用药
早期肾周围炎而脓肿未形成前，如果能及时应用合适的抗菌药物和局部理疗，炎症可以吸收
一旦脓肿形成，自行吸收而愈合的机会较少，应行切开引流术

第十六节　阴茎包皮嵌顿

包茎或包皮外口狭小的包皮过长者，如果将包皮强行上翻而又不及时复位时，狭小的包皮口可勒紧在阴茎冠状沟上，阻碍包皮远端和阴茎头的血液回流，致使这些部位发生肿胀，这种情况称为阴茎包皮嵌顿。

一、阴茎包皮嵌顿的诊断

阴茎包皮嵌顿的诊断见表4-16。

表4-16　阴茎包皮嵌顿的诊断

项目	内容
病史	有包茎或包皮过长病史
临床表现	(1)临床可见包皮翻至冠状沟上，包皮远端水肿，可见狭窄环 (2)阴茎头呈暗紫色，局部疼痛，可伴有排尿困难 (3)长时间的重症患者可出现阴茎头和包皮的坏死
辅助检查	本病诊断主要依靠患者症状、体征，无须特殊辅助检查

二、阴茎包皮嵌顿的治疗

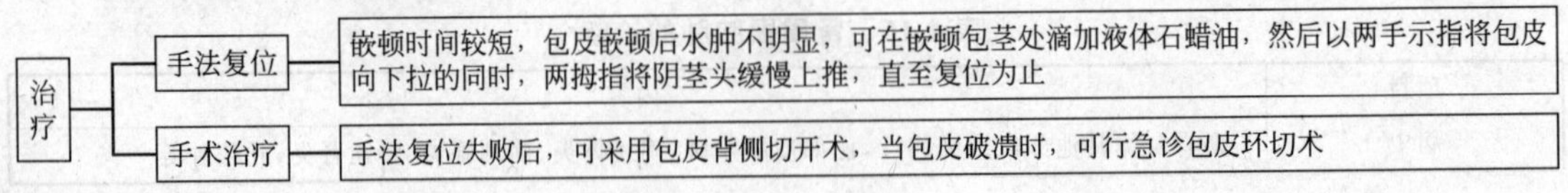
治疗
手法复位
嵌顿时间较短，包皮嵌顿后水肿不明显，可在嵌顿包茎处滴加液体石蜡油，然后以两手示指将包皮向下拉的同时，两拇指将阴茎头缓慢上推，直至复位为止
手术治疗
手法复位失败后，可采用包皮背侧切开术，当包皮破溃时，可行急诊包皮环切术

第十七节　阴茎异常勃起

阴茎异常勃起是指成年男性在非性生活或持续性刺激下阴茎持续勃起超过 4h 的病理状态。阴茎异常勃起临床上比较少见。

一、阴茎异常勃起的诊断

阴茎异常勃起的诊断见表 4-17。

表 4-17　阴茎异常勃起的诊断

项目	内容
病史	无明显诱因，或有阴茎外科手术史、应用血管活性药物史、肠外高营养及原发或继发肿瘤史等
临床表现	(1)静脉阻滞性阴茎异常勃起患者随着时间的延长，因为组织缺血，可出现疼痛，阴茎勃起坚硬；动脉性阴茎异常勃起则很少出现疼痛症状，勃起硬度轻至中度 (2)动脉性阴茎异常勃起海绵体内抽出血液是鲜红色，静脉阻滞性阴茎异常勃起海绵体抽出的血液是暗红色或紫黑色
辅助检查	(1)阴茎海绵体内动脉血流超声多普勒检查与海绵体内血气分析可有助于判断病因分类，有助于判断病情程度及预后 (2)动脉性阴茎异常勃起表现为高流率，血气分析氧饱和度及二氧化碳含量基本正常，阴部内动脉造影可以明确诊断 (3)静脉性阴茎异常勃起为低流率，血气分析表现为低氧、高二氧化碳和酸中毒 (4)海绵体内造影因为局部血凝块可出现充盈缺损

二、阴茎异常勃起的治疗

(一) 非手术治疗

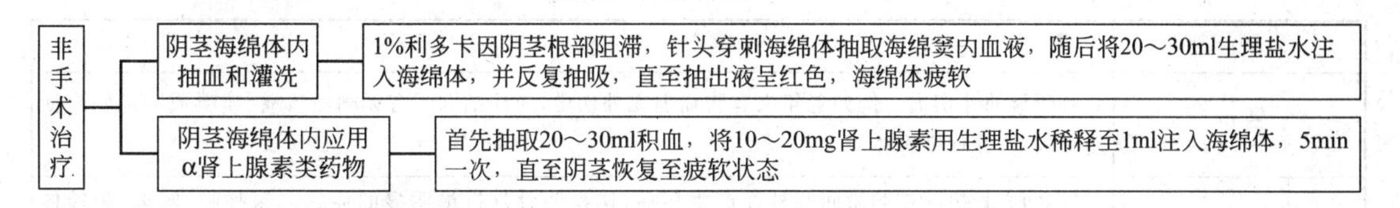
非手术治疗
阴茎海绵体内抽血和灌洗
1%利多卡因阴茎根部阻滞，针头穿刺海绵体抽取海绵窦内血液，随后将20～30ml生理盐水注入海绵体，并反复抽吸，直至抽出液呈红色，海绵体疲软
阴茎海绵体内应用α肾上腺素类药物
首先抽取20～30ml积血，将10～20mg肾上腺素用生理盐水稀释至1ml注入海绵体，5min一次，直至阴茎恢复至疲软状态

(二) 介入治疗

对于损伤性动脉出血引起的动脉性阴茎异常勃起，可以在行阴部内动脉造影时并行出血动脉栓塞治疗。

(三) 手术治疗

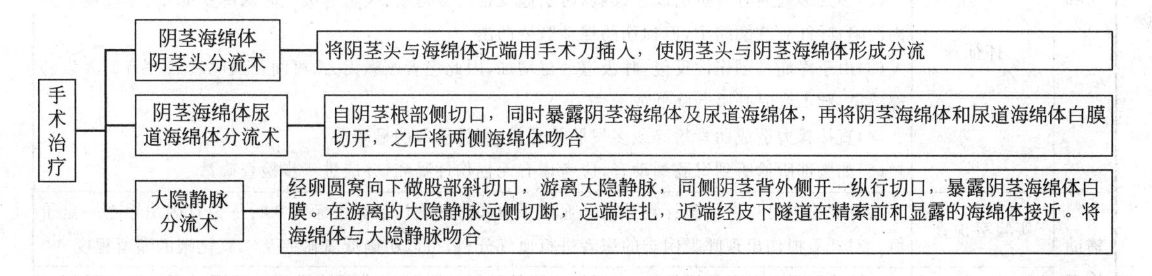
手术治疗
阴茎海绵体阴茎头分流术
将阴茎头与海绵体近端用手术刀插入，使阴茎头与阴茎海绵体形成分流
阴茎海绵体尿道海绵体分流术
自阴茎根部侧切口，同时暴露阴茎海绵体及尿道海绵体，再将阴茎海绵体和尿道海绵体白膜切开，之后将两侧海绵体吻合
大隐静脉分流术
经卵圆窝向下做股部斜切口，游离大隐静脉，同侧阴茎背外侧开一纵行切口，暴露阴茎海绵体白膜。在游离的大隐静脉远侧切断，远端结扎，近端经皮下隧道在精索前和显露的海绵体接近。将海绵体与大隐静脉吻合

第五章 胸心外科常见急症的诊疗

第一节 肋骨骨折

肋骨骨折是最常见的胸部创伤。胸部创伤的患者中 40％～60％存在肋骨骨折。肋骨骨折可由于直接暴力或间接暴力所导致。直接暴力引起的肋骨骨折可使肋骨向内弯曲折断，断端可刺入胸腔，直接损伤肋间血管、胸膜或肺等，从而产生血胸、气胸或血气胸；间接暴力例如胸部前后受挤压，骨折多发生于肋骨中段，常使肋骨腋段向外弯曲折断。在枪弹伤或爆炸伤而形成的骨折，常为粉碎性骨折。在青春期以前，肋骨富有弹性，不易骨折，有的可能没有明显的胸壁软组织损伤，即可伴有严重的胸内及腹内脏器损伤。成年人特别是老年人，肋骨逐渐失去弹性，其肋软骨也常有钙化而脆弱，容易发生骨折。偶尔因为胸部肌肉突然剧烈收缩，如咳嗽、喷嚏等亦可引起肋骨骨折。如因为肋骨转移瘤造成的骨折，称病理性骨折。

一、肋骨骨折的诊断

肋骨骨折的诊断见表 5-1。

表 5-1 肋骨骨折的诊断

项目		内容
病史		有明显的外伤史。例如老年人有胸痛但无外伤史，应仔细询问有无剧烈咳嗽、喷嚏或胸部剧烈活动等病史，并仔细查体
临床表现	症状	(1)肋骨骨折断端刺激肋间神经产生疼痛，这是肋骨骨折最明显的症状。深呼吸、咳嗽、旋转体位、活动双上肢等可使疼痛加剧，患者因疼痛不敢深呼吸和咳嗽，易使分泌物潴留，加重呼吸困难 (2)浮动胸壁的患者，伤情多较为严重，可有反常呼吸运动，因前述摆动造成部分无效呼吸，出现呼吸困难、发绀，甚至休克
	体征	(1)骨折断端处有显著压痛，局部软组织肿胀，或有皮下血肿，有时可以触到骨折的断端或局部凹陷，或感到骨擦音。用双手在患者前后或两侧对压胸廓，可产生骨折部位的疼痛，即间接压痛阳性 (2)多发多处肋骨骨折引起连枷胸，可引起反常呼吸运动，表现为吸气时胸廓扩张，但浮动胸壁向内凹陷；呼气时胸廓缩小，但损伤的浮动胸壁凸出 (3)由于疼痛及创伤性反应，呼吸道分泌增加，因此患者咳嗽无力，可闻及痰鸣音或啰音。并发肺部感染、肺不张时呼吸音降低或消失 (4)直接暴力造成肋骨粉碎或多发肋骨骨折，可见局部明显畸形 (5)如胸部听诊听到胃肠蠕动音，应考虑有无创伤性膈疝，并应进一步检查确诊
辅助检查	实验室检查	血常规检查可见白细胞计数升高。血红蛋白和红细胞计数等指标对判断是否有内出血有一定价值。对严重损伤出现呼吸困难的患者进行血气分析，可以明确低氧血症及二氧化碳的潴留程度
	X线检查	X线检查可以观察骨折部位，也可见到肋骨骨折的骨折线或断端错位。还可以了解胸内脏器有无损伤和并发症

二、肋骨骨折的治疗

肋骨骨折的处理原则是镇痛、清理呼吸道分泌物、固定胸廓及防治并发症。

（一）闭合性单处肋骨骨折

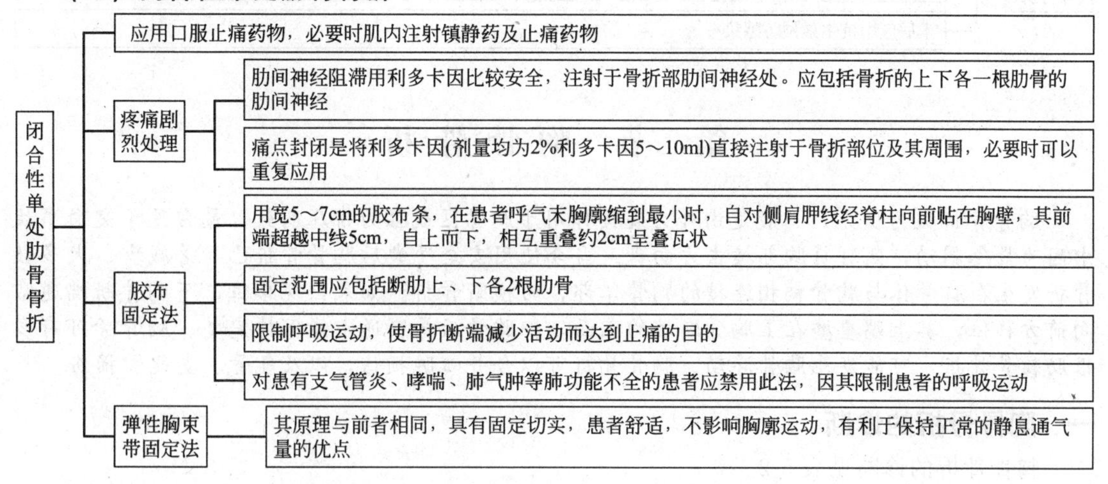
闭合性单处肋骨骨折
应用口服止痛药物，必要时肌内注射镇静药及止痛药物
疼痛剧烈处理
肋间神经阻滞用利多卡因比较安全，注射于骨折部肋间神经处。应包括骨折的上下各一根肋骨的肋间神经
痛点封闭是将利多卡因(剂量均为2%利多卡因5～10ml)直接注射于骨折部位及其周围，必要时可以重复应用
胶布固定法
用宽5～7cm的胶布条，在患者呼气末胸廓缩到最小时，自对侧肩胛线经脊柱向前贴在胸壁，其前端超越中线5cm，自上而下，相互重叠约2cm呈叠瓦状
固定范围应包括断肋上、下各2根肋骨
限制呼吸运动，使骨折断端减少活动而达到止痛的目的
对患有支气管炎、哮喘、肺气肿等肺功能不全的患者应禁用此法，因其限制患者的呼吸运动
弹性胸束带固定法
其原理与前者相同，具有固定切实，患者舒适，不影响胸廓运动，有利于保持正常的静息通气量的优点

（二）闭合性多根多处肋骨骨折伴反常呼吸

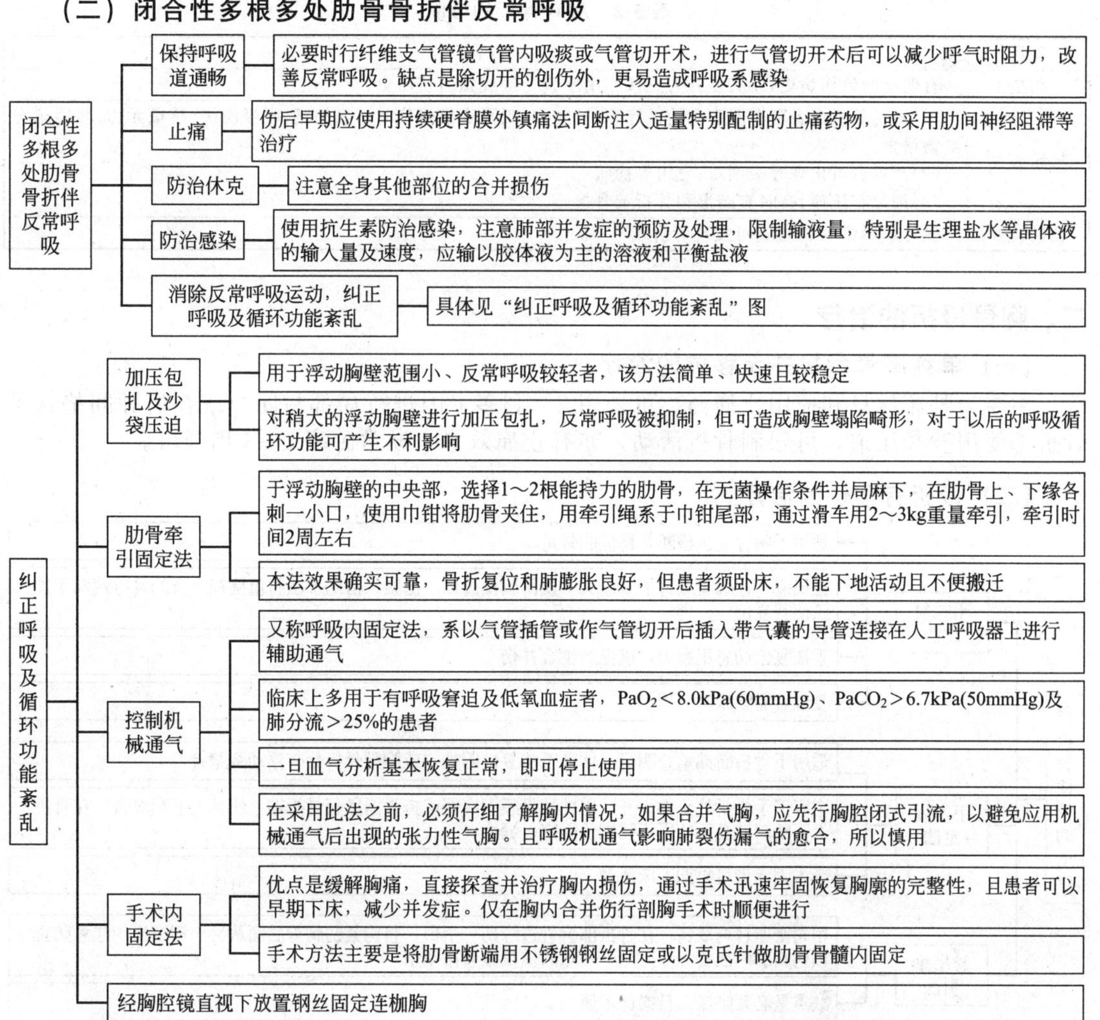
闭合性多根多处肋骨骨折伴反常呼吸
保持呼吸道通畅
必要时行纤维支气管镜气管内吸痰或气管切开术，进行气管切开术后可以减少呼气时阻力，改善反常呼吸。缺点是除切开的创伤外，更易造成呼吸系感染
止痛
伤后早期应使用持续硬脊膜外镇痛法间断注入适量特别配制的止痛药物，或采用肋间神经阻滞等治疗
防治休克
注意全身其他部位的合并损伤
防治感染
使用抗生素防治感染，注意肺部并发症的预防及处理，限制输液量，特别是生理盐水等晶体液的输入量及速度，应输以胶体液为主的溶液和平衡盐液
消除反常呼吸运动，纠正呼吸及循环功能紊乱
具体见“纠正呼吸及循环功能紊乱”图
纠正呼吸及循环功能紊乱
加压包扎及沙袋压迫
用于浮动胸壁范围小、反常呼吸较轻者，该方法简单、快速且较稳定
对稍大的浮动胸壁进行加压包扎，反常呼吸被抑制，但可造成胸壁塌陷畸形，对于以后的呼吸循环功能可产生不利影响
肋骨牵引固定法
于浮动胸壁的中央部，选择1～2根能持力的肋骨，在无菌操作条件并局麻下，在肋骨上、下缘各刺一小口，使用巾钳将肋骨夹住，用牵引绳系于巾钳尾部，通过滑车用2～3kg重量牵引，牵引时间2周左右
本法效果确实可靠，骨折复位和肺膨胀良好，但患者须卧床，不能下地活动且不便搬迁
控制机械通气
又称呼吸内固定法，系以气管插管或作气管切开后插入带气囊的导管连接在人工呼吸器上进行辅助通气
临床上多用于有呼吸窘迫及低氧血症者，PaO_2＜8.0kPa(60mmHg)、$PaCO_2$＞6.7kPa(50mmHg)及肺分流＞25%的患者
一旦血气分析基本恢复正常，即可停止使用
在采用此法之前，必须仔细了解胸内情况，如果合并气胸，应先行胸腔闭式引流，以避免应用机械通气后出现的张力性气胸。且呼吸机通气影响肺裂伤漏气的愈合，所以慎用
手术内固定法
优点是缓解胸痛，直接探查并治疗胸内损伤，通过手术迅速牢固恢复胸廓的完整性，且患者可以早期下床，减少并发症。仅在胸内合并伤行剖胸手术时顺便进行
手术方法主要是将肋骨断端用不锈钢钢丝固定或以克氏针做肋骨骨髓内固定
经胸腔镜直视下放置钢丝固定连枷胸

（三）开放性肋骨骨折

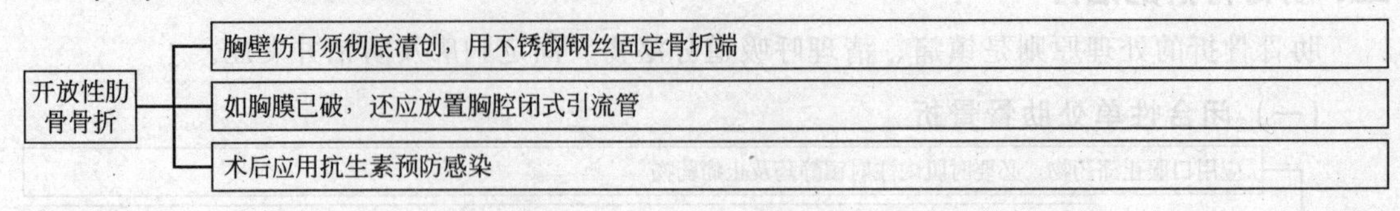
开放性肋骨骨折
胸壁伤口须彻底清创，用不锈钢钢丝固定骨折端
如胸膜已破，还应放置胸腔闭式引流管
术后应用抗生素预防感染

第二节　胸骨骨折

胸骨骨折极为少见，一般是由外力直接作用于胸骨区或猛力挤压所致，最常见于交通事故中因为紧急制动，驾驶员胸部撞击方向盘。当今使用安全气囊后胸骨骨折已显著减少。大多数骨折发生在胸骨体与胸骨柄相连接的胸骨体部，为横断骨折。如果出现移位，下胸骨断端通常向前方移位，其上端重叠在上胸骨断端的上面，但胸骨后骨膜通常能保持完整。胸骨旁可有多根肋软骨骨折，可能发生胸骨浮动。胸骨骨折可以合并心脏损伤，以及气管、支气管损伤。

一、胸骨骨折的诊断

胸骨骨折的诊断见表5-2。

表5-2　胸骨骨折的诊断

项目	内容
病史	有明确的致伤病史，尤其是外力直接作用于胸骨区或猛力挤压史
临床表现	（1）胸骨骨折患者常有明显胸前区疼痛，咳嗽、呼吸及变换体位时疼痛加剧，呼吸浅快、咳嗽无力，呼吸道分泌物增多 （2）严重者可出现呼吸困难、发绀等症状 （3）局部有压痛，有时有畸形和骨折端骨擦感
辅助检查	侧位和斜位X线检查可发现骨折线

二、胸骨骨折的治疗

（一）单纯胸骨骨折并无移位的治疗

主要为卧床休息和应用止痛药。可采用2%利多卡因进行局部封闭，或在肩胛间垫枕及骨折部使用沙袋压迫，可限制骨折活动，亦有止痛效果，通常卧床2～3周即可。

（二）骨折有移位的治疗

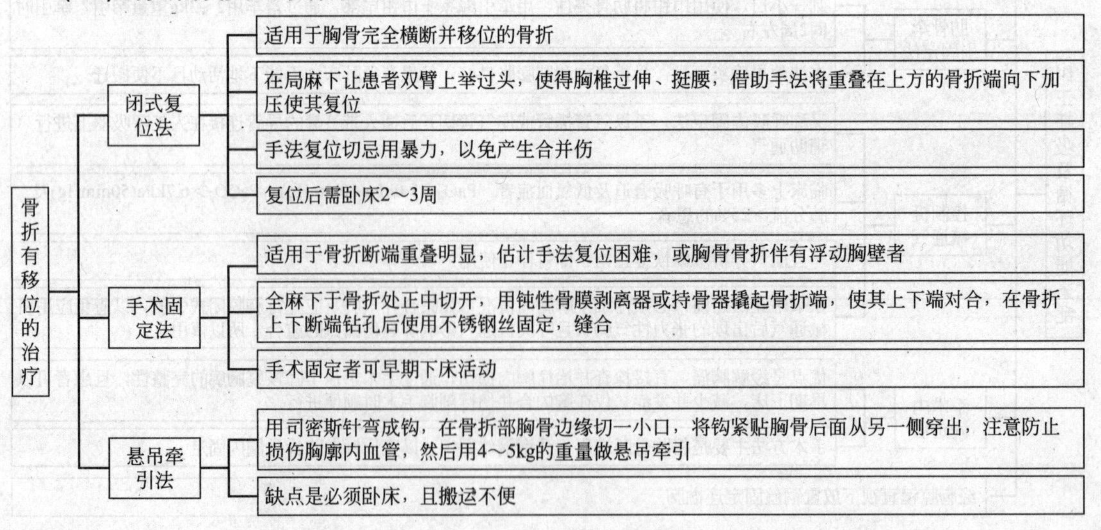
骨折有移位的治疗
闭式复位法
适用于胸骨完全横断并移位的骨折
在局麻下让患者双臂上举过头，使得胸椎过伸、挺腰，借助手法将重叠在上方的骨折端向下加压使其复位
手法复位切忌用暴力，以免产生合并伤
复位后需卧床2～3周
手术固定法
适用于骨折断端重叠明显，估计手法复位困难，或胸骨骨折伴有浮动胸壁者
全麻下于骨折处正中切开，用钝性骨膜剥离器或持骨器撬起骨折端，使其上下端对合，在骨折上下断端钻孔后使用不锈钢丝固定，缝合
手术固定者可早期下床活动
悬吊牵引法
用司密斯针弯成钩，在骨折部胸骨边缘切一小口，将钩紧贴胸骨后面从另一侧穿出，注意防止损伤胸廓内血管，然后用4～5kg的重量做悬吊牵引
缺点是必须卧床，且搬运不便

第三节　创伤性血胸

胸部损伤所引起出血或血液积聚在胸膜腔内时称血胸。它属于胸部创伤的严重并发症之一，常与胸部的其他部位伤或全身多发伤合并存在。

一、创伤性血胸的诊断

创伤性血胸的诊断见表5-3。

表5-3　创伤性血胸的诊断

项目		内容
病史		有明显的外伤史
临床表现	症状	(1)少量血胸临床上可无明显症状，患者只有轻度吸收热 (2)中等量以上血胸可引起两种不良结果 ①内出血引起贫血有效血容量不足，表现为口渴、脉快、面色苍白、呼吸困难以及血压下降等休克症状 ②肺组织受压明显使通气量减少、气体交换量不足，患者还可有胸闷、气急、呼吸困难等
	体征	(1)少量血胸可无特殊症状，中等量以上血胸可以发现伤侧胸廓呼吸运动减小。伤侧胸部饱满，肋间隙增宽 (2)触诊发现气管移向健侧 (3)听诊呼吸音减弱或消失 (4)叩诊下胸部呈实音 (5)如果并发血气胸时，上胸部呈鼓音，下胸部呈实音
辅助检查	X线检查	可见胸膜腔内有片状不透光阴影，纵隔向健侧移位。血气胸可见到液平面
	胸膜腔穿刺	这是简易可靠的确诊方法。可抽出血液(通常不凝固)
	超声检查	可较早地提示有胸膜腔积液

二、创伤性血胸的治疗

(一)治疗原则

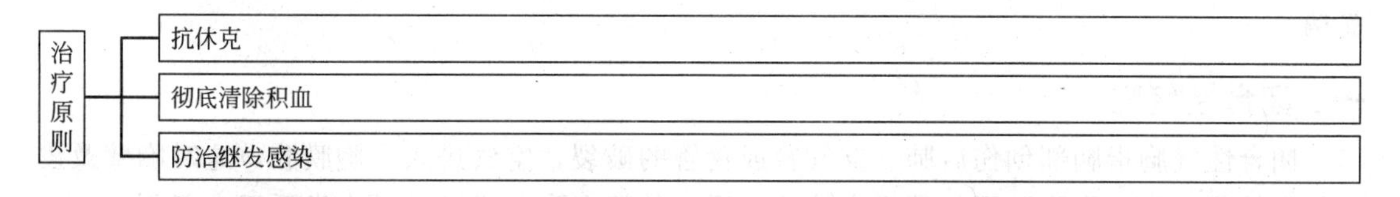
治疗原则
抗休克
彻底清除积血
防治继发感染

(二)具体处理措施

1. 补充血容量

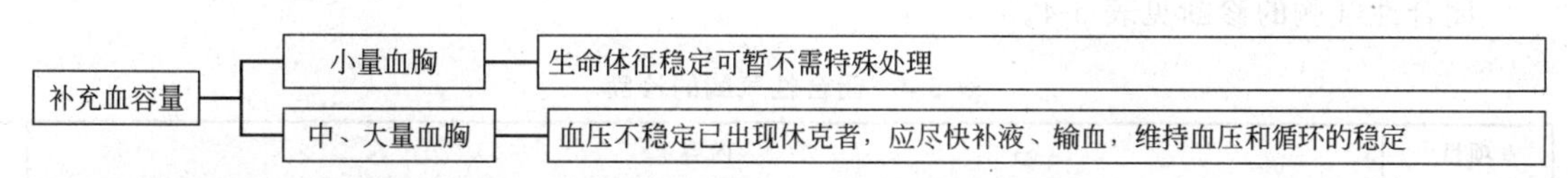
补充血容量
小量血胸
生命体征稳定可暂不需特殊处理
中、大量血胸
血压不稳定已出现休克者，应尽快补液、输血，维持血压和循环的稳定

2. 胸腔闭式引流术

有利于保证胸膜腔的负压，促进肺的膨胀，可以减少血液对胸膜腔的刺激，减轻胸膜增厚和粘连以及对肺功能的影响，同时又可以观察胸内出血情况，防止继发感染。

3. 胸腔穿刺术

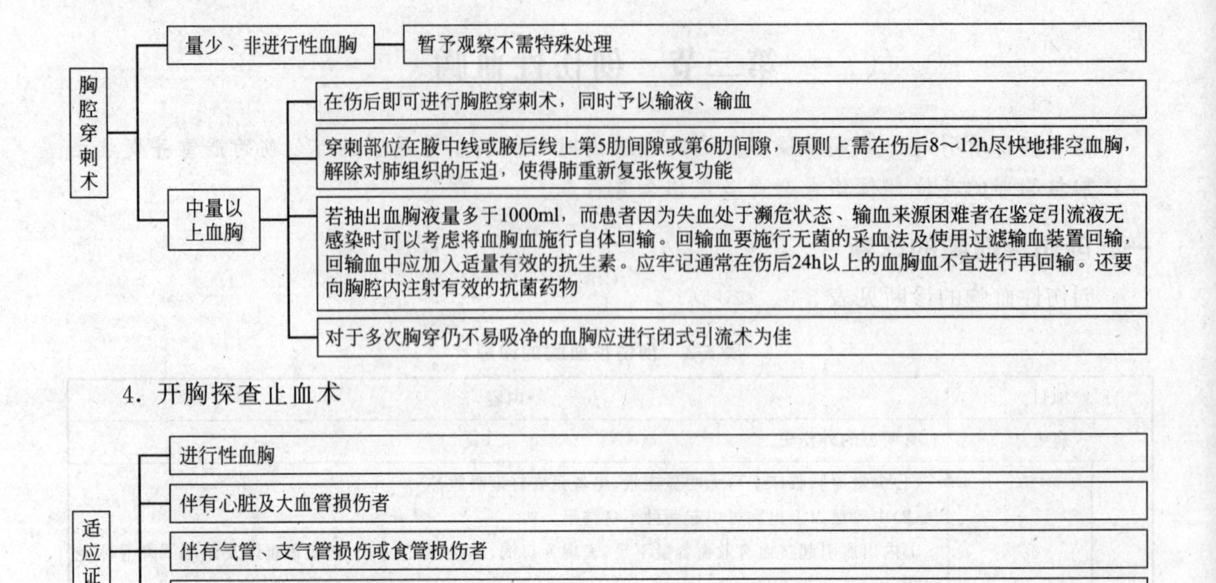
胸腔穿刺术
量少、非进行性血胸
暂予观察不需特殊处理
中量以上血胸
在伤后即可进行胸腔穿刺术，同时予以输液、输血
穿刺部位在腋中线或腋后线上第5肋间隙或第6肋间隙，原则上需在伤后8～12h尽快地排空血胸，解除对肺组织的压迫，使得肺重新复张恢复功能
若抽出血胸液量多于1000ml，而患者因为失血处于濒危状态、输血来源困难者在鉴定引流液无感染时可以考虑将血胸血施行自体回输。回输血要施行无菌的采血法及使用过滤输血装置回输，回输血中应加入适量有效的抗生素。应牢记通常在伤后24h以上的血胸血不宜进行再回输。还要向胸腔内注射有效的抗菌药物
对于多次胸穿仍不易吸净的血胸应进行闭式引流术为佳

4. 开胸探查止血术

适应证
- 进行性血胸
- 伴有心脏及大血管损伤者
- 伴有气管、支气管损伤或食管损伤者
- 凝固性血胸伴有胸腔内异物存留者
- 胸腹联合伤的存在且血胸液中有污染物(胆汁、胃液、食物、粪便等)

5. 防治感染

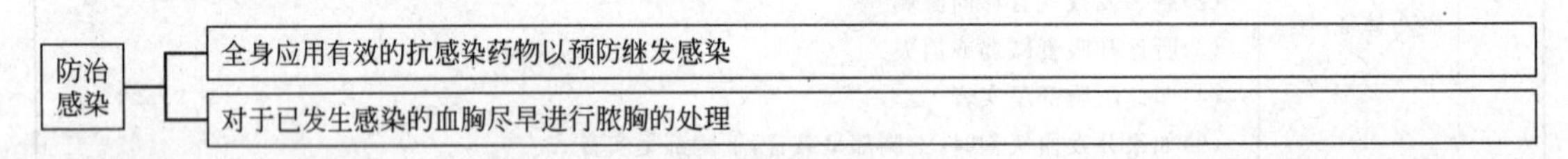
防治感染
全身应用有效的抗感染药物以预防继发感染
对于已发生感染的血胸尽早进行脓胸的处理

第四节　创伤性气胸

气胸在胸部伤中比较常见，多由于肺组织、气管、支气管、食管破裂，使得空气逸入胸膜腔，或因胸壁伤口穿破胸膜，胸膜腔与外界沟通，外界空气进入导致。按其病理生理变化不同可分为闭合性气胸、开放性气胸及张力性气胸。若创伤性气胸合并出血称为创伤性血气胸。

一、闭合性气胸

闭合性气胸指胸部创伤后肺、支气管或食管的破裂，空气进入了胸膜腔，这时胸壁及皮肤仍保持着完整，胸膜腔不与外界直接相交通，其特点为胸膜腔内压力尚低于大气压。

(一) 闭合性气胸的诊断

闭合性气胸的诊断见表5-4。

表5-4　闭合性气胸的诊断

项目		内容
病史		绝大多数患者有明确的外伤史
临床表现	症状	(1)胸部疼痛、呼吸异常改变,呼吸困难的程度取决于肺压缩的程度 (2)少量气体进入胸膜腔通常对纵隔和心脏无明显影响和移位,临床上只有呼吸急促,极轻者可能毫无症状
	体征	较大量的气胸时,肺大部分压缩则可出现胸闷、气短,气管与纵隔可移向对侧,叩诊呈鼓音,听诊出现呼吸音减弱或消失

续表

项目	内容
辅助检查	在胸部X线片上若显示伤侧胸部外1/3被气体占据者，则提示肺已被压缩约50%；若显示伤侧胸部的上部和中、下部的1/2被气体占据，则提示肺已被压缩约75%

（二）闭合性气胸的治疗

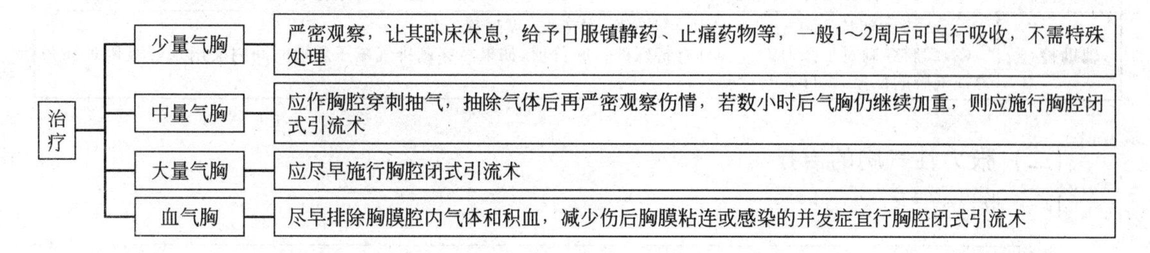
治疗
少量气胸
严密观察，让其卧床休息，给予口服镇静药、止痛药物等，一般1～2周后可自行吸收，不需特殊处理
中量气胸
应作胸腔穿刺抽气，抽除气体后再严密观察伤情，若数小时后气胸仍继续加重，则应施行胸腔闭式引流术
大量气胸
应尽早施行胸腔闭式引流术
血气胸
尽早排除胸膜腔内气体和积血，减少伤后胸膜粘连或感染的并发症宜行胸腔闭式引流术

二、开放性气胸

开放性气胸是指胸膜腔与外界相通，胸壁的完整性丧失，空气可以自由进出胸膜腔，其特点是胸膜腔内压力与大气压相等。

（一）开放性气胸的诊断

开放性气胸的诊断见表5-5。

表5-5　开放性气胸的诊断

项目	内容
病史	绝大多数患者有明确的外伤史
临床表现	(1)患者有严重呼吸困难、面色苍白、发绀、休克等 (2)胸部有开放性伤口 (3)听到了胸壁创口有空气进出胸腔的吸吮声；伤侧胸部叩诊为鼓音、呼吸音显著减弱或消失
辅助检查	胸部X线检查可进一步明确气胸的严重程度和部位

（二）开放性气胸的治疗

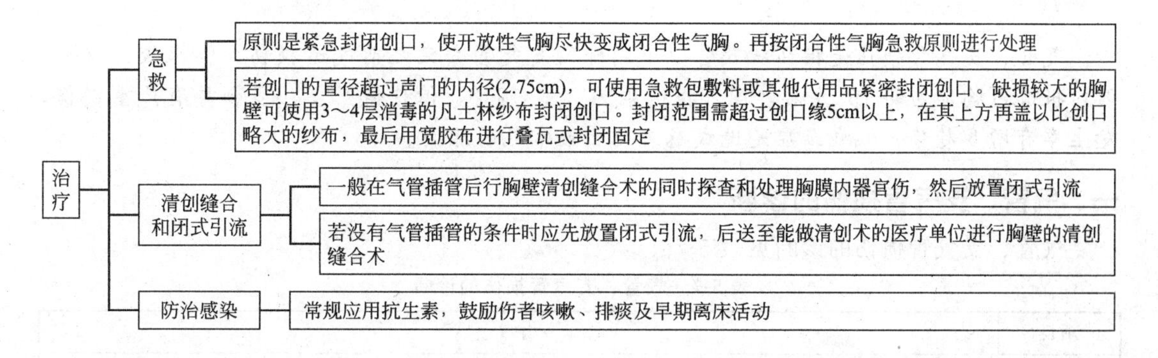
治疗
急救
原则是紧急封闭创口，使开放性气胸尽快变成闭合性气胸。再按闭合性气胸急救原则进行处理
若创口的直径超过声门的内径(2.75cm)，可使用急救包敷料或其他代用品紧密封闭创口。缺损较大的胸壁可使用3～4层消毒的凡士林纱布封闭创口。封闭范围需超过创口缘5cm以上，在其上方再盖以比创口略大的纱布，最后用宽胶布进行叠瓦式封闭固定
清创缝合和闭式引流
一般在气管插管后行胸壁清创缝合术的同时探查和处理胸膜内器官伤，然后放置闭式引流
若没有气管插管的条件时应先放置闭式引流，后送至能做清创术的医疗单位进行胸壁的清创缝合术
防治感染
常规应用抗生素，鼓励伤者咳嗽、排痰及早期离床活动

三、张力性气胸

张力性气胸是指胸壁、肺或支气管伤虽造成伤道和胸膜腔相通，通常只能向胸膜腔单方向开放呈活瓣状的气胸创口。其特点为胸膜腔内压力短期内高于大气压。

（一）张力性气胸的诊断

张力性气胸的诊断见表 5-6。

表 5-6　张力性气胸的诊断

项目	内容
病史	绝大多数患者有明确的外伤史
临床表现	(1)患者多伴有进行性呼吸困难、发绀及休克，常表现为躁动不安、痛苦样呼吸窘迫、大汗淋漓等 (2)气管向健侧偏移，有时合并有纵隔和皮下气肿，伤侧胸廓膨隆、肋间隙饱满，叩诊呈鼓音和呼吸音消失
辅助检查	(1)胸部 X 线检查可见到不同程度的气胸、肺不张、纵隔移位等 (2)胸腔穿刺对于张力性气胸具有特殊的诊断价值，如果经穿刺排气减压后短时间内又出现呼吸困难和张力性气胸的征象，则可确立诊断

（二）张力性气胸的治疗

1. 急救

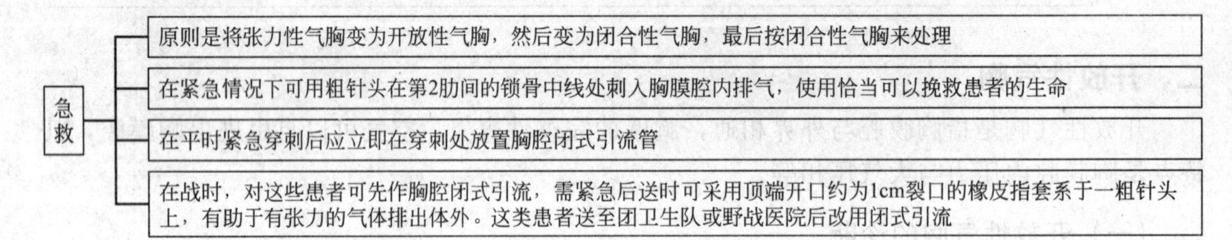
急救
原则是将张力性气胸变为开放性气胸，然后变为闭合性气胸，最后按闭合性气胸来处理
在紧急情况下可用粗针头在第2肋间的锁骨中线处刺入胸膜腔内排气，使用恰当可以挽救患者的生命
在平时紧急穿刺后应立即在穿刺处放置胸腔闭式引流管
在战时，对这些患者可先作胸腔闭式引流，需紧急后送时可采用顶端开口约为1cm裂口的橡皮指套系于一粗针头上，有助于有张力的气体排出体外。这类患者送至团卫生队或野战医院后改用闭式引流

2. 闭式引流术

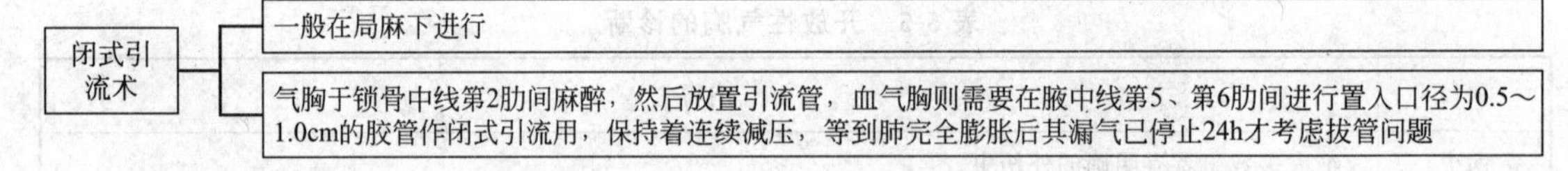
闭式引流术
一般在局麻下进行
气胸于锁骨中线第2肋间麻醉，然后放置引流管，血气胸则需要在腋中线第5、第6肋间进行置入口径为0.5～1.0cm的胶管作闭式引流用，保持着连续减压，等到肺完全膨胀后其漏气已停止24h才考虑拔管问题

3. 开胸手术

若置放闭式引流后，仍不断有大量漏气，有肺不张甚至不断出现皮下气肿增加，这些通常属肺、气管、支气管或食管大范围严重损伤，则应考虑开胸探查术。

第五节　气管、支气管损伤

气管、支气管损伤是指环状软骨以下到肺段支气管分叉之前气道损伤，临床较为少见。国内报道占胸部伤的1%左右，国外报道则为3%～6%，但伤情严重，多合并有严重创伤，发生率有增多趋势。低氧血症是造成患者死亡最常见的原因。

一、气管、支气管损伤的诊断

气管、支气管损伤的诊断见表 5-7。

表 5-7　气管、支气管损伤的诊断

项目	内容
病史	患者有突然受撞击伤或挤压伤史，如汽车撞伤、坠落伤以及颈部刀刃刺伤病史
临床表现	(1)气管、支气管损伤的早期症状和体征取决于损伤的部位、程度、纵隔胸膜是否完整和血胸程度等因素 (2)伤后早期出现呼吸困难，颈、胸部大量皮下积气，具有张力性气胸者可见口唇发绀、端坐呼吸、极度呼吸困难，可伴有多发性肋骨骨折和血气胸 (3)陈旧伤者由于支气管断裂收缩、血凝块堵塞支气管断端，造成肺不张

续表

项目	内容
辅助检查	(1)胸部X线检查显示气胸、血气胸,纵隔、颈、胸部皮下气肿及肺不张,部分患者可表现典型的"肺坠落征" (2)螺旋CT加三维重建和MRI可显示支气管断裂 (3)纤维支气管镜检查见气管和支气管大小不等的裂口和裂伤,可伴有出血以及支气管腔内肉芽瘢痕组织堵塞管腔

二、气管、支气管损伤的治疗

(一)机械性损伤

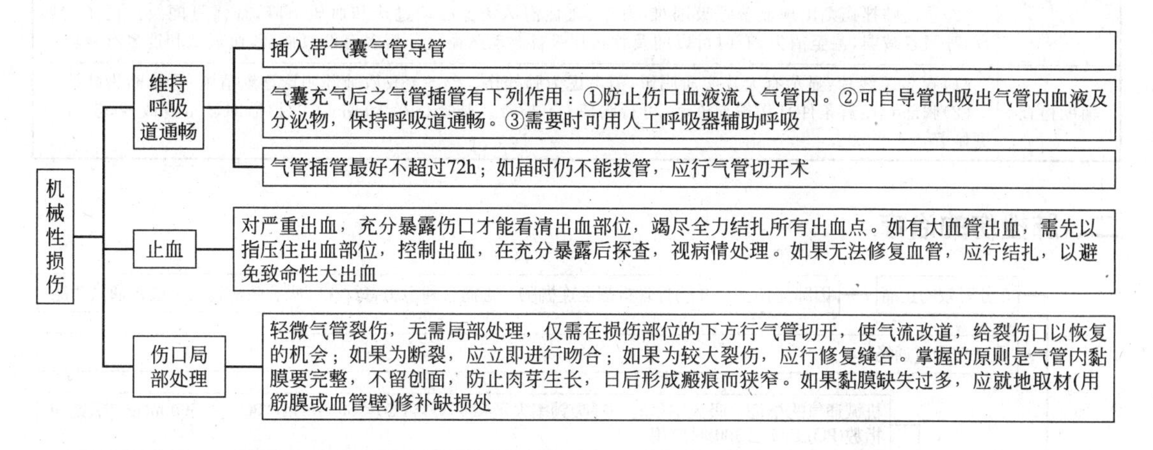
机械性损伤
维持呼吸道通畅
插入带气囊气管导管
气囊充气后之气管插管有下列作用：①防止伤口血液流入气管内。②可自导管内吸出气管内血液及分泌物，保持呼吸道通畅。③需要时可用人工呼吸器辅助呼吸
气管插管最好不超过72h；如届时仍不能拔管，应行气管切开术
止血
对严重出血，充分暴露伤口才能看清出血部位，竭尽全力结扎所有出血点。如有大血管出血，需先以指压住出血部位，控制出血，在充分暴露后探查，视病情处理。如果无法修复血管，应行结扎，以避免致命性大出血
伤口局部处理
轻微气管裂伤，无需局部处理，仅需在损伤部位的下方行气管切开，使气流改道，给裂伤口以恢复的机会；如果为断裂，应立即进行吻合；如果为较大裂伤，应行修复缝合。掌握的原则是气管内黏膜要完整，不留创面，防止肉芽生长，日后形成瘢痕而狭窄。如果黏膜缺失过多，应就地取材(用筋膜或血管壁)修补缺损处

(二)物理性损伤

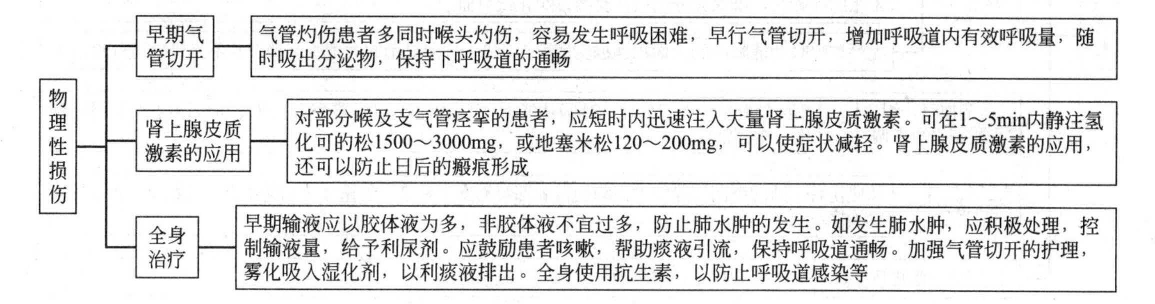
物理性损伤
早期气管切开
气管灼伤患者多同时喉头灼伤，容易发生呼吸困难，早行气管切开，增加呼吸道内有效呼吸量，随时吸出分泌物，保持下呼吸道的通畅
肾上腺皮质激素的应用
对部分喉及支气管痉挛的患者，应短时内迅速注入大量肾上腺皮质激素。可在1～5min内静注氢化可的松1500～3000mg，或地塞米松120～200mg，可以使症状减轻。肾上腺皮质激素的应用，还可以防止日后的瘢痕形成
全身治疗
早期输液应以胶体液为多，非胶体液不宜过多，防止肺水肿的发生。如发生肺水肿，应积极处理，控制输液量，给予利尿剂。应鼓励患者咳嗽，帮助痰液引流，保持呼吸道通畅。加强气管切开的护理，雾化吸入湿化剂，以利痰液排出。全身使用抗生素，以防止呼吸道感染等

(三)化学性损伤

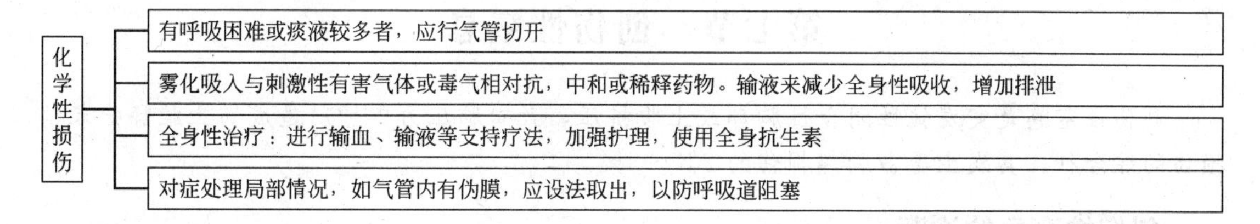
化学性损伤
有呼吸困难或痰液较多者，应行气管切开
雾化吸入与刺激性有害气体或毒气相对抗，中和或稀释药物。输液来减少全身性吸收，增加排泄
全身性治疗：进行输血、输液等支持疗法，加强护理，使用全身抗生素
对症处理局部情况，如气管内有伪膜，应设法取出，以防呼吸道阻塞

第六节　肺　挫　伤

肺挫伤是胸部闭合性钝性伤最常见的肺实质损伤，一般多见于车祸、撞击、挤压、高处

坠落、塌方等原因，战时多见于高速枪弹、爆震冲击波、高速减压损伤等原因，其发生率占胸部钝性损伤的 30%～70%。

一、肺挫伤的诊断

肺挫伤的诊断见表 5-8。

表 5-8　肺挫伤的诊断

项目	内容
病史	胸部外伤史，如车祸、撞击、挤压、高处坠落、塌方等
临床表现	(1)多表现为胸痛、胸闷、气促、咳嗽及血痰，肺部听到散在的啰音，胸部 X 线片上可见斑片状密度增高的阴影，动脉血气可正常，1～2 天后可以完全吸收 (2)重度肺挫伤则出现显著呼吸困难、发绀、血性泡沫痰及心动过速和血压下降，查体可闻及广泛干湿啰音，呼吸音减弱，甚至消失，有时可以闻及管状呼吸音。动脉血气分析多有低氧血症，血氧饱和度多有减弱
辅助检查	(1)胸部 X 线片：显示有大片实质阴影，需考虑为肺挫伤。24～48h 后肺部阴影逐渐清晰，可诊断为肺挫伤 (2)胸部 CT：有条件且伤情允许者，可行胸部 CT 检查。肺挫伤后 10min，CT 扫描即显示有改变，伤后 2h 更显著

二、肺挫伤的治疗

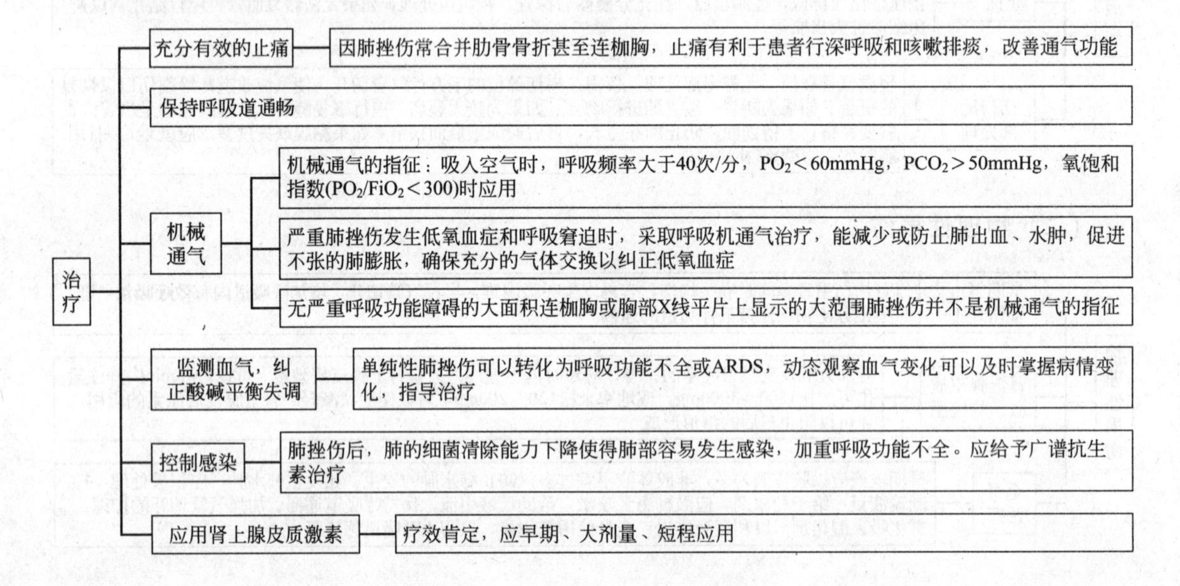
治疗
充分有效的止痛
因肺挫伤常合并肋骨骨折甚至连枷胸，止痛有利于患者行深呼吸和咳嗽排痰，改善通气功能
保持呼吸道通畅
机械通气
机械通气的指征：吸入空气时，呼吸频率大于40次/分，PO₂＜60mmHg，PCO₂＞50mmHg，氧饱和指数(PO₂/FiO₂＜300)时应用
严重肺挫伤发生低氧血症和呼吸窘迫时，采取呼吸机通气治疗，能减少或防止肺出血、水肿，促进不张的肺膨胀，确保充分的气体交换以纠正低氧血症
无严重呼吸功能障碍的大面积连枷胸或胸部X线平片上显示的大范围肺挫伤并不是机械通气的指征
监测血气，纠正酸碱平衡失调
单纯性肺挫伤可以转化为呼吸功能不全或ARDS，动态观察血气变化可以及时掌握病情变化，指导治疗
控制感染
肺挫伤后，肺的细菌清除能力下降使得肺部容易发生感染，加重呼吸功能不全。应给予广谱抗生素治疗
应用肾上腺皮质激素
疗效肯定，应早期、大剂量、短程应用

第七节　创伤性窒息

创伤性窒息是突发钝性闭合性胸部或上腹挤压，致心肺压力骤增所造成的上腔静脉末梢损伤的综合征，其发生率占胸部损伤的 2%～8%。

一、创伤性窒息的诊断

创伤性窒息的诊断见表 5-9。

表 5-9　创伤性窒息的诊断

项目	内容
病史	胸部或腹上区有突然挤压伤病史

续表

项目	内容
临床表现	(1)患者都有不同程度的呼吸困难、视物模糊等,可有烦躁不安等精神症状 (2)表现在头、面、颈、上胸部及上肢范围的皮肤、皮下、口腔黏膜及结膜,尤其是巩膜出现紫红色出血斑点和瘀斑,甚至因为结膜水肿,眼球深部组织出血可致眼球向外凸出,25%患者可有视网膜出血、视盘水肿,所以有人称此现象为"外伤性发绀""挤压伤性发绀综合征" (3)如果颅内静脉末梢出血、水肿,患者可表现为头昏、头胀、躁动不安、兴奋多语和一过性意识障碍;如果颅内血肿增大,可引起偏瘫和昏迷 (4)患者可合并喉头水肿
辅助检查	(1)急诊胸部X线片可以提示有肋骨骨折、血气胸、创伤性湿肺 (2)头颅CT提示脑水肿 (3)心肌酶谱示CK-MB和CK升高

二、创伤性窒息的治疗

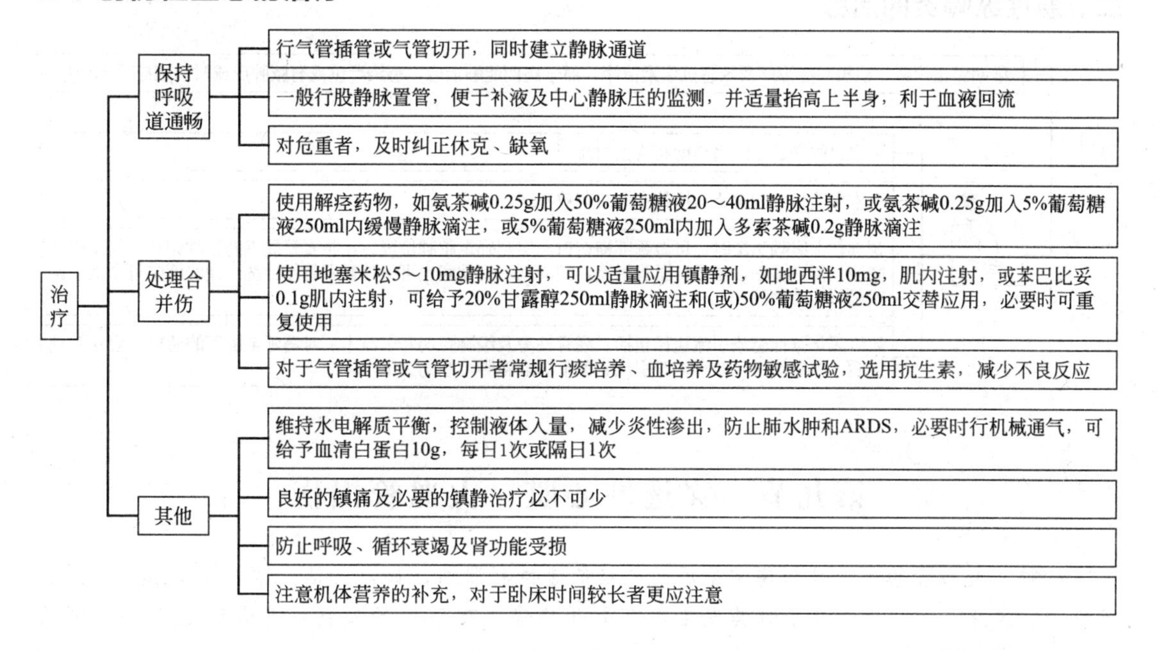
治疗
保持呼吸道通畅
行气管插管或气管切开，同时建立静脉通道
一般行股静脉置管，便于补液及中心静脉压的监测，并适量抬高上半身，利于血液回流
对危重者，及时纠正休克、缺氧
处理合并伤
使用解痉药物，如氨茶碱0.25g加入50%葡萄糖液20～40ml静脉注射，或氨茶碱0.25g加入5%葡萄糖液250ml内缓慢静脉滴注，或5%葡萄糖液250ml内加入多索茶碱0.2g静脉滴注
使用地塞米松5～10mg静脉注射，可以适量应用镇静剂，如地西泮10mg，肌内注射，或苯巴比妥0.1g肌内注射，可给予20%甘露醇250ml静脉滴注和(或)50%葡萄糖液250ml交替应用，必要时可重复使用
对于气管插管或气管切开者常规行痰培养、血培养及药物敏感试验，选用抗生素，减少不良反应
其他
维持水电解质平衡，控制液体入量，减少炎性渗出，防止肺水肿和ARDS，必要时行机械通气，可给予血清白蛋白10g，每日1次或隔日1次
良好的镇痛及必要的镇静治疗必不可少
防止呼吸、循环衰竭及肾功能受损
注意机体营养的补充，对于卧床时间较长者更应注意

第八节　急性纵隔炎

急性纵隔炎是一种严重的急性病，除了因为纵隔内有许多重要器官受累外，还由于纵隔内复杂的病理生理改变和神经感受器的受累而造成严重后果。纵隔组织结构疏松，气管、食管以及大血管之间充满疏松的结缔组织和大量的淋巴组织，向上与颈部筋膜间隙相通，一旦发生纵隔感染，即可迅速蔓延及扩散，并伴随细菌及毒素的大量吸收，引起全身中毒症状。

一、急性纵隔炎的诊断

急性纵隔炎的诊断见表5-10。

表5-10　急性纵隔炎的诊断

项目	内容
病史	本病主要见于食管穿孔或破裂引起的纵隔感染,亦可因为食管癌侵蚀、异物、食管镜操作不慎引起

续表

项目	内容
临床表现	(1)患者表现高热、脉快、急性病容等显著的感染中毒症状 (2)本病继发于食管穿破者,经常出现下咽困难和疼痛,特别在咽下时有颈部或胸部疼痛,可向肩部放射 (3)颈部食管穿破时,将出现颈部和胸骨上区肿胀、颈部皮下气肿,纵隔积脓。严重时可压迫推挤气管,出现移位 (4)脓肿向胸腔及心包穿破后,可发生脓胸或化脓性心包炎
辅助检查	(1)X线检查是诊断本病的主要方法,颈部侧位片可显示颈部软组织肿胀。脓肿形成后可见到气液平面。胸部后前位片和侧位片可见纵隔阴影增宽、气管移位、胸腔积液及心包积液 (2)食管吞钡或碘油检查可见造影剂由食管瘘口流入脓腔内

二、急性纵隔炎的治疗

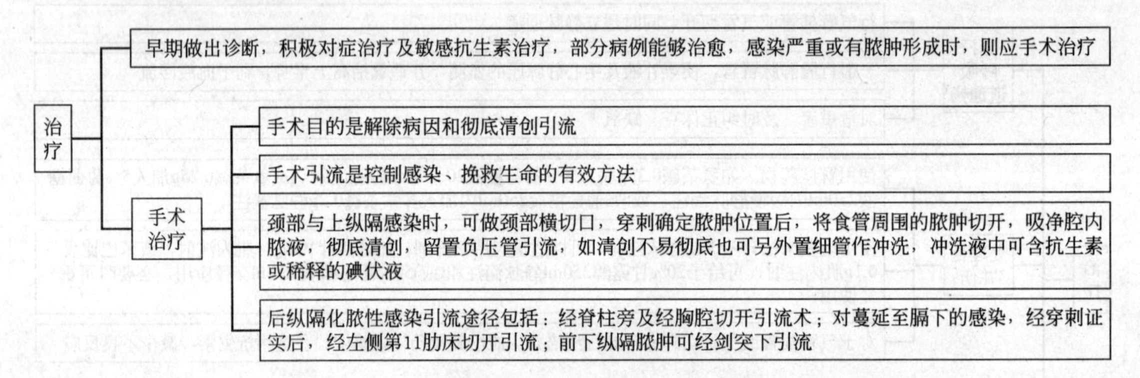

治疗
早期做出诊断，积极对症治疗及敏感抗生素治疗，部分病例能够治愈，感染严重或有脓肿形成时，则应手术治疗
手术治疗
手术目的是解除病因和彻底清创引流
手术引流是控制感染、挽救生命的有效方法
颈部与上纵隔感染时，可做颈部横切口，穿刺确定脓肿位置后，将食管周围的脓肿切开，吸净腔内脓液，彻底清创，留置负压管引流，如清创不易彻底也可另外置细管作冲洗，冲洗液中可含抗生素或稀释的碘伏液
后纵隔化脓性感染引流途径包括：经脊柱旁及经胸腔切开引流术；对蔓延至膈下的感染，经穿刺证实后，经左侧第11肋床切开引流；前下纵隔脓肿可经剑突下引流

第九节　穿透性心脏、大血管损伤

心脏、大血管的穿透性损伤常见原因包括低速性利器伤，如刀、钻、锥等异物戳伤；高速性枪弹、弹片、炸伤等，在平时其发生率有上升趋势。有50%的刀刺伤患者和15%～20%的枪弹伤患者，可以送到医疗急救机构，如果能迅速诊断并及时抢救，其存活率可达85%～97%。有50%～85%的心脏穿透伤患者死于入院前，如果能送达医院并经正确诊断和抢救者，预后则非常满意。对心脏大血管损伤的抢救应采取积极态度，尽可能提高存活率。

一、穿透性心脏、大血管损伤的诊断

穿透性心脏、大血管损伤的诊断见表5-11。

表5-11　穿透性心脏、大血管损伤的诊断

项目	内容
临床表现	(1)穿透性心脏损伤最常见的损伤部位是右心室,其后依次是左心室(占20%)、右心房和胸内大血管、腔静脉,偶见有冠状动脉、室间隔、瓣膜及乳头肌、传导束损伤 (2)胸内大血管伤包括胸主动脉各段、无名动静脉、锁骨下以及颈总动脉、颈内静脉、胸廓内及肋间动静脉、上下腔和奇静脉、双肺动静脉等损伤 (3)除造成急性心脏压塞外,最多见的症状与体征是出现严重进行性出血和休克,短时间内可因为循环血量丢失1/3～1/2而发生心脏骤停

续表

项目	内容
诊断分析	(1)凡伤口位于心前区或心后区,无论是非贯通伤还是贯通伤,均应考虑有心脏、大血管损伤的可能性 (2)高速枪弹伤多为贯通伤,出口多大于入口,伤道及其周围损伤严重,多因大出血、重度休克无法控制而于入院前死亡 (3)低速利器伤 ①伤道未进入心腔或大血管内膜:穿透胸壁、心包以及心肌或血管外膜和肌层,尚未穿破心脏或血管内膜,利器未被拔除时,引流至心包或胸腔的血液量,可因伤道内异物的挤压、肌肉或血管的收缩、血凝块的形成慢而少,有的还可以自行停止 ②伤道深达心包及心腔:心包裂伤较小或血凝块已堵塞心包,尤其是在异物尚未拔除时,虽可造成较严重的心脏压塞,但是进入心包内的血液,大部分可以向心腔内分流,其预后较为满意。穿透性心脏损伤伴心脏压塞,经及时诊断和手术治疗,存活率可达73%,不伴心脏压塞者存活率只有11% ③伤道深达心腔、大血管内膜甚至为贯通伤:自凝和堵塞的可能性较少,即使破口很小出血量也较大,造成进行性胸内大出血和重度休克,如果不能立即开胸止血,多在短时间内危及患者生命。特别在异物一经拔出后,危险性更大
辅助检查	(1)胸部摄片:明确血胸、气胸、血气胸的有无及量和部位、心包大小、有无异物、异物位置、异物大小以及伤道情况等。对纵隔血肿或心脏压塞还可做CT检查 (2)胸腔穿刺及胸腔闭式引流:闭式引流能够准确了解出血量,并且在有条件时可以进行胸血自体回收回输。 (3)B超或超声心动图的检查:无创性检查,可以进行床边检查,不但可以了解血胸、心脏压塞情况,还可以对心内结构和血流动力学进行评估,如将B超探头放入食管腔内,更能准确查出心内各结构的异常 (4)心包穿刺术:对单纯心脏压塞患者具有诊断和减压治疗的双重作用

二、穿透性心脏、大血管损伤的治疗

(一）一般处理

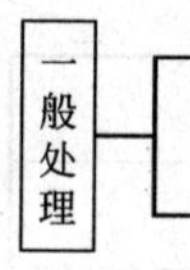

一般处理
- 在确保呼吸道畅通的条件下迅速建立双通道液路，输入晶体液和胶体液；经叩诊、听诊和胸腔试穿确认有中等量以上胸腔积血时，迅速放置低位胸腔闭式引流，完全回收回输自体胸血
- 休克加重，或明确有急性心脏压塞、活动性内出血，心跳减弱、减慢低于正常，有骤停趋势时，在征得家属签字同意后，需行气管插管全麻，但在扩肺前应快速补充200～300ml全血，并且立即开胸探查止血或短时间(如20～30min以内)阻断降主动脉或直视下进行心脏按压、复苏

(二）手术治疗

1. 手术指征

手术指征
- 胸外伤后心脏骤停
- 心脏压塞伴重度休克
- 进行性血胸伴难治性休克
- 腹腔活动性出血伴难治性休克

2. 术前准备

术前准备
- 留置导尿管观察每小时尿量，以了解血容量和内脏器官的灌注情况
- 留置中心静脉插管，以便快速扩容和监测中心静脉压，判断血容量和心脏功能
- 拍摄床旁立位前后位全胸部X线片，以了解异物、伤道、胸壁骨折，特别是心包及胸腔积血、纵隔宽度、肺膨胀、膈肌情况
- 做心包及胸腔B超，以明确有无积血或腹上区肝、脾破裂的可能性，如果可疑有心内结构损伤者，最好争取经食管腔内行B超检查，可以提示血流动力学变化
- ①血管造影可以显示大血管损伤的范围、内膜撕裂、动脉堵塞及假性动脉瘤等；②冠状动脉造影对了解大血管有无损伤具有重要意义；③左右冠状动脉主干及重要分支动脉造影格外重要，该方法对主动脉穿透伤的检出率较高，但只有在伤情稳定情况下才可以选择性进行
- 早期听诊对室间隔损伤不易察觉，只有经心导管检查，证实心内分流在分流大于2:1时才考虑手术修补

3. 手术方式

手术方式

- ①心脏创口较小时可先用手指按压裂口止血，再用室缺线直接“8”字缝合或褥式缝合；②心脏创口较大时可用垫片针褥式缝合；③心房伤口可先用心耳钳夹闭再修补，对于创口大不易钳夹者，可短暂阻断循环或经破口置球囊导管暂行止血再修补
- 破裂口横过冠状动脉下方，则以4-0 Prolene线带垫片自破口端穿过冠状动脉下方到另一端褥式缝合；如冠状动脉末梢小分支损伤可给予直接缝扎
- 对于可能存在复杂性心脏损伤、心内结构损伤、心底部损伤、冠状动脉损伤的手术，需备好体外循环和自体血回输装置，再进行修复。也有采用皮肤缝合器在紧急剖胸时修补心脏裂口

第十节　食管异物

食管异物是常见的临床急症之一，在误吞或误吸的异物中，大约20%进入呼吸道，80%进入消化道。一般以小儿和老人发病率高。单纯食管异物的诊断和治疗并不困难，主要问题在于异物导致的并发症。

一、食管异物的诊断

食管异物的诊断见表5-12。

表5-12　食管异物的诊断

项目		内容
病史		多数食管异物为进食较急或误服
临床表现	疼痛	常有隐痛或刺痛，疼痛在吞咽时加重，并可向胸骨上窝、胸骨后或背部放射，颈部活动或体位改变时，疼痛加剧。一般颈段食管异物疼痛明显，并常有颈部压痛，胸段食管异物疼痛则较轻
	吞咽困难	严重者滴水难咽。常伴呕吐，可致脱水、酸中毒
	分泌物增多	多见于儿童，小儿除流涎外，更有哭闹不止、拒绝进食，成人检查时可见梨状窝大量唾液或脓性分泌物潴留
	呼吸道症状	咳嗽、气急、发绀、声音嘶哑，小儿表现尤为明显
	呕血	食管黏膜损伤，出血量往往较小，常处于咽下而不被发现，或仅在呕吐物中带少量血液
	长期无症状	约占食管异物患者的10%
	食管穿孔	化脓性炎症、脓肿、脓气胸、心脏压塞、大出血等
辅助检查	X线检查	可以查明不透X线的异物形状和位置，侧位片对检查肉骨等较小异物更有意义，能够避免遗漏，并可以观察气管与脊柱间的间隙大小
	钡剂检查	部分可透过X线的异物平片不易显示，可以作为食管吞钡造影或棉球浸钡吞服食管造影，有助于非金属异物的定位诊断
	泛影葡胺造影	怀疑有食管穿孔或出血先兆时，不宜使用钡剂检查，而应改用可以吸收的泛影葡胺造影
	食管镜检查	首选方法，一般用于临床和X线检查仍不能确定诊断的病例

二、食管异物的治疗

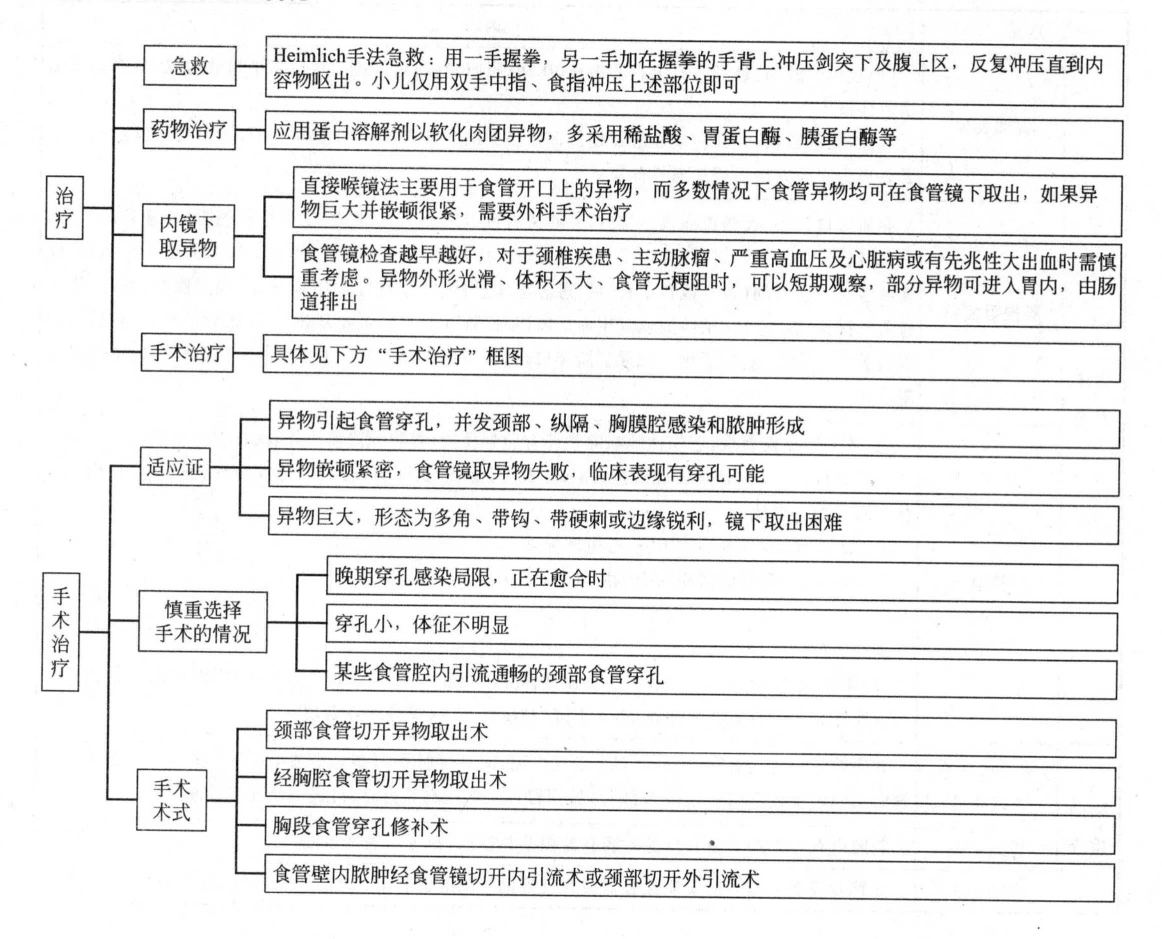
治疗
急救
Heimlich手法急救：用一手握拳，另一手加在握拳的手背上冲压剑突下及腹上区，反复冲压直到内容物呕出。小儿仅用双手中指、食指冲压上述部位即可
药物治疗
应用蛋白溶解剂以软化肉团异物，多采用稀盐酸、胃蛋白酶、胰蛋白酶等
内镜下取异物
直接喉镜法主要用于食管开口上的异物，而多数情况下食管异物均可在食管镜下取出，如果异物巨大并嵌顿很紧，需要外科手术治疗
食管镜检查越早越好，对于颈椎疾患、主动脉瘤、严重高血压及心脏病或有先兆性大出血时需慎重考虑。异物外形光滑、体积不大、食管无梗阻时，可以短期观察，部分异物可进入胃内，由肠道排出
手术治疗
具体见下方“手术治疗”框图
手术治疗
适应证
异物引起食管穿孔，并发颈部、纵隔、胸膜腔感染和脓肿形成
异物嵌顿紧密，食管镜取异物失败，临床表现有穿孔可能
异物巨大，形态为多角、带钩、带硬刺或边缘锐利，镜下取出困难
慎重选择手术的情况
晚期穿孔感染局限，正在愈合时
穿孔小，体征不明显
某些食管腔内引流通畅的颈部食管穿孔
手术术式
颈部食管切开异物取出术
经胸腔食管切开异物取出术
胸段食管穿孔修补术
食管壁内脓肿经食管镜切开内引流术或颈部切开外引流术

第十一节 创伤性膈疝

创伤性膈疝是胸部和腹部外伤导致膈肌破裂，腹腔内脏器经膈肌裂口突入胸腔形成的一种疝。本病常发生于第4肋平面以下的胸部穿透伤及下胸部和上腹部严重闭合性损伤，往往合并有严重的复合性损伤，临床表现错综复杂，容易误诊、漏诊，进而影响治疗及疗效。近年来，其发病率有增多趋势。

一、创伤性膈疝的诊断

创伤性膈疝的诊断见表5-13。

表5-13 创伤性膈疝的诊断

项目		内容
病史		高处跌落、交通事故等
临床表现	胸部表现	(1)胸部疼痛：膈肌破裂大多有反应性胸部疼痛，50%～75%的膈肌破裂患者可同时伴有肋骨骨折，胸部疼痛多剧烈、无法忍受，且向肩部或上腹部放射 (2)呼吸困难：膈肌裂口较小而且被肝、脾、大网膜等脏器堵塞者，患者可无呼吸系统症状。如果裂口较大，胃、小肠及大肠等脏器疝入胸腔时，患者表现为呼吸困难、发绀、低氧血症，患侧呼吸音降低或消失，胸部可闻及肠鸣音

续表

项目		内容
临床表现	腹部表现	(1)腹膜刺激征:患者多有上腹部疼痛、压痛、腹肌紧张;腹部视诊可以呈平坦或舟状腹;穿刺可抽出血性液体 (2)腹腔脏器损伤表现:空腔脏器损伤以腹膜炎的症状及体征为主要表现,实质性脏器损伤则主要表现为腹腔内出血或失血性休克
	肠梗阻症状	膈肌裂口较小、胃肠道疝入不多时,一些患者可以表现为慢性、不完全性肠梗阻,如胸骨后、上腹部、下腹及左胸不适,进食、仰卧或左侧卧位时疼痛加剧,呕吐或排气使被嵌顿的内脏胀气减轻,疼痛减轻。一段时间(数日或数十日)后,患者出现急性、完全性肠梗阻症状,表现为腹痛、呕吐、停止排气与排便,胃、小肠、结肠嵌顿发生血运障碍时,可有大便潜血或显著黑便,肠管绞窄、坏死后可造成胸腔严重感染,病情恶化。如果膈肌裂口较大、大量胃肠道疝入胸腔时,伤后即刻出现急性肠梗阻症状
	其他	(1)伴发性损伤表现:创伤性膈疝除常伴有肋骨骨折、腹腔脏器损伤外,尚有20%～50%的患者伴发骨盆骨折,近30%伴发四肢骨折,18%～30%伴发颅脑外伤,近10%伴发脊柱骨折及肾损伤,心、肾和颅脑损伤表现 ①心脏钝挫伤:可有心律不齐、心电图异常 ②心包裂伤:腹腔脏器疝入心包后可有心脏压塞症状 ③肾损伤可有血尿 ④颅脑损伤可有昏迷等 (2)休克:迅速出现创伤性和(或)失血性休克。当疝入脏器发生绞窄坏死时,则引起严重感染和中毒性休克。患者有心率加速、血压下降、脉压缩小、尿少等休克表现
辅助检查	胸部透视或X线检查	如果看到胸腔内有含气、液体多个液气平面,应高度怀疑有膈疝存在,需进一步检查。如果下胃管时遇到困难或下胃管后摄X线片,见到胃管全部在胸腔内时,可进一步证实诊断
	胃肠钡餐	胸腔内有造影剂充盈并可见胃肠充盈像及黏膜像,则可以确定诊断
	胸部CT	能够发现疝入胸腔的实质性脏器或含气液的扩张的胃腔影,或多个相连的肠腔气液影

二、创伤性膈疝的治疗

(一) 一般治疗

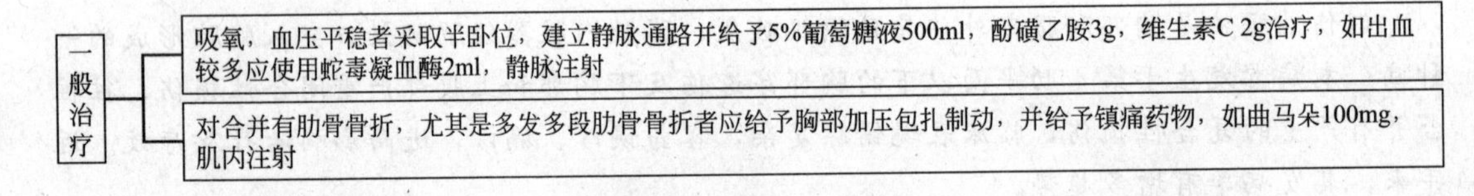
一般治疗
吸氧，血压平稳者采取半卧位，建立静脉通路并给予5%葡萄糖液500ml，酚磺乙胺3g，维生素C 2g治疗，如出血较多应使用蛇毒凝血酶2ml，静脉注射
对合并有肋骨骨折，尤其是多发多段肋骨骨折者应给予胸部加压包扎制动，并给予镇痛药物，如曲马朵100mg，肌内注射

(二) 抗感染治疗

使用头孢菌素类抗生素预防感染，如头孢唑啉钠 2g，加入生理盐水 100ml 静脉滴注。

(三) 手术治疗

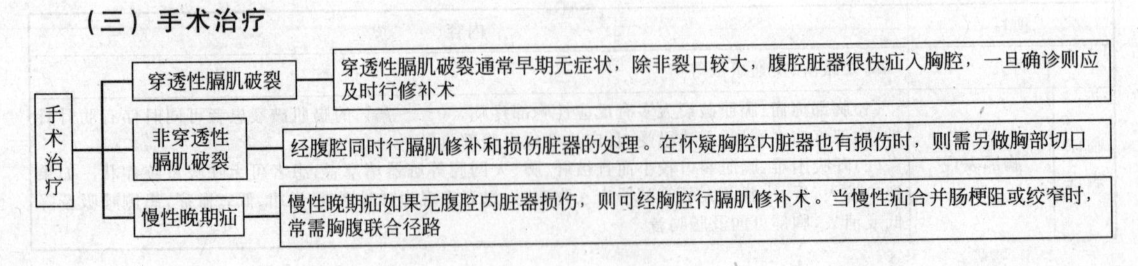
手术治疗
穿透性膈肌破裂
穿透性膈肌破裂通常早期无症状，除非裂口较大，腹腔脏器很快疝入胸腔，一旦确诊则应及时行修补术
非穿透性膈肌破裂
经腹腔同时行膈肌修补和损伤脏器的处理。在怀疑胸腔内脏器也有损伤时，则需另做胸部切口
慢性晚期疝
慢性晚期疝如果无腹腔内脏器损伤，则可经胸腔行膈肌修补术。当慢性疝合并肠梗阻或绞窄时，常需胸腹联合径路

无论采用何种径路，多数新鲜破裂的膈肌裂口都可进行对合修补，如有大面积缺损，可用自体或人造材料修补。靠近胸壁附着部的膈肌撕裂，裂口外侧缺乏用来修补的膈肌组织，可将膈肌裂口的内侧缘间断缝合于高于原位1～2肋间的肋间肌上，也可缝合固定于相对肋骨上。

第十二节　外伤性乳糜胸

各种外伤如手术后损伤胸导管引起的乳糜液外漏积聚胸腔均可引起乳糜胸，造成呼吸循环障碍。

一、外伤性乳糜胸的诊断

外伤性乳糜胸的诊断见表5-14。

表5-14　外伤性乳糜胸的诊断

项目	内容
病史	食管胃手术、心脏大血管手术、胸腰交感神经节切除、脊柱手术、膈疝修补术、颈淋巴结清扫术等手术后胸闷气短
临床表现	(1)外伤性胸导管损伤较早出现症状，表现为严重脱水、消瘦、胸闷、气急、呼吸困难、心悸、头晕及乏力等症状。乳糜胸伴发胸膜腔感染较少 (2)胸导管破裂的后果：乳糜液大量损失必然导致机体严重的水电解质紊乱、营养障碍以及大量抗体和淋巴细胞的损耗；胸膜腔内大量乳糜液的积贮必然造成肺组织受压，纵隔向对侧移位以及回心大静脉部分梗阻，血流不畅 (3)渗入胸膜腔内乳糜液数量不一，主要取决于胸导管破口的大小、胸膜腔内的负压、静脉输液量及其速度与摄入食物的性质
辅助检查	(1)胸腔积液量的检查 ①影像学检查：胸部平片和胸部CT检查可见胸腔积液表现。并可根据液体阴影确定积液量。淋巴管造影结合胸部CT能够证实乳糜漏并对胸导管破口定位 ②B型超声检查：能够确定积液的部位及积液程度 ③放射性核素淋巴显像与淋巴管造影可以确定外伤性乳糜胸瘘口部位和范围 (2)胸液的检查 ①胸腔积液镜检发现乳糜微粒是乳糜胸特有的表现。当胸腔积液内三酰甘油含量多于1.24mmol/L时，乳糜胸的诊断准确率高达99%，而当胸腔积液内三酰甘油含量在0.56～1.24mmol/L时，则应做脂蛋白电泳 ②已放置胸腔引流管的患者在饥饿状态时引流液是无色透明，而进餐后则为乳白色，且引流量相应增加时，基本可以确诊乳糜胸。而胸腔穿刺抽出乳白色胸腔积液时尚需排除脓胸和假性乳糜胸 ③口服亚甲蓝可使乳糜液着蓝色，排除食管破裂所引起的脓胸时有助于诊断乳糜胸

二、外伤性乳糜胸的治疗

（一）非手术治疗

非手术治疗
- 经反复穿刺或肋间闭合引流并辅以低脂肪、高蛋白、高碳水化合物饮食或完全静脉营养方法治疗2周有效，每日引流最少500ml，并且有减少趋势，可继续非手术治疗
- 通过胸腔闭式肋间引流或反复胸腔穿刺，抽尽胸腔积液，促进肺组织扩张，消灭胸内残腔，有利于胸膜脏层和壁层粘连，以促进胸导管或其分支的破口早日愈合，并通过高蛋白、高热量、低脂肪饮食和肠外营养和输血补液以减少乳糜液的外溢
- 适应于患者情况尚好，胸腔乳糜液每日在300～500ml以下者
- 连续治疗1周左右，观察患者有无好转倾向
- 如果非手术治疗失败则应采取手术治疗

（二）手术治疗

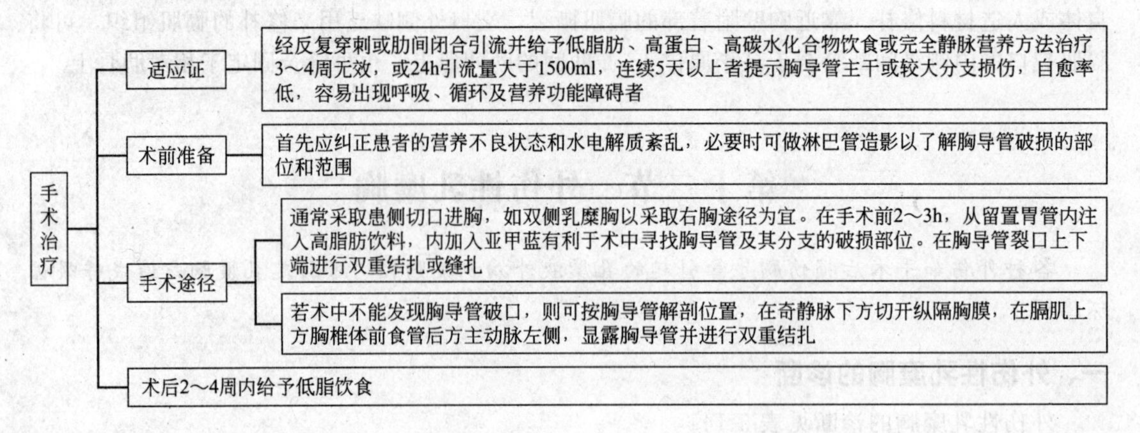

手术治疗
适应证
经反复穿刺或肋间闭合引流并给予低脂肪、高蛋白、高碳水化合物饮食或完全静脉营养方法治疗3～4周无效，或24h引流量大于1500ml，连续5天以上者提示胸导管主干或较大分支损伤，自愈率低，容易出现呼吸、循环及营养功能障碍者
术前准备
首先应纠正患者的营养不良状态和水电解质紊乱，必要时可做淋巴管造影以了解胸导管破损的部位和范围
手术途径
通常采取患侧切口进胸，如双侧乳糜胸以采取右胸途径为宜。在手术前2～3h，从留置胃管内注入高脂肪饮料，内加入亚甲蓝有利于术中寻找胸导管及其分支的破损部位。在胸导管裂口上下端进行双重结扎或缝扎
若术中不能发现胸导管破口，则可按胸导管解剖位置，在奇静脉下方切开纵隔胸膜，在膈肌上方胸椎体前食管后方主动脉左侧，显露胸导管并进行双重结扎
术后2～4周内给予低脂饮食

第六章　神经外科常见急症的诊疗

第一节　颅内压增高

颅脑损伤、颅内占位、脑出血等引起颅腔内容物增加造成颅内压持续高于 15mmHg（200mmH_2O）引起的相应综合征，称为颅内压增高。颅内压增高可由许多颅内外病变引起，是神经外科最常见的危重症。颅内压增高可以引起脑灌注压下降，造成脑缺血等继发脑损伤，严重者可出现脑疝危象，造成患者呼吸循环衰竭而死亡，是影响脑外伤等疾病预后的重要因素。

一、颅内压增高的诊断

颅内压增高的诊断见表 6-1。

表 6-1　颅内压增高的诊断

项目		内容
病史		急性颅内压增高常有外伤史，开颅手术史，或由慢性颅内压增高急性发作而来
临床表现	头痛	头痛多以早晨或晚间较重，咳嗽、低头、用力时加剧；部位多在额部及颈部，可从颈枕部向前方放射到眼眶；程度随颅内压的增高而进行性加重；性质以胀痛和撕裂痛为多见
	呕吐	当头痛剧烈时，常伴恶心及呕吐，呈喷射性，易发生于清晨，严重者可导致水电解质紊乱以及体重减轻
	视盘水肿	（1）视盘充血隆起，边缘模糊不清，中央凹陷消失，静脉怒张，严重者可见出血 （2）如果颅内压增高长期不缓解，则出现视神经继发性萎缩，表现为视盘颜色苍白，视力减退，视野向心缩小，甚至失明
	意识障碍	疾病初期意识障碍表现为嗜睡、反应迟钝；晚期出现昏睡、昏迷，伴有瞳孔散大、对光反射消失，发生脑疝及去脑强直
	生命体征变化	血压升高、脉搏徐缓、呼吸不规则、体温升高等病危状态，甚至出现呼吸停止，最终因为呼吸循环衰竭而死亡
辅助检查	影像学诊断	（1）颅骨 X 线平片可见颅骨骨缝分离，指状压迹增多，鞍背骨质疏松以及蝶鞍扩大等，多见于长期颅内压增高患者 （2）CT 和 MRI 有助于占位性病变的定位诊断及定性诊断，可发现脑积水、脑水肿、脑室受压、中线移位等；60%闭合性颅脑损伤且 CT 表现异常的患者会出现颅内压增高，而 CT 表现正常的患者只有 13%会出现颅内压增高
	颅内压的监测	腰椎穿刺可以直接测量压力，同时获取脑脊液实验室检查，但需慎重进行。可采用脑室置管或是脑实质内探针连接颅内压监护装置对颅内压进行连续动态监测
	脑组织血流和代谢监测	（1）CT 灌注成像、MR 灌注成像和 SPECT、PET 扫描等手段，可以显示脑特定部位的脑血流量 （2）颈静脉置管可监测颈静脉氧饱和度 （3）近红外光谱血氧检测仪和脑实质内探针可测量脑组织氧分压 （4）脑组织微量透析探针可检测脑组织内生物化学物质的变化
	其他	（1）经颅多普勒超声检查可以检测脑血管的血流速度 （2）脑电图可以检测脑组织电生理活动变化

二、颅内压增高的治疗

（一）一般处理

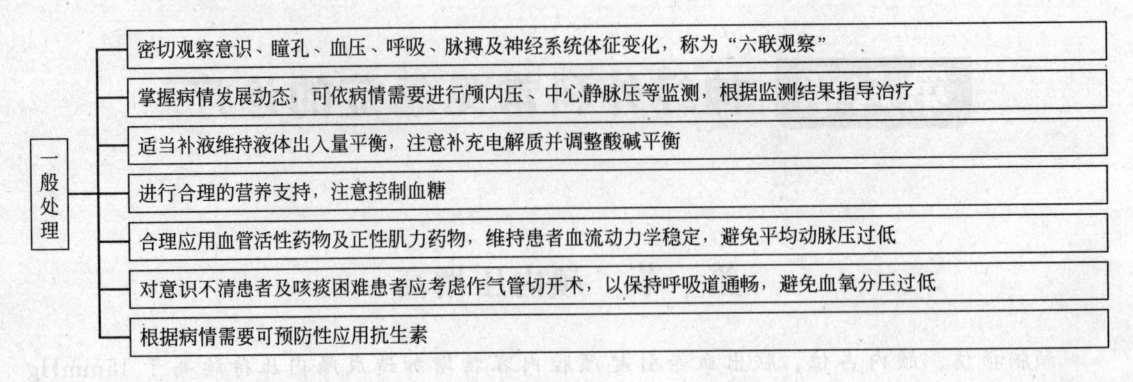
一般处理
密切观察意识、瞳孔、血压、呼吸、脉搏及神经系统体征变化，称为“六联观察”
掌握病情发展动态，可依病情需要进行颅内压、中心静脉压等监测，根据监测结果指导治疗
适当补液维持液体出入量平衡，注意补充电解质并调整酸碱平衡
进行合理的营养支持，注意控制血糖
合理应用血管活性药物及正性肌力药物，维持患者血流动力学稳定，避免平均动脉压过低
对意识不清患者及咳痰困难患者应考虑作气管切开术，以保持呼吸道通畅，避免血氧分压过低
根据病情需要可预防性应用抗生素

（二）药物治疗

1．高渗性脱水药和利尿剂的应用

（1）20%甘露醇的应用

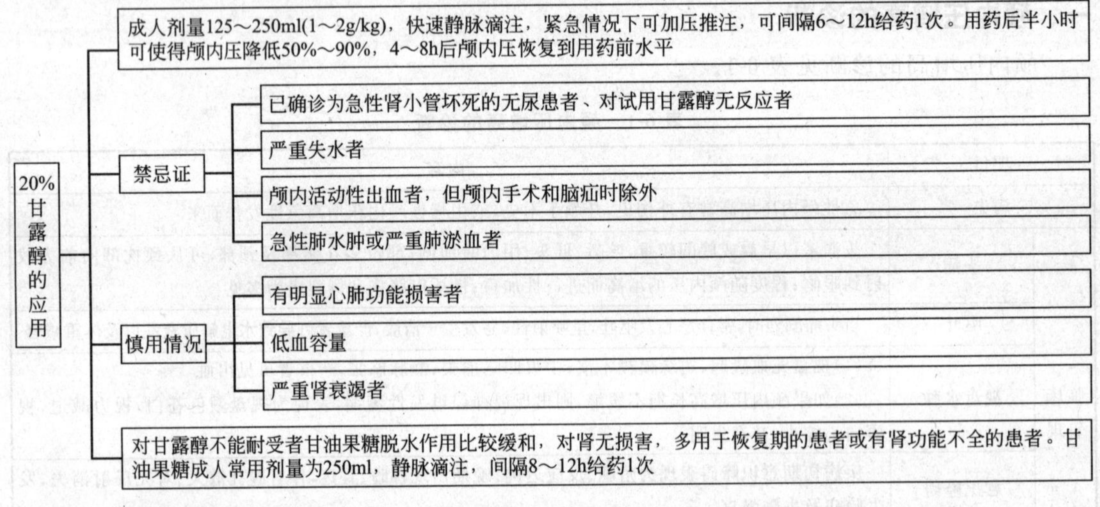
20%甘露醇的应用
成人剂量125～250ml(1～2g/kg)，快速静脉滴注，紧急情况下可加压推注，可间隔6～12h给药1次。用药后半小时可使得颅内压降低50%～90%，4～8h后颅内压恢复到用药前水平
禁忌证
已确诊为急性肾小管坏死的无尿患者、对试用甘露醇无反应者
严重失水者
颅内活动性出血者，但颅内手术和脑疝时除外
急性肺水肿或严重肺淤血者
慎用情况
有明显心肺功能损害者
低血容量
严重肾衰竭者
对甘露醇不能耐受者甘油果糖脱水作用比较缓和，对肾无损害，多用于恢复期的患者或有肾功能不全的患者。甘油果糖成人常用剂量为250ml，静脉滴注，间隔8～12h给药1次

（2）高张氯化钠的应用

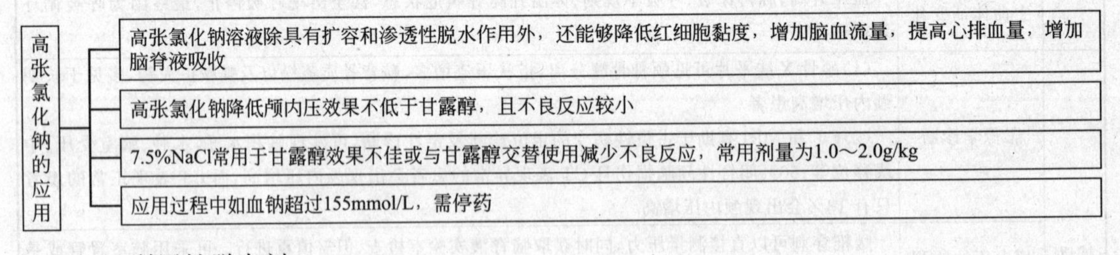
高张氯化钠的应用
高张氯化钠溶液除具有扩容和渗透性脱水作用外，还能够降低红细胞黏度，增加脑血流量，提高心排血量，增加脑脊液吸收
高张氯化钠降低颅内压效果不低于甘露醇，且不良反应较小
7.5%NaCl常用于甘露醇效果不佳或与甘露醇交替使用减少不良反应，常用剂量为1.0～2.0g/kg
应用过程中如血钠超过155mmol/L，需停药

（3）利尿性脱水剂

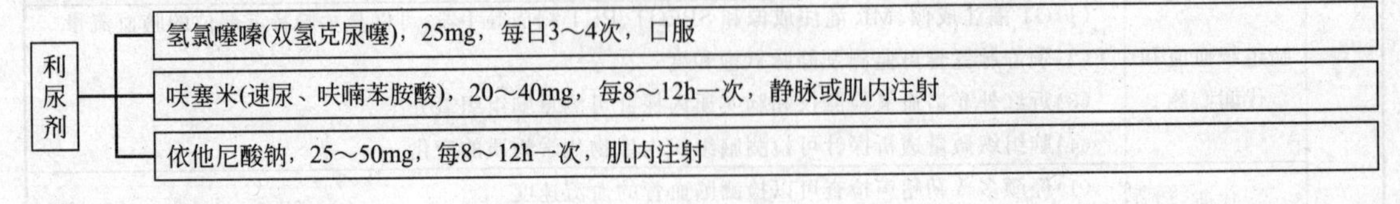
利尿剂
氢氯噻嗪(双氢克尿噻)，25mg，每日3～4次，口服
呋塞米(速尿、呋喃苯胺酸)，20～40mg，每8～12h一次，静脉或肌内注射
依他尼酸钠，25～50mg，每8～12h一次，肌内注射

2．控制性过度通气

控制性过度通气

- 过度通气可以降低动脉血二氧化碳分压($PaCO_2$)，使脑血管收缩，减少脑血流量，降低颅内压
- $PaCO_2$每下降0.13kPa(1mmHg)，可使脑血流量减少2%
- 过度通气有脑缺血危险，一般应保持$PaCO_2$不低于25mmHg，或在其他脑组织氧合监测指标的指导下施行

3．巴比妥类药物应用

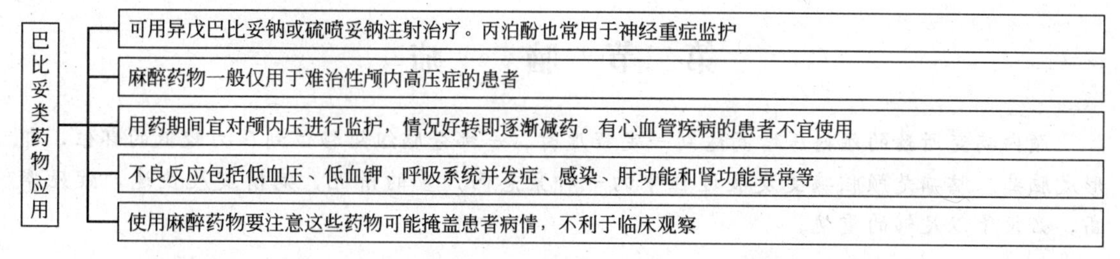
巴比妥类药物应用
可用异戊巴比妥钠或硫喷妥钠注射治疗。丙泊酚也常用于神经重症监护
麻醉药物一般仅用于难治性颅内高压症的患者
用药期间宜对颅内压进行监护，情况好转即逐渐减药。有心血管疾病的患者不宜使用
不良反应包括低血压、低血钾、呼吸系统并发症、感染、肝功能和肾功能异常等
使用麻醉药物要注意这些药物可能掩盖患者病情，不利于临床观察

4．激素应用

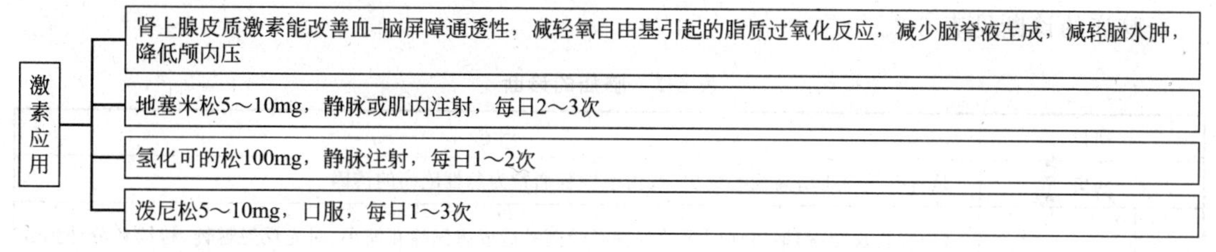
激素应用
肾上腺皮质激素能改善血-脑屏障通透性，减轻氧自由基引起的脂质过氧化反应，减少脑脊液生成，减轻脑水肿，降低颅内压
地塞米松5～10mg，静脉或肌内注射，每日2～3次
氢化可的松100mg，静脉注射，每日1～2次
泼尼松5～10mg，口服，每日1～3次

5．冬眠低温

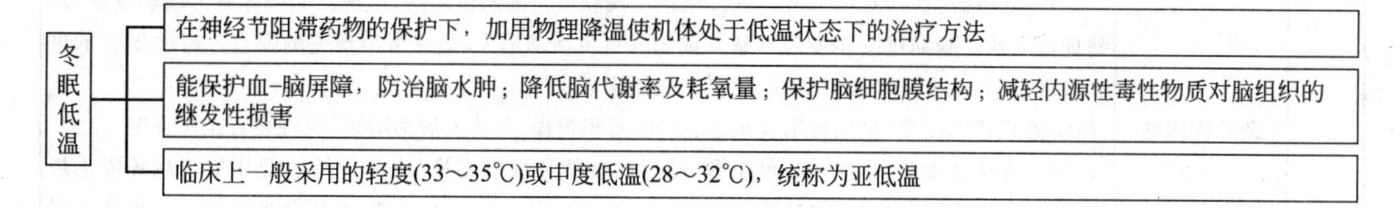
冬眠低温
在神经节阻滞药物的保护下，加用物理降温使机体处于低温状态下的治疗方法
能保护血-脑屏障，防治脑水肿；降低脑代谢率及耗氧量；保护脑细胞膜结构；减轻内源性毒性物质对脑组织的继发性损害
临床上一般采用的轻度(33～35℃)或中度低温(28～32℃)，统称为亚低温

(三）外科治疗

1．清除占位性病变

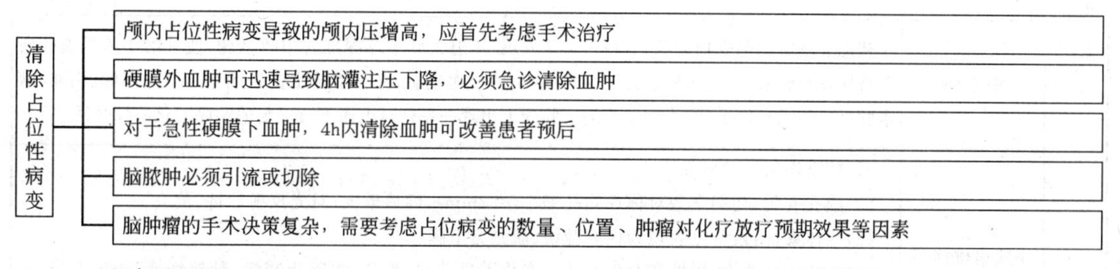
清除占位性病变
颅内占位性病变导致的颅内压增高，应首先考虑手术治疗
硬膜外血肿可迅速导致脑灌注压下降，必须急诊清除血肿
对于急性硬膜下血肿，4h内清除血肿可改善患者预后
脑脓肿必须引流或切除
脑肿瘤的手术决策复杂，需要考虑占位病变的数量、位置、肿瘤对化疗放疗预期效果等因素

2．脑脊液引流

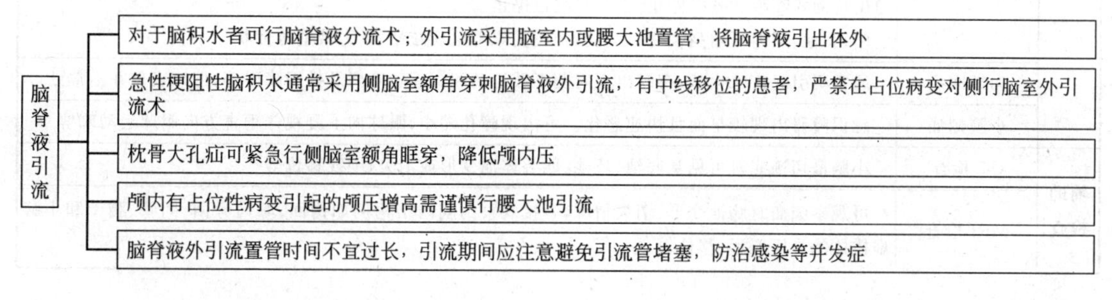
脑脊液引流
对于脑积水者可行脑脊液分流术；外引流采用脑室内或腰大池置管，将脑脊液引出体外
急性梗阻性脑积水通常采用侧脑室额角穿刺脑脊液外引流，有中线移位的患者，严禁在占位病变对侧行脑室外引流术
枕骨大孔疝可紧急行侧脑室额角眶穿，降低颅内压
颅内有占位性病变引起的颅压增高需谨慎行腰大池引流
脑脊液外引流置管时间不宜过长，引流期间应注意避免引流管堵塞，防治感染等并发症

3. 外科减压术

外科减压术
- 术中对严重难治性颅内压增高，脑组织水肿严重的患者，可采用去骨瓣减压术，必要时可切除部分脑组织行内减压术
- 在幕上可行颞极、额极和枕极切除；幕下可行小脑外侧部分切除术等

第二节 脑 疝

颅内病变所致的颅内压增高达到一定程度时，一部分脑组织移位到压力较低的部位，即形成脑疝。脑疝是颅脑病变发展过程中的一种紧急而严重的情况，病情发展快速，致死率高，必须予以足够的重视。

一、脑疝的诊断

脑疝的诊断见表6-2。

表 6-2 脑疝的诊断

项目		内容
病史		是否有颅内压增高症的病史，或由慢性脑疝转为急性脑疝的诱因
临床表现	颞叶钩回疝	(1)瞳孔改变：初期出现同侧动眼神经受刺激造成患侧瞳孔缩小、对光反射迟钝，持续数分钟到数小时；随着病情进展，患侧瞳孔逐渐散大，间接和直接对光反射消失，并有患侧上睑下垂 (2)运动障碍：初期对侧 Babinski 征阳性出现较早。随病情进展，出现对侧肢体肌力减弱或麻痹，病理征阳性。脑疝进一步发展导致双侧肢体自主活动消失，最终可出现去脑强直。超过25%的患者表现出 Kernahan 切迹综合征，是假定位体征 (3)意识状态改变：早期可出现焦虑、躁动、意识模糊，很快发展为嗜睡、浅昏迷直至深昏迷 (4)生命体征紊乱：早期呼吸可正常，随后出现持续性过度换气，脑干持续受压后出现呼吸不规则。循环方面早期出现心率频数，血压上升，继之心率减慢或不规则，血压急速波动。如脑疝未得到控制，可迅速出现脑干功能衰竭 (5)其他表现：颅内压增高出现剧烈头痛、喷射性呕吐、视盘水肿等表现。部分患者出现偏盲，但在脑疝发生时由于存在意识障碍不易发现
	中心疝	初期表现出间脑受损症状；病情进一步发展，压迫大脑半球深部的中线结构，使其沿小脑幕裂孔向下挤压，中脑、脑桥、延髓相继受压；同时脑干的供血动脉、穿支动脉也受压闭塞、牵拉、离断、出血，脑水肿呈恶性循环加重，脑干功能衰竭。临床上出现一系列自上而下有一定的顺序变化的综合征
	小脑扁桃体疝	(1)枕下疼痛及颈肌强直 (2)瞳孔变化：初期常为对称性瞳孔缩小(＜2mm)，随后散大；对光反射迟钝、消失 (3)锥体束征：最常见表现为四肢弛缓、肌张力下降 (4)生命体征改变：慢性疝时生命体征变化不显著；急性疝，先呼吸减慢，脉搏细速，血压下降，迅速出现潮式呼吸和呼吸停止，不久心跳也停止 (5)其他：颅内压增高表现；后组脑神经受累可出现眩晕、听力减退等症状
	扣带回疝	通常不引起特殊症状，有时出现对侧下肢运动和深感觉障碍及排尿障碍等，但该表现并不常见
	小脑蚓疝	意识障碍出现较早而且快速恶化。可出现瞳孔缩小，眼球向下凝视伴垂直方向眼球运动麻痹
辅助检查	CT 检查	小脑幕切迹疝时可见基底池、环池、四叠体池变形或消失，中线移位等
	MRI 检查	可观察脑疝时脑池变形、消失情况，直接观察到脑内结构例如钩回、海马旁回、间脑、脑干和小脑扁桃体的受压变形、移位等

二、脑疝的治疗

（一）初步抢救和治疗

1. 急救 ABCs

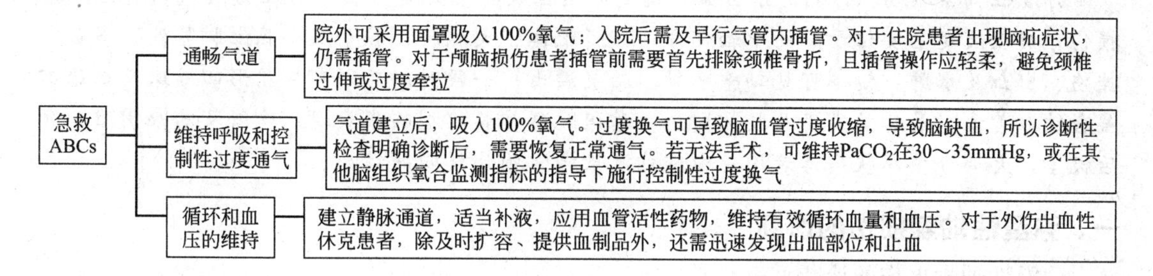
急救ABCs
通畅气道
院外可采用面罩吸入100%氧气；入院后需及早行气管内插管。对于住院患者出现脑疝症状，仍需插管。对于颅脑损伤患者插管前需要首先排除颈椎骨折，且插管操作应轻柔，避免颈椎过伸或过度牵拉
维持呼吸和控制性过度通气
气道建立后，吸入100%氧气。过度换气可导致脑血管过度收缩，导致脑缺血，所以诊断性检查明确诊断后，需要恢复正常通气。若无法手术，可维持PaCO2在30～35mmHg，或在其他脑组织氧合监测指标的指导下施行控制性过度换气
循环和血压的维持
建立静脉通道，适当补液，应用血管活性药物，维持有效循环血量和血压。对于外伤出血性休克患者，除及时扩容、提供血制品外，还需迅速发现出血部位和止血

2. 甘露醇的应用

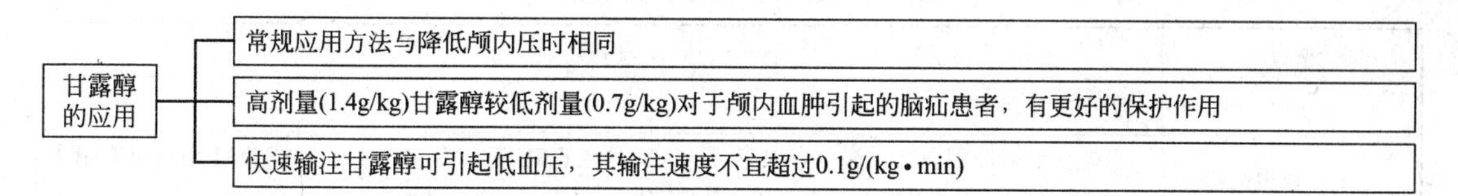
甘露醇的应用
常规应用方法与降低颅内压时相同
高剂量(1.4g/kg)甘露醇较低剂量(0.7g/kg)对于颅内血肿引起的脑疝患者，有更好的保护作用
快速输注甘露醇可引起低血压，其输注速度不宜超过0.1g/(kg•min)

（二）后续治疗措施

1. 侧脑室体外引流术

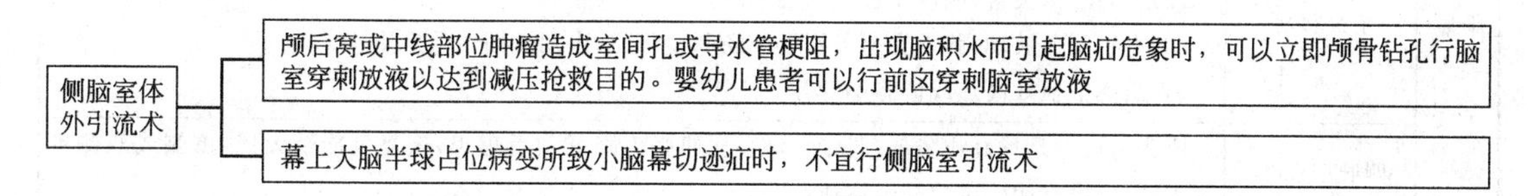
侧脑室体外引流术
颅后窝或中线部位肿瘤造成室间孔或导水管梗阻，出现脑积水而引起脑疝危象时，可以立即颅骨钻孔行脑室穿刺放液以达到减压抢救目的。婴幼儿患者可以行前囟穿刺脑室放液
幕上大脑半球占位病变所致小脑幕切迹疝时，不宜行侧脑室引流术

2. 减压手术

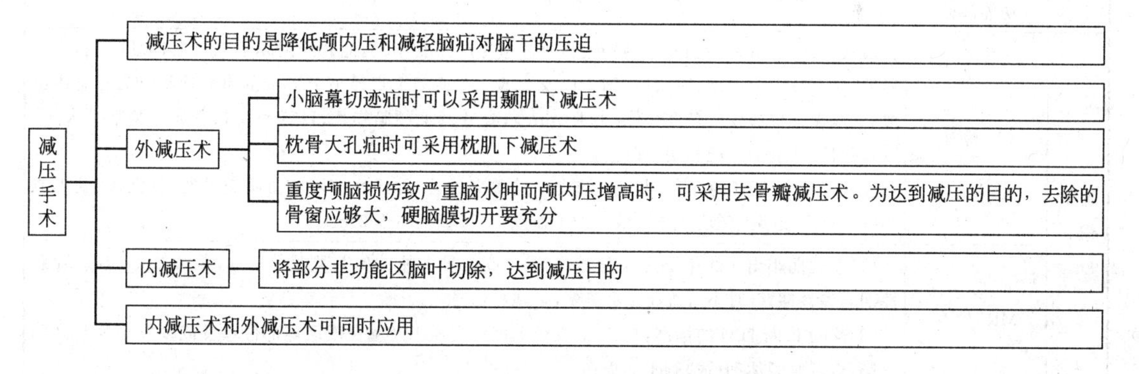
减压手术
减压术的目的是降低颅内压和减轻脑疝对脑干的压迫
外减压术
小脑幕切迹疝时可以采用颞肌下减压术
枕骨大孔疝时可采用枕肌下减压术
重度颅脑损伤致严重脑水肿而颅内压增高时，可采用去骨瓣减压术。为达到减压的目的，去除的骨窗应够大，硬脑膜切开要充分
内减压术
将部分非功能区脑叶切除，达到减压目的
内减压术和外减压术可同时应用

3. 脑疝局部处理

在脑疝代偿期或前驱期，清除原发病灶后，脑疝多数可以自行复位；但在脑疝衰竭期，清除原发病灶外，对某些病例还应处理脑疝局部病变。

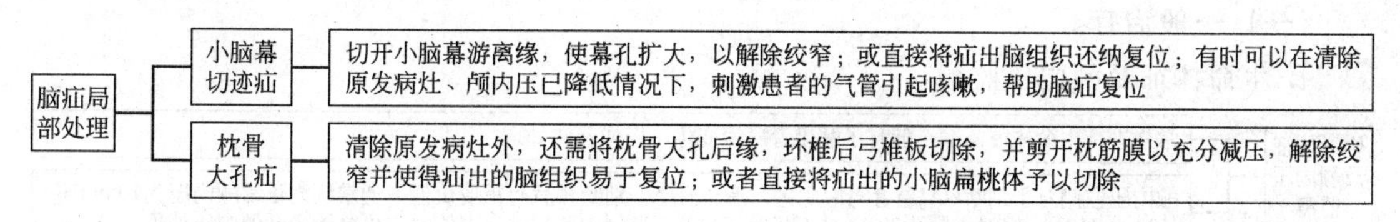
脑疝局部处理
小脑幕切迹疝
切开小脑幕游离缘，使幕孔扩大，以解除绞窄；或直接将疝出脑组织还纳复位；有时可以在清除原发病灶、颅内压已降低情况下，刺激患者的气管引起咳嗽，帮助脑疝复位
枕骨大孔疝
清除原发病灶外，还需将枕骨大孔后缘，环椎后弓椎板切除，并剪开枕筋膜以充分减压，解除绞窄并使得疝出的脑组织易于复位；或者直接将疝出的小脑扁桃体予以切除

第三节　弥漫性轴索损伤

弥漫性轴索损伤（DAI）系当头部遭受加速性旋转暴力时，由于剪应力造成的神经轴索损伤，病理改变主要位于脑的中轴部分，即胼胝体、大脑脚、脑干及小脑上脚等处，多数属挫伤、出血及水肿；镜下可见轴索断裂、轴浆溢出，一段时间后则可见圆形回缩球及血球溶解含铁血黄素，最后呈囊变及胶质增生；意识障碍是其典型临床表现。诊断及治疗困难，预后极差，大部分植物状态患者均是由脑弥漫性轴索损伤转归的结局。

一、弥漫性轴索损伤的诊断

弥漫性轴索损伤的诊断见表 6-3。

表 6-3　弥漫性轴索损伤的诊断

项目		内容
病史		明确的外伤史
临床表现	意识障碍	患者伤后多即刻、长时、深度意识障碍。DAI 分级愈高，意识障碍愈重。轻型 DAI 伤后可有清醒期，并可以言语。意识障碍程度可用 GCS 评估，分值越低，预后越差
	瞳孔征象	广泛 DAI 可伴有双眼向病变对侧偏斜和强迫下视
	生命体征	(1)呼吸节律不齐，幅度不一，重者可发生中枢性呼吸衰竭及神经源性肺水肿 (2)各种心律失常，颅内压过高则心率减慢 (3)血压明显波动，脑干受损可发生神经源性休克，出现顽固性低血压 (4)出现中枢性高热或体温不升等
	四肢肌张力	肌张力可以是增高或降低，肌张力增高比肌张力降低预后理想，恢复可能性大；伴单侧或双侧锥体束征，但没有明确定位神经体征
	自主神经功能障碍	多汗、发热和流涎等症状比较多见
辅助检查	CT 检查	(1)CT 表现：弥漫性脑肿胀；脑室、脑池普遍受压而变小；脑池和蛛网膜下腔出血；大脑皮髓质交界处、基底节内囊区域、胼胝体，脑干以及小脑一个或多个直径小于 2cm 的出血灶和（或）脑室内出血；中线无移位或仅有轻度移位（小于 5mm）；合并其他颅脑损伤；DAI 晚期患者显示脑室扩大、多发软化灶、脑萎缩和脱髓鞘性改变 (2)CT 诊断 DAI 的标准：位于大脑皮－髓质交界处、神经元核团与白质交界处、胼胝体、脑干或小脑的单发或多发无明显占位效应的出血灶（一般直径小于 2cm）
	MRI 检查	(1)急性期小出血灶在 T_2 呈低信号，周围见高信号水肿。在 T_1 则呈等信号，常无占位效应。亚急性期与慢性期 T_1 对小出血灶显示清楚，呈现高信号 (2)MRI 诊断 DAI 的标准：在 T_2 加权像上可见皮质下及脑白质区等部位单发或多发小片状高信号影，以及胼胝体和（或）脑干的损伤

二、弥漫性轴索损伤的治疗

（一）一般治疗

1. 生命体征及颅内压监测

生命体征及颅内压监测
- 常规进行生命体征监测，随时了解患者病情变化，以便及时处理
- 颅内压监测对于判断DAI患者病情变化、指导治疗、判断预后有重要价值。通常认为正常颅内压为10mmHg（100mmH$_2$O），绝对上限为20mmHg(200mmH$_2$O)。当颅内压超过上限值时，可给予降低颅内压处理

2. 保持呼吸道通畅

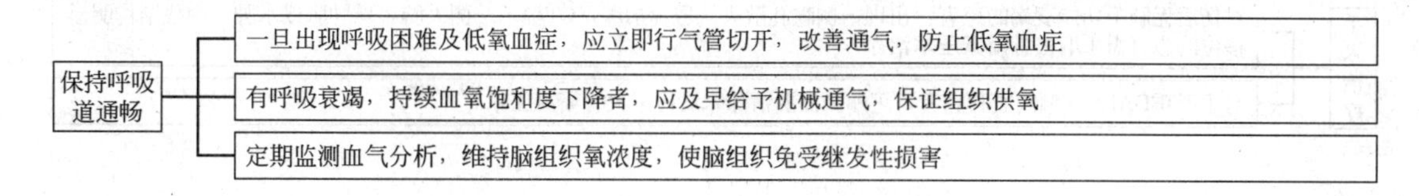
保持呼吸道通畅
一旦出现呼吸困难及低氧血症，应立即行气管切开，改善通气，防止低氧血症
有呼吸衰竭，持续血氧饱和度下降者，应及早给予机械通气，保证组织供氧
定期监测血气分析，维持脑组织氧浓度，使脑组织免受继发性损害

3. 营养支持

临床常用葡萄糖、脂肪乳、氨基酸、维生素、电解质、微量元素、胶晶体液、血或血制品，要素饮食。主要包括经胃肠道营养与胃肠道外营养两个途径。

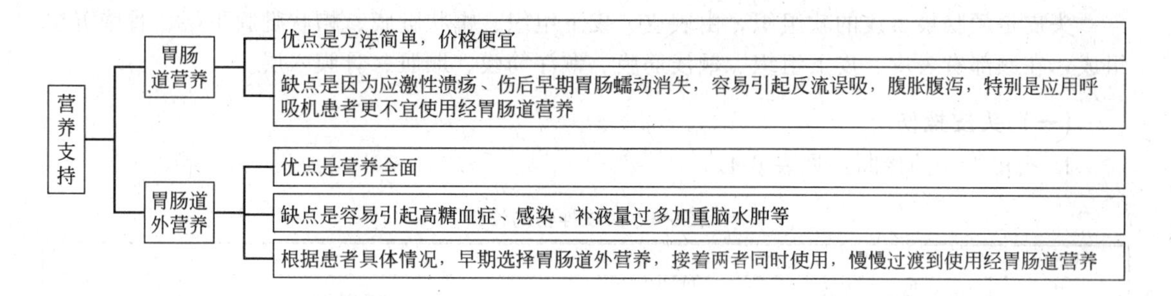
营养支持
胃肠道营养
优点是方法简单，价格便宜
缺点是因为应激性溃疡、伤后早期胃肠蠕动消失，容易引起反流误吸，腹胀腹泻，特别是应用呼吸机患者更不宜使用经胃肠道营养
胃肠道外营养
优点是营养全面
缺点是容易引起高糖血症、感染、补液量过多加重脑水肿等
根据患者具体情况，早期选择胃肠道外营养，接着两者同时使用，慢慢过渡到使用经胃肠道营养

（二）特殊治疗

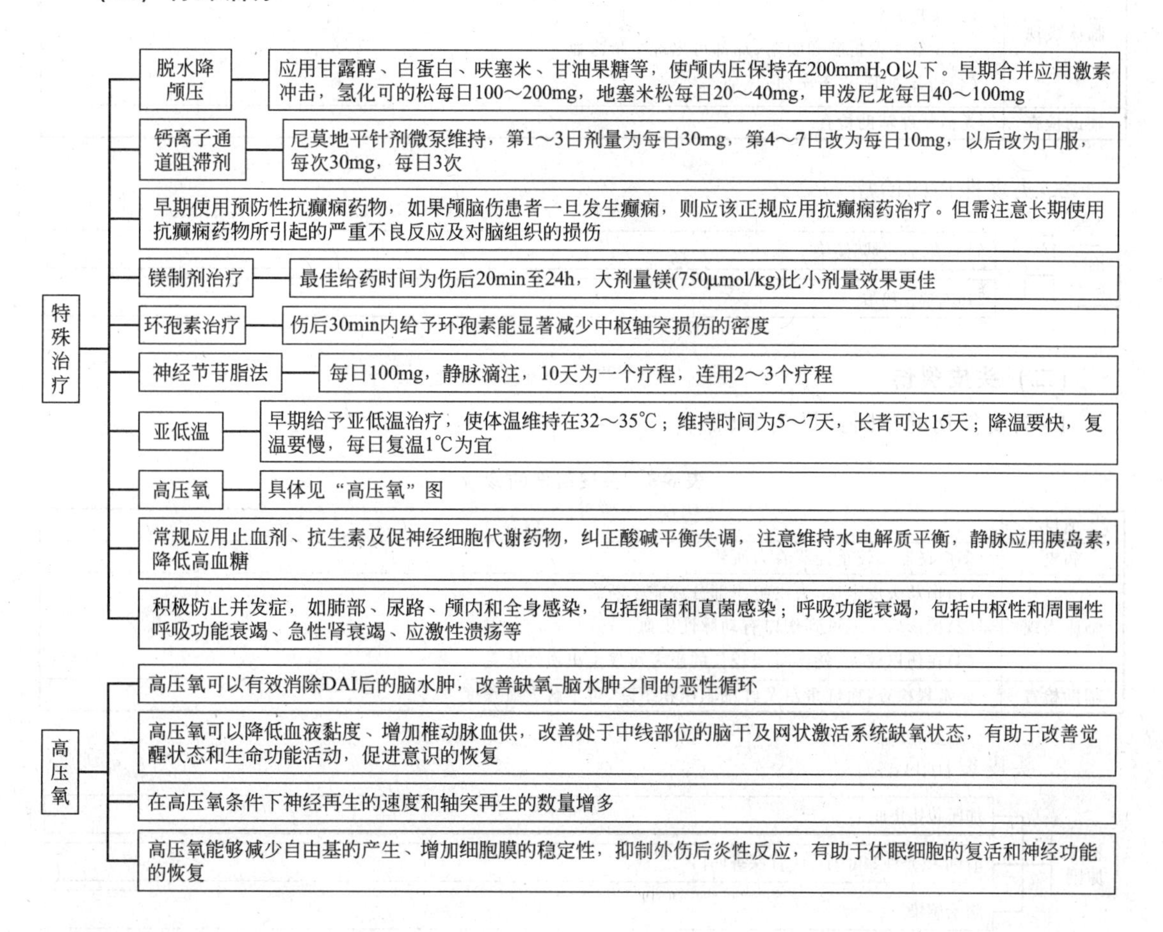
特殊治疗
脱水降颅压
应用甘露醇、白蛋白、呋塞米、甘油果糖等，使颅内压保持在200mmH2O以下。早期合并应用激素冲击，氢化可的松每日100～200mg，地塞米松每日20～40mg，甲泼尼龙每日40～100mg
钙离子通道阻滞剂
尼莫地平针剂微泵维持，第1～3日剂量为每日30mg，第4～7日改为每日10mg，以后改为口服，每次30mg，每日3次
早期使用预防性抗癫痫药物，如果颅脑伤患者一旦发生癫痫，则应该正规应用抗癫痫药治疗。但需注意长期使用抗癫痫药物所引起的严重不良反应及对脑组织的损伤
镁制剂治疗
最佳给药时间为伤后20min至24h，大剂量镁(750μmol/kg)比小剂量效果更佳
环孢素治疗
伤后30min内给予环孢素能显著减少中枢轴突损伤的密度
神经节苷脂法
每日100mg，静脉滴注，10天为一个疗程，连用2～3个疗程
亚低温
早期给予亚低温治疗，使体温维持在32～35℃；维持时间为5～7天，长者可达15天；降温要快，复温要慢，每日复温1℃为宜
高压氧
具体见“高压氧”图
常规应用止血剂、抗生素及促神经细胞代谢药物，纠正酸碱平衡失调，注意维持水电解质平衡，静脉应用胰岛素，降低高血糖
积极防止并发症，如肺部、尿路、颅内和全身感染，包括细菌和真菌感染；呼吸功能衰竭，包括中枢性和周围性呼吸功能衰竭、急性肾衰竭、应激性溃疡等
高压氧
高压氧可以有效消除DAI后的脑水肿，改善缺氧-脑水肿之间的恶性循环
高压氧可以降低血液黏度、增加椎动脉血供，改善处于中线部位的脑干及网状激活系统缺氧状态，有助于改善觉醒状态和生命功能活动，促进意识的恢复
在高压氧条件下神经再生的速度和轴突再生的数量增多
高压氧能够减少自由基的产生、增加细胞膜的稳定性，抑制外伤后炎性反应，有助于休眠细胞的复活和神经功能的恢复

（三）手术治疗

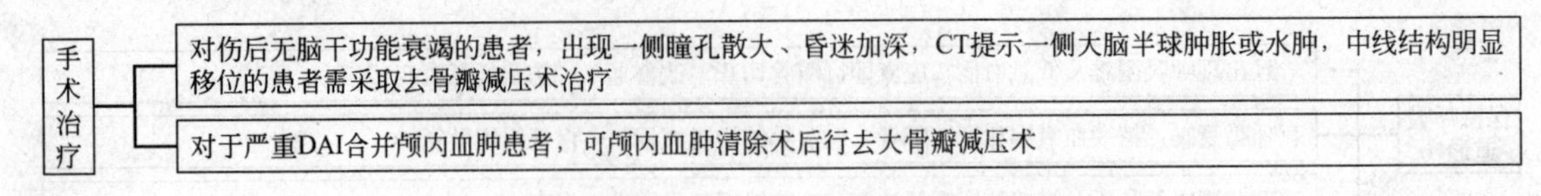
手术治疗
对伤后无脑干功能衰竭的患者，出现一侧瞳孔散大、昏迷加深，CT提示一侧大脑半球肿胀或水肿，中线结构明显移位的患者需采取去骨瓣减压术治疗
对于严重DAI合并颅内血肿患者，可颅内血肿清除术后行去大骨瓣减压术

第四节　头皮和颅骨损伤

一、头皮损伤

头皮是颅脑最表浅的软组织，由表皮、皮下组织、帽状腱膜、帽状腱膜下层、骨膜五层组成；在颞部有表皮、皮下组织、颞浅筋膜、颞深筋膜、颞肌、骨膜六层。

（一）头皮挫伤

1. 头皮挫伤的诊断：见表 6-4。

表 6-4　头皮挫伤的诊断

项目	内容
病史	多因钝器损伤所致
临床表现	(1)头皮全层受损 (2)头皮完整连续 (3)少数头发折断和脱落；局部可出现少量渗血 (4)局部肿胀、皮下淤血；压痛
辅助检查	无需特殊辅助检查

2. 头皮挫伤的治疗

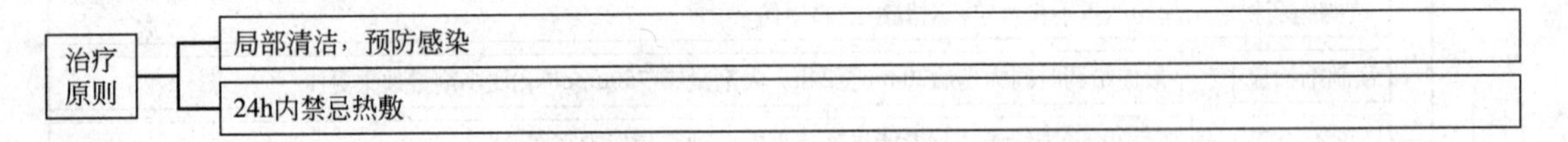
治疗原则
局部清洁，预防感染
24h内禁忌热敷

（二）头皮裂伤

1. 头皮裂伤的诊断：见表 6-5。

表 6-5　头皮裂伤的诊断

项目	内容
病史	多由锐器或较重钝器着力所致
临床表现	(1)伤及头皮全层，头皮组织部分或完全断裂 (2)接诊后常能见到伤口有动脉性出血 (3)在伤口较大、就诊时间较长的患者可发生出血性休克
辅助检查	血常规检查：血红蛋白及红细胞压积下降，可了解失血程度

2. 头皮裂伤的治疗

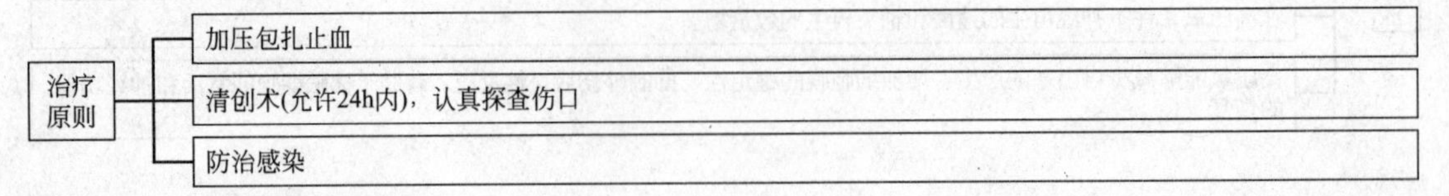
治疗原则
加压包扎止血
清创术(允许24h内)，认真探查伤口
防治感染

3. 提示

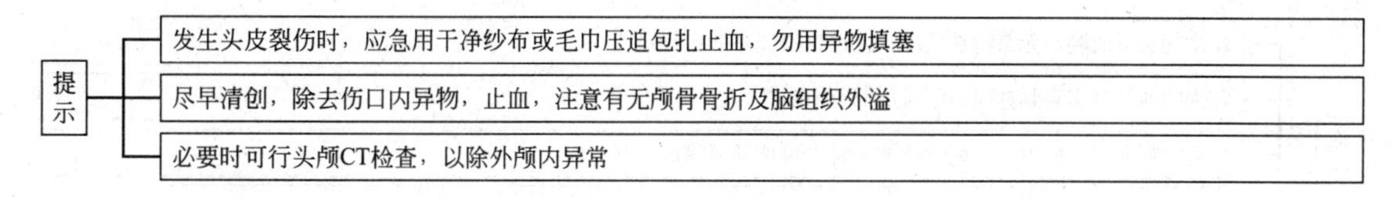

提示
发生头皮裂伤时，应急用干净纱布或毛巾压迫包扎止血，勿用异物填塞
尽早清创，除去伤口内异物，止血，注意有无颅骨骨折及脑组织外溢
必要时可行头颅CT检查，以除外颅内异常

(三) 头皮撕脱伤

1. 头皮撕脱伤的诊断：见表 6-6。

表 6-6　头皮撕脱伤的诊断

项目	内容
病史	多因发辫受机械力牵扯或切割性损伤头皮所致
临床表现	(1)多见于女性。长发受外力撕拽；细长的锐器刺入头皮后挑撕；头皮切割性损伤 (2)头皮连同帽状腱膜撕脱，头皮整层缺损，颅骨外露 (3)疼痛较重，可发生失血或疼痛性休克 (4)接诊后常能见到创缘活动性动脉性出血 (5)有时发生撕脱皮瓣丢失
辅助检查	血常规检查：血红蛋白及红细胞压积下降，可了解失血程度

2. 头皮撕脱伤的治疗

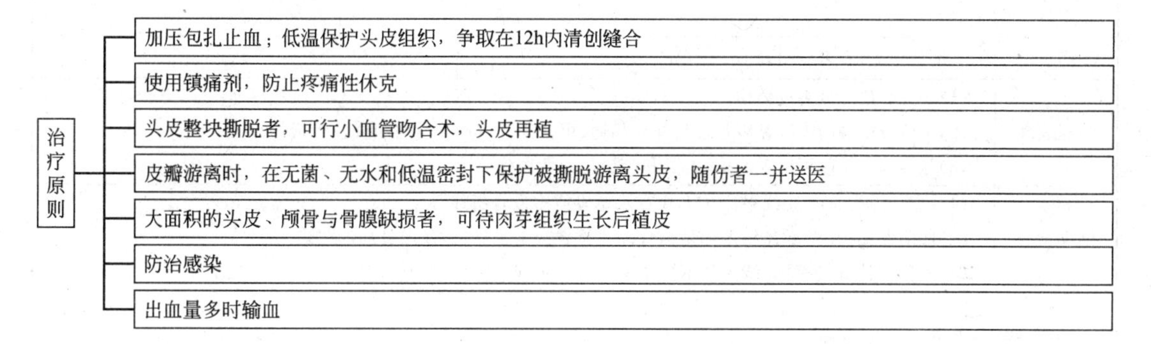

治疗原则
加压包扎止血；低温保护头皮组织，争取在12h内清创缝合
使用镇痛剂，防止疼痛性休克
头皮整块撕脱者，可行小血管吻合术，头皮再植
皮瓣游离时，在无菌、无水和低温密封下保护被撕脱游离头皮，随伤者一并送医
大面积的头皮、颅骨与骨膜缺损者，可待肉芽组织生长后植皮
防治感染
出血量多时输血

(四) 头皮血肿

头皮血肿是头皮损伤或颅骨骨折造成血液渗出和局部积聚而成。可分为皮下血肿、帽状腱膜下血肿、骨膜下血肿。

1. 头皮血肿的诊断：见表 6-7。

表 6-7　头皮血肿的诊断

项目	内容
病史	多因钝器伤所致
临床表现	(1)小儿及体弱者可因血肿较大(帽状腱膜下血肿)引起贫血或休克 (2)皮下血肿：体积小、张力高；疼痛明显；血肿周围软组织肿胀，触之有凹陷感，往往误诊为凹陷性骨折 (3)帽状腱膜下血肿：血肿范围宽广，张力低、波动显著；疼痛较轻；有的可使整个头部明显变形，出现“血肿帽” (4)骨膜下血肿：疼痛显著，血肿范围常不超过颅缝
辅助检查	(1)血常规检查：血红蛋白及红细胞压积下降，可了解失血程度 (2)头颅 X 线或头颅 CT：可了解颅骨情况，除外颅内异常

2. 头皮血肿的治疗

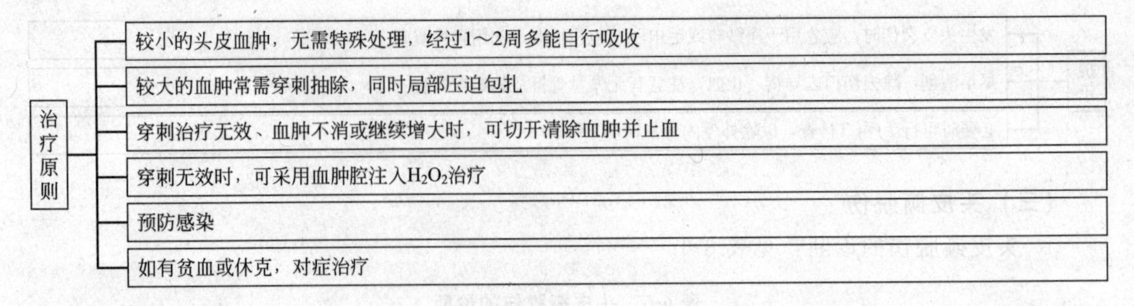
治疗原则
较小的头皮血肿，无需特殊处理，经过1～2周多能自行吸收
较大的血肿常需穿刺抽除，同时局部压迫包扎
穿刺治疗无效、血肿不消或继续增大时，可切开清除血肿并止血
穿刺无效时，可采用血肿腔注入H2O2治疗
预防感染
如有贫血或休克，对症治疗

二、颅骨损伤

颅骨骨折系指颅骨受暴力作用所致的颅骨连续性中断。颅骨骨折的重要性不是骨折本身，而是骨折所引起的脑膜、脑膜血管、脑、脑血管和颅神经的损伤。

(一) 颅盖骨骨折

颅盖骨骨折，占颅脑损伤的15%～20%。发生率以顶骨最多，额骨次之，颞骨和枕骨少见。根据骨折的形态，可分为线样骨折、凹陷性骨折、洞形骨折、粉碎性骨折等。

1. 颅盖骨骨折的诊断：见表6-8。

表6-8　颅盖骨骨折的诊断

项目	内容
病史	头部外伤史，着力点明确
临床表现	(1)着力部位可见头皮损伤 (2)按照骨折端的皮肤黏膜是否与外界相通，可分为开放性骨折与闭合性骨折 (3)脑组织受压时可出现偏瘫、失语和(或)局灶性癫痫等
辅助检查	(1)线形骨折：头颅X线平片、CT检查示单发或多发骨折线 (2)凹陷性骨折：头颅X线平片显示骨碎片重叠或骨片移位，或颅骨局部凹陷 (3)粉碎性骨折：头颅X线平片示多条交叉的骨折线

2. 颅盖骨骨折的治疗

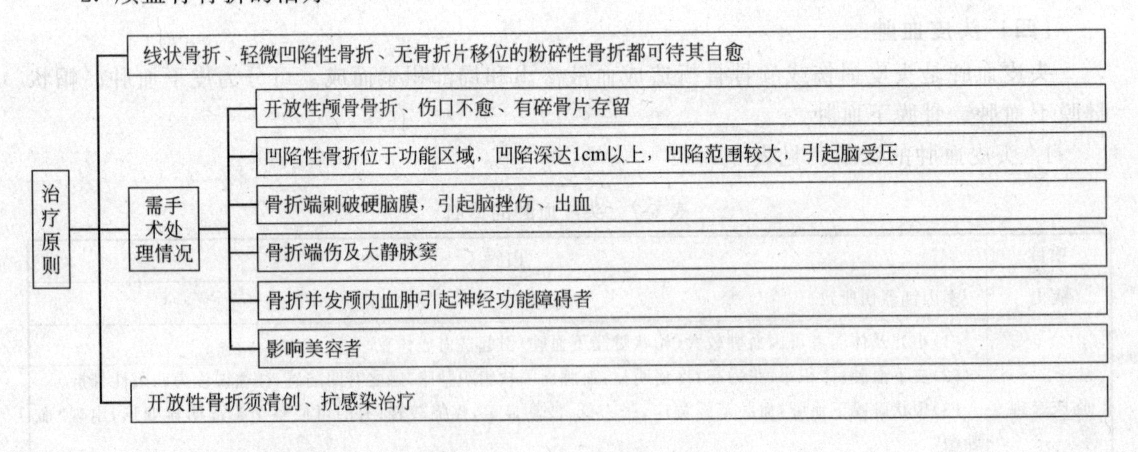
治疗原则
线状骨折、轻微凹陷性骨折、无骨折片移位的粉碎性骨折都可待其自愈
需手术处理情况
开放性颅骨骨折、伤口不愈、有碎骨片存留
凹陷性骨折位于功能区域，凹陷深达1cm以上，凹陷范围较大，引起脑受压
骨折端刺破硬脑膜，引起脑挫伤、出血
骨折端伤及大静脉窦
骨折并发颅内血肿引起神经功能障碍者
影响美容者
开放性骨折须清创、抗感染治疗

(二) 颅底骨折

颅底骨折由于骨折线纹微细，不易看出，常与颅盖骨骨折并发。根据骨折的部位，可分为前颅窝骨折、中颅窝骨折、后颅窝骨折等。

1. 颅底骨折的诊断：见表 6-9。

表 6-9　颅底骨折的诊断

项目	内容
病史	患者多有外伤史
临床表现	(1)脑脊液漏，可伴有颅内积气 (2)典型颅底骨折的特点 ①颅前窝骨折：血液和脑脊液自鼻腔、口腔流出，可出现脑脊液鼻漏；球结膜下淤血、双眼"熊猫眼"征；可合并视神经或嗅神经损伤 ②颅中窝骨折：血液和脑脊液自外耳孔流出，出现脑脊液耳漏、鼻漏；颞部肿胀，耳后淤血斑；常合并同侧面神经损伤、听神经损伤；可形成颈内动脉－海绵窦漏 ③颅后窝骨折：枕部肿胀，乳突下淤血；可出现咽后壁血肿；后组颅神经受损，常常出现声音嘶哑、吞咽困难等
辅助检查	(1)行 CT 扫描或 CT 颅底薄层扫描三维重建确诊。骨折多数为颅盖骨骨折线的延伸，也可由邻近颅底平面的间接暴力导致。头颅 X 线确诊率不足 50% (2)漏出液可行葡萄糖定量测定

2. 颅底骨折的治疗

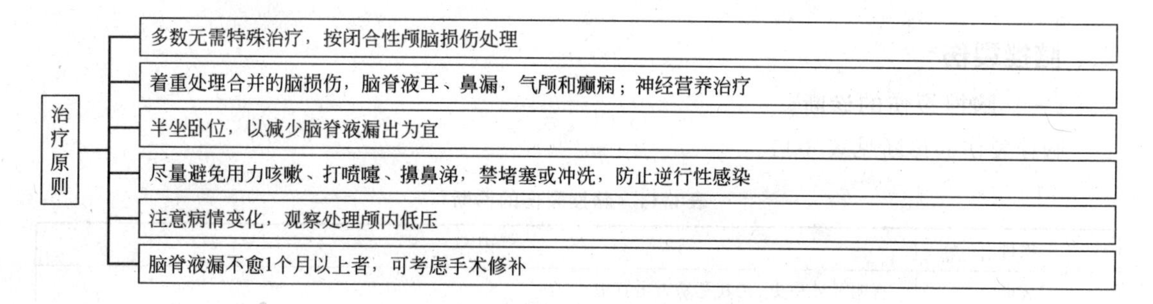
治疗原则
多数无需特殊治疗，按闭合性颅脑损伤处理
着重处理合并的脑损伤，脑脊液耳、鼻漏，气颅和癫痫；神经营养治疗
半坐卧位，以减少脑脊液漏出为宜
尽量避免用力咳嗽、打喷嚏、擤鼻涕，禁堵塞或冲洗，防止逆行性感染
注意病情变化，观察处理颅内低压
脑脊液漏不愈1个月以上者，可考虑手术修补

第五节　原发性颅脑损伤

颅脑损伤可分为原发性与继发性两类。前者形成于受伤的当时，引起的病变包括脑震荡、脑挫伤和脑裂伤；后者则形成于伤后一定的时间以后，常见病变有脑水肿、出血和血肿等。

一、脑震荡

(一) 脑震荡的诊断

脑震荡的诊断见表 6-10。

表 6-10　脑震荡的诊断

项目		内容
病史		有头部外伤史及伤痕
临床表现	短暂性脑干症状	外伤作用于头部后立即发生意识障碍，表现为神志不清或完全昏迷，持续数秒、数分钟或十几分钟，但通常不超过半小时。患者可同时伴有面色苍白、出汗、血压下降、心动徐缓、呼吸浅慢、肌张力降低、各种生理反射迟钝或消失等表现，但随着意识恢复可很快趋于正常
	逆行性遗忘	患者清醒后不能回忆受伤当时甚至伤前一段时间内的情况，但对往事(远记忆)能够忆起
	其他症状	头痛、头昏、乏力、恶心、呕吐、畏光、耳鸣、失眠、心悸、烦躁、思维和记忆力减退等。通常持续数月、数周症状多可消失，有的症状持续数月或数年，即称为脑震荡后综合征或脑外伤后综合征
神经系统查体		无阳性体征发现

续表

项目		内容
辅助检查	颅骨X线检查	无骨折发现
	颅脑CT扫描	颅骨及颅内无明显异常改变
	脑电图检查	伤后数月脑电图多属正常
	脑血流检查	伤后早期可有脑血流量减少
	腰椎穿刺	颅内压正常，部分患者可出现颅内压降低。脑脊液无色透明，不含血，白细胞数正常。生化检查也多在正常范围，有的可查出乙酰胆碱含量大增，胆碱酯酶活性降低，钾离子浓度上升

（二）脑震荡的治疗

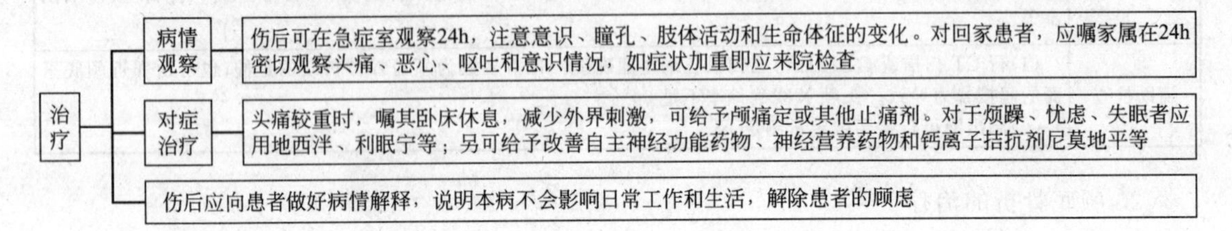
治疗
病情观察
伤后可在急症室观察24h，注意意识、瞳孔、肢体活动和生命体征的变化。对回家患者，应嘱家属在24h密切观察头痛、恶心、呕吐和意识情况，如症状加重即应来院检查
对症治疗
头痛较重时，嘱其卧床休息，减少外界刺激，可给予颅痛定或其他止痛剂。对于烦躁、忧虑、失眠者应用地西泮、利眠宁等；另可给予改善自主神经功能药物、神经营养药物和钙离子拮抗剂尼莫地平等
伤后应向患者做好病情解释，说明本病不会影响日常工作和生活，解除患者的顾虑

二、脑挫裂伤

（一）脑挫裂伤的诊断

脑挫裂伤的诊断见表6-11。

表6-11 脑挫裂伤的诊断

项目		内容
病史		有明显外伤史，尤其是暴力击打史
临床表现	意识障碍	多伤后立即昏迷，意识障碍时间较长，有的为持续性昏迷或植物生存，甚至昏迷数年直至死亡。有些患者原发昏迷清醒后，由于脑水肿或弥漫性脑肿胀，可再次昏迷，出现中间清醒期，容易误诊为合并颅内血肿
	生命体征改变	(1)出现迷走神经兴奋症状，表现为面色苍白、冷汗、血压下降、脉搏缓慢、呼吸深慢，随后转为交感神经兴奋症状 (2)入院后，体温波动在38℃上下，脉搏和呼吸可略微增快，血压正常或偏高。如果出现血压下降或休克，应注意是否合并胸腹脏器或肢体骨盆骨折等。如脉搏徐缓有力（特别是慢于60次/分），血压升高，且伴意识障碍加深，常表示继发性脑受压存在
	清醒后	患者清醒后，有头痛、头昏、恶心、呕吐、记忆力减退和定向障碍，严重时智力减退
	癫痫	早期性癫痫多见于儿童，表现形式为癫痫大发作及局限性发作
	神经系统	偏瘫、失语、偏侧感觉障碍、同向偏盲和局灶性癫痫。如果伤后早期没有局灶性神经系统体征，而在观察治疗过程中出现新的定位体征时，需行进一步检查，以除外或证实脑继发性损害。昏迷患者可以出现不同程度的脑干反应障碍。脑干反应障碍的平面越低，提示病情愈严重
	外伤性脑蛛网膜下腔出血	表现为头痛呕吐、闭目畏光、皮肤痛觉过敏、颈项强直、Kernig征、Brudzinski征阳性
辅助检查	颅骨X线平片	可发现颅骨骨折，颅内生理性钙化斑（如松果体）可出现移位
	CT扫描	(1)脑挫裂伤区可见点片状高密度区或高密度和低密度互相混杂，同时脑室可因脑水肿受压变形 (2)弥漫性脑肿胀可见于一侧或两侧大脑半球，侧脑室受压缩小或消失，中线结构向对侧移位 (3)并发蛛网膜下隙出血时，纵裂池呈现纵行宽带状高密度影 (4)脑挫裂伤区脑组织坏死液化后，表现为CT值近脑脊液的低密度区，可长期存在
	MRI	对小的出血灶、早期脑水肿、脑神经及颅后窝结构显示较清楚
	脑血管造影	在缺乏CT的条件下，病情需要可行脑血管造影排除颅内血肿

（二）脑挫裂伤的治疗

1. 非手术治疗

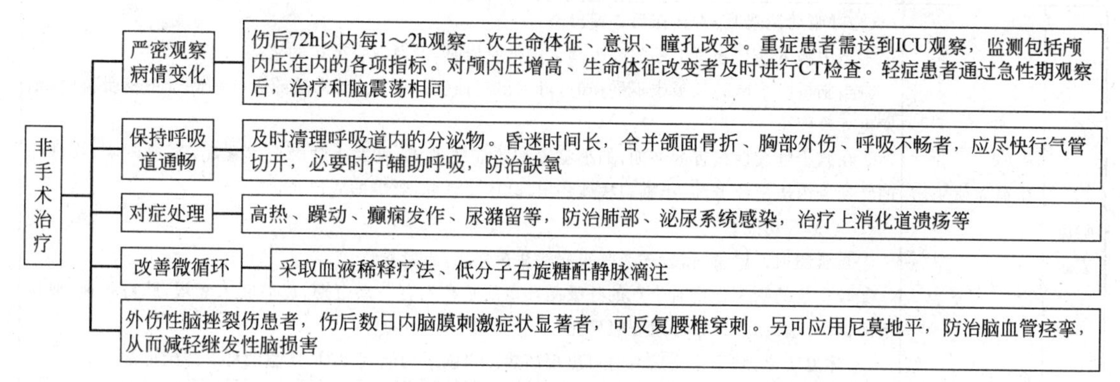
非手术治疗
严密观察病情变化
伤后72h以内每1～2h观察一次生命体征、意识、瞳孔改变。重症患者需送到ICU观察，监测包括颅内压在内的各项指标。对颅内压增高、生命体征改变者及时进行CT检查。轻症患者通过急性期观察后，治疗和脑震荡相同
保持呼吸道通畅
及时清理呼吸道内的分泌物。昏迷时间长，合并颌面骨折、胸部外伤、呼吸不畅者，应尽快行气管切开，必要时行辅助呼吸，防治缺氧
对症处理
高热、躁动、癫痫发作、尿潴留等，防治肺部、泌尿系统感染，治疗上消化道溃疡等
改善微循环
采取血液稀释疗法、低分子右旋糖酐静脉滴注
外伤性脑挫裂伤患者，伤后数日内脑膜刺激症状显著者，可反复腰椎穿刺。另可应用尼莫地平，防治脑血管痉挛，从而减轻继发性脑损害

2. 手术治疗

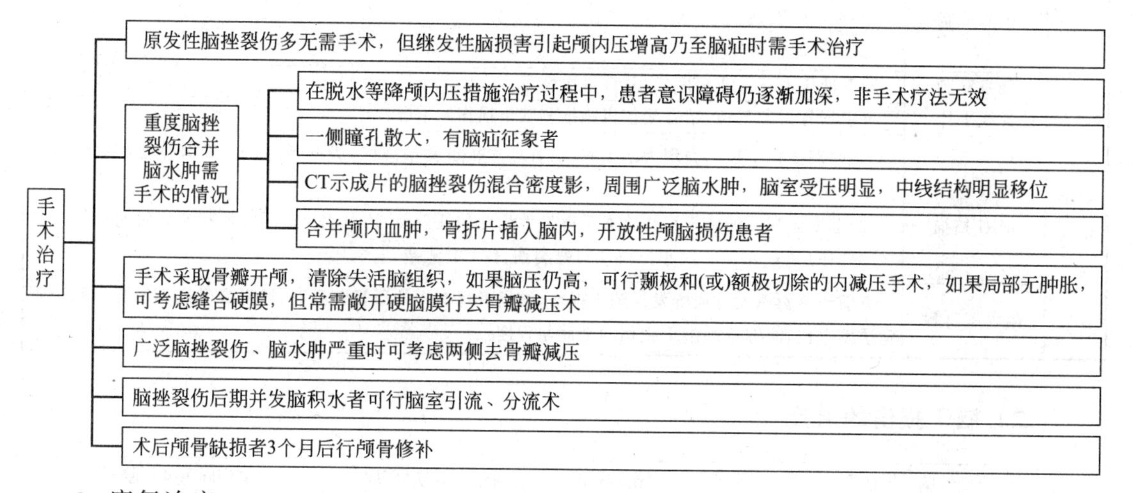
手术治疗
原发性脑挫裂伤多无需手术，但继发性脑损害引起颅内压增高乃至脑疝时需手术治疗
重度脑挫裂伤合并脑水肿需手术的情况
在脱水等降颅内压措施治疗过程中，患者意识障碍仍逐渐加深，非手术疗法无效
一侧瞳孔散大，有脑疝征象者
CT示成片的脑挫裂伤混合密度影，周围广泛脑水肿，脑室受压明显，中线结构明显移位
合并颅内血肿，骨折片插入脑内，开放性颅脑损伤患者
手术采取骨瓣开颅，清除失活脑组织，如果脑压仍高，可行颞极和(或)额极切除的内减压手术，如果局部无肿胀，可考虑缝合硬膜，但常需敞开硬脑膜行去骨瓣减压术
广泛脑挫裂伤、脑水肿严重时可考虑两侧去骨瓣减压
脑挫裂伤后期并发脑积水者可行脑室引流、分流术
术后颅骨缺损者3个月后行颅骨修补

3. 康复治疗

可行理疗、针灸、高压氧疗法，另可给予促神经功能恢复药物，如胞二磷胆碱、脑生素等。

三、脑干损伤

（一）脑干损伤的诊断

脑干损伤的诊断见表6-12。

表6-12　脑干损伤的诊断

项目		内容
病史		有明显外伤史
临床表现	意识障碍	原发性脑干损伤患者，伤后通常立即发生昏迷，昏迷为持续性，时间多较长，很少出现中间清醒或中间好转期，如果有，应考虑合并颅内血肿或其他原因造成的继发性脑干损伤
	瞳孔和眼运动改变	伤及动眼神经核时，瞳孔可时大时小，双侧交替变化，光反应也常消失，可有眼球歪斜，一侧上外一侧下内呈跷板式。严重时双瞳散大固定
	去脑强直	中脑损伤的表现，头部后仰，两上肢过伸及内旋，两下肢过伸，躯体呈角弓反张状态。开始可为间断性发作，轻微刺激即可诱发，以后慢慢转为持续状态
	锥体束征	包括肢体瘫痪、肌张力增高，腱反射亢进及病理反射出现等。在脑干损伤早期，锥体束征的出现常不恒定。但基底部损伤时，体征通常较恒定。如脑干一侧性损伤则表现为交叉性瘫痪

续表

<table>
<tr><th colspan="2">项目</th><th>内容</th></tr>
<tr><td rowspan="2">临床表现</td><td>生命体征变化</td><td>(1)呼吸功能紊乱:常在伤后立即出现
①当中脑下端与脑桥上端的呼吸调节中枢受损时,出现呼吸节律的紊乱
②当脑桥中下部的长吸中枢受损时,可以出现抽泣样呼吸;当延髓的吸气和呼气中枢受损时,则发生呼吸停止
③在脑干继发性损害的初期,如小脑幕切迹疝的形成,先发生呼吸节律紊乱,陈-施呼吸,在脑疝的晚期颅内压持续升高,小脑扁桃体疝出现,压迫延髓,呼吸即先停止
(2)心血管功能紊乱
①当延髓损伤严重时,表现为呼吸心跳快速停止,患者死亡
②较高位的脑干损伤时出现的呼吸循环紊乱通常先有一兴奋期,以后转入衰竭,脉搏频速,血压下降,呼吸呈潮式,终于心跳呼吸停止
(3)体温变化:脑干损伤后有时可出现高热。当脑干功能衰竭时,体温则可下降到正常以下</td></tr>
<tr><td>内脏症状</td><td>(1)上消化道出血
(2)顽固性呃逆
(3)神经源性肺水肿</td></tr>
<tr><td rowspan="4">辅助检查</td><td>腰椎穿刺</td><td>脑脊液压力正常或轻度增高,多呈血性</td></tr>
<tr><td>X线平片</td><td>可根据骨折的部位,结合受伤机制推测脑干损伤的情况</td></tr>
<tr><td>颅脑CT、MRI扫描</td><td>(1)原发性脑干损伤表现为脑干肿大,有点片状密度增高区,脚间池、桥池,四叠体池和第四脑室受压或闭塞
(2)继发性脑疝的脑干损伤除显示继发性病变的征象外,还可以见脑干受压扭曲向对侧移位
(3)MRI可显示脑干内小出血灶与挫裂伤,较CT清楚</td></tr>
<tr><td>颅内压监测</td><td>有助于鉴别原发性或继发性脑干损伤,继发者可有颅内压显著升高,原发者升高不明显。脑干听觉诱发电位,能够反映脑干损伤的平面与程度</td></tr>
</table>

(二)脑干损伤的治疗

治疗
- 原发性脑干损伤病情危重,病死率高,损伤较轻的小儿和青年可以恢复良好,一般治疗措施同重型颅脑损伤
- 尽早气管切开,亚低温疗法,防治并发症
- 原发性脑干损伤通常不采用手术,继发性脑干损伤,着重于及时解除颅内血肿、脑水肿等引起急性脑受压的因素,包括手术及减轻脑水肿的综合治疗

四、外伤性蛛网膜下隙出血

外伤性蛛网膜下隙出血(tSAH)是加剧继发性脑损害的重要因素,同时也是颅脑损伤后最常见的损伤表现。

(一)外伤性蛛网膜下隙出血的诊断

外伤性蛛网膜下隙出血的诊断见表6-13。

表6-13 外伤性蛛网膜下隙出血的诊断

<table>
<tr><th colspan="2">项目</th><th>内容</th></tr>
<tr><td colspan="2">病史</td><td>有明显的外伤史</td></tr>
<tr><td rowspan="4">临床表现</td><td>年龄</td><td>常出现于年龄较大的患者</td></tr>
<tr><td>酗酒</td><td>酒精中毒与头颅外伤后严重蛛网膜下隙出血关系密切</td></tr>
<tr><td>体温</td><td>伤后早期体温升高</td></tr>
<tr><td>颅骨骨折</td><td>有57%的tSAH患者有颅骨骨折</td></tr>
</table>

续表

项目		内容
辅助检查	CT检查	能清楚地显示tSAH出血部位和程度
	脑血管造影	可发现脑血管痉挛
	经颅多普勒超声检查	可发现血流速度升高的同时出现神经功能障碍
	实验室检查	(1)血细胞比容：血细胞比容下降0.03～0.05 (2)白细胞：早期的体温升高和白细胞数的升高没有关系，伤后3天白细胞计数趋向正常，随后再次升高 (3)血小板：颅脑损伤患者发生凝血功能障碍的概率升高 (4)血清酶学检查，天冬氨酸氨基转移酶和丙氨酸氨基转移酶与脑损伤的严重程度及预后相关 (5)血清脂肪酶：入院时脂肪酶轻度升高在伤后数天进一步升高 (6)血清淀粉酶：高淀粉酶血症患者入院时GCS评分较低，预后较差

（二）外伤性蛛网膜下隙出血的治疗

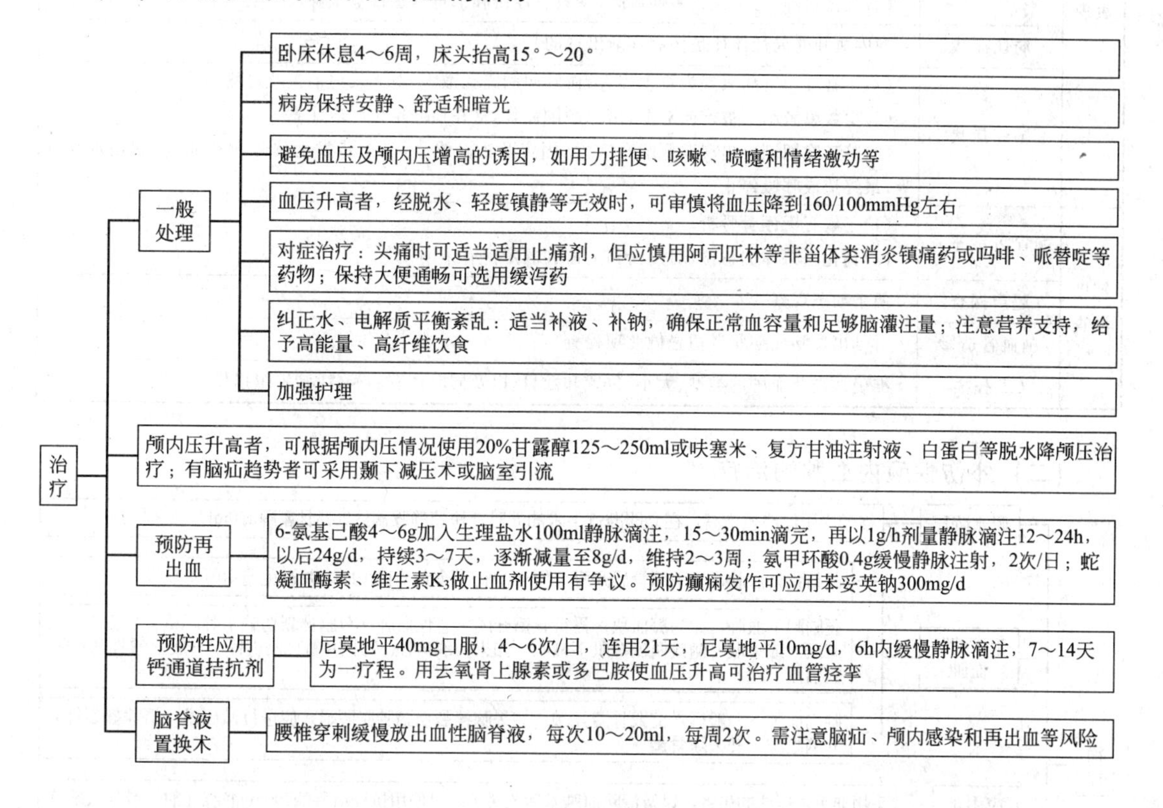
治疗
一般处理
卧床休息4～6周，床头抬高15°～20°
病房保持安静、舒适和暗光
避免血压及颅内压增高的诱因，如用力排便、咳嗽、喷嚏和情绪激动等
血压升高者，经脱水、轻度镇静等无效时，可审慎将血压降到160/100mmHg左右
对症治疗：头痛时可适当适用止痛剂，但应慎用阿司匹林等非甾体类消炎镇痛药或吗啡、哌替啶等药物；保持大便通畅可选用缓泻药
纠正水、电解质平衡紊乱：适当补液、补钠，确保正常血容量和足够脑灌注量；注意营养支持，给予高能量、高纤维饮食
加强护理
颅内压升高者，可根据颅内压情况使用20%甘露醇125～250ml或呋塞米、复方甘油注射液、白蛋白等脱水降颅压治疗；有脑疝趋势者可采用颞下减压术或脑室引流
预防再出血
6-氨基己酸4～6g加入生理盐水100ml静脉滴注，15～30min滴完，再以1g/h剂量静脉滴注12～24h，以后24g/d，持续3～7天，逐渐减量至8g/d，维持2～3周；氨甲环酸0.4g缓慢静脉注射，2次/日；蛇凝血酶素、维生素K3做止血剂使用有争议。预防癫痫发作可应用苯妥英钠300mg/d
预防性应用钙通道拮抗剂
尼莫地平40mg口服，4～6次/日，连用21天，尼莫地平10mg/d，6h内缓慢静脉滴注，7～14天为一疗程。用去氧肾上腺素或多巴胺使血压升高可治疗血管痉挛
脑脊液置换术
腰椎穿刺缓慢放出血性脑脊液，每次10～20ml，每周2次。需注意脑疝、颅内感染和再出血等风险

第六节　继发性颅脑损伤

继发性颅脑损伤是指在原发性脑损伤的基础上，随着伤后的组织反应、病理生理改变与出血等因素所发生的脑水肿、肿胀或颅内血肿。这些继发性损伤继续进展的后果为进行性颅内压增高，如果不能及时明确诊断，给予有效处理，则必将造成脑疝，终因中枢性衰竭而死亡。

一、外伤性颅内血肿

外伤性颅内血肿在闭合性颅脑损伤中占10%左右，在重型颅脑损伤中占40%～50%。

（一）外伤性颅内血肿的诊断

外伤性颅内血肿的诊断见表6-14。

表6-14 外伤性颅内血肿的诊断

项目		内容
病史		有明显外伤史
临床表现	颅内压增高症状	(1)头痛、恶心、呕吐:头外伤的早期常见症状,在急性期或亚急性期并发血肿者,头痛加剧,恶心、呕吐频繁 (2)生命体征改变:血压升高,脉压增大,脉搏和呼吸减慢,即"两慢一高" (3)意识障碍:患者伤后出现原发性昏迷,然后患者神志转清或意识障碍有好转,接着再次出现昏迷 (4)躁动:为颅内压急剧增高或脑疝发生前的临床表现 (5)视盘水肿:亚急性或慢性血肿,少数急性血肿都可出现视盘水肿
	局灶症状	颅内血肿的局灶体征是伤后逐渐出现的
	脑疝症状	(1)小脑幕切迹疝表现为意识丧失,血肿同侧瞳孔散大,对光反射消失及对侧偏瘫等 (2)少数患者脑干被推向对侧,出现颠倒症状,这在血肿定位时应注意 (3)脑疝晚期则可出现双侧瞳孔散大、固定及去脑强直,进一步发生枕骨大孔疝,出现病理性呼吸,最终造成呼吸停止
辅助检查	颅骨X线平片	(1)了解有无颅骨骨折 (2)钙化松果体的移位,对判断幕上血肿的定位有帮助
	超声探查	便于动态观察
	脑血管造影	对已出现脑疝症状者切忌做此项检查
	CT扫描	准确地判断血肿的类型、大小、位置和数目,以及同时伴有的颅骨、脑组织损伤的情况

（二）外伤性颅内血肿的治疗

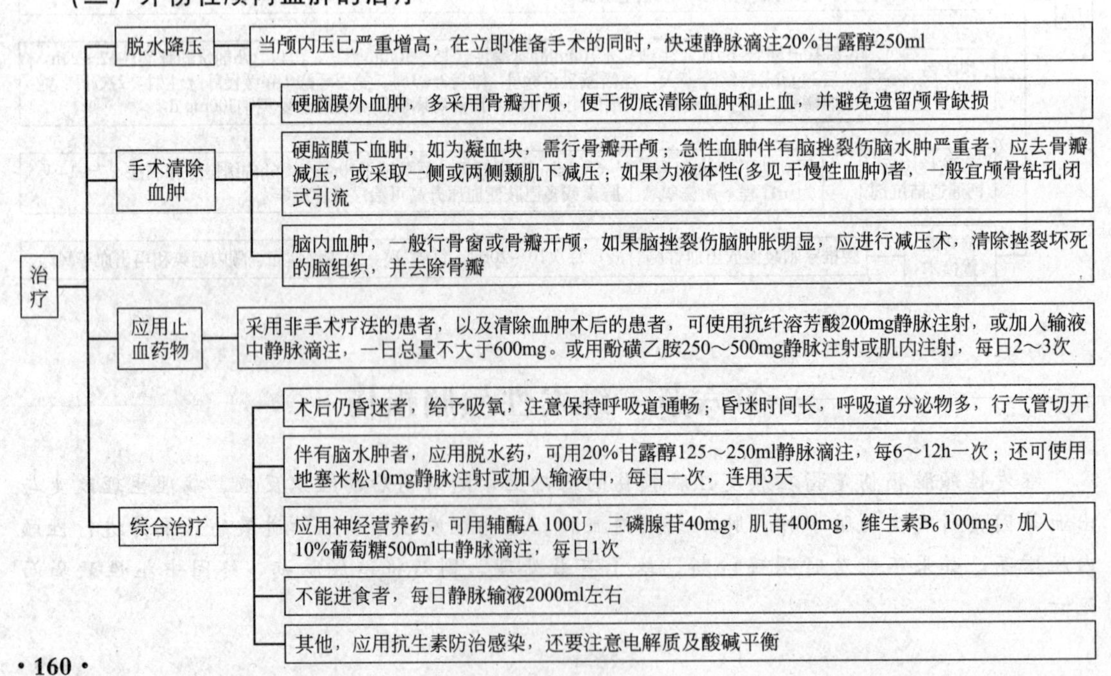
治疗
脱水降压
当颅内压已严重增高，在立即准备手术的同时，快速静脉滴注20%甘露醇250ml
手术清除血肿
硬脑膜外血肿，多采用骨瓣开颅，便于彻底清除血肿和止血，并避免遗留颅骨缺损
硬脑膜下血肿，如为凝血块，需行骨瓣开颅；急性血肿伴有脑挫裂伤脑水肿严重者，应去骨瓣减压，或采取一侧或两侧颞肌下减压；如果为液体性(多见于慢性血肿)者，一般宜颅骨钻孔闭式引流
脑内血肿，一般行骨窗或骨瓣开颅，如果脑挫裂伤脑肿胀明显，应进行减压术，清除挫裂坏死的脑组织，并去除骨瓣
应用止血药物
采用非手术疗法的患者，以及清除血肿术后的患者，可使用抗纤溶芳酸200mg静脉注射，或加入输液中静脉滴注，一日总量不大于600mg。或用酚磺乙胺250～500mg静脉注射或肌内注射，每日2～3次
综合治疗
术后仍昏迷者，给予吸氧，注意保持呼吸道通畅；昏迷时间长，呼吸道分泌物多，行气管切开
伴有脑水肿者，应用脱水药，可用20%甘露醇125～250ml静脉滴注，每6～12h一次；还可使用地塞米松10mg静脉注射或加入输液中，每日一次，连用3天
应用神经营养药，可用辅酶A 100U，三磷腺苷40mg，肌苷400mg，维生素B6 100mg，加入10%葡萄糖500ml中静脉滴注，每日1次
不能进食者，每日静脉输液2000ml左右
其他，应用抗生素防治感染，还要注意电解质及酸碱平衡

二、创伤性脑水肿

创伤性脑水肿是指脑实质损伤之后都有轻重不同的脑水肿反应，也是外伤后颅内压增高的常见原因之一。脑水肿可以在伤后立即发生，逐日加重，至3～4天达到高峰。

（一）创伤性脑水肿的诊断

创伤性脑水肿的诊断见表6-15。

表6-15　创伤性脑水肿的诊断

项目		内容
病史		有明显外伤史
临床表现	颅内压增高症状	(1)头痛、恶心、呕吐：通常早期的头痛尚可忍受，为搏动性，持续性，3～4天达到高峰，头痛加重，频繁呕吐等，2周后消退 (2)生命体征改变：急性脑水肿或弥漫性脑肿胀可以引起的颅内压快速增高，可导致Cushing征 (3)意识障碍：脑水肿或脑肿胀患者可以出现不同程度的意识障碍 (4)躁动：为颅内压急剧增高或脑疝发生前的临床表现 (5)视盘水肿：亚急性或慢性颅内压增高，以及少数急性脑水肿也可以出现视盘水肿
	局灶症状	脑水肿或脑肿胀的局灶体征是伤后逐渐出现的
	脑疝症状	(1)急性脑水肿或弥漫性脑肿胀可以造成小脑幕切迹疝或大脑镰下疝 (2)少数患者因为脑干被推向对侧，出现颠倒症状，在水肿或肿胀定位时应注意 (3)脑疝晚期则可出现双侧瞳孔散大、固定及去脑强直，进一步发生枕骨大孔疝，出现病理性呼吸，最终造成呼吸停止
辅助检查	CT扫描	创伤脑水肿在CT影像上表现为低密度改变
	MRI	了解脑水肿程度和位置

（二）创伤性脑水肿的治疗

1. 非手术治疗

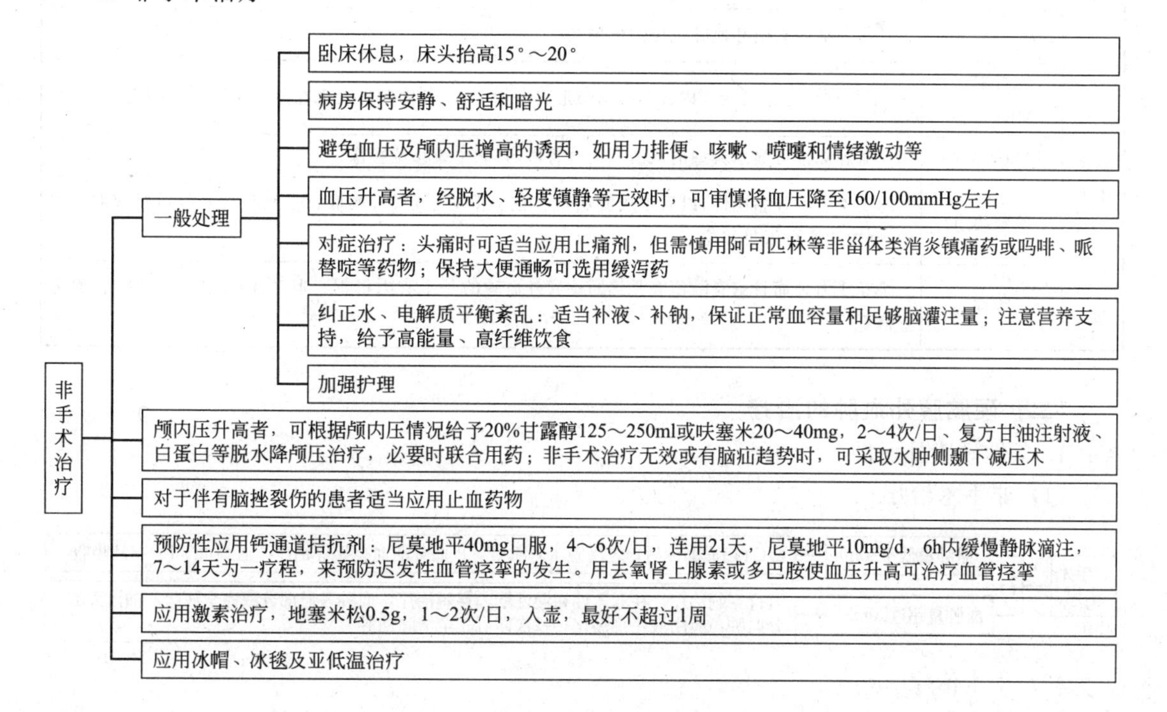
非手术治疗
一般处理
卧床休息，床头抬高15°～20°
病房保持安静、舒适和暗光
避免血压及颅内压增高的诱因，如用力排便、咳嗽、喷嚏和情绪激动等
血压升高者，经脱水、轻度镇静等无效时，可审慎将血压降至160/100mmHg左右
对症治疗：头痛时可适当应用止痛剂，但需慎用阿司匹林等非甾体类消炎镇痛药或吗啡、哌替啶等药物；保持大便通畅可选用缓泻药
纠正水、电解质平衡紊乱：适当补液、补钠，保证正常血容量和足够脑灌注量；注意营养支持，给予高能量、高纤维饮食
加强护理
颅内压升高者，可根据颅内压情况给予20%甘露醇125～250ml或呋塞米20～40mg，2～4次/日、复方甘油注射液、白蛋白等脱水降颅压治疗，必要时联合用药；非手术治疗无效或有脑疝趋势时，可采取水肿侧颞下减压术
对于伴有脑挫裂伤的患者适当应用止血药物
预防性应用钙通道拮抗剂：尼莫地平40mg口服，4～6次/日，连用21天，尼莫地平10mg/d，6h内缓慢静脉滴注，7～14天为一疗程，来预防迟发性血管痉挛的发生。用去氧肾上腺素或多巴胺使血压升高可治疗血管痉挛
应用激素治疗，地塞米松0.5g，1～2次/日，入壶，最好不超过1周
应用冰帽、冰毯及亚低温治疗

2. 手术治疗

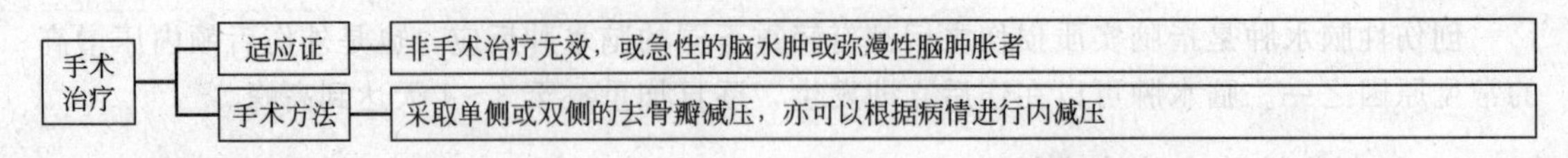
手术治疗
适应证
非手术治疗无效，或急性的脑水肿或弥漫性脑肿胀者
手术方法
采取单侧或双侧的去骨瓣减压，亦可以根据病情进行内减压

三、硬脑膜外血肿

硬脑膜外血肿位于颅骨内板与硬脑膜之间，占外伤性颅内血肿的 30%左右，在闭合性颅脑损伤中其发生率为 2%～3%。临床统计资料显示外伤性硬脑膜外血肿以急性常见，约占 86.2%，亚急性血肿占 10.3%，慢性者少见，占 3.5%。

硬脑膜外血肿呈特急性表现者在各类外伤性血肿中比较多见。硬脑膜外血肿多为单发，多发者少见，但可合并其他类型血肿，形成复合型血肿。硬脑膜外血肿可见于任何年龄患者，以 15～40 岁青壮年比较多见。

（一）硬脑膜外血肿的诊断

硬脑膜外血肿的诊断见表 6-16。

表 6-16　硬脑膜外血肿的诊断

项目		内容
病史		有明显外伤史
临床表现	意识障碍	昏迷-清醒-再昏迷
	颅内压增高	剧烈头痛、恶心、呕吐、血压升高、呼吸和脉搏缓慢等表现，并在再次昏迷前发生躁动不安
	神经定位体征	运动区及其附近，可出现中枢性面瘫、轻偏瘫、运动性失语等；位于矢状窦旁的血肿可以出现下肢单瘫；颅后窝硬脑膜外血肿出现眼球震颤和共济失调等
	脑疝症状	发生小脑幕切迹疝时，则出现 Weber 综合征。此阶段伤情多急速发展，短时间内即可转入脑疝晚期，有双瞳孔散大、病理性呼吸或去大脑强直等表现
辅助检查	颅骨 X 线平片	可作为早期诊断和血肿定位的根据之一
	CT 或 MRI 检查	CT 扫描可见紧贴颅骨内板的凸透镜形高密度区。CT 的阳性发现在急性期优于 MRI
	脑血管造影	在血肿部位可显示典型的双凸形无血管区，并有中线移位影像
	颅脑超声	约 1/4 患者开始阴性，以后中线波出现移位。但对于额极、颅底、矢旁、顶枕和颅后窝或双侧血肿，则中线波可不见移位
	腰穿	腰穿压力高而且脑脊液清亮是诊断硬膜外血肿的一个有力根据。但对怀疑高颅压的患者，腰穿宜慎重

（二）硬脑膜外血肿的治疗

1. 急性硬膜外血肿

（1）非手术治疗

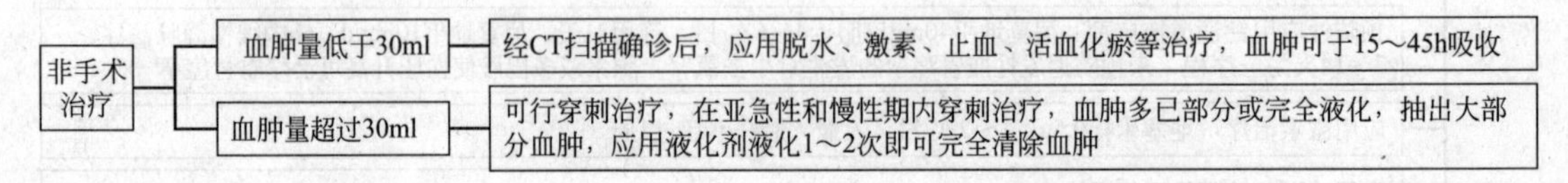
非手术治疗
血肿量低于30ml
经CT扫描确诊后，应用脱水、激素、止血、活血化瘀等治疗，血肿可于15～45h吸收
血肿量超过30ml
可行穿刺治疗，在亚急性和慢性期内穿刺治疗，血肿多已部分或完全液化，抽出大部分血肿，应用液化剂液化1～2次即可完全清除血肿

（2）手术治疗

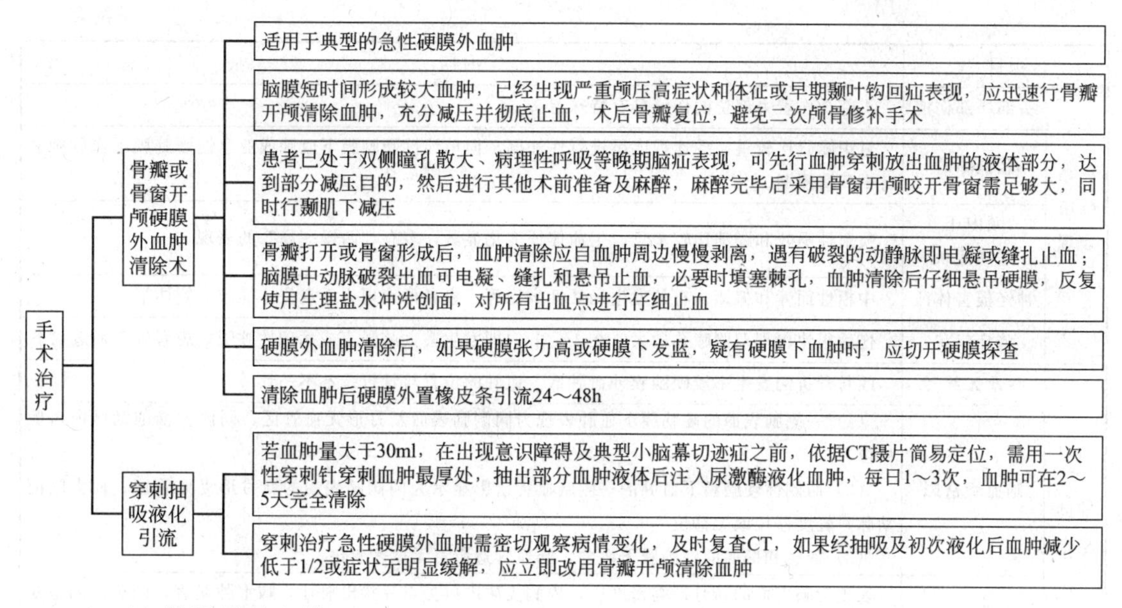

手术治疗
骨瓣或骨窗开颅硬膜外血肿清除术
适用于典型的急性硬膜外血肿
脑膜短时间形成较大血肿，已经出现严重颅压高症状和体征或早期颞叶钩回疝表现，应迅速行骨瓣开颅清除血肿，充分减压并彻底止血，术后骨瓣复位，避免二次颅骨修补手术
患者已处于双侧瞳孔散大、病理性呼吸等晚期脑疝表现，可先行血肿穿刺放出血肿的液体部分，达到部分减压目的，然后进行其他术前准备及麻醉，麻醉完毕后采用骨窗开颅咬开骨窗需足够大，同时行颞肌下减压
骨瓣打开或骨窗形成后，血肿清除应自血肿周边慢慢剥离，遇有破裂的动静脉即电凝或缝扎止血；脑膜中动脉破裂出血可电凝、缝扎和悬吊止血，必要时填塞棘孔，血肿清除后仔细悬吊硬膜，反复使用生理盐水冲洗创面，对所有出血点进行仔细止血
硬膜外血肿清除后，如果硬膜张力高或硬膜下发蓝，疑有硬膜下血肿时，应切开硬膜探查
清除血肿后硬膜外置橡皮条引流24～48h
穿刺抽吸液化引流
若血肿量大于30ml，在出现意识障碍及典型小脑幕切迹疝之前，依据CT摄片简易定位，需用一次性穿刺针穿刺血肿最厚处，抽出部分血肿液体后注入尿激酶液化血肿，每日1～3次，血肿可在2～5天完全清除
穿刺治疗急性硬膜外血肿需密切观察病情变化，及时复查CT，如果经抽吸及初次液化后血肿减少低于1/2或症状无明显缓解，应立即改用骨瓣开颅清除血肿

2．亚急性硬膜外血肿

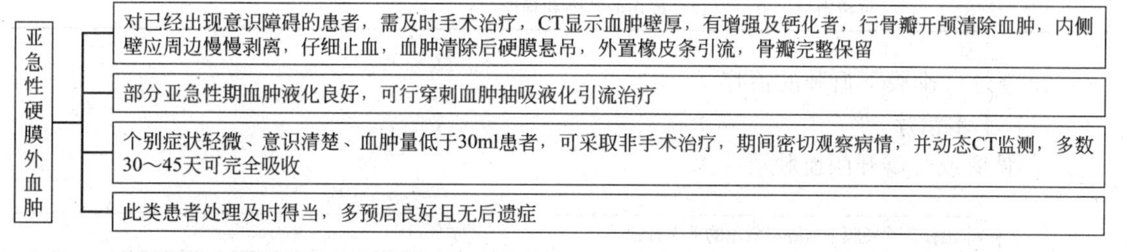

亚急性硬膜外血肿
对已经出现意识障碍的患者，需及时手术治疗，CT显示血肿壁厚，有增强及钙化者，行骨瓣开颅清除血肿，内侧壁应周边慢慢剥离，仔细止血，血肿清除后硬膜悬吊，外置橡皮条引流，骨瓣完整保留
部分亚急性期血肿液化良好，可行穿刺血肿抽吸液化引流治疗
个别症状轻微、意识清楚、血肿量低于30ml患者，可采取非手术治疗，期间密切观察病情，并动态CT监测，多数30～45天可完全吸收
此类患者处理及时得当，多预后良好且无后遗症

3．慢性硬膜外血肿

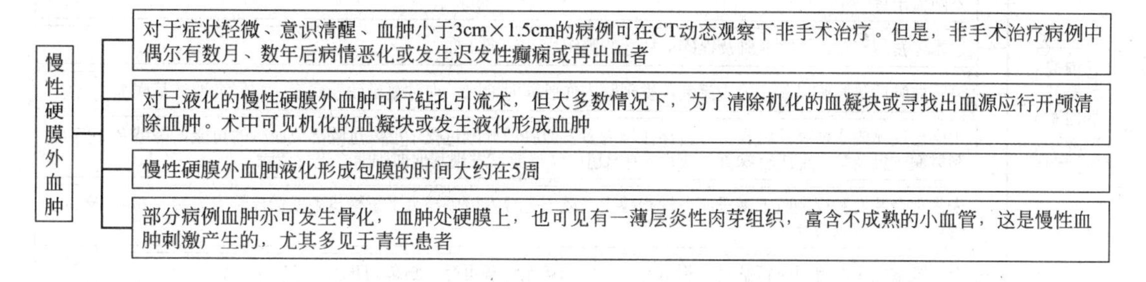

慢性硬膜外血肿
对于症状轻微、意识清醒、血肿小于3cm×1.5cm的病例可在CT动态观察下非手术治疗。但是，非手术治疗病例中偶尔有数月、数年后病情恶化或发生迟发性癫痫或再出血者
对已液化的慢性硬膜外血肿可行钻孔引流术，但大多数情况下，为了清除机化的血凝块或寻找出血源应行开颅清除血肿。术中可见机化的血凝块或发生液化形成血肿
慢性硬膜外血肿液化形成包膜的时间大约在5周
部分病例血肿亦可发生骨化，血肿处硬膜上，也可见有一薄层炎性肉芽组织，富含不成熟的小血管，这是慢性血肿刺激产生的，尤其多见于青年患者

四、硬脑膜下血肿

硬脑膜下血肿为颅内出血积聚于硬脑膜下隙，占外伤性颅内血肿的40%左右，属于最常见的继发性颅脑损伤。

（一）急性硬脑膜下血肿

急性硬脑膜下血肿是指伤后3天出现的硬脑膜下隙的血肿。

1．急性硬脑膜下血肿的诊断：见表6-17。

表6-17　急性硬脑膜下血肿的诊断

项目	内容
病史	有明显外伤史

续表

项目		内容
临床表现	头部局部伤痕	头部受伤着力部位的伤痕具有特殊意义
	意识障碍	意识障碍比较重，昏迷程度呈进行性加剧。但单纯性硬脑膜下血肿或亚急性硬脑膜下血肿则多有中间清醒期
	颅内压增高症状	喷射性呕吐和躁动比较多见。生命体征变化显著，多有“两慢一高”的表现
	神经损害体征	中枢性面瘫和偏瘫，有的发生局灶性癫痫等。患者可表现为无定位体征或双侧体征
	脑疝症状	伤后很快出现双侧瞳孔散大，在1～2h内即发生去大脑强直或病理性呼吸，患者处于濒危状态
辅助检查	颅骨X线片	颅骨骨折的发生率较硬脑膜外血肿低。血肿的位置与骨折线常不一致
	脑血管造影	（1）一侧脑表面的硬脑膜下血肿表现为同侧脑表面新月形无血管区，同侧大脑前动脉向对侧移位 （2）两侧性硬脑膜下血肿的一侧脑血管造影显示为同侧脑表面的新月形无血管区，而大脑前动脉只轻度移位或无移位 （3）额底和颞底的硬脑膜下血肿，脑血管造影可无显著变化
	CT扫描	表现为脑表面的新月形高密度影，内侧皮质内可见点片状出血灶，脑水肿显著，同侧侧脑室受压变形，中线向对侧移位
	MRI	可清晰显示血肿及合并损伤的范围和程度

2. 急性硬脑膜下血肿的治疗

（1）手术治疗

① 骨窗或骨瓣开颅血肿清除术

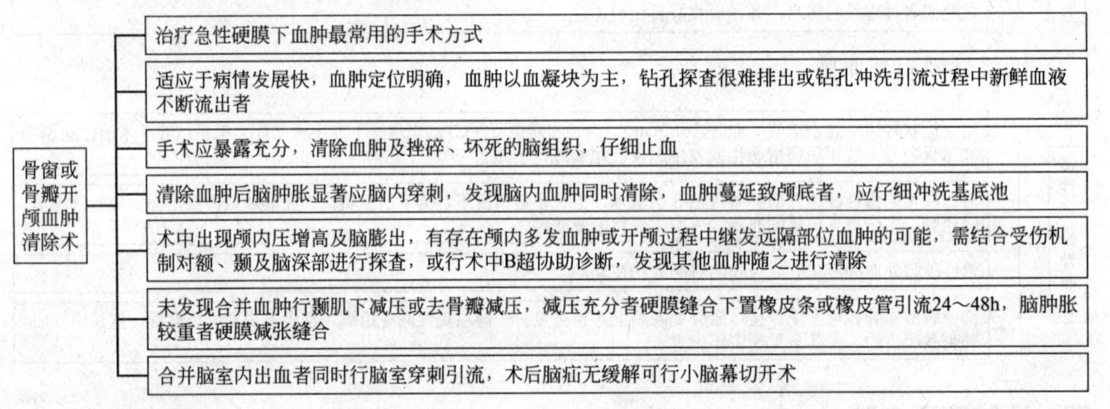
骨窗或骨瓣开颅血肿清除术
治疗急性硬膜下血肿最常用的手术方式
适应于病情发展快，血肿定位明确，血肿以血凝块为主，钻孔探查很难排出或钻孔冲洗引流过程中新鲜血液不断流出者
手术应暴露充分，清除血肿及挫碎、坏死的脑组织，仔细止血
清除血肿后脑肿胀显著应脑内穿刺，发现脑内血肿同时清除，血肿蔓延致颅底者，应仔细冲洗基底池
术中出现颅内压增高及脑膨出，有存在颅内多发血肿或开颅过程中继发远隔部位血肿的可能，需结合受伤机制对额、颞及脑深部进行探查，或行术中B超协助诊断，发现其他血肿随之进行清除
未发现合并血肿行颞肌下减压或去骨瓣减压，减压充分者硬膜缝合下置橡皮条或橡皮管引流24～48h，脑肿胀较重者硬膜减张缝合
合并脑室内出血者同时行脑室穿刺引流，术后脑疝无缓解可行小脑幕切开术

② 内减压术

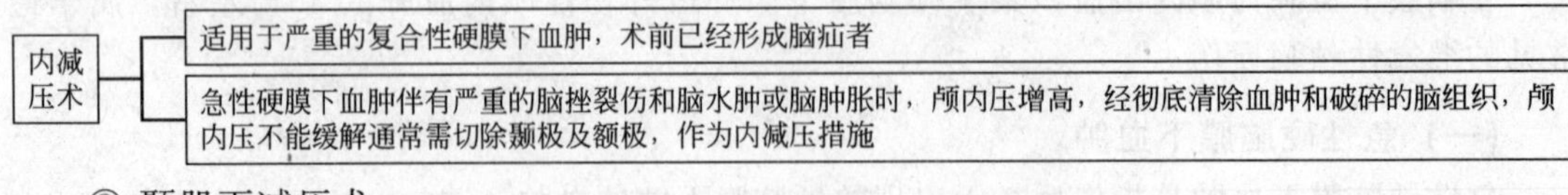
内减压术
适用于严重的复合性硬膜下血肿，术前已经形成脑疝者
急性硬膜下血肿伴有严重的脑挫裂伤和脑水肿或脑肿胀时，颅内压增高，经彻底清除血肿和破碎的脑组织，颅内压不能缓解通常需切除颞极及额极，作为内减压措施

③ 颞肌下减压术

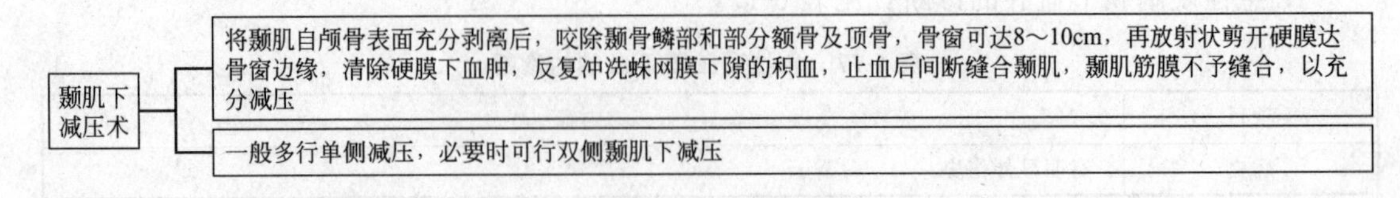
颞肌下减压术
将颞肌自颅骨表面充分剥离后，咬除颞骨鳞部和部分额骨及顶骨，骨窗可达8～10cm，再放射状剪开硬膜达骨窗边缘，清除硬膜下血肿，反复冲洗蛛网膜下隙的积血，止血后间断缝合颞肌，颞肌筋膜不予缝合，以充分减压
一般多行单侧减压，必要时可行双侧颞肌下减压

④ 去骨瓣减压术

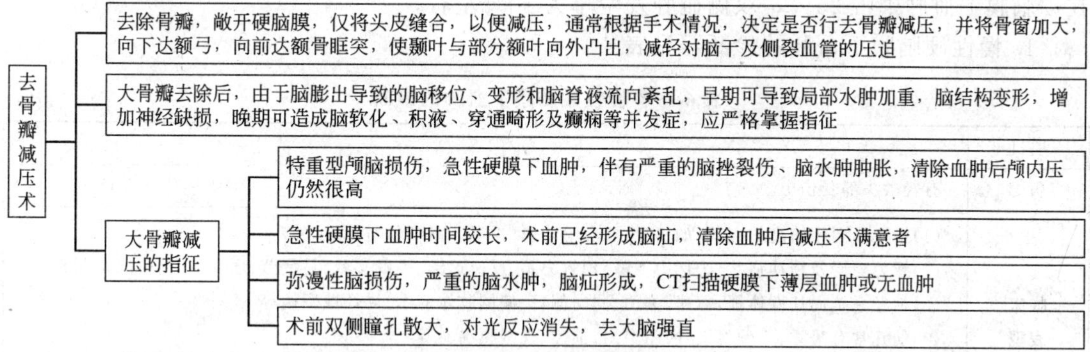
去骨瓣减压术
去除骨瓣，敞开硬脑膜，仅将头皮缝合，以便减压，通常根据手术情况，决定是否行去骨瓣减压，并将骨窗加大，向下达额弓，向前达额骨眶突，使颞叶与部分额叶向外凸出，减轻对脑干及侧裂血管的压迫
大骨瓣去除后，由于脑膨出导致的脑移位、变形和脑脊液流向紊乱，早期可导致局部水肿加重，脑结构变形，增加神经缺损，晚期可造成脑软化、积液、穿通畸形及癫痫等并发症，应严格掌握指征
大骨瓣减压的指征
特重型颅脑损伤，急性硬膜下血肿，伴有严重的脑挫裂伤、脑水肿肿胀，清除血肿后颅内压仍然很高
急性硬膜下血肿时间较长，术前已经形成脑疝，清除血肿后减压不满意者
弥漫性脑损伤，严重的脑水肿，脑疝形成，CT扫描硬膜下薄层血肿或无血肿
术前双侧瞳孔散大，对光反应消失，去大脑强直

（2）非手术治疗：急性硬膜下血肿就诊后需立即给予止血、脱水、吸氧、保持呼吸道通畅等抢救治疗。下列情况可以在密切观察病情变化、动态 CT 监测下采用非手术治疗。

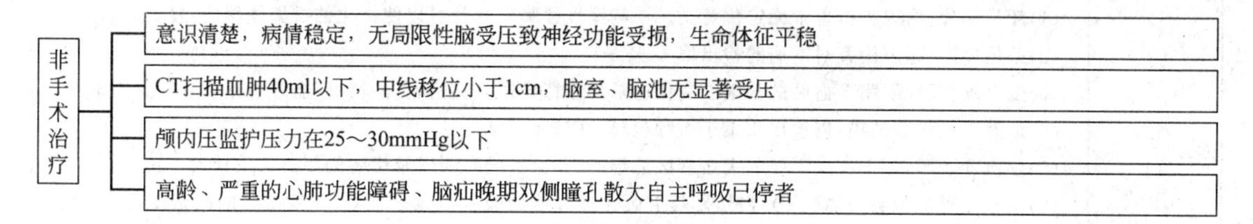
非手术治疗
意识清楚，病情稳定，无局限性脑受压致神经功能受损，生命体征平稳
CT扫描血肿40ml以下，中线移位小于1cm，脑室、脑池无显著受压
颅内压监护压力在25～30mmHg以下
高龄、严重的心肺功能障碍、脑疝晚期双侧瞳孔散大自主呼吸已停者

（二）亚急性硬脑膜下血肿

亚急性硬脑膜下血肿为伤后第四天至三周之内出现症状者，在硬脑膜下血肿中约占 5%。

1. 亚急性硬脑膜下血肿的诊断：见表 6-18。

表 6-18　亚急性硬脑膜下血肿的诊断

项目	内容
病史	有明显的外伤史
临床表现	（1）损伤的血管较小，多为静脉性出血，原发性脑损伤也较轻，伤后迅速清醒，主诉头痛，伴有恶心、呕吐，第 4 天后上述症状严重，可出现偏瘫、失语等局灶性神经受损的症状体征，眼底检查可见视盘水肿 （2）如果病情发展较缓，曾有中间意识好转期，3 天后出现症状加剧，并出现眼底水肿及颅内压增高症状，需考虑伴有亚急性硬脑膜下血肿
辅助检查	（1）颅脑 CT 扫描：显示脑表面的月牙形高密度影或等密度区，应注意脑室系统的变形、移位 （2）磁共振成像（MRI）：可以直接显示血肿的大小、有无合并损伤及其范围和程度，特别是对 CT 等密度期的血肿，T_1、T_2 均显示高信号，有特殊意义 （3）脑超声波检查或脑血管造影检查也有定位的价值

2. 亚急性硬脑膜下血肿的治疗

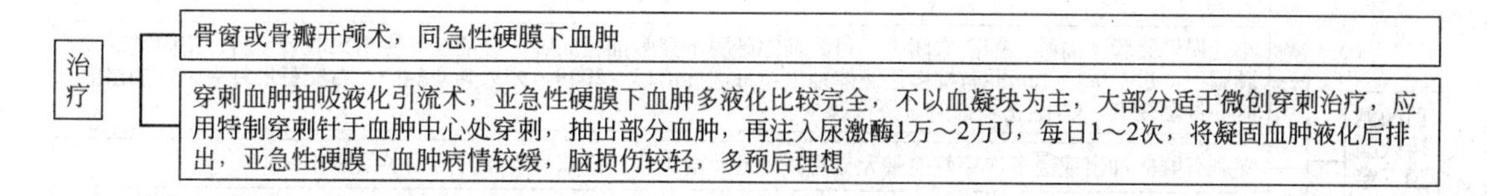
治疗
骨窗或骨瓣开颅术，同急性硬膜下血肿
穿刺血肿抽吸液化引流术，亚急性硬膜下血肿多液化比较完全，不以血凝块为主，大部分适于微创穿刺治疗，应用特制穿刺针于血肿中心处穿刺，抽出部分血肿，再注入尿激酶1万～2万U，每日1～2次，将凝固血肿液化后排出，亚急性硬膜下血肿病情较缓，脑损伤较轻，多预后理想

（三）慢性硬脑膜下血肿

慢性硬脑膜下血肿为头部外伤 3 周以后出现血肿症状者，位于硬脑膜和蛛网膜之间，具

有包膜。常见于老年人和小儿，以老年男性多见。发病率较高，约占各种颅内血肿的10%，在硬脑膜下血肿中占25%，双侧血肿发生率为10%左右。

1. 慢性硬脑膜下血肿的诊断：见表6-19。

表6-19 慢性硬脑膜下血肿的诊断

项目	内容
病史	有轻微头部受伤史
临床表现	(1)慢性颅内压增高的症状：如头痛、恶心呕吐、复视等，查体眼底视盘水肿 (2)智力障碍及精神症状：记忆力下降、理解力差、反应迟钝、失眠多梦、易疲劳、烦躁不安、精神失常等 (3)神经系统局灶性体征：偏瘫、失语、同向偏盲、偏侧肢体麻木、局灶性癫痫等 (4)幼儿常有嗜睡、头颅增大、囟门突出、抽搐、视网膜出血等 (5)病情发展到晚期出现嗜睡或昏迷、四肢瘫痪、去大脑强直发作、癫痫大发作，查体一侧或双侧 Babinski 征阳性
辅助检查	(1)颅骨平片：出现骨折也常无定位意义。单侧慢性硬膜下血肿可以使钙化的松果体移位，有较大的意义 (2)脑超声图：超声检查对本病的检出率44%～71% (3)脑电图：慢性硬膜下血肿的脑电图变化通常为非特异性，与脑损害的情况，血肿的厚度有一定关系 (4)放射性核素脑扫描：以检出积聚于血肿包膜的阴影 (5)脑血管造影：位于硬膜下腔的无血管区的形态，和血肿的时间以及患者的年龄关系较大 (6)电子计算机断层扫描(CT)：慢性硬膜下血肿对X线的吸收值显著下降，一般统计的高密度血肿100%是急性，同密度度70%是亚急性，低密度70%是慢性型。慢性硬膜下血肿在3周以上者，多半表现是低密度的双凸或平凸形("D"形)

2. 慢性硬脑膜下血肿的治疗

(1) 钻孔血肿冲洗引流术

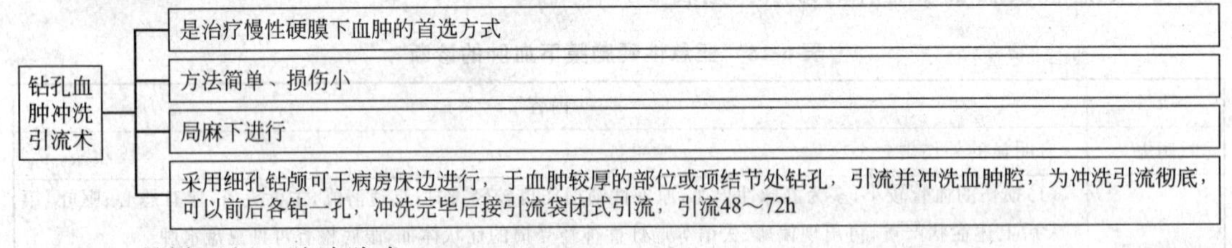
钻孔血肿冲洗引流术
是治疗慢性硬膜下血肿的首选方式
方法简单、损伤小
局麻下进行
采用细孔钻颅可于病房床边进行，于血肿较厚的部位或顶结节处钻孔，引流并冲洗血肿腔，为冲洗引流彻底，可以前后各钻一孔，冲洗完毕后接引流袋闭式引流，引流48～72h

(2) 骨瓣开颅血肿清除术

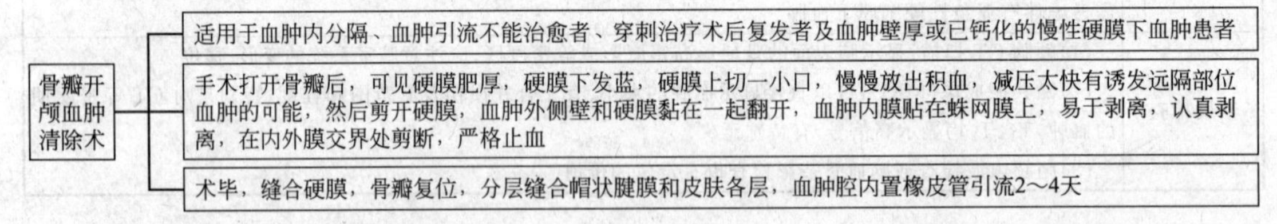
骨瓣开颅血肿清除术
适用于血肿内分隔、血肿引流不能治愈者、穿刺治疗术后复发者及血肿壁厚或已钙化的慢性硬膜下血肿患者
手术打开骨瓣后，可见硬膜肥厚，硬膜下发蓝，硬膜上切一小口，慢慢放出积血，减压太快有诱发远隔部位血肿的可能，然后剪开硬膜，血肿外侧壁和硬膜黏在一起翻开，血肿内膜贴在蛛网膜上，易于剥离，认真剥离，在内外膜交界处剪断，严格止血
术毕，缝合硬膜，骨瓣复位，分层缝合帽状腱膜和皮肤各层，血肿腔内置橡皮管引流2～4天

(3) 前囟侧角硬脑膜下穿刺术

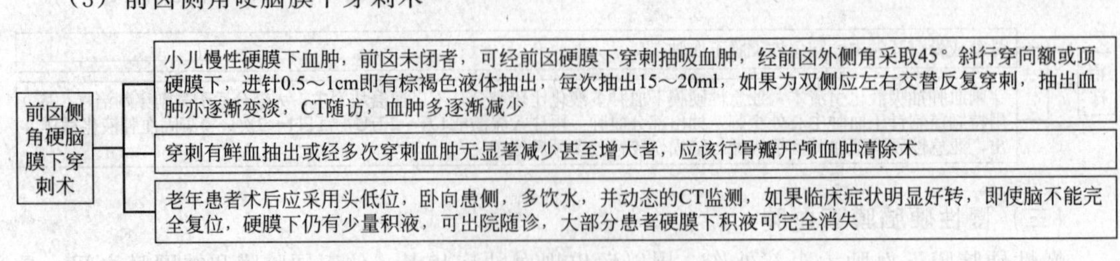
前囟侧角硬脑膜下穿刺术
小儿慢性硬膜下血肿，前囟未闭者，可经前囟硬膜下穿刺抽吸血肿，经前囟外侧角采取45°斜行穿向额或顶硬膜下，进针0.5～1cm即有棕褐色液体抽出，每次抽出15～20ml，如果为双侧应左右交替反复穿刺，抽出血肿亦逐渐变淡，CT随访，血肿多逐渐减少
穿刺有鲜血抽出或经多次穿刺血肿无显著减少甚至增大者，应该行骨瓣开颅血肿清除术
老年患者术后应采用头低位，卧向患侧，多饮水，并动态的CT监测，如果临床症状明显好转，即使脑不能完全复位，硬膜下仍有少量积液，可出院随诊，大部分患者硬膜下积液可完全消失

五、脑内血肿

外伤后在脑实质内形成血肿为脑内血肿，可发生于脑组织的任何部位，多见于对冲性闭合性颅脑损伤患者，少数见于凹陷骨折和颅脑火器伤患者。脑内血肿多以最大径3cm以上，血肿量超过20ml为标准，发生率为1.1%～13%。在闭合性颅脑损伤中，脑内血肿多位于额叶和颞叶前部，约占脑内血肿总数的80%，其他分别位于脑基底节区、顶叶、枕叶、小脑、脑干等处。

（一）急性脑内血肿

急性脑内血肿即伤后3天内血肿形成并产生临床症状和体征，以额叶及颞叶前部和底侧最为常见，约占脑内血肿总数的80%，一般与脑挫裂伤及硬脑膜下血肿并存。

1. 急性脑内血肿的诊断：见表6-20。

表6-20　急性脑内血肿的诊断

项目	内容
病史	有明显的外伤史
临床表现	（1）额叶、颞叶血肿多因为合并严重脑挫伤或硬脑膜下血肿，表现为颅内压增高症状及意识障碍，而缺少定位症状和体征 （2）脑叶血肿及挫伤波及主要功能区或基底节区血肿可表现偏瘫、偏身感觉障碍、失语等，小脑血肿表现同侧肢体共济和平衡功能障碍，脑干血肿表现意识障碍及中枢性瘫痪 （3）顶枕及颞后着力的对冲性颅脑损伤所致脑内血肿患者，伤后意识障碍比较重且进行性加重，部分有中间意识好转期或清醒期，病情恶化快速，易形成小脑幕切迹疝 （4）颅骨凹陷骨折及冲击伤导致脑内血肿，脑挫伤相对局限，意识障碍少见且多较轻
辅助检查	（1）脑超声波检查：较其他类型的血肿更有意义，多有显著的中线波向对侧移位，有时可见血肿波 （2）脑血管造影：显示相应的脑内占位病变血管位置的改变。但是在颅内看不到无血管区的改变 （3）CT扫描：表现为圆形或不规则形均一高密度肿块，CT值为50～90HU，周围可见低密度水肿带，伴有脑室池形态改变，中线结构移位等占位效应。常伴有脑挫裂伤和蛛网膜下隙出血的表现 （4）MRI：多表现为T_1等信号，T_2低信号，以T_2低信号更易显示病变

2. 急性脑内血肿的治疗

治疗：
- 急性脑内血肿以手术为主，多行骨瓣或骨窗开颅，合并硬膜下血肿时先予清除，再探查清除脑内血肿和坏死脑组织，保护主要功能区脑组织，血肿腔止血应彻底，内减压充分者骨瓣保留，脑组织肿胀显著者去骨瓣减压
- 血肿破入脑室者，术后保留脑室引流
- 急性脑内血肿经CT确诊，可行CT定位血肿穿刺引流治疗或立体定向血肿穿刺排空术
- 穿刺治疗脑内血肿，需密切观察病情变化并动态CT随访，个别患者如果症状体征加重或CT显示局部占位效应加重，应及时改行开颅血肿清除术
- 脑内血肿量大或合并损伤严重者，病情恶化快速，病死率高达50%；单纯性血肿、病情进展较慢者，及时手术或穿刺治疗，预后多良好
- 血肿量低于30ml，临床症状轻，位于非主要功能区，无神经系统体征，意识清楚，颅内压监测低于25mmHg者可以采用非手术治疗

（二）亚急性脑内血肿

亚急性脑内血肿指外伤后3天至3周内出现临床症状和体征的脑内血肿。多位于额叶、基底节区、脑深部、颞叶等处，顶枕叶、小脑、脑干少见，因其原发伤多较轻且不合并硬脑膜下血肿，位于脑叶者预后良好，位于基底节者因与内囊关系密切，偏瘫、失语等后遗症可

能较重。

1. 亚急性脑内血肿的诊断：见表 6-21。

表 6-21 亚急性脑内血肿的诊断

项目	内容
病史	有明显的外伤史
临床表现	(1)亚急性脑内血肿多见于老年人，伤后大多有短暂意识障碍，伤后立刻 CT 扫描多为正常，后慢慢表现头痛、头晕、恶心、呕吐、视盘水肿、血压升高、脉搏与呼吸缓慢等 (2)基底节区血肿早期出现偏瘫、失语，额颞叶皮质下血肿可出现癫痫大发作
辅助检查	(1)CT 扫描：初为高密度，随血肿内血红蛋白分解，血肿密度慢慢降低，边界欠清，3 周左右为等密度，2～3 个月后为低密度 (2)MRI：T_1、T_2 加权像多为高信号，周围有 T_1 加权像低信号水肿带相衬，显示清楚

2. 亚急性脑内血肿的治疗

治疗：
- 脑内血肿单独存在，且已程度不同的液化，穿刺抽吸或立体定向穿刺血肿排空治疗。前者依据CT简易定位，局麻下进行，穿刺血肿中心抽出大部分血肿后再注入尿激酶液化引流3天内可清除全部血肿；立体定向穿刺血肿排空术，定位精确，但是操作过程复杂
- CT显示血肿量低于30ml，临床症状轻微，可采用非手术治疗
- 极少数慢性脑内血肿，已完全囊变，无占位效应，颅内压正常，除合并难治性癫痫外，通常不作特殊处理

（三）迟发性外伤性脑内血肿

1. 迟发性外伤性脑内血肿的诊断：见表 6-22。

表 6-22 迟发性外伤性脑内血肿的诊断

项目	内容
病史	有明显的外伤史
临床表现	(1)大部分迟发性外伤性脑内血肿患者的原发伤不重，患者在经过一阶段好转或稳定期，数日或数周后又慢慢或突然出现意识障碍，出现局灶性神经体征或原有症状体征加重，部分患者的原发伤可以很重，伤后意识障碍也可一直无改善或加重 (2)复查 CT 才证实为迟发性脑内血肿
诊断标准	(1)Bollinger 提出本病的诊断标准如下 ①既往无血管疾病 ②头部有明显的外伤史 ③有中间无症状期 ④呈卒中样发作 (2)Diaz(1979)诊断标准 ①头部在运动中受伤史，有暂时或持久的意识丧失，有局限性神经体征或颅骨骨折 ②头部外伤距出现颅内血肿的时间少于 2 周 ③多次 CT 扫描确诊，首次扫描无血肿区发生了血肿 (3)Ninchoji 提出该病具有如下特点 ①头部在运动中受伤(减速伤) ②损伤不一定很重 ③症状和体征逐渐发生，并具有隐袭性 ④绝大多数病例存在颅骨穹隆部和(或)颅底部骨折 ⑤促进血肿形成的因素不肯定，但占 60％病例，伤后都出现过低血压 ⑥大多发生于伤后 72h 内，少数发生在 4 天以后 ⑦脑挫裂伤是起主要作用的因素 ⑧经临床和 CT 证实诊断 ⑨治疗结果不良
辅助检查	反复进行 CT 扫描、脑血管造影

2. 迟发性外伤性脑内血肿的治疗

确诊后应及早做骨瓣开颅，清除血肿大多能恢复良好。

六、外伤性脑室内出血

外伤性脑室内出血并非少见，而且常出现在非常危重的患者中。这是由于邻近脑室的脑内血肿破入脑室，或脑穿通伤经过脑室系统，伤道的血流入脑室，或来自脑室壁的出血所致。

（一）外伤性脑室内出血的诊断

外伤性脑室内出血的诊断见表 6-23。

表 6-23　外伤性脑室内出血的诊断

项目	内容
病史	有明显的外伤史
临床表现	(1)患者伤后多数意识丧失,昏迷程度重,持续时间长,有些患者意识障碍可较轻 (2)多缺乏局部体征,患者可有剧烈头痛、呕吐、高热及脑膜刺激症状 (3)极少数患者可呈濒死状态
辅助检查	CT 表现为脑室内的高密度出血。若脑内血肿破入脑室,可见半球内的血肿腔。当血肿较大造成脑室梗阻时,可见双侧脑室扩大

（二）外伤性脑室内出血的治疗

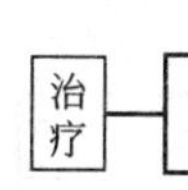
治疗

- 先进行脑室持续引流，以清除血性脑脊液及小的血块。当患者意识情况好转，脑脊液循环仍不通畅，脑室引流拔除困难时，及时采取分流手术
- 对于单侧脑室内大血肿和并发硬脑膜外、硬脑膜下或脑内血肿者，应手术清除

七、颅后窝血肿

颅后窝血肿较为少见，但因为其易引起颅内压急骤升高而引起小脑扁桃体疝，直接或间接压迫延髓而出现中枢性呼吸、循环衰竭，所以病情多急而险恶，应及早行手术来清除血肿，抢救脑疝，挽救患者生命。

（一）颅后窝血肿的诊断

颅后窝血肿的诊断见表 6-24。

表 6-24　颅后窝血肿的诊断

项目		内容
病史		有枕部着力的外伤史
临床表现	枕部着力伤	着力点处皮肤挫裂伤或形成头皮血肿,数小时后可发现枕下部或乳突部皮下淤血(Battle 征)
	急性颅内压增高	头痛剧烈,喷射性呕吐,烦躁不安,Cushing 反应,出现呼吸深慢、脉搏变慢、血压升高等,亚急性和慢性者,可有视盘水肿
	意识障碍	意识障碍时间较长,程度可逐渐加剧,或有中间清醒期后继续昏迷
	局灶性神经系统体征	小脑受累可出现眼球震颤、共济失调、伤侧肌张力减低等;脑干受累可表现交叉瘫痪、锥体束征、去大脑强直等
	颈项强直	一侧颈肌肿胀,强迫头位,为其特征性表现
	脑疝征	生命体征紊乱,呼吸骤停可较早发生。瞳孔可两侧大小不同,伴小脑幕切迹时可有瞳孔散大、对光反射消失等
辅助检查	X 线平片	汤氏位片可显示枕部骨折,“人”字缝分离等
	CT 扫描	可显示高密度血肿,骨窗可显示骨折
	MRI 扫描	符合血肿 MRI 各期表现

（二）颅后窝血肿的治疗

治疗：

- 诊断一旦明确或高度怀疑颅后窝血肿并造成急性脑受压症状者，应行手术清除血肿或钻孔探查术
- 钻孔探查术可根据枕部皮肤挫裂伤部位采取枕部旁正中切口或枕后正中直切口钻孔探查，X线显示有枕骨骨折者可在骨折线附近钻孔探查，CT显示血肿者，可按血肿所在部位标出切口位置，在血肿处或骨折线附近钻孔，发现血肿后，按照血肿范围扩大骨窗，清除血肿及碎裂失活脑组织，如果颅内压仍高，可咬开枕大孔后缘及寰椎后弓，敞开硬脑膜，行枕肌下减压术
- 对于骑跨横窦的硬脑膜外血肿，需向幕上扩大骨窗，保留横窦处一骨桥，然后清除血肿，为减少出血，需先清除横窦远处血肿，后清除其附近血肿，如果横窦损伤所致血肿，可用明胶海绵附于横窦破孔处止血
- 颅后窝血肿可伴有额、颞部脑挫裂伤或硬脑膜下血肿，必要时可开颅清除碎裂组织及血肿

第七节　高血压性脑出血

高血压性脑出血是脑血管病患者中病死率及致残率最高的一种疾病，3/4以上存活者遗留不同程度的残疾。

一、高血压性脑出血的诊断

高血压性脑出血的诊断见表6-25。

表6-25　高血压性脑出血的诊断

项目	内容
病史	常有高血压病病史
临床表现	(1)壳核出血：依出血量和病情进展，患者可有意识障碍或无意识障碍，并伴有不同程度的“三偏”。优势半球出血者还可伴有语言障碍等 (2)背侧丘脑出血：发病后多数患者出现昏迷和偏瘫。背侧丘脑内侧或下部出血者可出现典型的眼征。出血向外扩展，可影响内囊产生“三偏”征。背侧丘脑出血侵入脑室者可使病情加重，出现高热、四肢强直性抽搐，并可增大脑内脏综合征的发生率 (3)皮质下出血(脑叶出血) ①意识障碍少见而相对较轻 ②偏瘫与同向凝视较少、程度较轻 ③脑膜刺激征多见 ④枕叶出血可有一过性黑矇和皮质盲。顶颞叶出血可有同向偏盲及轻偏瘫，优势半球者可有失语。额叶出血可出现智力障碍、尿失禁，偏瘫较轻 (4)小脑出血典型病例：突发眩晕、头痛、频繁呕吐，主要体征为躯干性共济失调、眼震和构音障碍。意识障碍多在发病后数小时或1～2天出现，脑干受累查体可以见双眼向出血对侧凝视、周围性面瘫、瞳孔缩小、去皮质状态等。延髓受累者，呼吸循环出现衰竭 (5)脑桥出血：患者起病急并立即陷入深昏迷，多在短时间内死亡，脑干出血时几乎都有眼球活动障碍，可进行眼-头反射检查。脑桥出血时，双眼向出血对侧凝视，瞳孔缩小，对光反应迟钝；患者还常常伴有高热，一些病情较轻的患者有时还可查到脑神经与肢体的交叉性麻痹、伸肌姿势异常等 (6)脑室内出血：脑室内出血患者的病情大多较严重，临床上除有原发病灶的症状、体征外，还有脑干受累以及颅内压迅速增高的一系列表现，意识障碍通常较重，生命体征变化明显，且常伴有高热、强直发作等
诊断标准	(1)多见于50岁以上的高血压动脉硬化患者 (2)常在白天活动用力时突然发病 (3)脑脊液为均匀血性
辅助检查	(1)头颅CT：是确诊脑出血的首选检查。早期水肿在CT上显示为圆形或椭圆形的高密度影，边界清楚。CT可准确显示出血的部位、大小、脑水肿情况以及是否破入脑室等 (2)头颅MRI：对幕上脑出血的价值不如CT，对幕下出血的检出率优于CT (3)脑血管造影：可显示脑血管的位置、形态和分布等，并易于发现脑动脉瘤、脑血管畸形及烟雾病等脑出血病因

二、高血压性脑出血的治疗

（一）非手术治疗

1. 一般处理

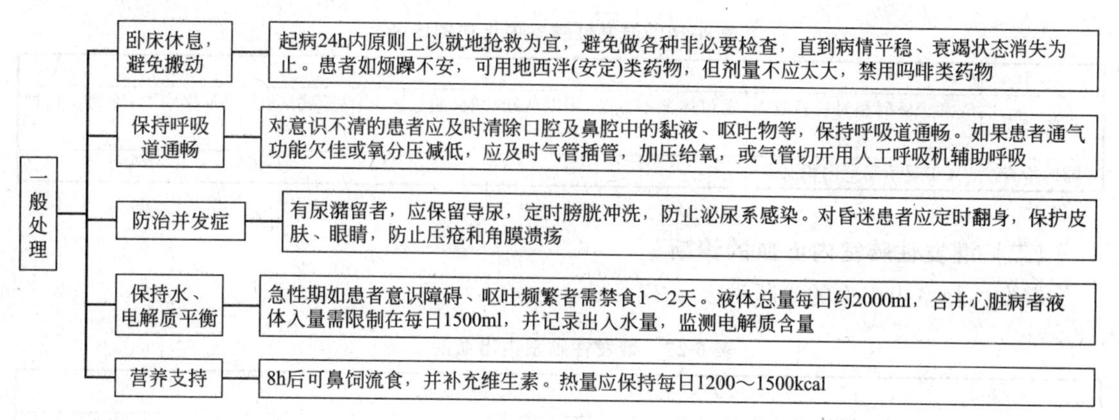
一般处理
卧床休息，避免搬动
起病24h内原则上以就地抢救为宜，避免做各种非必要检查，直到病情平稳、衰竭状态消失为止。患者如烦躁不安，可用地西泮(安定)类药物，但剂量不应太大，禁用吗啡类药物
保持呼吸道通畅
对意识不清的患者应及时清除口腔及鼻腔中的黏液、呕吐物等，保持呼吸道通畅。如果患者通气功能欠佳或氧分压减低，应及时气管插管，加压给氧，或气管切开用人工呼吸机辅助呼吸
防治并发症
有尿潴留者，应保留导尿，定时膀胱冲洗，防止泌尿系感染。对昏迷患者应定时翻身，保护皮肤、眼睛，防止压疮和角膜溃疡
保持水、电解质平衡
急性期如患者意识障碍、呕吐频繁者需禁食1～2天。液体总量每日约2000ml，合并心脏病者液体入量需限制在每日1500ml，并记录出入水量，监测电解质含量
营养支持
8h后可鼻饲流食，并补充维生素。热量应保持每日1200～1500kcal

2. 特殊治疗

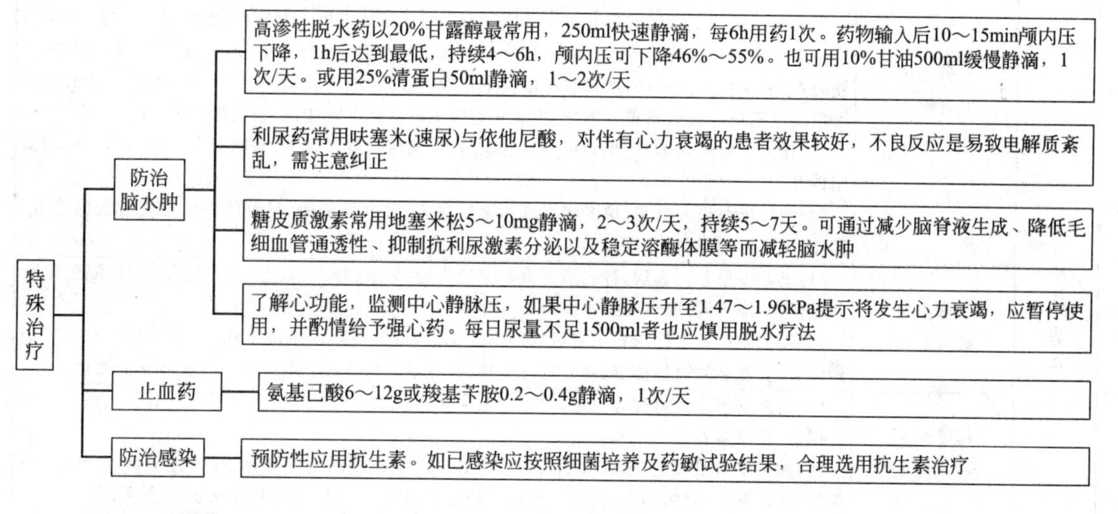
特殊治疗
防治脑水肿
高渗性脱水药以20%甘露醇最常用，250ml快速静滴，每6h用药1次。药物输入后10～15min颅内压下降，1h后达到最低，持续4～6h，颅内压可下降46%～55%。也可用10%甘油500ml缓慢静滴，1次/天。或用25%清蛋白50ml静滴，1～2次/天
利尿药常用呋塞米(速尿)与依他尼酸，对伴有心力衰竭的患者效果较好，不良反应是易致电解质紊乱，需注意纠正
糖皮质激素常用地塞米松5～10mg静滴，2～3次/天，持续5～7天。可通过减少脑脊液生成、降低毛细血管通透性、抑制抗利尿激素分泌以及稳定溶酶体膜等而减轻脑水肿
了解心功能，监测中心静脉压，如果中心静脉压升至1.47～1.96kPa提示将发生心力衰竭，应暂停使用，并酌情给予强心药。每日尿量不足1500ml者也应慎用脱水疗法
止血药
氨基己酸6～12g或羧基苄胺0.2～0.4g静滴，1次/天
防治感染
预防性应用抗生素。如已感染应按照细菌培养及药敏试验结果，合理选用抗生素治疗

（二）手术治疗

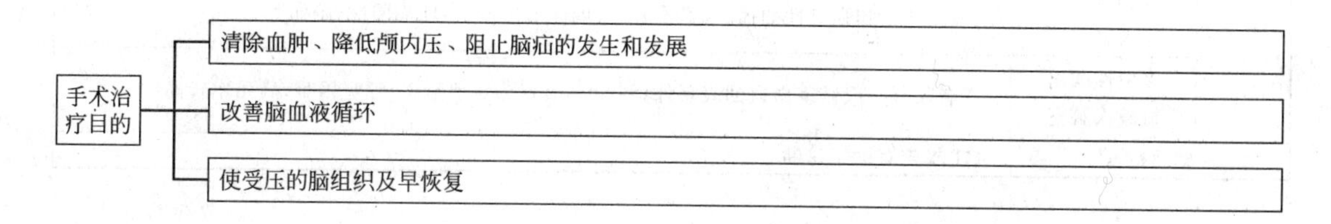
手术治疗目的
清除血肿、降低颅内压、阻止脑疝的发生和发展
改善脑血液循环
使受压的脑组织及早恢复

第八节　脑室内出血

脑室内出血（IVH）是指非外伤性因素所致的颅内血管破裂，血液进入脑室系统。占自发性脑出血的20％～60％。IVH最基本、最常用的分类方法是将其分为原发性与继发性两大类。

一、脑室内出血的诊断

（一）原发性脑室内出血的诊断

原发性脑室内出血的诊断见表6-26。

表6-26 原发性脑室内出血的诊断

项目	内容
临床表现	意识障碍相对较轻或无，定位体征不显著，多以认知功能（如记忆力、注意力、定向力及集中力）障碍及精神症状为常见表现
辅助检查	CT显示脑室内积血

（二）继发性脑室内出血的诊断

继发性脑室内出血的诊断见表6-27。

表6-27 继发性脑室内出血的诊断

项目		内容
临床表现	大脑半球出血破入脑室	(1)基底节出血破入脑室 ①临床表现相对较轻，意识障碍轻，轻度偏瘫，无感觉障碍，甚至无显著定位体征 ②内囊后肢前2/3区的血肿可穿破侧脑室三角区或体部破入脑室内，出血量多超过60ml ③患者多表现为突然昏迷、偏瘫，如果血肿在优势半球，可有失语、病理征阳性、眼球向病灶侧凝视、脑膜刺激征阳性，严重时可以发生呼吸、循环衰竭和脑疝；位于内囊后肢后1/3的血肿可以通过三角区或后角破入脑室，患者多有感觉障碍及视野变化，运动障碍相对较轻 (2)丘脑出血破入脑室：患者可出现意识障碍、偏瘫或肢体麻木、两眼上视困难、高热、病理征阳性等 (3)脑叶出血破入脑室：患者多表现为突然昏迷、完全性偏瘫、显著颅内压增高或去脑强直、脑疝，多死于呼吸、循环衰竭
	小脑出血破入脑室	(1)患者多呈急性起病，神志清者常有剧烈头痛、头晕、恶心、呕吐、颈后疼痛、颈项强直、脑膜刺激征、共济失调，肢体瘫痪不显著 (2)发生急性梗阻性脑积水者可立即出现意识障碍、小脑扁桃体下疝，于发病后1～2h发展到深昏迷、四肢强直抽搐、双侧病理征阳性，甚者常因为呼吸衰竭或突然呼吸停止而死亡
	桥脑出血破入脑室	(1)出血量较少者可神志清楚，表现为剧烈头痛、恶心、呕吐、眼花、复视、吞咽困难、后组颅神经损伤、颈项强直等 (2)如果出血量较大，患者常于发病后数分钟内迅速进展至深昏迷、交叉性瘫痪、高热、二便失禁、瞳孔缩小、呼吸困难，常合并急性上消化道出血，病情危重者往往来不及诊治即死亡
	蛛网膜下隙出血逆流入脑室	轻者主要为头痛、不同程度的意识障碍、发热、精神异常、癫痫和脑膜刺激征，重者多出现昏迷、发作性去脑强直性抽搐、视盘水肿、玻璃体下出血、病理征阳性、脑疝等
	多发性脑出血破入脑室	患者除有一般脑室出血的表现外，约80%表现为意识障碍、呼吸困难，病死率较高
辅助检查		CT检查有助于诊断

二、脑室内出血的治疗

（一）非手术治疗

1. 适应证

适应证
- 病情较轻，神经功能缺损轻微、意识清醒者，非手术治疗过程中病情无恶化趋势
- 无急性梗阻性脑积水
- 深度昏迷，脑疝晚期，生命体征极不稳定，不能耐受手术治疗

2. 一般性措施

一般性措施
- 急性期应卧床，避免过多搬动，以利于止血和防止再出血，也利于稳定血压和颅内压
- 对躁动不安、抽搐的患者可适量应用镇静剂和抗癫痫治疗

3. 控制血压

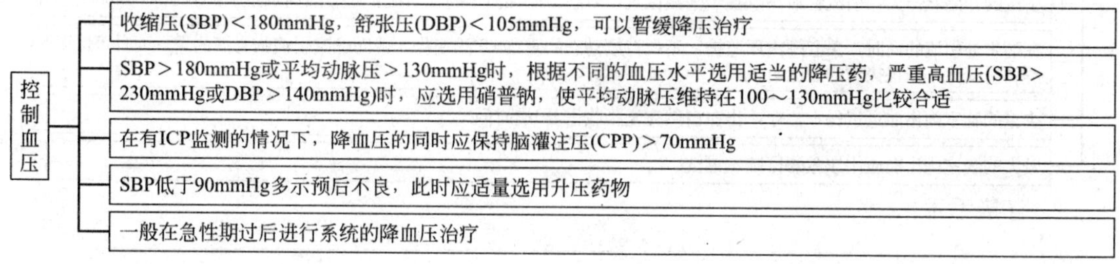
控制血压
收缩压(SBP)＜180mmHg，舒张压(DBP)＜105mmHg，可以暂缓降压治疗
SBP＞180mmHg或平均动脉压＞130mmHg时，根据不同的血压水平选用适当的降压药，严重高血压(SBP＞230mmHg或DBP＞140mmHg)时，应选用硝普钠，使平均动脉压维持在100～130mmHg比较合适
在有ICP监测的情况下，降血压的同时应保持脑灌注压(CPP)＞70mmHg
SBP低于90mmHg多示预后不良，此时应适量选用升压药物
一般在急性期过后进行系统的降血压治疗

4. 降颅压治疗

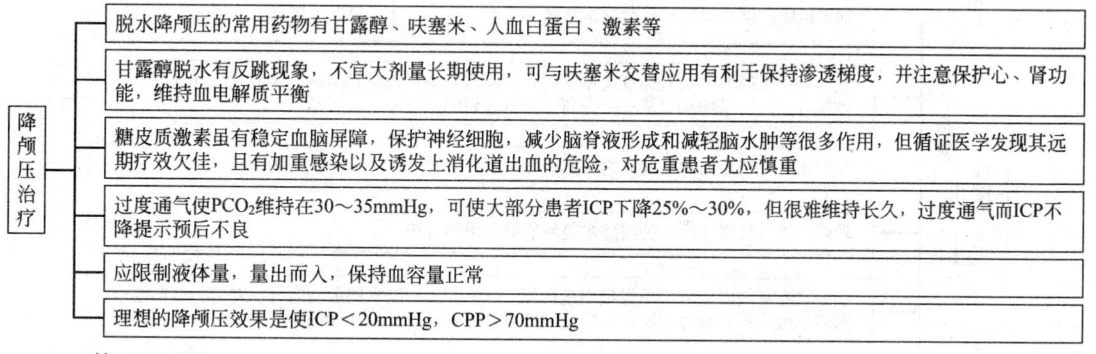
降颅压治疗
脱水降颅压的常用药物有甘露醇、呋塞米、人血白蛋白、激素等
甘露醇脱水有反跳现象，不宜大剂量长期使用，可与呋塞米交替应用有利于保持渗透梯度，并注意保护心、肾功能，维持血电解质平衡
糖皮质激素虽有稳定血脑屏障，保护神经细胞，减少脑脊液形成和减轻脑水肿等很多作用，但循证医学发现其远期疗效欠佳，且有加重感染以及诱发上消化道出血的危险，对危重患者尤应慎重
过度通气使PCO₂维持在30～35mmHg，可使大部分患者ICP下降25%～30%，但很难维持长久，过度通气而ICP不降提示预后不良
应限制液体量，量出而入，保持血容量正常
理想的降颅压效果是使ICP＜20mmHg，CPP＞70mmHg

5. 体温的控制

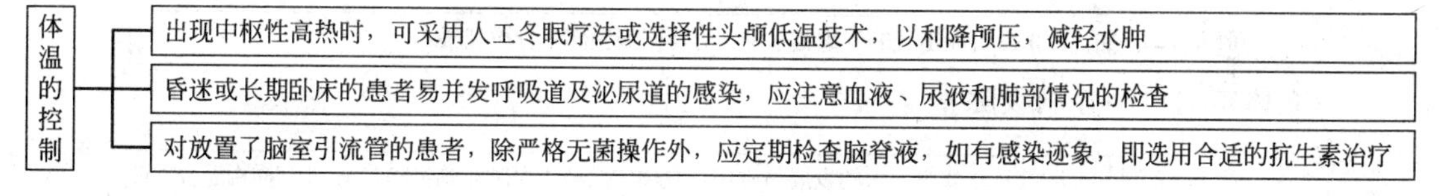
体温的控制
出现中枢性高热时，可采用人工冬眠疗法或选择性头颅低温技术，以利降颅压，减轻水肿
昏迷或长期卧床的患者易并发呼吸道及泌尿道的感染，应注意血液、尿液和肺部情况的检查
对放置了脑室引流管的患者，除严格无菌操作外，应定期检查脑脊液，如有感染迹象，即选用合适的抗生素治疗

6. 止血药物

如果患者出现上消化道出血或出血倾向时可试用止血药。

（二）手术治疗

1. 脑室穿刺脑脊液引流术

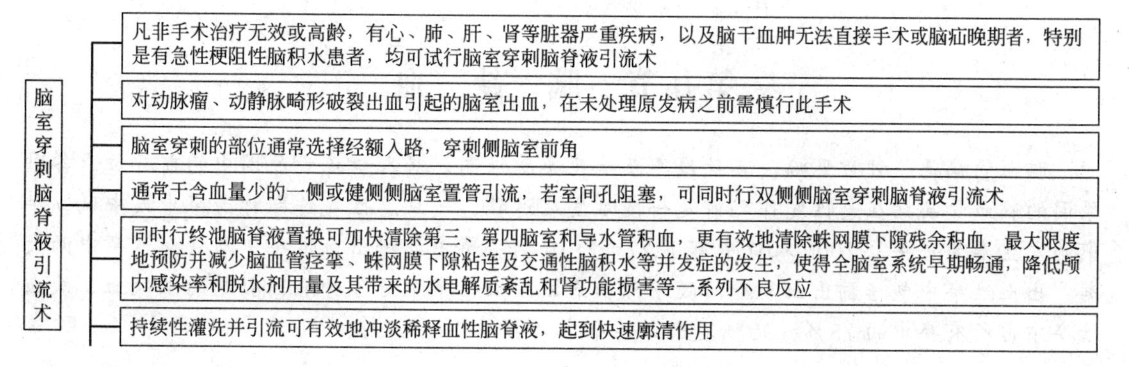
脑室穿刺脑脊液引流术
凡非手术治疗无效或高龄，有心、肺、肝、肾等脏器严重疾病，以及脑干血肿无法直接手术或脑疝晚期者，特别是有急性梗阻性脑积水患者，均可试行脑室穿刺脑脊液引流术
对动脉瘤、动静脉畸形破裂出血引起的脑室出血，在未处理原发病之前需慎行此手术
脑室穿刺的部位通常选择经额入路，穿刺侧脑室前角
通常于含血量少的一侧或健侧侧脑室置管引流，若室间孔阻塞，可同时行双侧侧脑室穿刺脑脊液引流术
同时行终池脑脊液置换可加快清除第三、第四脑室和导水管积血，更有效地清除蛛网膜下隙残余积血，最大限度地预防并减少脑血管痉挛、蛛网膜下隙粘连及交通性脑积水等并发症的发生，使得全脑室系统早期畅通，降低颅内感染率和脱水剂用量及其带来的水电解质紊乱和肾功能损害等一系列不良反应
持续性灌洗并引流可有效地冲淡稀释血性脑脊液，起到快速廓清作用

- 在整个穿刺引流和灌洗过程中，必须严格无菌操作，预防性使用抗生素，并防止脑脊液自引流管周围漏液
- 当引流的血性脑脊液色泽变淡或颅内压正常，或CT复查示脑室内血肿明显减少或消失，临床症状好转，即可试夹闭脑室引流管并观察24h，如果临床表现无变化即可拔除引流管
- 若引流的脑脊液变清，但颅内压仍较高或引流量仍多，可考虑行侧脑室-腹腔分流术。如果引流后病情明显好转，颅内压正常，即使引流出的脑脊液含血量较多也可拔管，必要时可以间断腰穿放液
- 引流的开始2～3天，引流管最高点置于平额位置，有利于血性液体的外引流，此后最高点置于前额上5～10cm位置
- 在脑室外引流的同时，采取颅内压监护，不但持续动态的观察ICP的变化，帮助确定引流脑脊液的量，而且可以了解病情变化，提供拔管的最佳时机
- 少量的脑室内出血通过保守治疗，出血自然完全吸收需要3周时间
- 较大的脑室内出血应用尿激酶行脑室灌洗

2. 直接手术

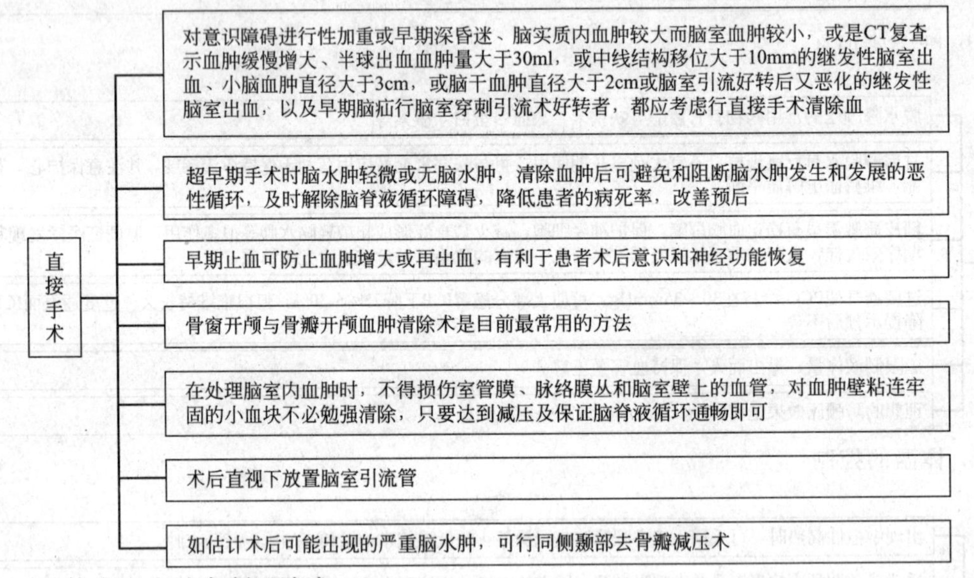
直接手术
对意识障碍进行性加重或早期深昏迷、脑实质内血肿较大而脑室血肿较小，或是CT复查示血肿缓慢增大、半球出血血肿量大于30ml，或中线结构移位大于10mm的继发性脑室出血、小脑血肿直径大于3cm，或脑干血肿直径大于2cm或脑室引流好转后又恶化的继发性脑室出血，以及早期脑疝行脑室穿刺引流术好转者，都应考虑行直接手术清除血
超早期手术时脑水肿轻微或无脑水肿，清除血肿后可避免和阻断脑水肿发生和发展的恶性循环，及时解除脑脊液循环障碍，降低患者的病死率，改善预后
早期止血可防止血肿增大或再出血，有利于患者术后意识和神经功能恢复
骨窗开颅与骨瓣开颅血肿清除术是目前最常用的方法
在处理脑室内血肿时，不得损伤室管膜、脉络膜丛和脑室壁上的血管，对血肿壁粘连牢固的小血块不必勉强清除，只要达到减压及保证脑脊液循环通畅即可
术后直视下放置脑室引流管
如估计术后可能出现的严重脑水肿，可行同侧颞部去骨瓣减压术

3. 立体定向血肿穿刺吸除术

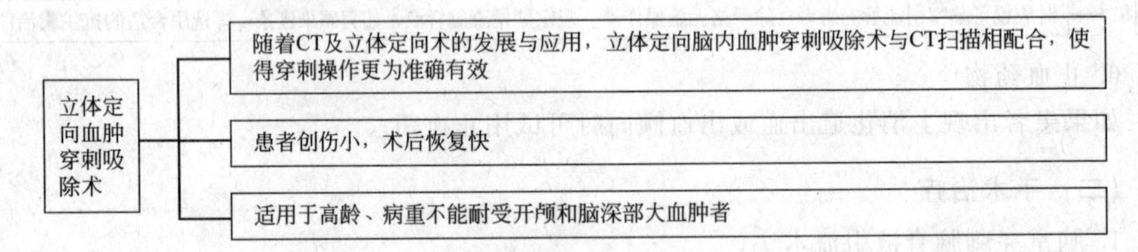
立体定向血肿穿刺吸除术
随着CT及立体定向术的发展与应用，立体定向脑内血肿穿刺吸除术与CT扫描相配合，使得穿刺操作更为准确有效
患者创伤小，术后恢复快
适用于高龄、病重不能耐受开颅和脑深部大血肿者

第九节 脑 缺 血

脑血管病是一种常见病，其致残率及病死率都很高，居人口死亡原因中的前3位。各种原因的脑血管疾病在急性发作之前是一慢性发展过程，一旦急性发作即称为卒中或中风。卒中的发生率为每年每1000人口中有1.27～2.16例。卒中包括出血性卒中与缺血性卒中两大类，出血性卒中包括脑出血和蛛网膜下隙出血，缺血性卒中是各种原因引起的脑缺血。缺血性卒中占所有卒中的75％～90％，出血性卒中只占10％～25％。

一、短暂性脑缺血发作

短暂性脑缺血发作（简称 TIA）是指伴有局灶症状的短暂的脑血液循环障碍，以反复发作的短暂性失语、瘫痪或感觉障碍为特点，症状及体征在 24h 内消失。

（一）短暂性脑缺血发作的诊断

短暂性脑缺血发作的诊断见表 6-28。

表 6-28　短暂性脑缺血发作的诊断

项目	内容
临床表现	(1)60 岁以上老年人多见,男多于女 (2)多在体位改变、活动过度、颈部突然转动或屈伸等情况下发病 (3)颈动脉系统的 TIA:单瘫、偏瘫、偏身感觉障碍、失语、单眼视力障碍等,也可出现同向偏盲和昏厥等 (4)椎基底动脉系统 TIA:主要表现为脑干、小脑、枕叶、颞叶及脊髓近端缺血。神经缺损症状,主要表现为眩晕、眼震、站立或行走不稳、视物模糊或变形、视野缺损、复视、恶心或呕吐、听力下降、球麻痹、交叉性瘫痪、轻偏瘫和双侧轻度瘫痪等。少数可出现意识障碍或猝倒发作
诊断标准	中华神经外科学会于 1995 年制订的诊断标准如下 (1)短暂的、可逆的、局部的脑血液循环障碍,可反复发作,少者 1～2 次,多至数十次,多与动脉粥样硬化有关,也可以是脑梗死的前驱发作 (2)可表现为颅内动脉系统和(或)椎 - 基底动脉系统的症状和体征 (3)每次发作持续时间通常在数分钟至 1h 左右,症状和体征应该在 24h 内完全消失
辅助检查	(1)头颅 CT 和 MRI:头颅 CT 有助于排除与 TIA 相似表现的颅内病变。头颅 MRI 的阳性率更高 (2)超声检查 ①颈动脉超声检查:应作为 TIA 患者的一个基本检查手段,通常可显示动脉硬化斑块 ②经颅彩色多普勒超声:能发现严重的颅内血管狭窄、判断侧支循环情况、进行栓子监测,在血管造影前评估脑血液循环的状况 ③经食管超声心动图:可见房间隔的异常(房间隔的动脉瘤、未闭的卵圆孔、房间隔缺损)、心房附壁血栓、二尖瓣赘生物以及主动脉弓动脉粥样硬化等多种心源性栓子来源 (3)脑血管造影 ①选择性动脉导管脑血管造影(数字减影血管造影,DSA):是评估颅内外动脉血管病变最准确的诊断手段(金标准),但脑血管造影价格比较昂贵,且有一定的风险,其严重并发症的发生率为 0.5%～1.0%。 ②CTA 和 MRA:不如 DSA 提供的血管情况详尽,且可造成对动脉狭窄程度的判断过度 (4)其他检查:对小于 50 岁的人群或未发现明确原因的 TIA 患者、或是少见部位出现静脉血栓、有家族性血栓史的 TIA 患者需做血栓前状态的特殊检查。如果发现血红蛋白、红细胞压积、血小板计数、凝血酶原时间或部分凝血酶原时间等常规检查异常,应进一步检查其他的血凝指标

（二）短暂性脑缺血发作的治疗

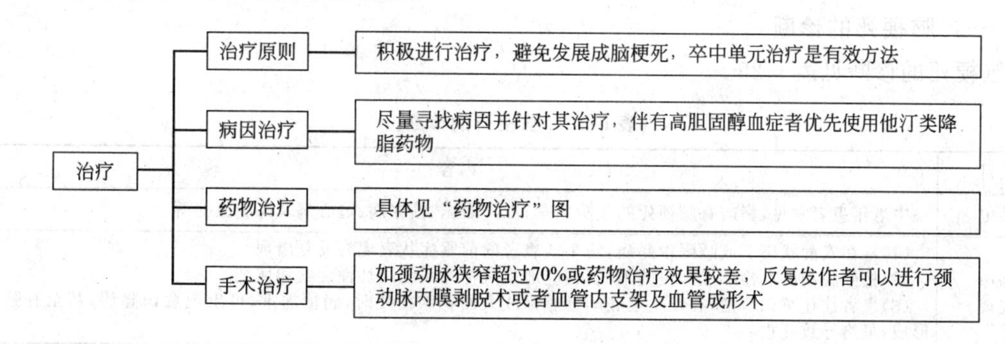
治疗
治疗原则
积极进行治疗，避免发展成脑梗死，卒中单元治疗是有效方法
病因治疗
尽量寻找病因并针对其治疗，伴有高胆固醇血症者优先使用他汀类降脂药物
药物治疗
具体见“药物治疗”图
手术治疗
如颈动脉狭窄超过70%或药物治疗效果较差，反复发作者可以进行颈动脉内膜剥脱术或者血管内支架及血管成形术

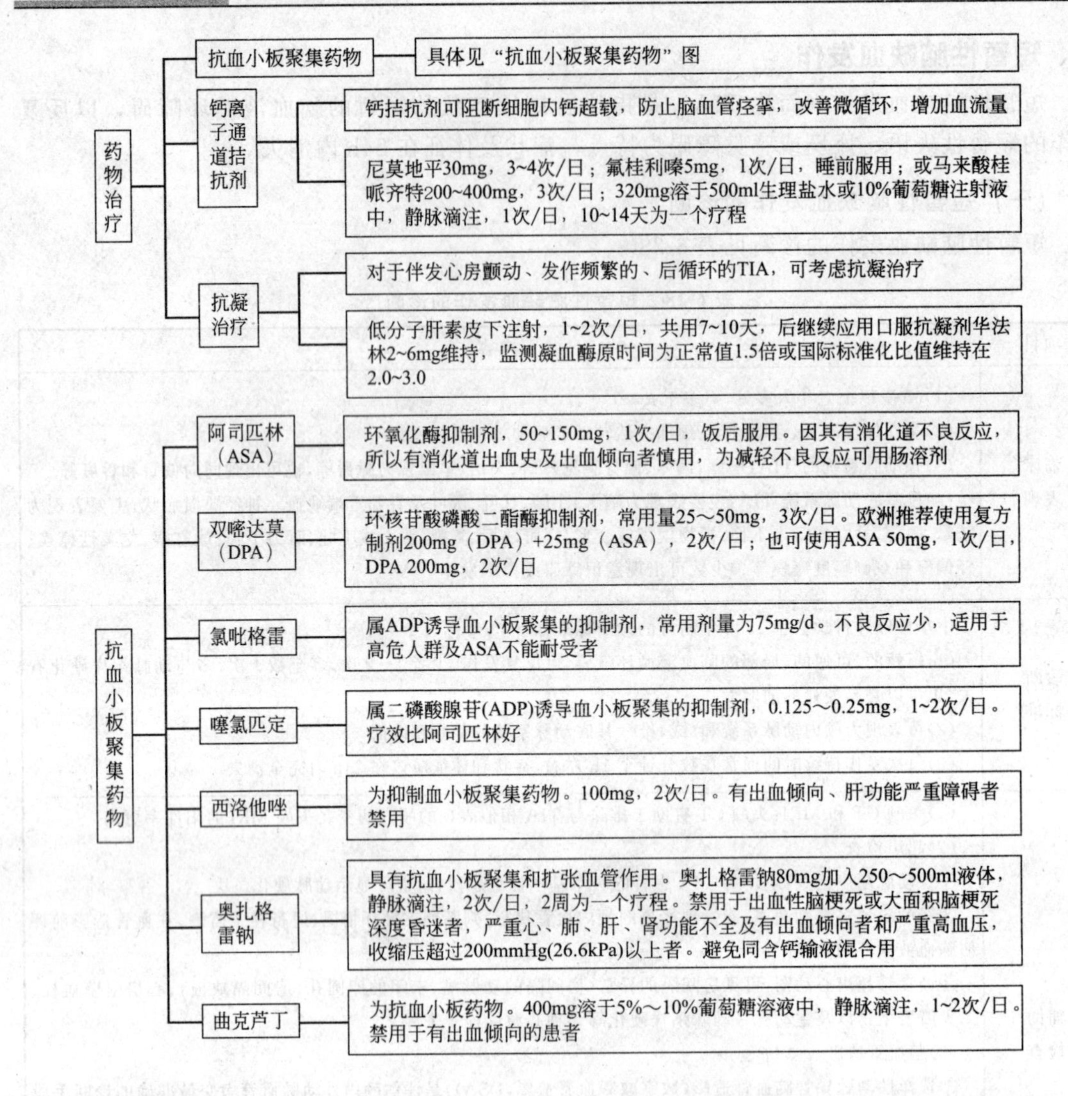
药物治疗
抗血小板聚集药物
具体见“抗血小板聚集药物”图
钙离子通道拮抗剂
钙拮抗剂可阻断细胞内钙超载，防止脑血管痉挛，改善微循环，增加血流量
尼莫地平30mg，3~4次/日；氟桂利嗪5mg，1次/日，睡前服用；或马来酸桂哌齐特200~400mg，3次/日；320mg溶于500ml生理盐水或10%葡萄糖注射液中，静脉滴注，1次/日，10~14天为一个疗程
抗凝治疗
对于伴发心房颤动、发作频繁的、后循环的TIA，可考虑抗凝治疗
低分子肝素皮下注射，1~2次/日，共用7~10天，后继续应用口服抗凝剂华法林2~6mg维持，监测凝血酶原时间为正常值1.5倍或国际标准化比值维持在2.0~3.0
抗血小板聚集药物
阿司匹林（ASA）
环氧化酶抑制剂，50~150mg，1次/日，饭后服用。因其有消化道不良反应，所以有消化道出血史及出血倾向者慎用，为减轻不良反应可用肠溶剂
双嘧达莫（DPA）
环核苷酸磷酸二酯酶抑制剂，常用量25～50mg，3次/日。欧洲推荐使用复方制剂200mg（DPA）+25mg（ASA），2次/日；也可使用ASA 50mg，1次/日，DPA 200mg，2次/日
氯吡格雷
属ADP诱导血小板聚集的抑制剂，常用剂量为75mg/d。不良反应少，适用于高危人群及ASA不能耐受者
噻氯匹定
属二磷酸腺苷(ADP)诱导血小板聚集的抑制剂，0.125～0.25mg，1~2次/日。疗效比阿司匹林好
西洛他唑
为抑制血小板聚集药物。100mg，2次/日。有出血倾向、肝功能严重障碍者禁用
奥扎格雷钠
具有抗血小板聚集和扩张血管作用。奥扎格雷钠80mg加入250～500ml液体，静脉滴注，2次/日，2周为一个疗程。禁用于出血性脑梗死或大面积脑梗死深度昏迷者，严重心、肺、肝、肾功能不全及有出血倾向者和严重高血压，收缩压超过200mmHg(26.6kPa)以上者。避免同含钙输液混合用
曲克芦丁
为抗血小板药物。400mg溶于5%～10%葡萄糖溶液中，静脉滴注，1~2次/日。禁用于有出血倾向的患者

二、脑梗死

脑梗死又称缺血性脑卒中，是指各种原因导致的脑部血液供应障碍，造成脑组织缺血、缺氧性坏死，使局部脑组织发生不可逆性损害。

血栓形成性脑梗死又称脑血栓形成，是脑梗死中最常见的类型，一般指脑动脉主干或皮质支动脉粥样硬化或动脉炎等原因造成血管腔狭窄、闭塞或有血栓形成，造成局部脑组织因血液供应中断而发生缺血、缺氧性坏死，引起相应的神经系统症状与体征。

（一）脑梗死的诊断

脑梗死的诊断见表 6-29。

表 6-29　脑梗死的诊断

项目	内容
病史	中老年患者常见，病前有脑梗死的危险因素，如高血压、糖尿病、冠心病及高脂血症等
临床表现	(1)常在安静状态下或睡眠中起病，约1/3患者的前驱症状表现为反复出现 (2)按照脑动脉血栓形成部位的不同，相应地出现神经系统局灶性症状和体征 (3)患者往往意识清楚，在发生基底动脉血栓或大面积脑梗死时，病情加重，可出现意识障碍，甚至有脑疝形成，最终导致死亡

续表

项目	内容
辅助检查	(1)血液常规和生化检查:有利于发现脑梗死的危险因素 (2)头颅 CT:对于发病早期脑梗死与脑出血的识别很重要 (3)头颅 MRI:可以发现脑干、小脑梗死以及小灶梗死、静脉窦血栓形成 (4)血管造影:可以显示脑部大动脉的狭窄、闭塞和其他病变 (5)彩色多普勒超声检查(TCD):可发现脑动脉的狭窄、闭塞、痉挛和进行微栓子监测,评估血管侧支循环建立情况 (6)单光子发射计算机体层扫描(SPECT)与正电子发射计算机体层扫描(PET):能在发病后数分钟显示脑梗死的部位和局部脑血流的改变。通过对脑血流量(CBF)的测定,可以识别缺血性半暗带,指导溶栓治疗,并判定预后 (7)脑脊液(CSF)检查:CSF 往往正常,当有出血性脑梗死时,CSF 中可见红细胞。在大面积脑梗死时,CSF 压力可升高,细胞数及蛋白质含量可增加

(二) 脑梗死的治疗

1. 一般治疗

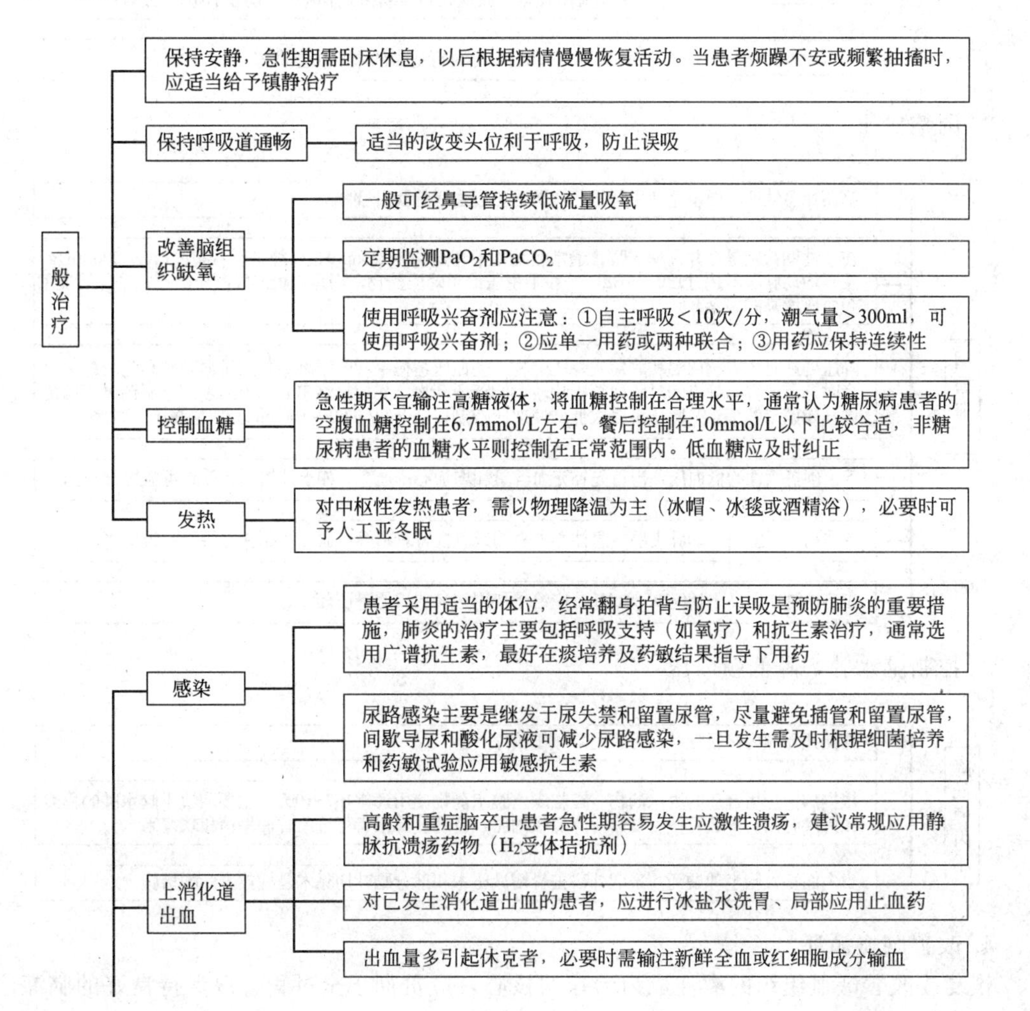
一般治疗
保持安静，急性期需卧床休息，以后根据病情慢慢恢复活动。当患者烦躁不安或频繁抽搐时，应适当给予镇静治疗
保持呼吸道通畅
适当的改变头位利于呼吸，防止误吸
改善脑组织缺氧
一般可经鼻导管持续低流量吸氧
定期监测PaO_2和$PaCO_2$
使用呼吸兴奋剂应注意：①自主呼吸＜10次/分，潮气量＞300ml，可使用呼吸兴奋剂；②应单一用药或两种联合；③用药应保持连续性
控制血糖
急性期不宜输注高糖液体，将血糖控制在合理水平，通常认为糖尿病患者的空腹血糖控制在6.7mmol/L左右。餐后控制在10mmol/L以下比较合适，非糖尿病患者的血糖水平则控制在正常范围内。低血糖应及时纠正
发热
对中枢性发热患者，需以物理降温为主（冰帽、冰毯或酒精浴），必要时可予人工亚冬眠
感染
患者采用适当的体位，经常翻身拍背与防止误吸是预防肺炎的重要措施，肺炎的治疗主要包括呼吸支持（如氧疗）和抗生素治疗，通常选用广谱抗生素，最好在痰培养及药敏结果指导下用药
尿路感染主要是继发于尿失禁和留置尿管，尽量避免插管和留置尿管，间歇导尿和酸化尿液可减少尿路感染，一旦发生需及时根据细菌培养和药敏试验应用敏感抗生素
上消化道出血
高龄和重症脑卒中患者急性期容易发生应激性溃疡，建议常规应用静脉抗溃疡药物（H_2受体拮抗剂）
对已发生消化道出血的患者，应进行冰盐水洗胃、局部应用止血药
出血量多引起休克者，必要时需输注新鲜全血或红细胞成分输血

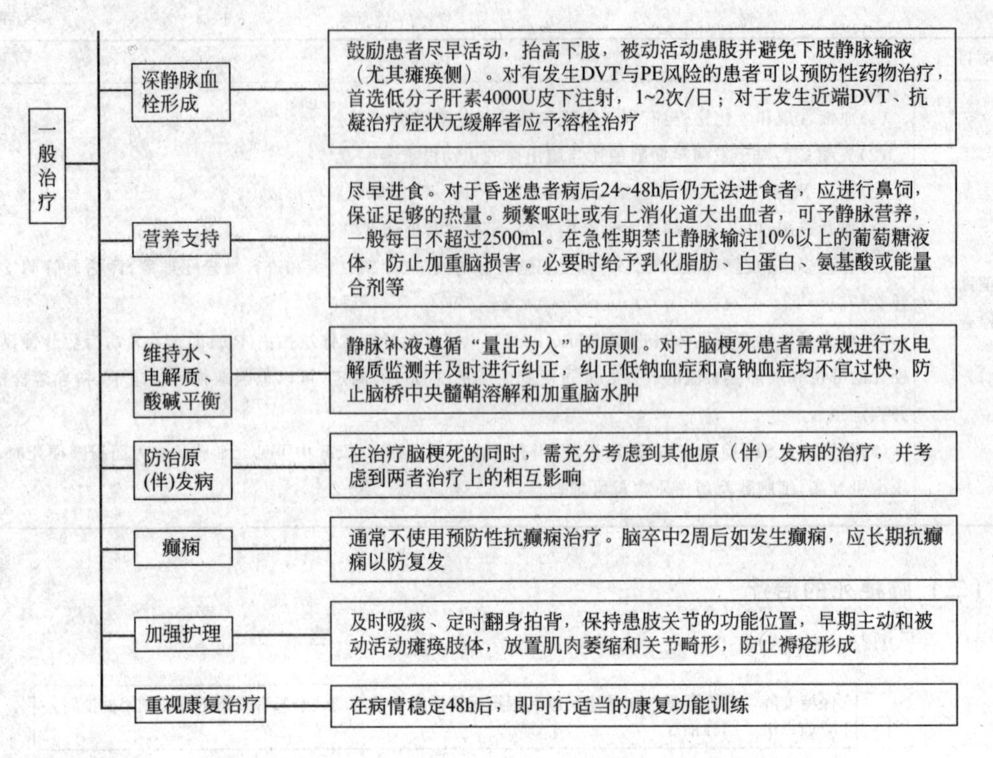
一般治疗
深静脉血栓形成
鼓励患者尽早活动，抬高下肢，被动活动患肢并避免下肢静脉输液（尤其瘫痪侧）。对有发生DVT与PE风险的患者可以预防性药物治疗，首选低分子肝素4000U皮下注射，1~2次/日；对于发生近端DVT、抗凝治疗症状无缓解者应予溶栓治疗
营养支持
尽早进食。对于昏迷患者病后24~48h后仍无法进食者，应进行鼻饲，保证足够的热量。频繁呕吐或有上消化道大出血者，可予静脉营养，一般每日不超过2500ml。在急性期禁止静脉输注10%以上的葡萄糖液体，防止加重脑损害。必要时给予乳化脂肪、白蛋白、氨基酸或能量合剂等
维持水、电解质、酸碱平衡
静脉补液遵循“量出为入”的原则。对于脑梗死患者需常规进行水电解质监测并及时进行纠正，纠正低钠血症和高钠血症均不宜过快，防止脑桥中央髓鞘溶解和加重脑水肿
防治原(伴)发病
在治疗脑梗死的同时，需充分考虑到其他原（伴）发病的治疗，并考虑到两者治疗上的相互影响
癫痫
通常不使用预防性抗癫痫治疗。脑卒中2周后如发生癫痫，应长期抗癫痫以防复发
加强护理
及时吸痰、定时翻身拍背，保持患肢关节的功能位置，早期主动和被动活动瘫痪肢体，放置肌肉萎缩和关节畸形，防止褥疮形成
重视康复治疗
在病情稳定48h后，即可行适当的康复功能训练

2. 调整血压

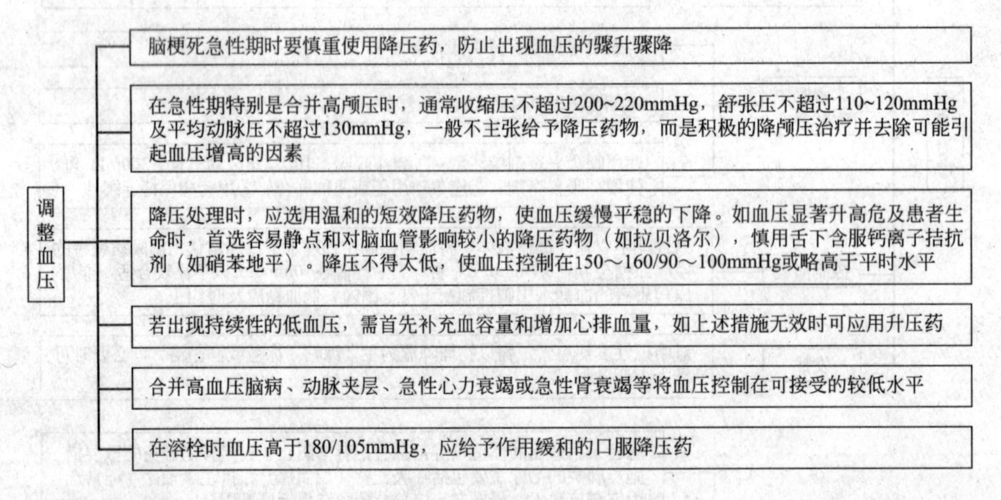
调整血压
脑梗死急性期时要慎重使用降压药，防止出现血压的骤升骤降
在急性期特别是合并高颅压时，通常收缩压不超过200~220mmHg，舒张压不超过110~120mmHg及平均动脉压不超过130mmHg，一般不主张给予降压药物，而是积极的降颅压治疗并去除可能引起血压增高的因素
降压处理时，应选用温和的短效降压药物，使血压缓慢平稳的下降。如血压显著升高危及患者生命时，首选容易静点和对脑血管影响较小的降压药物（如拉贝洛尔），慎用舌下含服钙离子拮抗剂（如硝苯地平）。降压不得太低，使血压控制在150～160/90～100mmHg或略高于平时水平
若出现持续性的低血压，需首先补充血容量和增加心排血量，如上述措施无效时可应用升压药
合并高血压脑病、动脉夹层、急性心力衰竭或急性肾衰竭等将血压控制在可接受的较低水平
在溶栓时血压高于180/105mmHg，应给予作用缓和的口服降压药

3. 控制脑水肿，降低颅内压

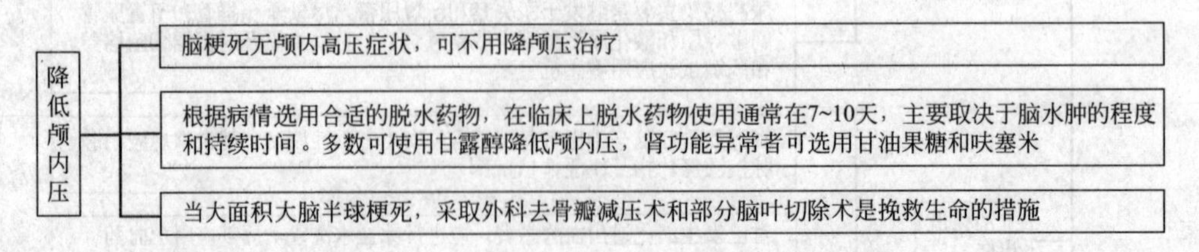
降低颅内压
脑梗死无颅内高压症状，可不用降颅压治疗
根据病情选用合适的脱水药物，在临床上脱水药物使用通常在7~10天，主要取决于脑水肿的程度和持续时间。多数可使用甘露醇降低颅内压，肾功能异常者可选用甘油果糖和呋塞米
当大面积大脑半球梗死，采取外科去骨瓣减压术和部分脑叶切除术是挽救生命的措施

4. 改善脑血循环

恢复或改善缺血组织的灌注成为治疗的核心，应贯彻于全过程，以保持良好的脑灌注。

5. 抗血小板聚集

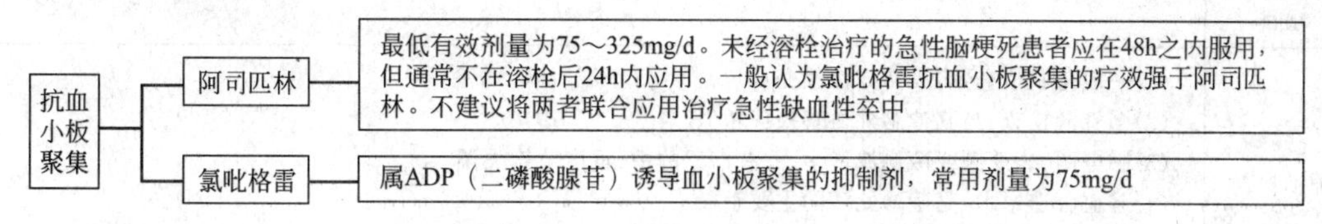
抗血小板聚集
阿司匹林
最低有效剂量为75～325mg/d。未经溶栓治疗的急性脑梗死患者应在48h之内服用，但通常不在溶栓后24h内应用。一般认为氯吡格雷抗血小板聚集的疗效强于阿司匹林。不建议将两者联合应用治疗急性缺血性卒中
氯吡格雷
属ADP（二磷酸腺苷）诱导血小板聚集的抑制剂，常用剂量为75mg/d

6. 其他治疗

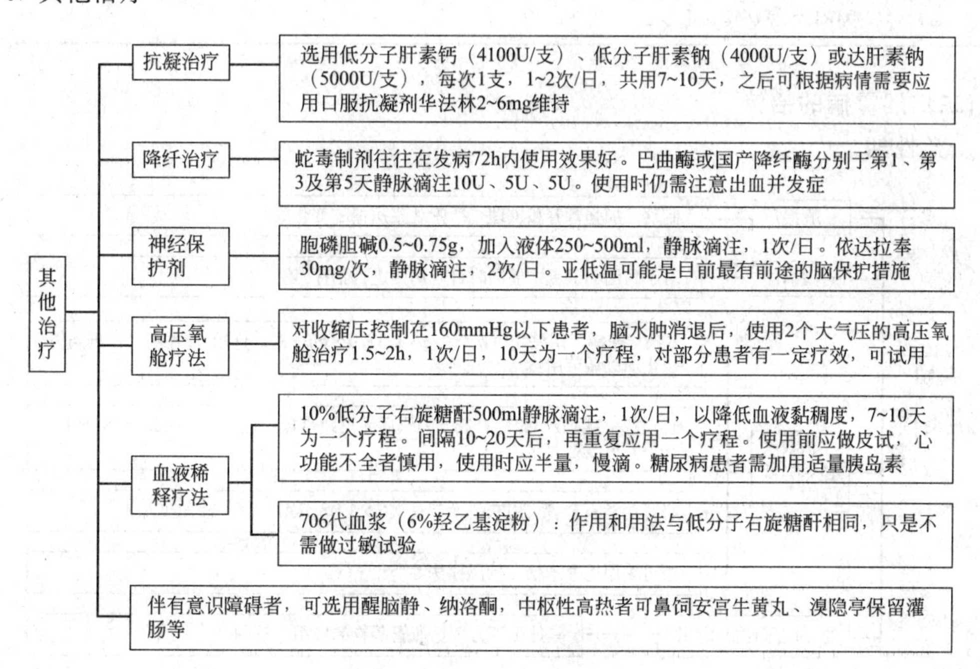
其他治疗
抗凝治疗
选用低分子肝素钙（4100U/支）、低分子肝素钠（4000U/支）或达肝素钠（5000U/支），每次1支，1~2次/日，共用7~10天，之后可根据病情需要应用口服抗凝剂华法林2~6mg维持
降纤治疗
蛇毒制剂往往在发病72h内使用效果好。巴曲酶或国产降纤酶分别于第1、第3及第5天静脉滴注10U、5U、5U。使用时仍需注意出血并发症
神经保护剂
胞磷胆碱0.5~0.75g，加入液体250~500ml，静脉滴注，1次/日。依达拉奉30mg/次，静脉滴注，2次/日。亚低温可能是目前最有前途的脑保护措施
高压氧舱疗法
对收缩压控制在160mmHg以下患者，脑水肿消退后，使用2个大气压的高压氧舱治疗1.5~2h，1次/日，10天为一个疗程，对部分患者有一定疗效，可试用
血液稀释疗法
10%低分子右旋糖酐500ml静脉滴注，1次/日，以降低血液黏稠度，7~10天为一个疗程。间隔10~20天后，再重复应用一个疗程。使用前应做皮试，心功能不全者慎用，使用时应半量，慢滴。糖尿病患者需加用适量胰岛素
706代血浆（6%羟乙基淀粉）：作用和用法与低分子右旋糖酐相同，只是不需做过敏试验
伴有意识障碍者，可选用醒脑静、纳洛酮，中枢性高热者可鼻饲安宫牛黄丸、溴隐亭保留灌肠等

三、烟雾病

烟雾病是指一组原因不明的颅底动脉进行性狭窄以致闭塞，导致颅底出现异常血管网为特点的脑血管疾病。临床上儿童和青少年以脑缺血、梗死为特征，成人则常以颅内出血为首发症状。

（一）烟雾病的诊断

烟雾病的诊断见表 6-30。

表 6-30　烟雾病的诊断

项目	内容
病史	可有脑膜炎、颅内感染等脑病史
临床表现	(1)缺血性表现 ①早期为一过性短暂性脑缺血发作(TIA),多次反复发作后,随着血管狭窄的进一步发展造成闭塞,即可出现永久性脑缺血性表现,常表现为进行性智力低下、癫痫发作、轻偏瘫、头痛、视力障碍、语言障碍、不自主运动、精神异常、感觉障碍、脑神经麻痹、眼球震颤、四肢痉挛、颈部抵抗感等,肢体瘫痪可交替出现 ②临床上发病常以发作性肢体无力或轻偏瘫多见,以头痛、呕吐起病者也不少见,少数患者可以惊厥起病伴意识丧失,醒后偏瘫 ③儿童起病多较轻,易于反复发作,可遗有后遗症 ④病程多 2～3 年或更长些,有患者表现为类脑瘤征象 (2)出血性表现 ①突然出现不同程度的头痛、头晕、意识障碍、偏瘫、失语、痴呆等 ②成年组中可发现囊状动脉瘤,主要见于基底动脉分叉处,也可位于侧脑室边缘,瘤颈多在 2～6mm ③血肿常破入脑室内

续表

项目	内容
辅助检查	(1)一般化验检查：多无特异性改变 (2)脑脊液检查：与其他脑外血管疾病相似 (3)脑电图：病灶侧或两侧波增多，并有广泛的中、重度节律失调 (4)脑血管造影术：是确诊此病的主要手段 (5)CT 扫描：可单独或合并出现下列几种表现：多发性脑梗死、继发性脑萎缩、脑室扩大、颅内出血 (6)MRI：可见病理变化形态

（二）烟雾病的治疗

1. 急性期

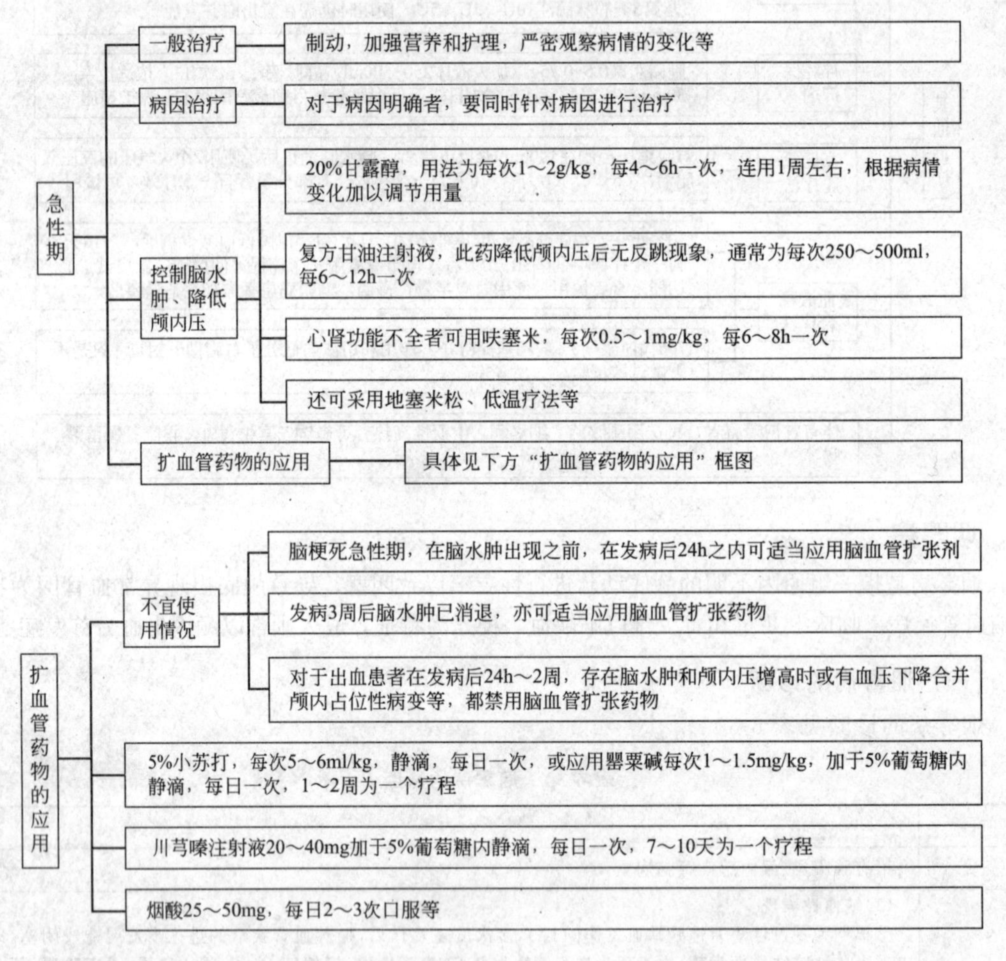

急性期
一般治疗
制动，加强营养和护理，严密观察病情的变化等
病因治疗
对于病因明确者，要同时针对病因进行治疗
控制脑水肿、降低颅内压
20%甘露醇，用法为每次1～2g/kg，每4～6h一次，连用1周左右，根据病情变化加以调节用量
复方甘油注射液，此药降低颅内压后无反跳现象，通常为每次250～500ml，每6～12h一次
心肾功能不全者可用呋塞米，每次0.5～1mg/kg，每6～8h一次
还可采用地塞米松、低温疗法等
扩血管药物的应用
具体见下方“扩血管药物的应用”框图
扩血管药物的应用
不宜使用情况
脑梗死急性期，在脑水肿出现之前，在发病后24h之内可适当应用脑血管扩张剂
发病3周后脑水肿已消退，亦可适当应用脑血管扩张药物
对于出血患者在发病后24h～2周，存在脑水肿和颅内压增高时或有血压下降合并颅内占位性病变等，都禁用脑血管扩张药物
5%小苏打，每次5～6ml/kg，静滴，每日一次，或应用罂粟碱每次1～1.5mg/kg，加于5%葡萄糖内静滴，每日一次，1～2周为一个疗程
川芎嗪注射液20～40mg加于5%葡萄糖内静滴，每日一次，7～10天为一个疗程
烟酸25～50mg，每日2～3次口服等

2. 恢复期

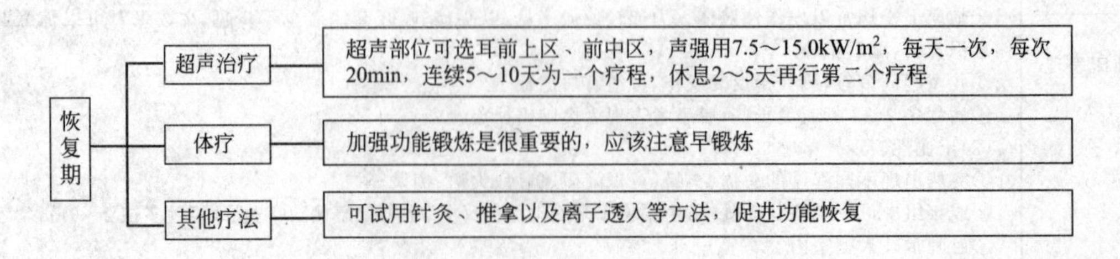

恢复期
超声治疗
超声部位可选耳前上区、前中区，声强用7.5～15.0kW/m2，每天一次，每次20min，连续5～10天为一个疗程，休息2～5天再行第二个疗程
体疗
加强功能锻炼是很重要的，应该注意早锻炼
其他疗法
可试用针灸、推拿以及离子透入等方法，促进功能恢复

3. 手术治疗

（1）适应证

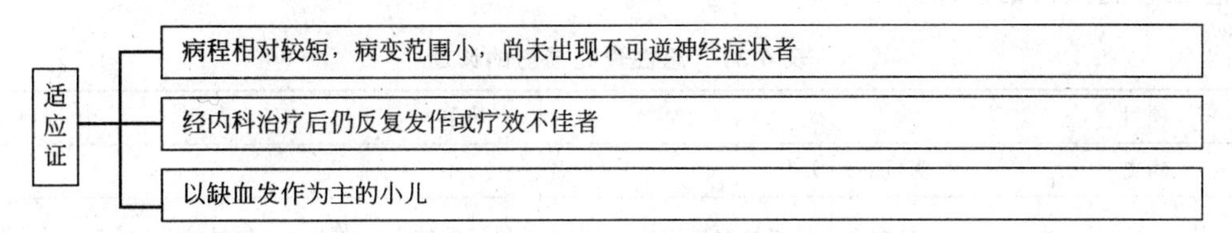
适应证
病程相对较短，病变范围小，尚未出现不可逆神经症状者
经内科治疗后仍反复发作或疗效不佳者
以缺血发作为主的小儿

（2）手术方法

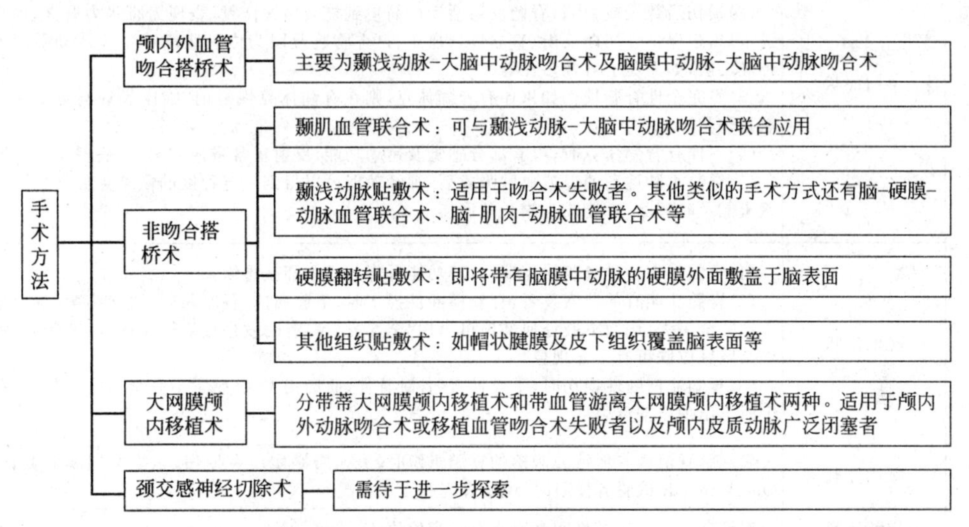
手术方法
颅内外血管吻合搭桥术
主要为颞浅动脉-大脑中动脉吻合术及脑膜中动脉-大脑中动脉吻合术
非吻合搭桥术
颞肌血管联合术：可与颞浅动脉-大脑中动脉吻合术联合应用
颞浅动脉贴敷术：适用于吻合术失败者。其他类似的手术方式还有脑-硬膜-动脉血管联合术、脑-肌肉-动脉血管联合术等
硬膜翻转贴敷术：即将带有脑膜中动脉的硬膜外面敷盖于脑表面
其他组织贴敷术：如帽状腱膜及皮下组织覆盖脑表面等
大网膜颅内移植术
分带蒂大网膜颅内移植术和带血管游离大网膜颅内移植术两种。适用于颅内外动脉吻合术或移植血管吻合术失败者以及颅内皮质动脉广泛闭塞者
颈交感神经切除术
需待于进一步探索

（3）术式选择与手术疗效评价

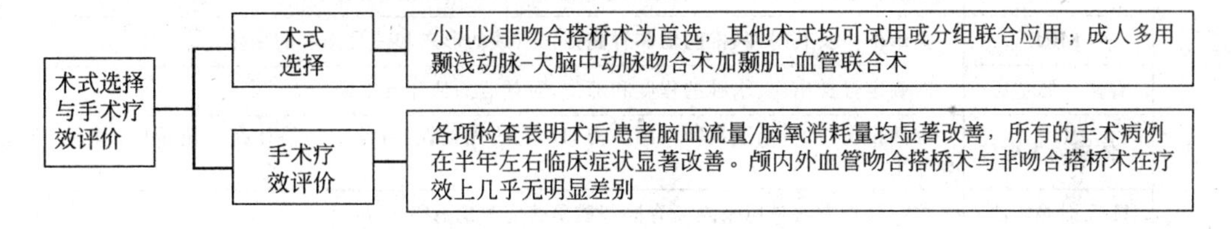
术式选择与手术疗效评价
术式选择
小儿以非吻合搭桥术为首选，其他术式均可试用或分组联合应用；成人多用颞浅动脉-大脑中动脉吻合术加颞肌-血管联合术
手术疗效评价
各项检查表明术后患者脑血流量/脑氧消耗量均显著改善，所有的手术病例在半年左右临床症状显著改善。颅内外血管吻合搭桥术与非吻合搭桥术在疗效上几乎无明显差别

（4）术后并发症

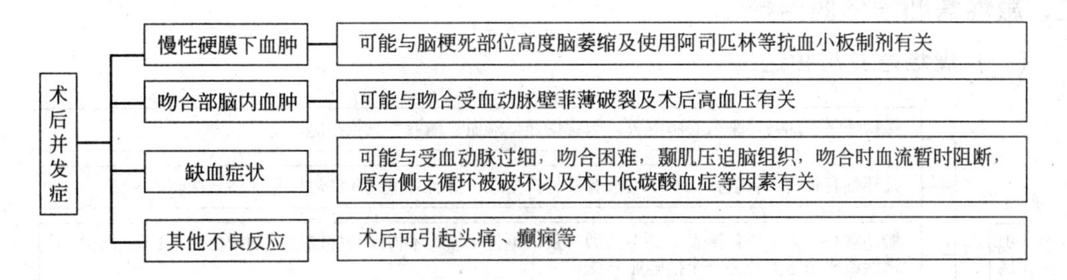
术后并发症
慢性硬膜下血肿
可能与脑梗死部位高度脑萎缩及使用阿司匹林等抗血小板制剂有关
吻合部脑内血肿
可能与吻合受血动脉壁菲薄破裂及术后高血压有关
缺血症状
可能与受血动脉过细，吻合困难，颞肌压迫脑组织，吻合时血流暂时阻断，原有侧支循环被破坏以及术中低碳酸血症等因素有关
其他不良反应
术后可引起头痛、癫痫等

第十节　急性脊髓损伤

直接暴力或间接暴力作用在正常脊柱和脊髓组织，都可造成脊髓损伤。脊髓损伤多发生于年轻人，40岁以下的男性占80%。脊髓损伤好发生于颈椎下部，其次为脊柱胸腰段。

一、急性脊髓损伤的诊断

急性脊髓损伤的诊断见表6-31。

表6-31 急性脊髓损伤的诊断

项目		内容
病史		有明显的外伤史
临床表现	早期症状	(1)早期完全横贯性脊髓损伤，在损伤节段支配的平面之下呈弛缓性瘫痪，感觉消失，肌张力低下，自主运动消失；运动系统与自主神经系统反射减弱或消失，患者无法维持正常体温 (2)损伤后数天或数周，脊髓反射活动由简单到复杂慢慢恢复，表现为肌张力升高，深反射亢进，可出现保护性屈曲反射、直立性低血压、自主膀胱及因为内脏胀满或过度活动引起的自主神经反射，如血压上升及多汗等 (3)不完全性脊髓损伤如果伴有脊髓休克，则在脊髓休克恢复前，临床表现与早期完全性脊髓损伤相同 (4)不伴有脊髓休克时，可有部分感觉及运动功能，反射正常减退或消失，病理反射可为阳性 (5)脊髓水肿逐渐消退或血肿吸收后，神经功能可以得到一定程度的恢复。如脊髓的压迫因素未能及时解除，可能成为永久性瘫痪
	晚期症状	(1)脊髓损伤度过脊髓休克期后，其功能可部分或全部获得恢复 (2)脊髓功能有部分恢复者，脊髓横断性损伤时，下肢屈曲，各趾跖屈，肌肉痉挛（少数松弛），感觉完全丧失，刺激下肢任何部位可出现“全部反射”，有时发生反射性排尿、阴茎勃起，瘫痪部位某区域皮肤可有出汗现象 (3)脊髓非横断性损伤时，下肢伸直、各趾背伸，肌肉张力大，感觉不完全消失，刺激膝关节以上时不出现全部反射
辅助检查	腰椎穿刺	发现脑脊液内有血液或脱落的脊髓组织时，表明脊髓实质有损伤，至少蛛网膜下隙有出血。Queckenstedt试验有梗阻时，说明脊髓有受压情况
	脊髓造影	对诊断脊髓受压及椎间盘突出有一定价值
	CT	了解脊髓断裂与否以及软组织、异物等对脊髓的压迫情况
	MRI	显示椎体及其附件、椎间盘和脊髓损伤所致的形态和信号强度的变化
	脊髓动脉造影	对确定脊髓出血、水肿的程度和部位，对预后的估计有帮助
	体感诱发电位	脊髓损伤时，可用于判断脊髓结构和功能的完整性，对预后的估计有一定帮助，对治疗有指导作用
	H反射测定法	这一检查方法是用来判断脊髓灰质是否完整的有效方法

二、急性脊髓损伤的治疗

（一）现场急救与护送

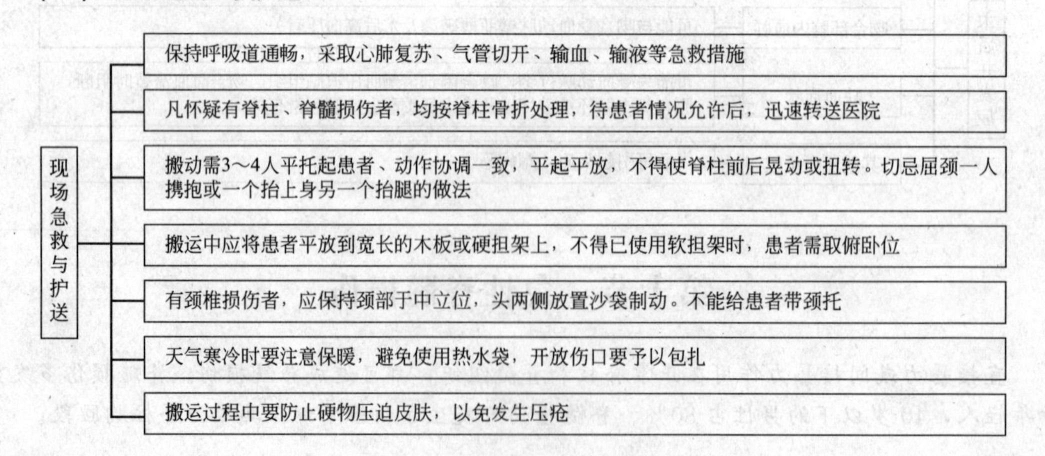

现场急救与护送
保持呼吸道通畅，采取心肺复苏、气管切开、输血、输液等急救措施
凡怀疑有脊柱、脊髓损伤者，均按脊柱骨折处理，待患者情况允许后，迅速转送医院
搬动需3～4人平托起患者、动作协调一致，平起平放，不得使脊柱前后晃动或扭转。切忌屈颈一人搂抱或一个抬上身另一个抬腿的做法
搬运中应将患者平放到宽长的木板或硬担架上，不得已使用软担架时，患者需取俯卧位
有颈椎损伤者，应保持颈部于中立位，头两侧放置沙袋制动。不能给患者带颈托
天气寒冷时要注意保暖，避免使用热水袋，开放伤口要予以包扎
搬运过程中要防止硬物压迫皮肤，以免发生压疮

（二）治疗原则

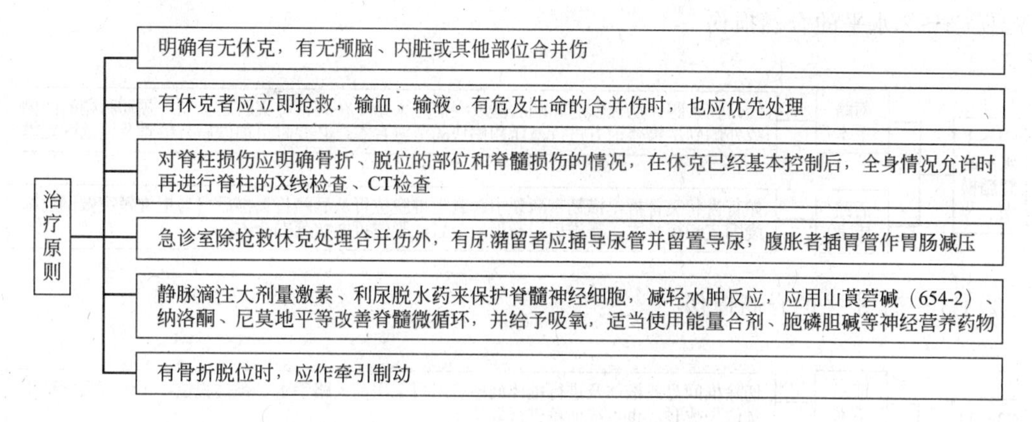
治疗原则
明确有无休克，有无颅脑、内脏或其他部位合并伤
有休克者应立即抢救，输血、输液。有危及生命的合并伤时，也应优先处理
对脊柱损伤应明确骨折、脱位的部位和脊髓损伤的情况，在休克已经基本控制后，全身情况允许时再进行脊柱的X线检查、CT检查
急诊室除抢救休克处理合并伤外，有尿潴留者应插导尿管并留置导尿，腹胀者插胃管作胃肠减压
静脉滴注大剂量激素、利尿脱水药来保护脊髓神经细胞，减轻水肿反应，应用山莨菪碱（654-2）、纳洛酮、尼莫地平等改善脊髓微循环，并给予吸氧，适当使用能量合剂、胞磷胆碱等神经营养药物
有骨折脱位时，应作牵引制动

（三）手术治疗

1. 脊髓损伤的治疗原则

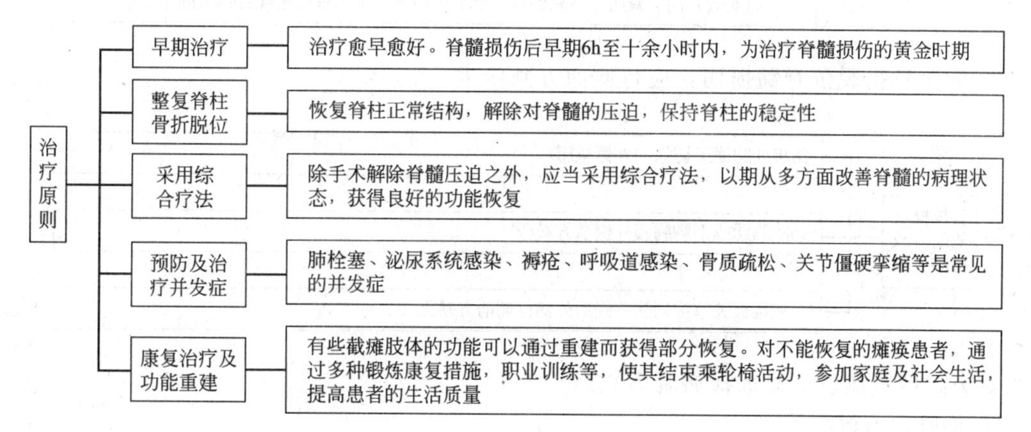
治疗原则
早期治疗
治疗愈早愈好。脊髓损伤后早期6h至十余小时内，为治疗脊髓损伤的黄金时期
整复脊柱骨折脱位
恢复脊柱正常结构，解除对脊髓的压迫，保持脊柱的稳定性
采用综合疗法
除手术解除脊髓压迫之外，应当采用综合疗法，以期从多方面改善脊髓的病理状态，获得良好的功能恢复
预防及治疗并发症
肺栓塞、泌尿系统感染、褥疮、呼吸道感染、骨质疏松、关节僵硬挛缩等是常见的并发症
康复治疗及功能重建
有些截瘫肢体的功能可以通过重建而获得部分恢复。对不能恢复的瘫痪患者，通过多种锻炼康复措施，职业训练等，使其结束乘轮椅活动，参加家庭及社会生活，提高患者的生活质量

2. 脊髓的手术探查与减压

（1）手术适应证

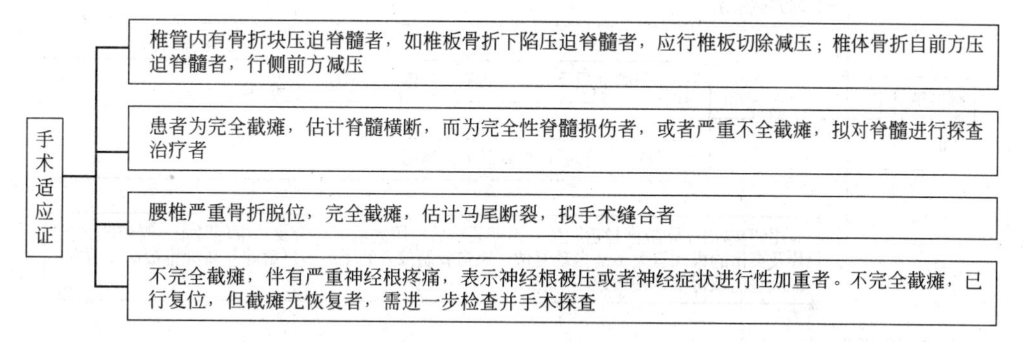
手术适应证
椎管内有骨折块压迫脊髓者，如椎板骨折下陷压迫脊髓者，应行椎板切除减压；椎体骨折自前方压迫脊髓者，行侧前方减压
患者为完全截瘫，估计脊髓横断，而为完全性脊髓损伤者，或者严重不全截瘫，拟对脊髓进行探查治疗者
腰椎严重骨折脱位，完全截瘫，估计马尾断裂，拟手术缝合者
不完全截瘫，伴有严重神经根疼痛，表示神经根被压或者神经症状进行性加重者。不完全截瘫，已行复位，但截瘫无恢复者，需进一步检查并手术探查

（2）手术时机

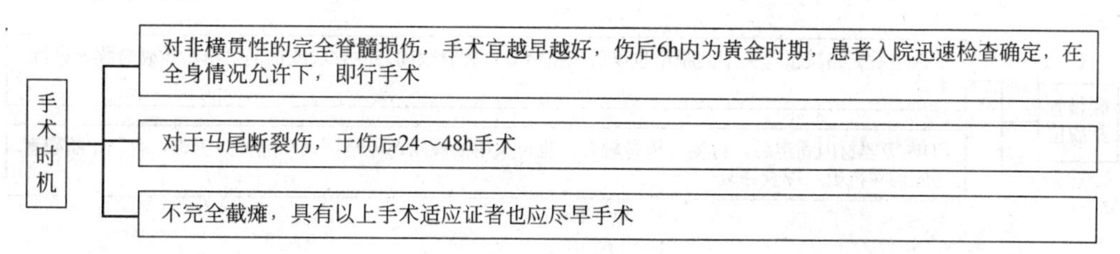
手术时机
对非横贯性的完全脊髓损伤，手术宜越早越好，伤后6h内为黄金时期，患者入院迅速检查确定，在全身情况允许下，即行手术
对于马尾断裂伤，于伤后24～48h手术
不完全截瘫，具有以上手术适应证者也应尽早手术

（3）减压手术选择

① C1～2 水平的脊髓损伤

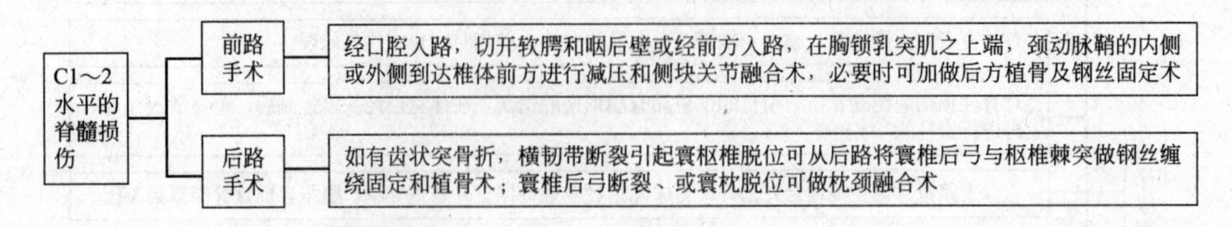
C1～2
水平的
脊髓损
伤
前路
手术
经口腔入路，切开软腭和咽后壁或经前方入路，在胸锁乳突肌之上端，颈动脉鞘的内侧
或外侧到达椎体前方进行减压和侧块关节融合术，必要时可加做后方植骨及钢丝固定术
后路
手术
如有齿状突骨折，横韧带断裂引起寰枢椎脱位可从后路将寰椎后弓与枢椎棘突做钢丝缠
绕固定和植骨术；寰椎后弓断裂、或寰枕脱位可做枕颈融合术

② C3～T1 水平的脊髓损伤

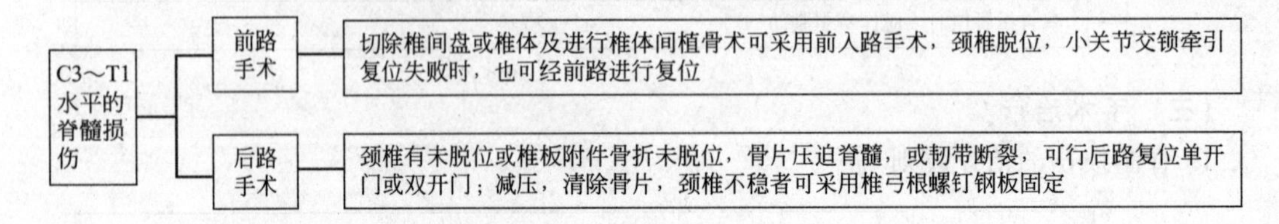
C3～T1
水平的
脊髓损
伤
前路
手术
切除椎间盘或椎体及进行椎体间植骨术可采用前入路手术，颈椎脱位，小关节交锁牵引
复位失败时，也可经前路进行复位
后路
手术
颈椎有未脱位或椎板附件骨折未脱位，骨片压迫脊髓，或韧带断裂，可行后路复位单开
门或双开门；减压，清除骨片，颈椎不稳者可采用椎弓根螺钉钢板固定

③ 胸段骨折脱位脊髓损伤：应行侧前方减压术。

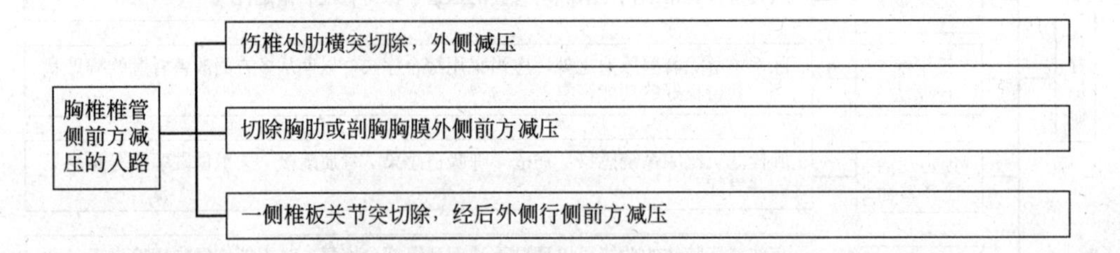
胸椎椎管
侧前方减
压的入路
伤椎处肋横突切除，外侧减压
切除胸肋或剖胸胸膜外侧前方减压
一侧椎板关节突切除，经后外侧行侧前方减压

对于急性截瘫者，以选择后者为宜。

④ 胸腰段脊髓损伤

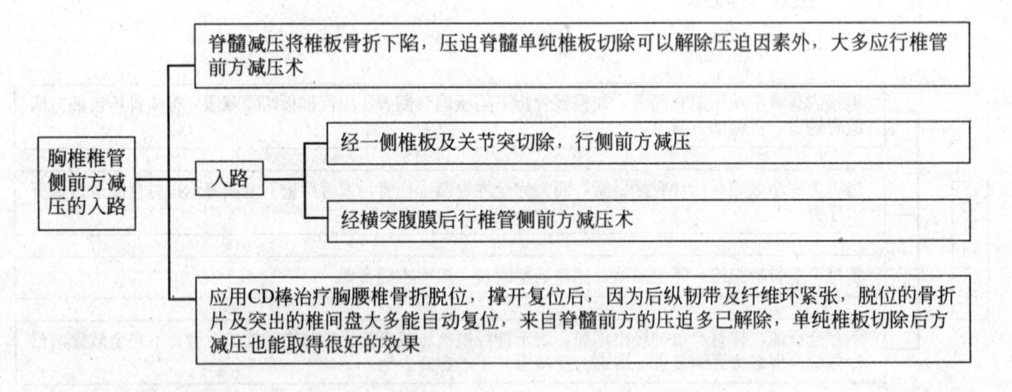
胸椎椎管
侧前方减
压的入路
脊髓减压将椎板骨折下陷，压迫脊髓单纯椎板切除可以解除压迫因素外，大多应行椎管
前方减压术
入路
经一侧椎板及关节突切除，行侧前方减压
经横突腹膜后行椎管侧前方减压术
应用CD棒治疗胸腰椎骨折脱位，撑开复位后，因为后纵韧带及纤维环紧张，脱位的骨折
片及突出的椎间盘大多能自动复位，来自脊髓前方的压迫多已解除，单纯椎板切除后方
减压也能取得很好的效果

⑤ 腰椎骨折脱位

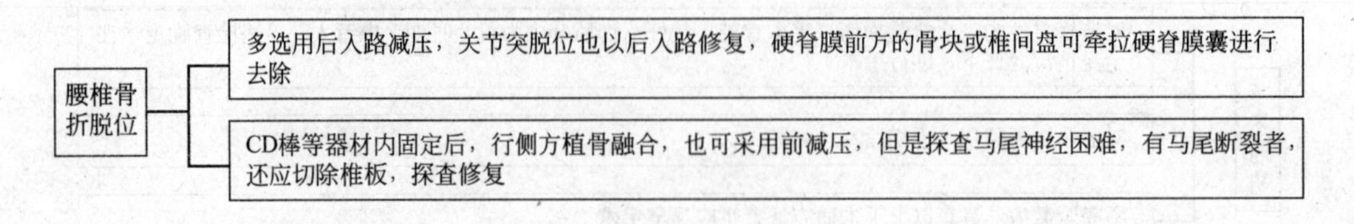
腰椎骨
折脱位
多选用后入路减压，关节突脱位也以后入路修复，硬脊膜前方的骨块或椎间盘可牵拉硬脊膜囊进行
去除
CD棒等器材内固定后，行侧方植骨融合，也可采用前减压，但是探查马尾神经困难，有马尾断裂者，
还应切除椎板，探查修复

3. 陈旧性脊髓损伤的减压手术选择

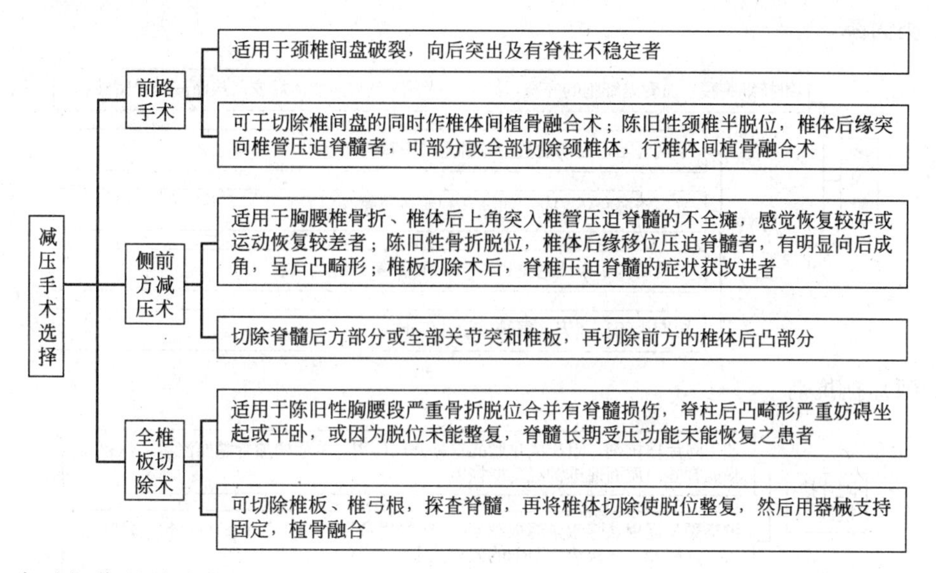
减压手术选择
前路手术
适用于颈椎间盘破裂，向后突出及有脊柱不稳定者
可于切除椎间盘的同时作椎体间植骨融合术；陈旧性颈椎半脱位，椎体后缘突向椎管压迫脊髓者，可部分或全部切除颈椎体，行椎体间植骨融合术
侧前方减压术
适用于胸腰椎骨折、椎体后上角突入椎管压迫脊髓的不全瘫，感觉恢复较好或运动恢复较差者；陈旧性骨折脱位，椎体后缘移位压迫脊髓者，有明显向后成角，呈后凸畸形；椎板切除术后，脊椎压迫脊髓的症状获改进者
切除脊髓后方部分或全部关节突和椎板，再切除前方的椎体后凸部分
全椎板切除术
适用于陈旧性胸腰段严重骨折脱位合并有脊髓损伤，脊柱后凸畸形严重妨碍坐起或平卧，或因为脱位未能整复，脊髓长期受压功能未能恢复之患者
可切除椎板、椎弓根，探查脊髓，再将椎体切除使脱位整复，然后用器械支持固定，植骨融合

4. 脊髓损伤的治疗方法

(1) 硬脊膜切开减压术

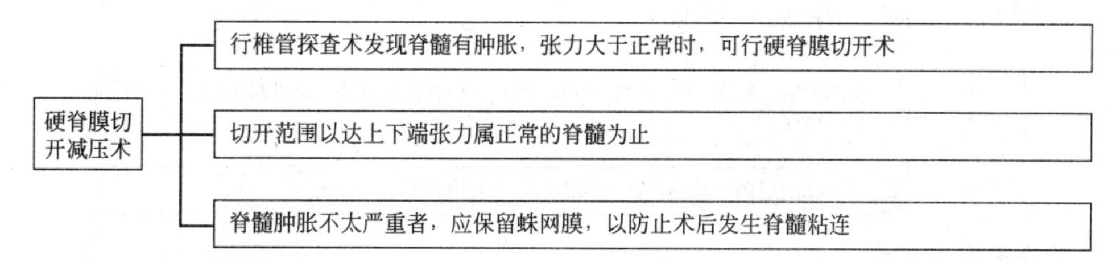
硬脊膜切开减压术
行椎管探查术发现脊髓有肿胀，张力大于正常时，可行硬脊膜切开术
切开范围以达上下端张力属正常的脊髓为止
脊髓肿胀不太严重者，应保留蛛网膜，以防止术后发生脊髓粘连

(2) 脊髓切开减压术

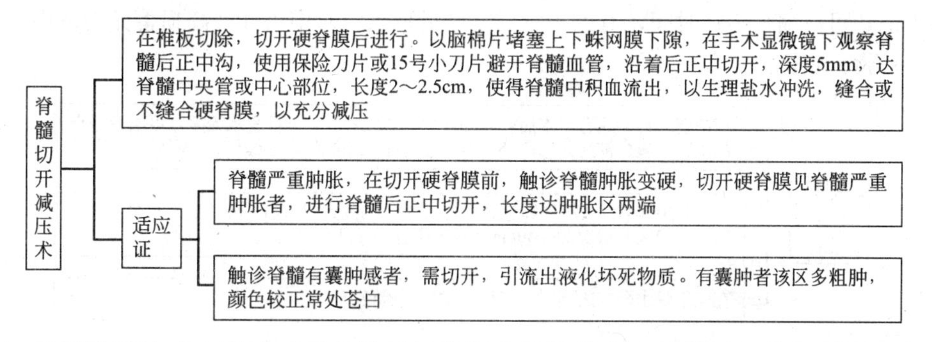
脊髓切开减压术
在椎板切除，切开硬脊膜后进行。以脑棉片堵塞上下蛛网膜下隙，在手术显微镜下观察脊髓后正中沟，使用保险刀片或15号小刀片避开脊髓血管，沿着后正中切开，深度5mm，达脊髓中央管或中心部位，长度2～2.5cm，使得脊髓中积血流出，以生理盐水冲洗，缝合或不缝合硬脊膜，以充分减压
适应证
脊髓严重肿胀，在切开硬脊膜前，触诊脊髓肿胀变硬，切开硬脊膜见脊髓严重肿胀者，进行脊髓后正中切开，长度达肿胀区两端
触诊脊髓有囊肿感者，需切开，引流出液化坏死物质。有囊肿者该区多粗肿，颜色较正常处苍白

(3) 局部脊髓治疗：适用于手术椎板切除探查脊髓的完全性脊髓损伤与严重不完全瘫痪病例。

(4) 高压氧治疗

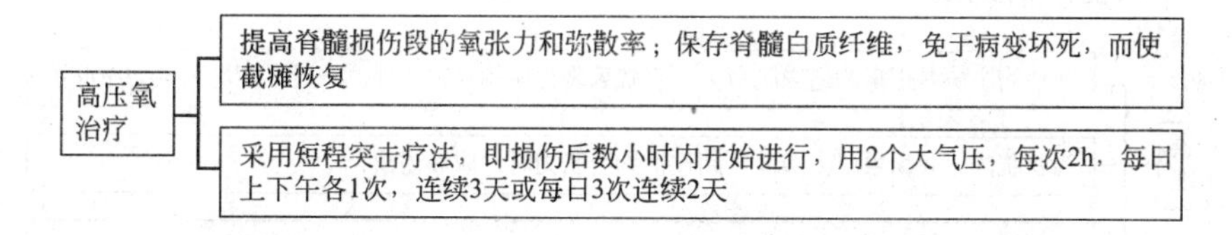
高压氧治疗
提高脊髓损伤段的氧张力和弥散率；保存脊髓白质纤维，免于病变坏死，而使截瘫恢复
采用短程突击疗法，即损伤后数小时内开始进行，用2个大气压，每次2h，每日上下午各1次，连续3天或每日3次连续2天

（四）药物治疗

1. 类固醇

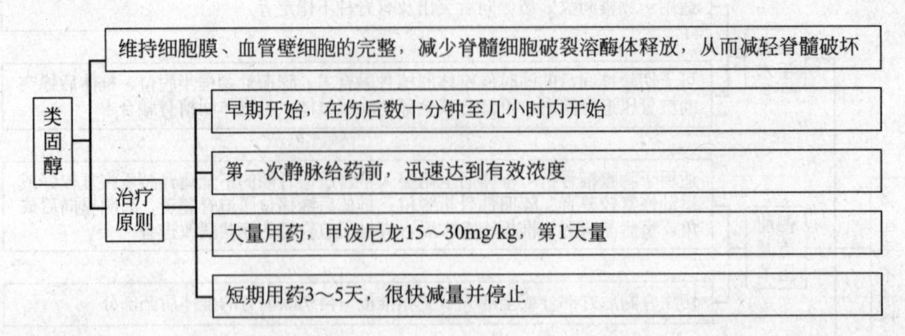
类固醇
维持细胞膜、血管壁细胞的完整，减少脊髓细胞破裂溶酶体释放，从而减轻脊髓破坏
治疗原则
早期开始，在伤后数十分钟至几小时内开始
第一次静脉给药前，迅速达到有效浓度
大量用药，甲泼尼龙15～30mg/kg，第1天量
短期用药3～5天，很快减量并停止

2. 阿片拮抗剂

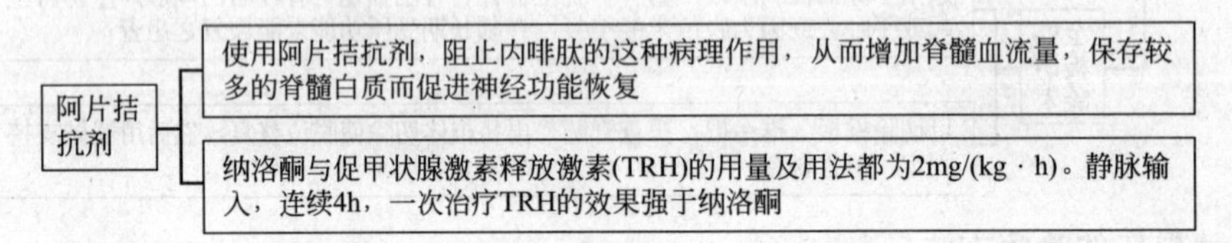
阿片拮抗剂
使用阿片拮抗剂，阻止内啡肽的这种病理作用，从而增加脊髓血流量，保存较多的脊髓白质而促进神经功能恢复
纳洛酮与促甲状腺激素释放激素(TRH)的用量及用法都为2mg/(kg · h)。静脉输入，连续4h，一次治疗TRH的效果强于纳洛酮

3. 东莨菪碱

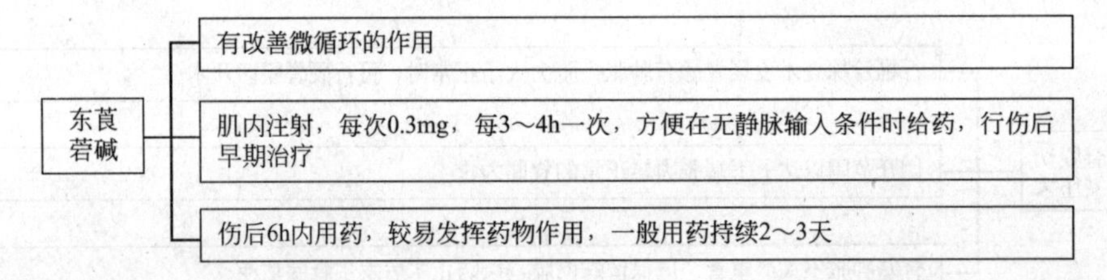
东莨菪碱
有改善微循环的作用
肌内注射，每次0.3mg，每3～4h一次，方便在无静脉输入条件时给药，行伤后早期治疗
伤后6h内用药，较易发挥药物作用，一般用药持续2～3天

4. 低分子右旋糖酐

低分子右旋糖酐静脉输注能扩大血容量，稀释血液，改善组织的微循环，降低缺血坏死，促进水肿消退，可以缩短治疗时间，有助于脊髓功能的恢复，对中央性脊髓损害尤为适用。

5. 渗透性利尿剂

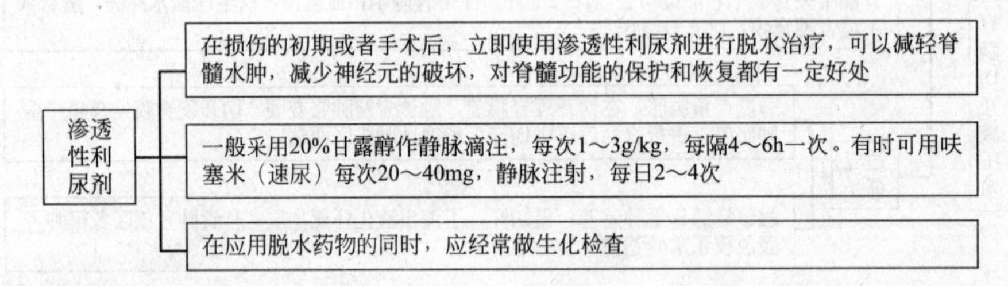
渗透性利尿剂
在损伤的初期或者手术后，立即使用渗透性利尿剂进行脱水治疗，可以减轻脊髓水肿，减少神经元的破坏，对脊髓功能的保护和恢复都有一定好处
一般采用20%甘露醇作静脉滴注，每次1～3g/kg，每隔4～6h一次。有时可用呋塞米（速尿）每次20～40mg，静脉注射，每日2～4次
在应用脱水药物的同时，应经常做生化检查

三、并发症及其治疗

1. 排尿障碍及治疗

（1）排尿功能障碍的表现

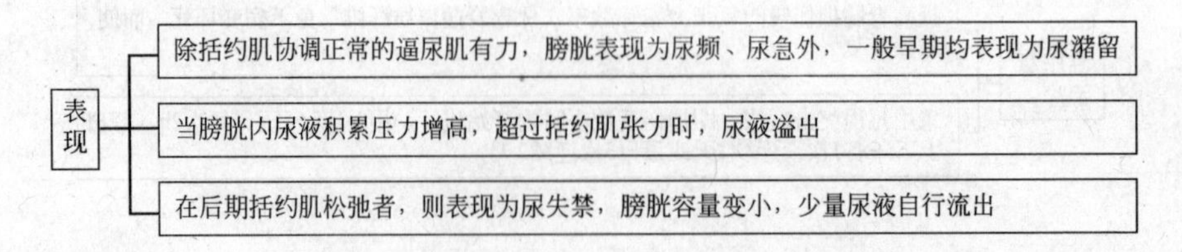
表现
除括约肌协调正常的逼尿肌有力，膀胱表现为尿频、尿急外，一般早期均表现为尿潴留
当膀胱内尿液积累压力增高，超过括约肌张力时，尿液溢出
在后期括约肌松弛者，则表现为尿失禁，膀胱容量变小，少量尿液自行流出

(2) 排尿障碍的治疗

① 留置导尿管

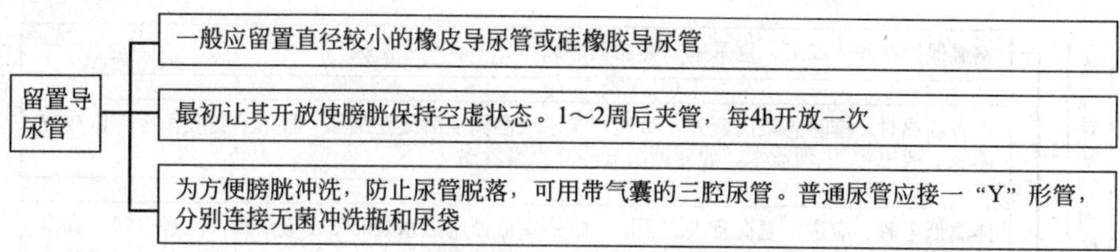
留置导尿管
一般应留置直径较小的橡皮导尿管或硅橡胶导尿管
最初让其开放使膀胱保持空虚状态。1～2周后夹管，每4h开放一次
为方便膀胱冲洗，防止尿管脱落，可用带气囊的三腔尿管。普通尿管应接一“Y”形管，分别连接无菌冲洗瓶和尿袋

② 药物治疗

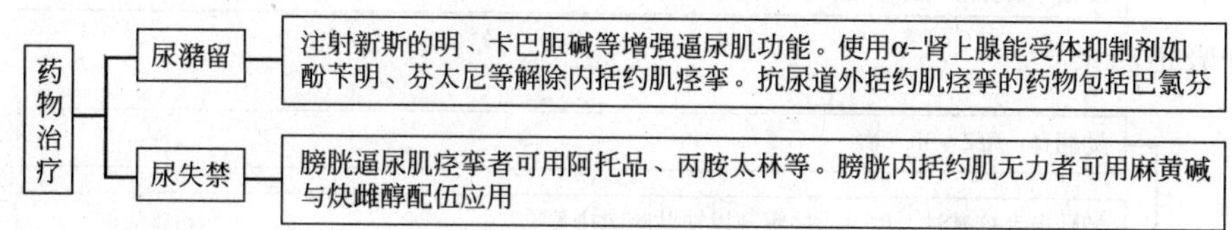
药物治疗
尿潴留
注射新斯的明、卡巴胆碱等增强逼尿肌功能。使用α-肾上腺能受体抑制剂如酚苄明、芬太尼等解除内括约肌痉挛。抗尿道外括约肌痉挛的药物包括巴氯芬
尿失禁
膀胱逼尿肌痉挛者可用阿托品、丙胺太林等。膀胱内括约肌无力者可用麻黄碱与炔雌醇配伍应用

③ 手术治疗

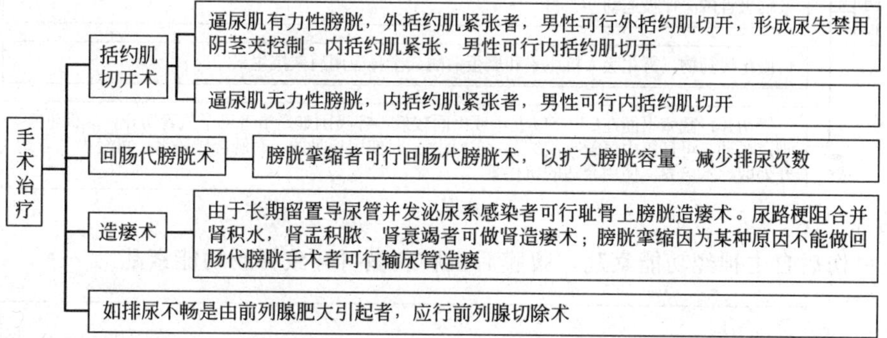
手术治疗
括约肌切开术
逼尿肌有力性膀胱，外括约肌紧张者，男性可行外括约肌切开，形成尿失禁用阴茎夹控制。内括约肌紧张，男性可行内括约肌切开
逼尿肌无力性膀胱，内括约肌紧张者，男性可行内括约肌切开
回肠代膀胱术
膀胱挛缩者可行回肠代膀胱术，以扩大膀胱容量，减少排尿次数
造瘘术
由于长期留置导尿管并发泌尿系感染者可行耻骨上膀胱造瘘术。尿路梗阻合并肾积水，肾盂积脓、肾衰竭者可做肾造瘘术；膀胱挛缩因为某种原因不能做回肠代膀胱手术者可行输尿管造瘘
如排尿不畅是由前列腺肥大引起者，应行前列腺切除术

2. 压疮

(1) 压疮的预防

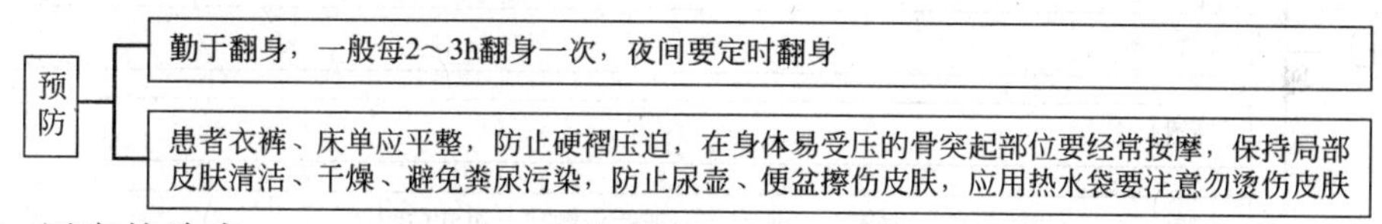
预防
勤于翻身，一般每2～3h翻身一次，夜间要定时翻身
患者衣裤、床单应平整，防止硬褶压迫，在身体易受压的骨突起部位要经常按摩，保持局部皮肤清洁、干燥、避免粪尿污染，防止尿壶、便盆擦伤皮肤，应用热水袋要注意勿烫伤皮肤

(2) 压疮的治疗

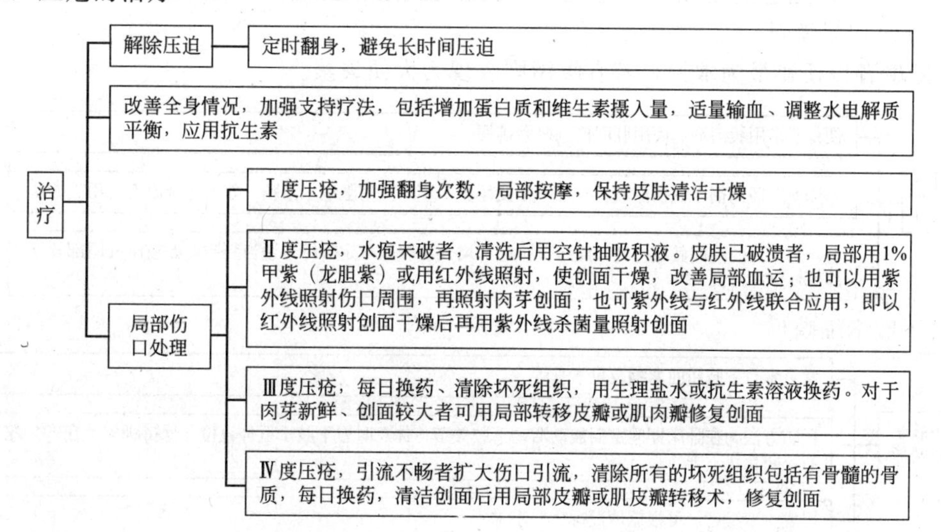
治疗
解除压迫
定时翻身，避免长时间压迫
改善全身情况，加强支持疗法，包括增加蛋白质和维生素摄入量，适量输血、调整水电解质平衡，应用抗生素
局部伤口处理
Ⅰ度压疮，加强翻身次数，局部按摩，保持皮肤清洁干燥
Ⅱ度压疮，水疱未破者，清洗后用空针抽吸积液。皮肤已破溃者，局部用1%甲紫（龙胆紫）或用红外线照射，使创面干燥，改善局部血运；也可以用紫外线照射伤口周围，再照射肉芽创面；也可紫外线与红外线联合应用，即以红外线照射创面干燥后再用紫外线杀菌量照射创面
Ⅲ度压疮，每日换药、清除坏死组织，用生理盐水或抗生素溶液换药。对于肉芽新鲜、创面较大者可用局部转移皮瓣或肌肉瓣修复创面
Ⅳ度压疮，引流不畅者扩大伤口引流，清除所有的坏死组织包括有骨髓的骨质，每日换药，清洁创面后用局部皮瓣或肌皮瓣转移术，修复创面

3. 体温异常

高位脊髓损伤，特别是高位颈髓损伤的截瘫患者，可出现体温升高或低体温。

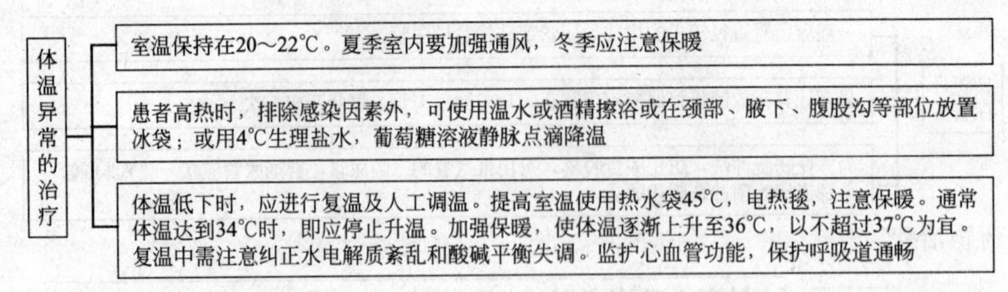
体温异常的治疗
室温保持在20～22℃。夏季室内要加强通风，冬季应注意保暖
患者高热时，排除感染因素外，可使用温水或酒精擦浴或在颈部、腋下、腹股沟等部位放置冰袋；或用4℃生理盐水，葡萄糖溶液静脉点滴降温
体温低下时，应进行复温及人工调温。提高室温使用热水袋45℃，电热毯，注意保暖。通常体温达到34℃时，即应停止升温。加强保暖，使体温逐渐上升至36℃，以不超过37℃为宜。复温中需注意纠正水电解质紊乱和酸碱平衡失调。监护心血管功能，保护呼吸道通畅

4. 呼吸道感染

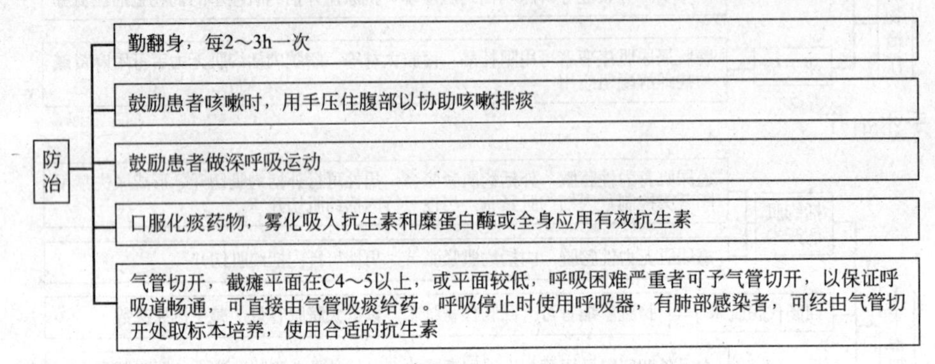
防治
勤翻身，每2～3h一次
鼓励患者咳嗽时，用手压住腹部以协助咳嗽排痰
鼓励患者做深呼吸运动
口服化痰药物，雾化吸入抗生素和糜蛋白酶或全身应用有效抗生素
气管切开，截瘫平面在C4～5以上，或平面较低，呼吸困难严重者可予气管切开，以保证呼吸道畅通，可直接由气管吸痰给药。呼吸停止时使用呼吸器，有肺部感染者，可经由气管切开处取标本培养，使用合适的抗生素

5. 腹胀

脊髓损伤后自主神经功能紊乱，腹膜后血肿刺激可导致胃肠功能紊乱。

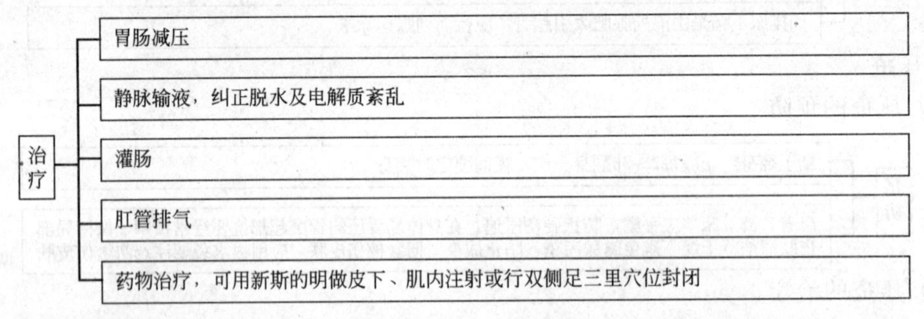
治疗
胃肠减压
静脉输液，纠正脱水及电解质紊乱
灌肠
肛管排气
药物治疗，可用新斯的明做皮下、肌内注射或行双侧足三里穴位封闭

6. 排便功能障碍

截瘫患者以便秘最为常见，若有腹泻则表现为大便失禁。

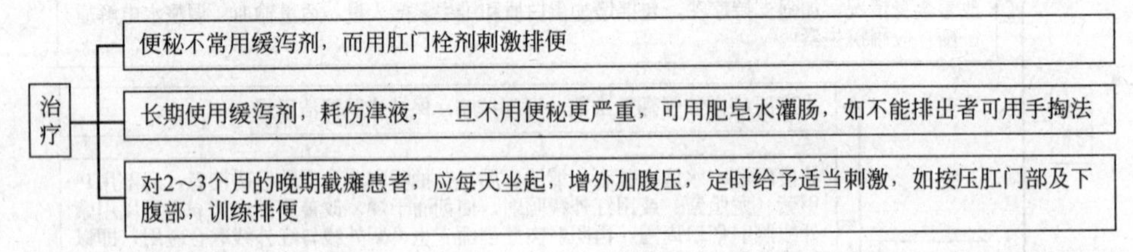
治疗
便秘不常用缓泻剂，而用肛门栓剂刺激排便
长期使用缓泻剂，耗伤津液，一旦不用便秘更严重，可用肥皂水灌肠，如不能排出者可用手掏法
对2～3个月的晚期截瘫患者，应每天坐起，增外加腹压，定时给予适当刺激，如按压肛门部及下腹部，训练排便

7. 下肢挛缩畸形

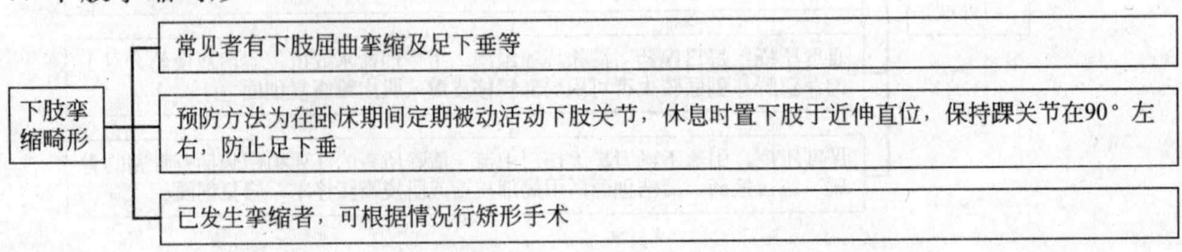
下肢挛缩畸形
常见者有下肢屈曲挛缩及足下垂等
预防方法为在卧床期间定期被动活动下肢关节，休息时置下肢于近伸直位，保持踝关节在90°左右，防止足下垂
已发生挛缩者，可根据情况行矫形手术

第十一节　椎管内脓肿

椎管内脓肿是指发生于硬脊膜外间隙、硬脊膜下间隙或脊髓内的急性化脓性感染。硬脊膜外脓肿最为常见，硬脊膜下脓肿和脊髓内脓肿少见。此类脓肿发展快，病情急，可在数小时到数日内使脊髓急性受压而致患者完全性瘫痪。如果治疗及时，多可治愈。如果延误诊断将造成严重残废甚至死亡。因此临床一旦怀疑或确诊为椎管内脓肿应进行紧急手术。

一、硬脊膜外脓肿

硬脊膜外脓肿可发生在任何年龄，但以20～40岁青壮年多见，男性病例较女性病例多，男女比例为3∶1。

（一）硬脊膜外脓肿的诊断

硬脊膜外脓肿的诊断见表6-32。

表6-32　硬脊膜外脓肿的诊断

项目	内容
病史	有化脓性感染病史
临床表现	(1)急性硬脊膜外脓肿 ①起病时有高热、寒战、全身倦怠、精神不振、头痛、血白细胞计数以及中性粒细胞数增高，全身感染征象，部分病例有脑膜刺激征 ②早期患者感染病变部背部显著疼痛，病变部位或附近棘突有压痛和叩痛，局部皮肤可有轻度水肿，棘突旁组织有压痛及叩痛。由于病变部位神经根受炎症刺激而出现神经根痛，因为病变部位不同而向胸、腹部放射，位于腰骶部脓肿可表现下肢疼痛，早期出现尿液潴留等 ③随着病情的发展，可逐渐出现下肢乏力、麻木、锥体束征。脊髓症状出现后通常在1天至数天内快速出现横贯性损害，表现为肢体弛缓性瘫痪，感觉障碍合并明显的括约肌功能障碍 (2)亚急性硬膜外脓肿：临床进程和急性相似，只是背痛比较明显且时间较长，发病1～2周出现神经根痛，疼痛因为活动或腹压增加如排便、咳嗽、喷嚏而加重，进一步发展出现脊髓功能损害症状 (3)慢性硬脊膜外脓肿：病程较长，1.5～18个月，起病缓慢，有时有低热，症状时有起伏，继而出现脊髓受压症状，表现为痉挛性截瘫、感觉障碍和括约肌功能障碍
诊断标准	(1)发病呈急性或亚急性过程。椎旁颈、背、腰部常有软组织化脓性感染灶，或有全身化脓性感染征象，患者呈急性病容 (2)病变部位以下平面常出现脊髓横贯性损害表现，而且快速向高平面发展，累及节段较广。肢体大多为弛缓性瘫痪，排尿、排便功能障碍 (3)病变区棘突、椎旁有压痛及叩击痛 (4)病变部位硬脊膜外腔穿刺可抽出脓液，发现脓细胞。MRI、CT扫描可显示病变部位与范围
辅助检查	(1)硬脊膜外穿刺：如能抽出脓液，当可明确诊断 (2)脊柱X线平片：慢性病例可有椎弓根变薄及椎弓根间距加宽的改变，脊髓碘油造影可见椎管内梗阻并有充盈缺损 (3)MRI检查：可显示病变呈长T_1、长T_2信号，即在T_1加权像呈低信号，在T_2加权像呈高信号，呈包裹性

（二）硬脊膜外脓肿的治疗

1. 手术治疗

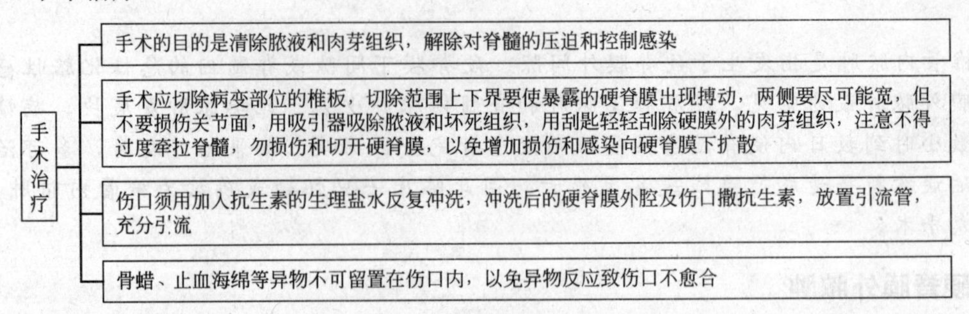
手术治疗
手术的目的是清除脓液和肉芽组织，解除对脊髓的压迫和控制感染
手术应切除病变部位的椎板，切除范围上下界要使暴露的硬脊膜出现搏动，两侧要尽可能宽，但不要损伤关节面，用吸引器吸除脓液和坏死组织，用刮匙轻轻刮除硬膜外的肉芽组织，注意不得过度牵拉脊髓，勿损伤和切开硬脊膜，以免增加损伤和感染向硬脊膜下扩散
伤口须用加入抗生素的生理盐水反复冲洗，冲洗后的硬脊膜外腔及伤口撒抗生素，放置引流管，充分引流
骨蜡、止血海绵等异物不可留置在伤口内，以免异物反应致伤口不愈合

2. 术后切口的处理

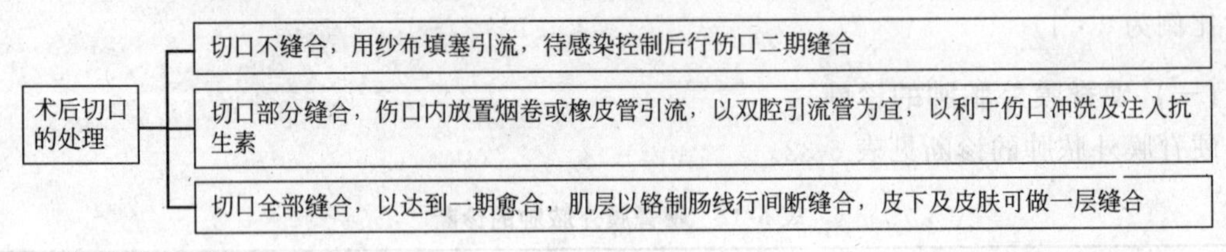
术后切口的处理
切口不缝合，用纱布填塞引流，待感染控制后行伤口二期缝合
切口部分缝合，伤口内放置烟卷或橡皮管引流，以双腔引流管为宜，以利于伤口冲洗及注入抗生素
切口全部缝合，以达到一期愈合，肌层以铬制肠线行间断缝合，皮下及皮肤可做一层缝合

3. 全身性治疗

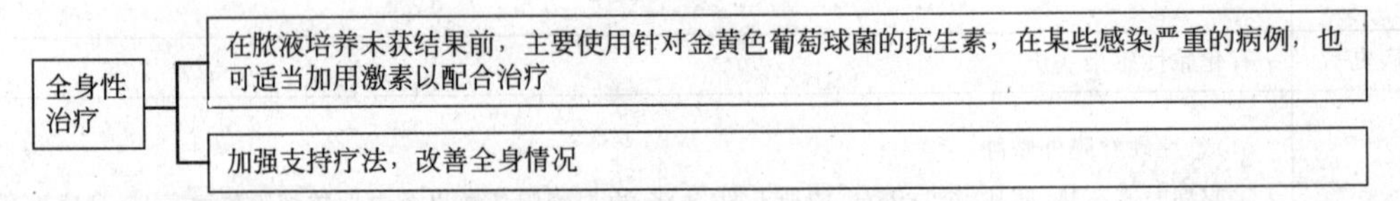
全身性治疗
在脓液培养未获结果前，主要使用针对金黄色葡萄球菌的抗生素，在某些感染严重的病例，也可适当加用激素以配合治疗
加强支持疗法，改善全身情况

二、硬脊膜下脓肿

硬脊膜下脓肿是发生于硬脊膜与蛛网膜之间的化脓性炎症，临床少见，和硬脊膜外脓肿的比例为11∶1。感染来源多由血行或直接播散（如先天性皮窦、腰椎穿刺等），但偶尔找不到原发病灶。致病菌以金黄色葡萄球菌最常见。

（一）硬脊膜下脓肿的诊断

硬脊膜下脓肿的诊断见表6-33。

表6-33　硬脊膜下脓肿的诊断

项目	内容
病史	有化脓性感染病史
临床表现	（1）临床表现与硬脊膜外脓肿相似，但背痛相对较轻，往往无椎旁叩痛或压痛，脑脊液炎症表现比硬脊膜外脓肿显著 （2）有或无全身感染症状，随后出现神经根和脊髓压迫症状，并出现感觉、运动及括约肌功能障碍
辅助检查	脊髓碘剂造影可显示梗阻平面，MRI有与硬膜外脓肿相似的表现

（二）硬脊膜下脓肿的治疗

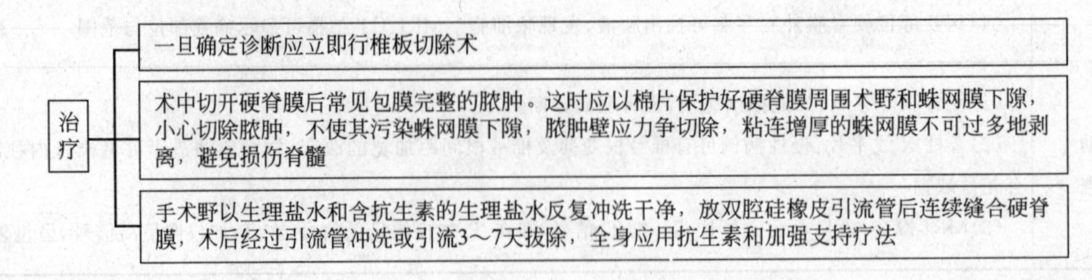
治疗
一旦确定诊断应立即行椎板切除术
术中切开硬脊膜后常见包膜完整的脓肿。这时应以棉片保护好硬脊膜周围术野和蛛网膜下隙，小心切除脓肿，不使其污染蛛网膜下隙，脓肿壁应力争切除，粘连增厚的蛛网膜不可过多地剥离，避免损伤脊髓
手术野以生理盐水和含抗生素的生理盐水反复冲洗干净，放双腔硅橡皮引流管后连续缝合硬脊膜，术后经过引流管冲洗或引流3～7天拔除，全身应用抗生素和加强支持疗法

三、脊髓内脓肿

脊髓内脓肿极为罕见，病灶多继发于全身其他部位的感染，例如肺部化脓感染，泌尿生殖系感染，亚急性细菌性心内膜炎、体表化脓感染。细菌经血行到达脊髓。

（一）脊髓内脓肿的诊断

脊髓内脓肿的诊断见表 6-34。

表 6-34 脊髓内脓肿的诊断

项目	内容
病史	可有全身化脓性感染史或结核病史
临床表现	(1)患者以儿童多见,约 40%病例年龄在 20 岁以内,约 27%在 10 岁以内,男女比例为 3∶2 (2)早期可有脊髓受累节段分布区的疼痛症状,通常表现为背痛,但程度远比硬脊膜外脓肿轻且少,有局限性压痛 (3)可在短期内出现运动、感觉和括约肌功能障碍等横贯性脊髓损害或受压表现
辅助检查	(1)脑脊液检查:白细胞总数轻度增多,蛋白明显增高 (2)动力学试验呈不完全或完全性梗阻现象 (3)脊柱平片正常 (4)MRI 可显示脓肿部位及范围

（二）脊髓内脓肿的治疗

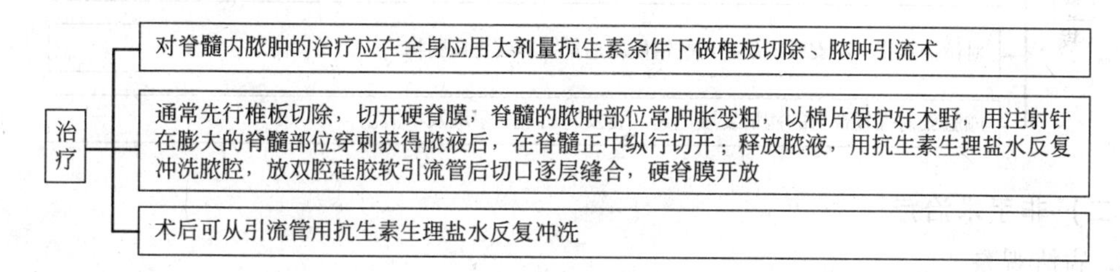
治疗
对脊髓内脓肿的治疗应在全身应用大剂量抗生素条件下做椎板切除、脓肿引流术
通常先行椎板切除，切开硬脊膜，脊髓的脓肿部位常肿胀变粗，以棉片保护好术野，用注射针在膨大的脊髓部位穿刺获得脓液后，在脊髓正中纵行切开；释放脓液，用抗生素生理盐水反复冲洗脓腔，放双腔硅胶软引流管后切口逐层缝合，硬脊膜开放
术后可从引流管用抗生素生理盐水反复冲洗

第十二节 急性颅脑放射性复合伤

核武器爆炸产生的 4 种杀伤因素，分别作用于人体或同时和相继作用于人体，使人员发生不同类型损伤统称为核武器损伤。平常核反应堆事故、核工业后处理厂排放出来的放射性废物等也可导致放射性污染并对人体造成危害。

一、急性颅脑放射性复合伤的诊断

急性颅脑放射性复合伤的诊断见表 6-35。

表 6-35 急性颅脑放射性复合伤的诊断

项目	内容
病史	有辐射史和外伤史
临床表现	(1)在放射病的临床症状中,恶心、呕吐是出现最早、最有代表性和最可靠的症状 (2)放射病初期的症状,可以完全被颅脑损伤的表现所掩盖 (3)颅脑损伤与放射损伤均较重的患者,病程发展快,极期提早出现,需注意有无脱发、皮肤和黏膜有无出血(极期开始的症状) (4)神经症状的观察与一般颅脑损伤相同,应及时判断有无颅内血肿。对开放性或火器性颅脑损伤需注意观察伤口的变化 (5)注意有无胸腹脏器伤和脊柱四肢骨折等
个人剂量测定及沾染检查	配戴有个人剂量仪时,需尽快读出剂量;对伤口进行沾染检查,对合并有内照射放射病的患者做血、尿、便放射性物质的测定

续表

项目		内容
辅助检查	血常规	血常规检查数据对诊断放射病是比较有价值的，而对颅脑放射性复合伤，因为这些指标可能发生变化，其可信程度降低，但仍有重要参考价值
	其他	(1)观察染色体畸变、骨髓细胞或外周血中淋巴细胞微核率来帮助诊断，方法较为复杂 (2)颅骨X线平片、超声波检查、CT或MRI等的选用原则与一般颅脑伤相同 (3)腰椎穿刺等创伤性检查及脑血管造影需谨慎 (4)血生化及肝肾功能等检查视病情需要选用

二、急性颅脑放射性复合伤的治疗

（一）现场急救

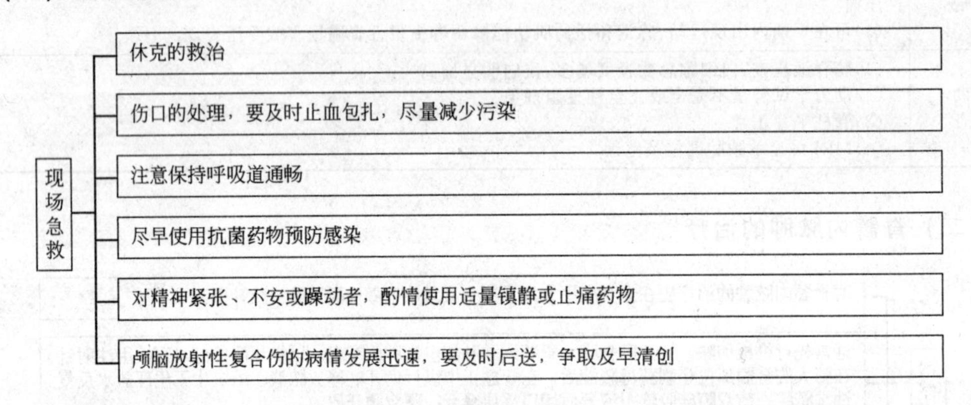
现场急救
休克的救治
伤口的处理，要及时止血包扎，尽量减少污染
注意保持呼吸道通畅
尽早使用抗菌药物预防感染
对精神紧张、不安或躁动者，酌情使用适量镇静或止痛药物
颅脑放射性复合伤的病情发展迅速，要及时后送，争取及早清创

（二）非手术治疗

1. 病情观察

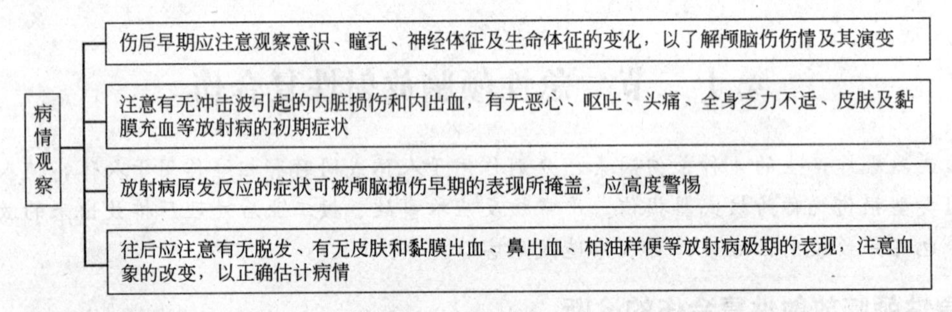
病情观察
伤后早期应注意观察意识、瞳孔、神经体征及生命体征的变化，以了解颅脑伤伤情及其演变
注意有无冲击波引起的内脏损伤和内出血，有无恶心、呕吐、头痛、全身乏力不适、皮肤及黏膜充血等放射病的初期症状
放射病原发反应的症状可被颅脑损伤早期的表现所掩盖，应高度警惕
往后应注意有无脱发、有无皮肤和黏膜出血、鼻出血、柏油样便等放射病极期的表现，注意血象的改变，以正确估计病情

2. 保持呼吸道通畅

除吸痰、给氧等一般措施外，对昏迷、痰多和呼吸不畅者，需早做气管切开。

3. 防治脑水肿

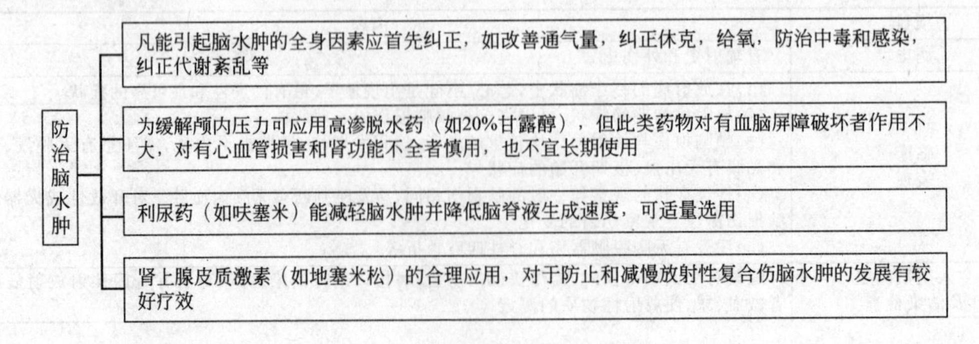
防治脑水肿
凡能引起脑水肿的全身因素应首先纠正，如改善通气量，纠正休克，给氧，防治中毒和感染，纠正代谢紊乱等
为缓解颅内压力可应用高渗脱水药（如20%甘露醇），但此类药物对有血脑屏障破坏者作用不大，对有心血管损害和肾功能不全者慎用，也不宜长期使用
利尿药（如呋塞米）能减轻脑水肿并降低脑脊液生成速度，可适量选用
肾上腺皮质激素（如地塞米松）的合理应用，对于防止和减慢放射性复合伤脑水肿的发展有较好疗效

4．抗感染

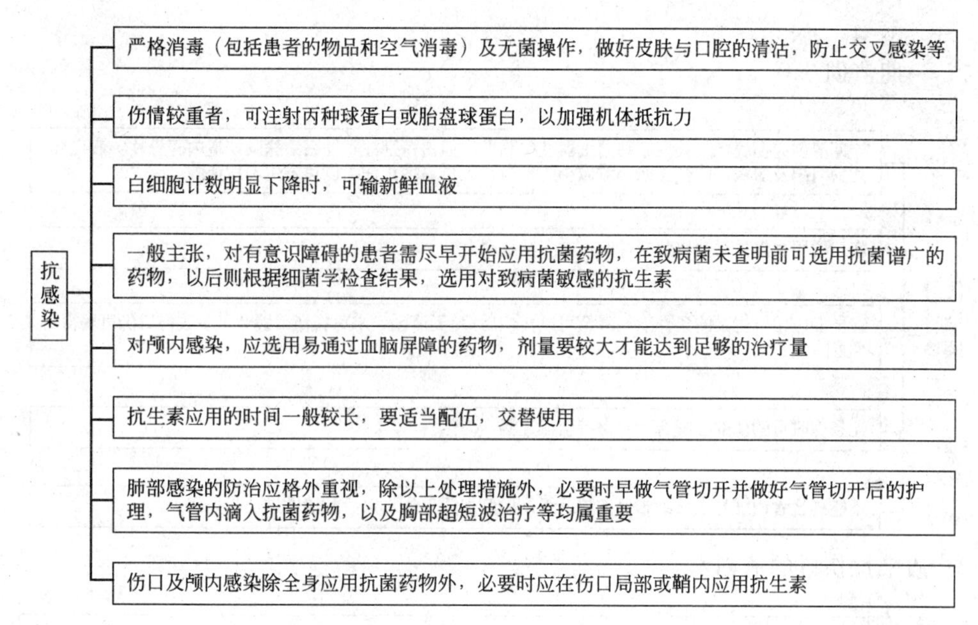
抗感染
严格消毒（包括患者的物品和空气消毒）及无菌操作，做好皮肤与口腔的清洁，防止交叉感染等
伤情较重者，可注射丙种球蛋白或胎盘球蛋白，以加强机体抵抗力
白细胞计数明显下降时，可输新鲜血液
一般主张，对有意识障碍的患者需尽早开始应用抗菌药物，在致病菌未查明前可选用抗菌谱广的药物，以后则根据细菌学检查结果，选用对致病菌敏感的抗生素
对颅内感染，应选用易通过血脑屏障的药物，剂量要较大才能达到足够的治疗量
抗生素应用的时间一般较长，要适当配伍，交替使用
肺部感染的防治应格外重视，除以上处理措施外，必要时早做气管切开并做好气管切开后的护理，气管内滴入抗菌药物，以及胸部超短波治疗等均属重要
伤口及颅内感染除全身应用抗菌药物外，必要时应在伤口局部或鞘内应用抗生素

5．防治出血与保护造血功能

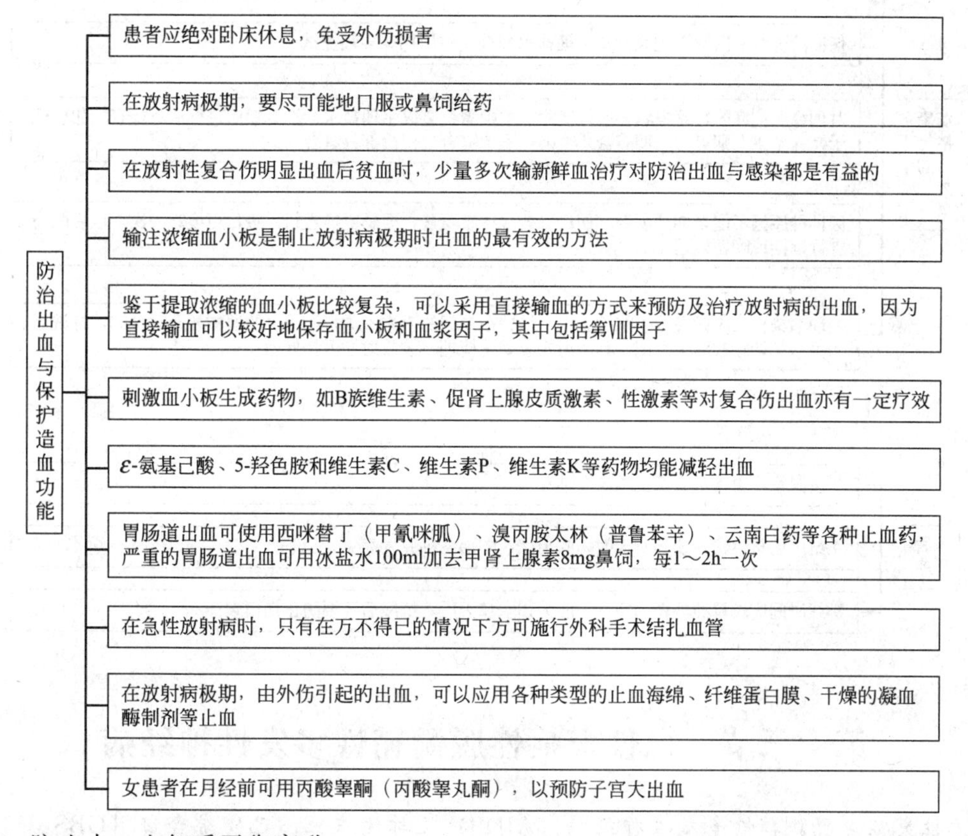
防治出血与保护造血功能
患者应绝对卧床休息，免受外伤损害
在放射病极期，要尽可能地口服或鼻饲给药
在放射性复合伤明显出血后贫血时，少量多次输新鲜血治疗对防治出血与感染都是有益的
输注浓缩血小板是制止放射病极期时出血的最有效的方法
鉴于提取浓缩的血小板比较复杂，可以采用直接输血的方式来预防及治疗放射病的出血，因为直接输血可以较好地保存血小板和血浆因子，其中包括第Ⅷ因子
刺激血小板生成药物，如B族维生素、促肾上腺皮质激素、性激素等对复合伤出血亦有一定疗效
ε-氨基己酸、5-羟色胺和维生素C、维生素P、维生素K等药物均能减轻出血
胃肠道出血可使用西咪替丁（甲氰咪胍）、溴丙胺太林（普鲁苯辛）、云南白药等各种止血药，严重的胃肠道出血可用冰盐水100ml加去甲肾上腺素8mg鼻饲，每1～2h一次
在急性放射病时，只有在万不得已的情况下方可施行外科手术结扎血管
在放射病极期，由外伤引起的出血，可以应用各种类型的止血海绵、纤维蛋白膜、干燥的凝血酶制剂等止血
女患者在月经前可用丙酸睾酮（丙酸睾丸酮），以预防子宫大出血

6．防止水、电解质平衡紊乱

重度伤由于胃肠道紊乱、感染、高热、应用大量脱水药等原因，应注意有无脱水、低钾或酸中毒等水、电解质紊乱情况，予以及时纠正。

（三）外科治疗

1. 手术操作

（1）一期清创

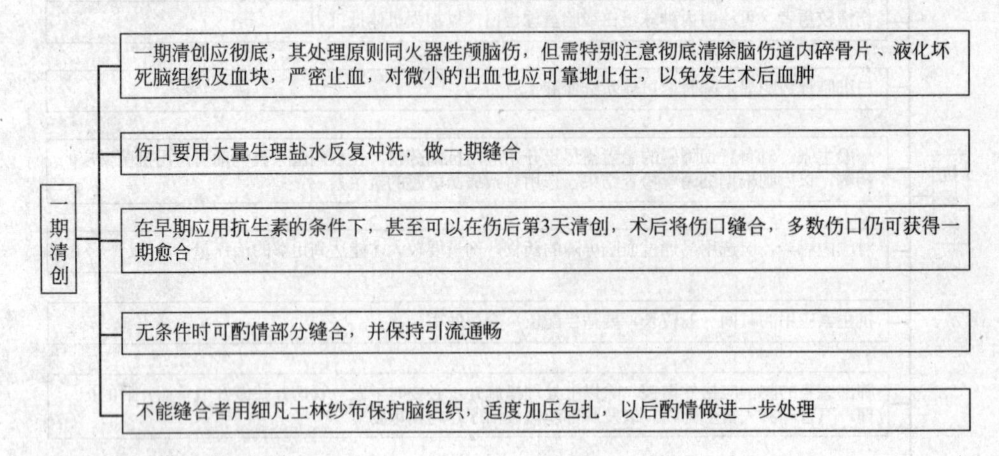
一期清创
一期清创应彻底，其处理原则同火器性颅脑伤，但需特别注意彻底清除脑伤道内碎骨片、液化坏死脑组织及血块，严密止血，对微小的出血也应可靠地止住，以免发生术后血肿
伤口要用大量生理盐水反复冲洗，做一期缝合
在早期应用抗生素的条件下，甚至可以在伤后第3天清创，术后将伤口缝合，多数伤口仍可获得一期愈合
无条件时可酌情部分缝合，并保持引流通畅
不能缝合者用细凡士林纱布保护脑组织，适度加压包扎，以后酌情做进一步处理

（2）沾染性伤口的清创术

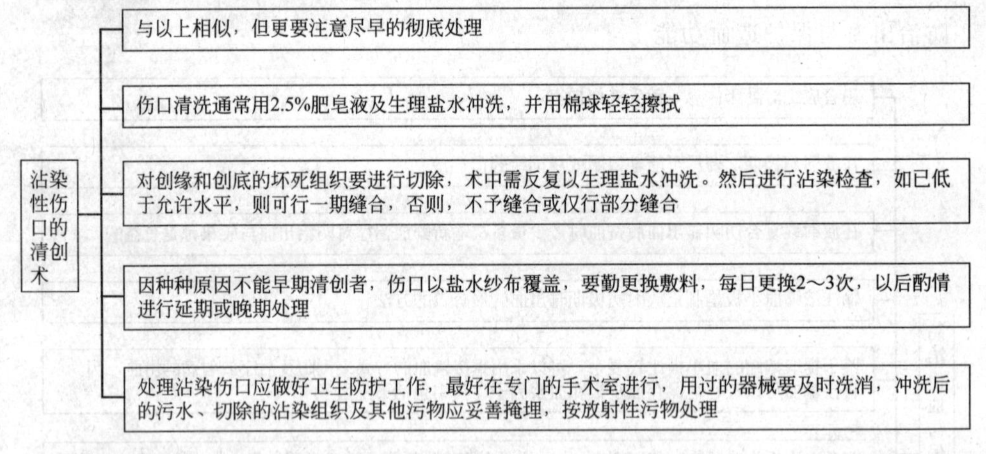
沾染性伤口的清创术
与以上相似，但更要注意尽早的彻底处理
伤口清洗通常用2.5%肥皂液及生理盐水冲洗，并用棉球轻轻擦拭
对创缘和创底的坏死组织要进行切除，术中需反复以生理盐水冲洗。然后进行沾染检查，如已低于允许水平，则可行一期缝合，否则，不予缝合或仅行部分缝合
因种种原因不能早期清创者，伤口以盐水纱布覆盖，要勤更换敷料，每日更换2～3次，以后酌情进行延期或晚期处理
处理沾染伤口应做好卫生防护工作，最好在专门的手术室进行，用过的器械要及时洗消，冲洗后的污水、切除的沾染组织及其他污物应妥善掩埋，按放射性污物处理

2. 术后处理

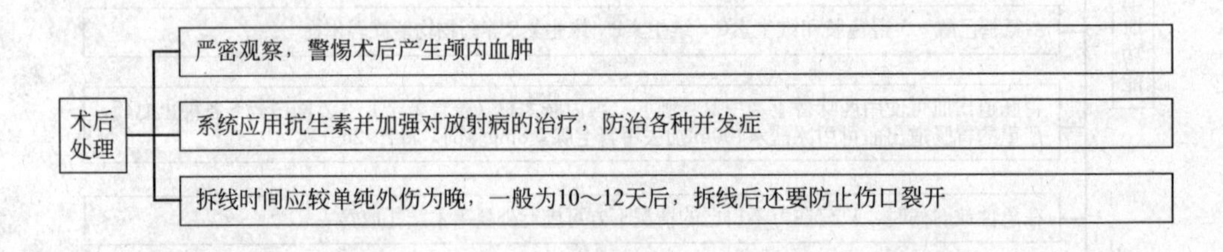
术后处理
严密观察，警惕术后产生颅内血肿
系统应用抗生素并加强对放射病的治疗，防治各种并发症
拆线时间应较单纯外伤为晚，一般为10～12天后，拆线后还要防止伤口裂开

第十三节　急性炎症性脱髓鞘性多发性神经病

急性炎症性脱髓鞘性多发性神经病（AIDP）又称为吉兰-巴雷综合征（GBS，旧称格林-巴利综合征），是可能与感染有关和免疫机制参与的急性（或亚急性）特发性多发性神经病，是一种以运动损害为主的单相性自身免疫性周围神经病。临床上主要侵及脊神经、神经根、颅神经。

一、急性炎症性脱髓鞘性多发性神经病的诊断

急性炎症性脱髓鞘性多发性神经病的诊断见表6-36。

表6-36　急性炎症性脱髓鞘性多发性神经病的诊断

项目	内容
病史	多数患者可追溯到病前1～4周有胃肠道或呼吸道感染症状，或有疫苗接种史
临床表现	(1)多数患者病前数日到数周有上呼吸道感染或胃肠道感染，起病呈急性或亚急性，通常病程呈渐进性发展，两周左右达到最高峰。也有少数患者病情发展迅速，在数天至1～2周肌无力进展至高峰，同时出现呼吸肌无力而危及生命 (2)肢体无力多从双下肢开始，慢慢向上发展，累及躯干、上肢及颅神经支配肌肉 (3)瘫痪为对称性的下运动神经元性表现，肌肉无力以近端为重。腱反射显著减弱或消失，无锥体束征。反射的改变较早，而且相当重要，可以出现在肌无力症状之前 (4)患者可有主观感觉异常，例如肢体远端的麻木、针刺感、疼痛等，有时可有手套、袜子样感觉障碍或无明确的感觉障碍体征。也有一些患者存在严重的位置觉障碍。颅神经受累亦较多见，最常见者是双侧面瘫。三叉神经、动眼神经、外展神经也可受累，也可出现后组颅神经损害而影响吞咽、发音 (5)自主神经功能受损表现为肢端皮肤营养障碍、发绀、出汗。极少数患者可以有短暂的排尿功能障碍。有的患者还可表现出心动过速、心动过缓、血压不稳等心血管功能障碍 (6)体格检查可见四肢腱反射降低或消失、末梢型感觉减退；腓肠肌压痛、克氏征阳性等
辅助检查	(1)脑脊液检查可见蛋白细胞分离现象，即蛋白升高而细胞数正常。蛋白增高程度不同，可达1～5g/L。起病第3周蛋白含量增高显著，脑脊液蛋白升高程度与病情程度无关，也有少数患者脑脊液蛋白含量始终正常 (2)心电图：严重患者的心电图通常半数以上有异常，常见窦性心动过速和T波改变，T波低平或倒置，QRS波电压增高 (3)神经传导和肌电图：发病早期可能只有F波或H反射延迟或消失。脱髓鞘可见神经传导速度(NCV)减慢、远端潜伏期延长、波幅正常或轻度异常，轴索损害表现远端波幅减低 (4)腓肠神经活检：显示脱髓鞘与炎性细胞浸润提示GBS

二、急性炎症性脱髓鞘性多发性神经病的治疗

（一）对因治疗

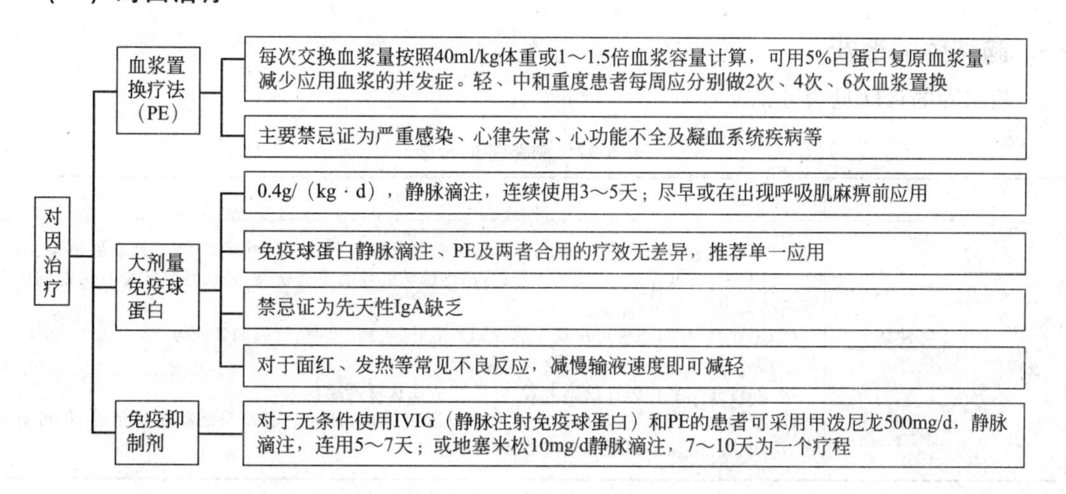
对因治疗
血浆置换疗法（PE）
每次交换血浆量按照40ml/kg体重或1～1.5倍血浆容量计算，可用5%白蛋白复原血浆量，减少应用血浆的并发症。轻、中和重度患者每周应分别做2次、4次、6次血浆置换
主要禁忌证为严重感染、心律失常、心功能不全及凝血系统疾病等
大剂量免疫球蛋白
0.4g/（kg·d），静脉滴注，连续使用3～5天；尽早或在出现呼吸肌麻痹前应用
免疫球蛋白静脉滴注、PE及两者合用的疗效无差异，推荐单一应用
禁忌证为先天性IgA缺乏
对于面红、发热等常见不良反应，减慢输液速度即可减轻
免疫抑制剂
对于无条件使用IVIG（静脉注射免疫球蛋白）和PE的患者可采用甲泼尼龙500mg/d，静脉滴注，连用5～7天；或地塞米松10mg/d静脉滴注，7～10天为一个疗程

（二）对症治疗及支持治疗

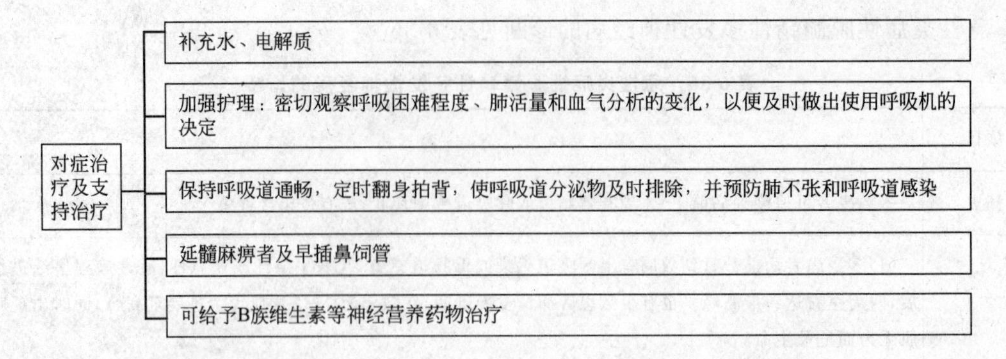
对症治疗及支持治疗
补充水、电解质
加强护理：密切观察呼吸困难程度、肺活量和血气分析的变化，以便及时做出使用呼吸机的决定
保持呼吸道通畅，定时翻身拍背，使呼吸道分泌物及时排除，并预防肺不张和呼吸道感染
延髓麻痹者及早插鼻饲管
可给予B族维生素等神经营养药物治疗

（三）功能锻炼

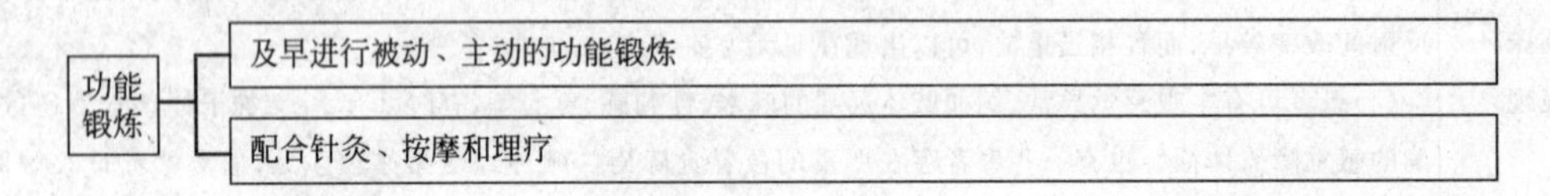
功能锻炼
及早进行被动、主动的功能锻炼
配合针灸、按摩和理疗

（四）并发症的治疗

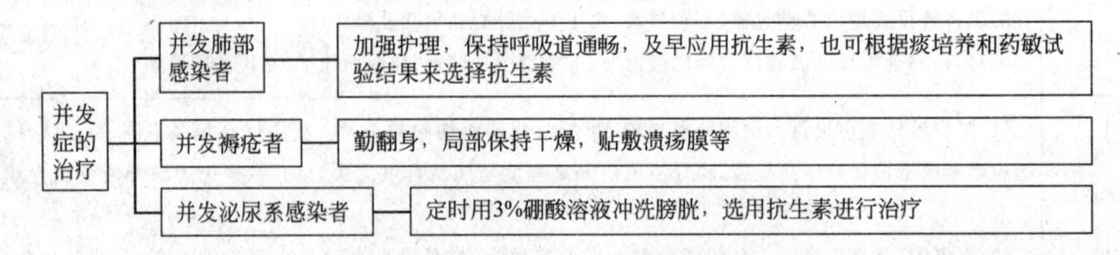
并发症的治疗
并发肺部感染者
加强护理，保持呼吸道通畅，及早应用抗生素，也可根据痰培养和药敏试验结果来选择抗生素
并发褥疮者
勤翻身，局部保持干燥，贴敷溃疡膜等
并发泌尿系感染者
定时用3%硼酸溶液冲洗膀胱，选用抗生素进行治疗

第十四节　脑　脓　肿

化脓性病原体侵入脑组织内形成脓肿是一种严重的疾病，患者大多很危重，需进行急症处理。脑脓肿的发病率大约占神经外科住院患者总数的1.3%；可发生于任何年龄，据统计，11岁以下的占14%，11～35岁占67.5%，36～55岁占17%，56岁以上占1%。

一、脑脓肿的诊断

脑脓肿的诊断见表6-37。

表6-37　脑脓肿的诊断

项目		内容
临床表现	急性感染症状	(1)多数患者有原发感染病史；血源性脑脓肿常伴有胸部化脓性疾患、腹部或盆腔感染、细菌性心内膜炎、皮肤疖痈，牙周脓肿等；鼻源性脑脓肿伴有鼻旁窦炎，外伤性脑脓肿有头部创伤及颅内感染史 (2)急性脑炎期，患者可出现发热、恶心、呕吐、头痛、嗜睡、脑膜刺激征等 (3)急性期通常为1～2周，全身及脑部感染症状逐渐消退 (4)如合并明显化脓性脑膜炎者，急性感染症状可延续较久 (5)脓肿进入局限阶段，临床上可出现一段潜伏期，此时患者全身症状基本消退，仍可有头痛、消瘦、疲乏、淡漠或反应迟钝等症状

续表

项目		内容
临床表现	颅内压增高症状	(1)头痛在夜间和早晨重,多呈持续性胀痛,阵发性加重,剧烈时常伴有呕吐 (2)半数患者有视盘水肿 (3)脉搏徐缓及血压升高等表现往往比颅内肿瘤患者明显 (4)患者精神和意识变化也比较显著,出现精神委靡、淡漠、迟饨,甚至转入昏睡和昏迷
	脑病灶症状	(1)额叶脓肿常出现精神性格改变、表情淡漠、局灶性或全身性癫痫发作、对侧肢体瘫痪、运动性失语(优势半球)等 (2)耳源性颞叶脓肿较大时可发生对侧同向偏盲、轻偏瘫、感觉性或健忘性失语(优势半球)等 (3)顶叶脓肿可有深浅感觉或皮质感觉障碍,优势半球可有失读、失写、计算不能等 (4)耳源性小脑脓肿常常伴有枕部疼痛、眼球震颤、同侧肢体肌张力减弱及共济失调、强迫性头位等,晚期可以出现后组脑神经麻痹和脑干症状
	脑疝形成或脓肿破裂	(1)脑疝多在脓肿形成后发生。偶尔发生在急性脑炎期或化脓期 (2)当腰椎穿刺放液、大便秘结排便用力时,会使脑疝突然加剧 (3)脓肿破裂患者突然高热、昏迷、抽搐和显著的脑膜刺激征。脑脊液、脑室液可呈脓性。其病情比急性化脓性脑膜炎更凶险
辅助检查	脑 CT	目前诊断脑脓肿的首选方法
	MRI	MRI 对脑组织内水分含量的变化比 CT 敏感,因此对坏死、液化和水肿的分辨率比 CT 强,并可根据组织的 T_1 与 T_2 弛豫时间的变化来反映脑组织的改变,可以对脑炎早期做出诊断
	头颅 X 线平片	(1)急性期往往颅骨无异常,慢性脑脓肿可显示颅内压增高征象 (2)偶见囊壁钙化或脓肿内积气(产气杆菌感染) (3)幕上脓肿可见钙化松果体侧移 (4)耳源性及鼻源性脑脓肿可发现乳突、鼻旁窦和颞骨岩部有炎性病变 (5)外伤性脑脓肿可发现颅内碎骨片、金属异物或颅骨骨髓炎等改变
	腰椎穿刺	腰椎穿刺可能诱发脑疝、脓肿破裂等严重并发症,因此仅在鉴别诊断所必须时慎重进行
	脑脊液检查	在脑膜脑炎期颅内压力正常或稍增高,脑脊液中白细胞显著增多,以中性粒细胞为主,蛋白含量增加,糖及氯化物都降低。脓肿形成后脑脊液压力多增高,而细胞数减到正常或轻度增加,以单核为主,蛋白含量可稍微增加,糖和氯化物多为正常
	钻孔穿刺	用上述检查方法后仍无法确诊,或在缺乏特殊辅助检查设备的基层单位,可在选用必要的检查定位后或在脓肿好发部位做钻孔穿刺探查。此法具有诊断和治疗双重作用

二、脑脓肿的治疗

(一) 化脓性脑膜脑炎阶段

化脓性脑膜脑炎阶段

- 在致病菌未查明前可使用抗菌谱广和容易通过血脑屏障的药物，以后根据细菌培养和药敏试验结果，改用对致病菌敏感的抗生素，具体见“抗菌药物的选择”图
- 为提高抗生素在脑脊液中的有效浓度，必要可选用1～2种抗生素做鞘内注射，或脑室内给药（藉头皮下储液囊）
- 在用药期间应注意改善患者的全身情况，纠正水、盐、电解质及酸碱的平衡失调，少量多次输新鲜血，以增强患者的抵抗力
- 为了缓解症状及降低颅压，应同时给予氢氯噻嗪（双氢克尿塞）、呋塞米（速尿）及甘露醇等脱水利尿药

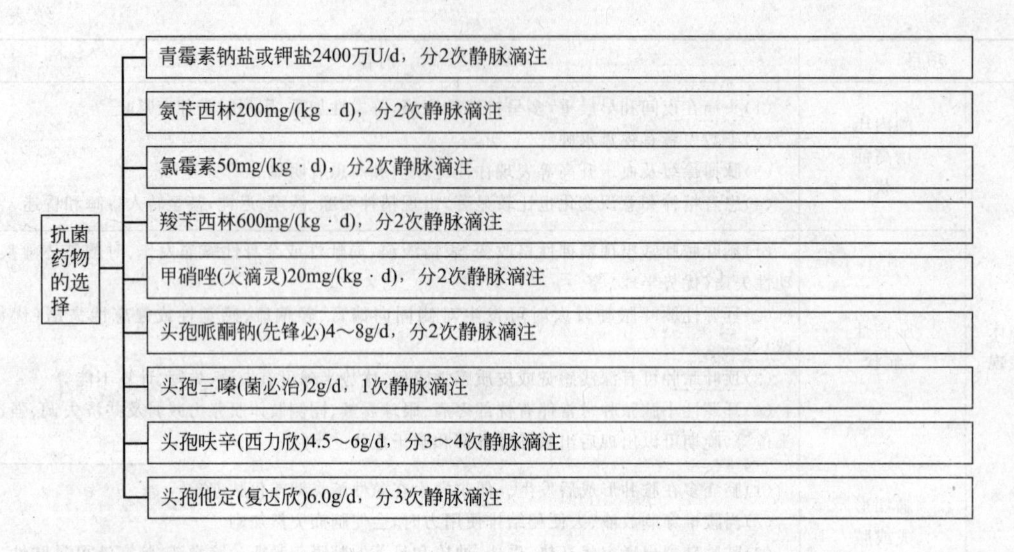
抗菌药物的选择
青霉素钠盐或钾盐2400万U/d，分2次静脉滴注
氨苄西林200mg/(kg · d)，分2次静脉滴注
氯霉素50mg/(kg · d)，分2次静脉滴注
羧苄西林600mg/(kg · d)，分2次静脉滴注
甲硝唑(灭滴灵)20mg/(kg · d)，分2次静脉滴注
头孢哌酮钠(先锋必)4～8g/d，分2次静脉滴注
头孢三嗪(菌必治)2g/d，1次静脉滴注
头孢呋辛(西力欣)4.5～6g/d，分3～4次静脉滴注
头孢他定(复达欣)6.0g/d，分3次静脉滴注

(二) 脑脓肿

1. 手术治疗

(1) 穿刺抽脓术

① 适应证

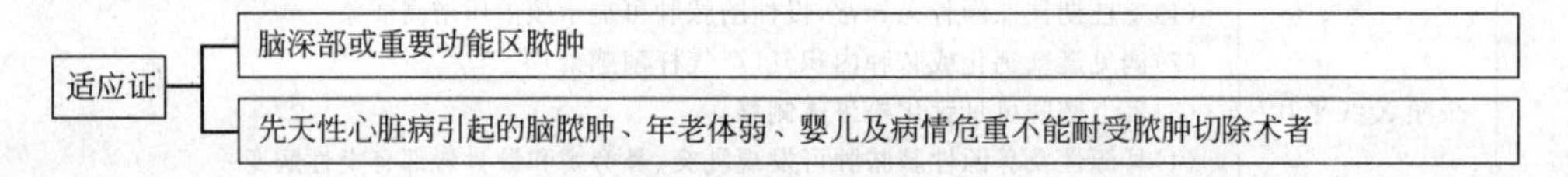
适应证
脑深部或重要功能区脓肿
先天性心脏病引起的脑脓肿、年老体弱、婴儿及病情危重不能耐受脓肿切除术者

② 禁忌证

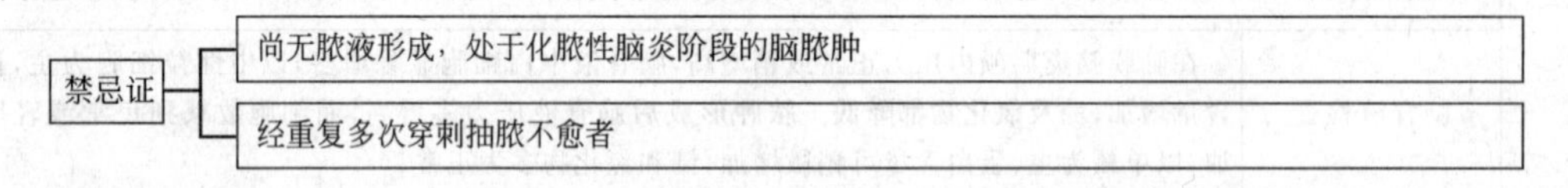
禁忌证
尚无脓液形成，处于化脓性脑炎阶段的脑脓肿
经重复多次穿刺抽脓不愈者

③ 操作方法

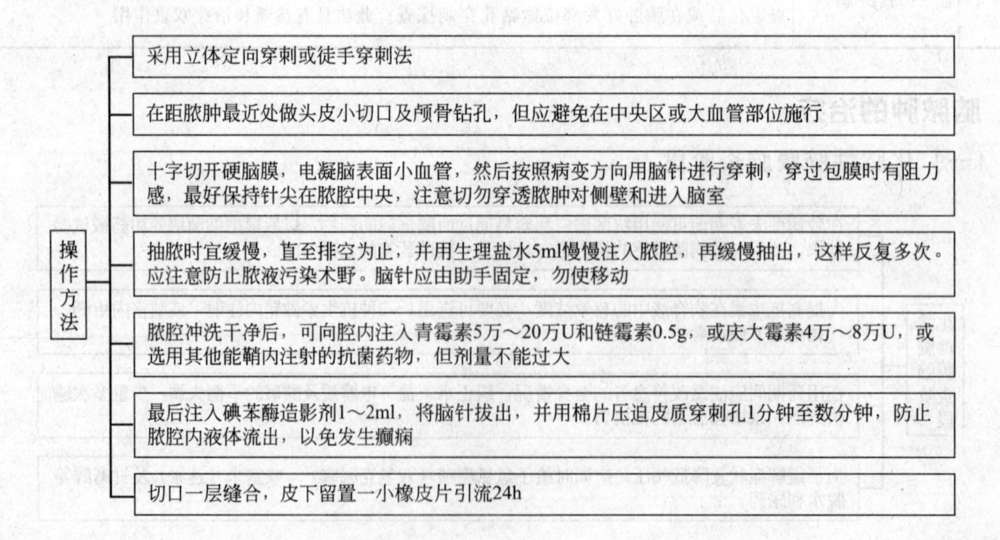
操作方法
采用立体定向穿刺或徒手穿刺法
在距脓肿最近处做头皮小切口及颅骨钻孔，但应避免在中央区或大血管部位施行
十字切开硬脑膜，电凝脑表面小血管，然后按照病变方向用脑针进行穿刺，穿过包膜时有阻力感，最好保持针尖在脓腔中央，注意切勿穿透脓肿对侧壁和进入脑室
抽脓时宜缓慢，直至排空为止，并用生理盐水5ml慢慢注入脓腔，再缓慢抽出，这样反复多次。应注意防止脓液污染术野。脑针应由助手固定，勿使移动
脓腔冲洗干净后，可向腔内注入青霉素5万～20万U和链霉素0.5g，或庆大霉素4万～8万U，或选用其他能鞘内注射的抗菌药物，但剂量不能过大
最后注入碘苯酯造影剂1～2ml，将脑针拔出，并用棉片压迫皮质穿刺孔1分钟至数分钟，防止脓腔内液体流出，以免发生癫痫
切口一层缝合，皮下留置一小橡皮片引流24h

④ 术后脑CT复查

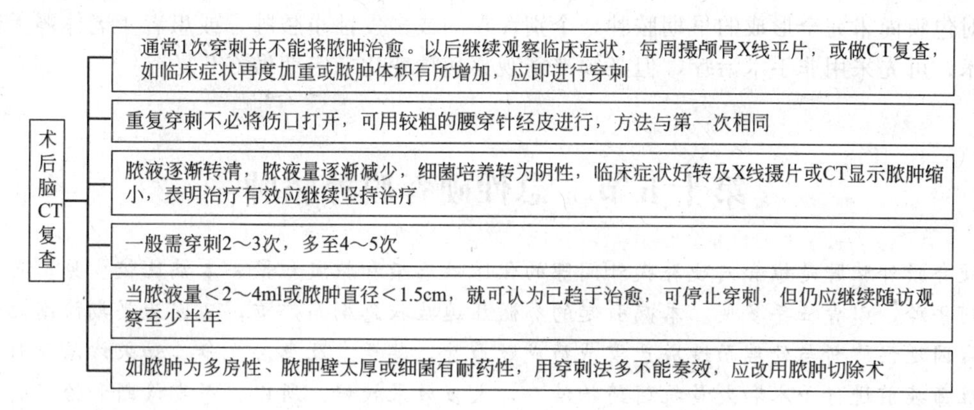
术后脑CT复查
通常1次穿刺并不能将脓肿治愈。以后继续观察临床症状，每周摄颅骨X线平片，或做CT复查，如临床症状再度加重或脓肿体积有所增加，应即进行穿刺
重复穿刺不必将伤口打开，可用较粗的腰穿针经皮进行，方法与第一次相同
脓液逐渐转清，脓液量逐渐减少，细菌培养转为阴性，临床症状好转及X线摄片或CT显示脓肿缩小，表明治疗有效应继续坚持治疗
一般需穿刺2～3次，多至4～5次
当脓液量＜2～4ml或脓肿直径＜1.5cm，就可认为已趋于治愈，可停止穿刺，但仍应继续随访观察至少半年
如脓肿为多房性、脓肿壁太厚或细菌有耐药性，用穿刺法多不能奏效，应改用脓肿切除术

（2）脓肿切除术

① 适应证

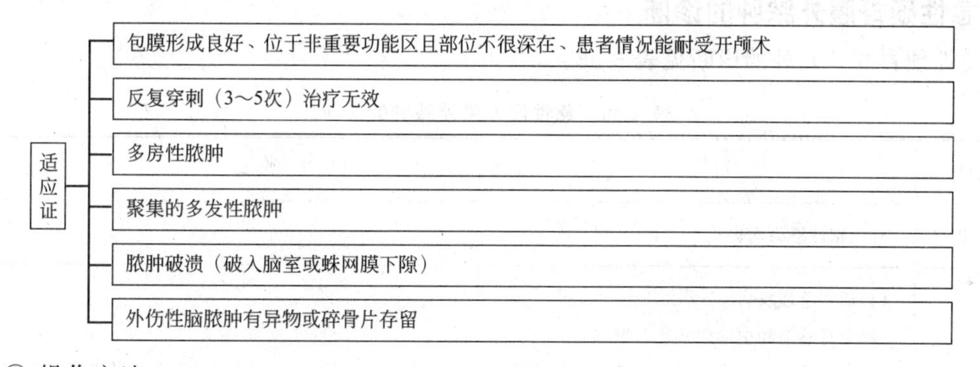
适应证
包膜形成良好、位于非重要功能区且部位不很深在、患者情况能耐受开颅术
反复穿刺（3～5次）治疗无效
多房性脓肿
聚集的多发性脓肿
脓肿破溃（破入脑室或蛛网膜下隙）
外伤性脑脓肿有异物或碎骨片存留

② 操作方法

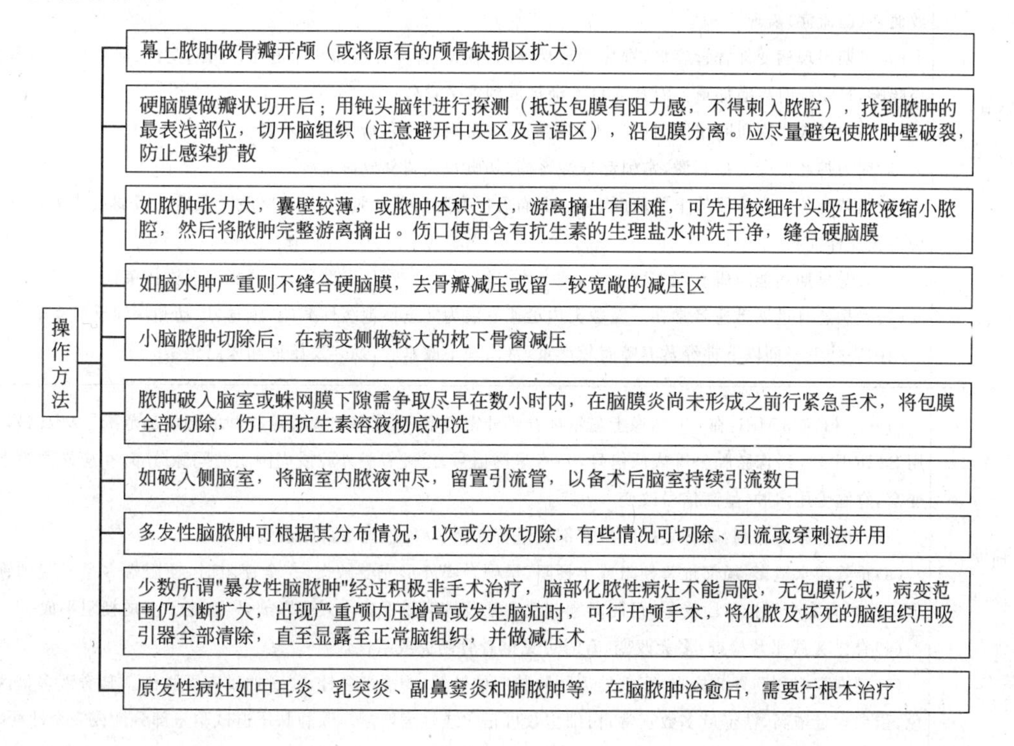
操作方法
幕上脓肿做骨瓣开颅（或将原有的颅骨缺损区扩大）
硬脑膜做瓣状切开后；用钝头脑针进行探测（抵达包膜有阻力感，不得刺入脓腔），找到脓肿的最表浅部位，切开脑组织（注意避开中央区及言语区），沿包膜分离。应尽量避免使脓肿壁破裂，防止感染扩散
如脓肿张力大，囊壁较薄，或脓肿体积过大，游离摘出有困难，可先用较细针头吸出脓液缩小脓腔，然后将脓肿完整游离摘出。伤口使用含有抗生素的生理盐水冲洗干净，缝合硬脑膜
如脑水肿严重则不缝合硬脑膜，去骨瓣减压或留一较宽敞的减压区
小脑脓肿切除后，在病变侧做较大的枕下骨窗减压
脓肿破入脑室或蛛网膜下隙需争取尽早在数小时内，在脑膜炎尚未形成之前行紧急手术，将包膜全部切除，伤口用抗生素溶液彻底冲洗
如破入侧脑室，将脑室内脓液冲尽，留置引流管，以备术后脑室持续引流数日
多发性脑脓肿可根据其分布情况，1次或分次切除，有些情况可切除、引流或穿刺法并用
少数所谓"暴发性脑脓肿"经过积极非手术治疗，脑部化脓性病灶不能局限，无包膜形成，病变范围仍不断扩大，出现严重颅内压增高或发生脑疝时，可行开颅手术，将化脓及坏死的脑组织用吸引器全部清除，直至显露至正常脑组织，并做减压术
原发性病灶如中耳炎、乳突炎、副鼻窦炎和肺脓肿等，在脑脓肿治愈后，需要行根本治疗

2. 非手术治疗

对包膜尚未完全形成的早期脓肿，个别深在的或多发性小脓肿，或患者年老体弱无法耐受手术，可先采用非手术治疗，但必须严密观察病情变化，定期做CT复查。

第十五节　急性硬脊膜外脓肿

硬脊膜外脓肿是椎管内硬脊膜外间隙的化脓性感染和脓液积聚。本病比较少见，可发生于任何年龄，以青壮年多见。本病引起的脊髓压迫症状急剧而严重，又因为早期诊断比较困难，常因延误诊断与处理而造成严重截瘫或败血症，甚至危及患者生命。如果诊治及时，在完全性瘫痪前进行手术和大量抗菌药物治疗，大多效果较好。所以，早期诊断和恰当的治疗是急症处理本病的关键。

一、急性硬脊膜外脓肿的诊断

急性硬脊膜外脓肿的诊断见表6-38。

表6-38　急性硬脊膜外脓肿的诊断

项目	内容
病史	有化脓性感染病史
临床表现	(1)通常急性发病 (2)全身感染和中毒症状比较突出 (3)有高热、寒战、头痛、周身不适、关节疼痛、心率快、血白细胞增多及血沉加快等急性化脓性感染症状或败血症(菌血症)表现 (4)早期出现病变部脊背疼痛，脊柱运动受限制，棘突、棘突旁压痛和叩击痛，并伴有背长肌的反射性紧张，当咳嗽，打喷嚏时疼痛加重。脊背痛可逐渐扩展到整个脊柱 (5)当脓肿破入到肌间组织时则出现相应部位软组织肿胀和局部皮肤水肿 (6)因为神经根受炎症刺激，常引起根性疼痛，如胸腹或腿部放射痛 (7)当脓肿位于中胸段或下胸段时，神经根痛可伴有腹壁显著肌紧张，腹壁肌呼吸运动减弱或消失，有时出现急腹症样症状 (8)脊髓早期功能障碍有双下肢无力，病变水平以下感觉减退，尿潴留，还可能出现锥体束征 (9)发病急且进展迅速者常在一至数天内迅速发展为完全性弛缓性截瘫，感觉、运动和深浅反射完全消失 (10)在病变平面以下神经营养障碍较严重，常出现下肢水肿，易并发压疮和尿路感染
辅助检查	(1)CT扫描和MRI：在CT图像上显示硬脊膜外密度增高，能够精确确定脓肿的部位和范围。MRI最好采用STIR序列，T_1像脓肿呈等或低信号，T_2像呈高信号，沿硬脊膜外腔或周围脂肪间隙分布，相应蛛网膜下隙变窄，脊髓受压水肿，呈高信号改变 (2)诊断性脓肿穿刺：在怀疑脓肿所在部位进行穿刺，如能抽出少许脓液则可确诊 (3)椎管碘水造影：局部椎管梗阻或半梗阻，呈硬脊膜外形充盈缺损，完全梗阻时，梗阻端多呈不规则锯齿形。如果有多个脊椎节段受累，可同时穿刺枕大池及蛛网膜下隙注入造影剂，以确定上下的梗阻平面 (4)脊柱X线平片检查：多无改变，有时可见椎骨骨髓炎或结核灶 (5)腰椎穿刺和脑脊液检查：穿刺处需距脓肿部位较远，要缓慢进针，注意抽吸有无脓液。脑脊液多呈淡黄色，蛋白含量增高，糖定量多数正常，白细胞数可正常或轻度增高。颈静脉压迫试验呈部分性或完全性梗阻

二、急性硬脊膜外脓肿的治疗

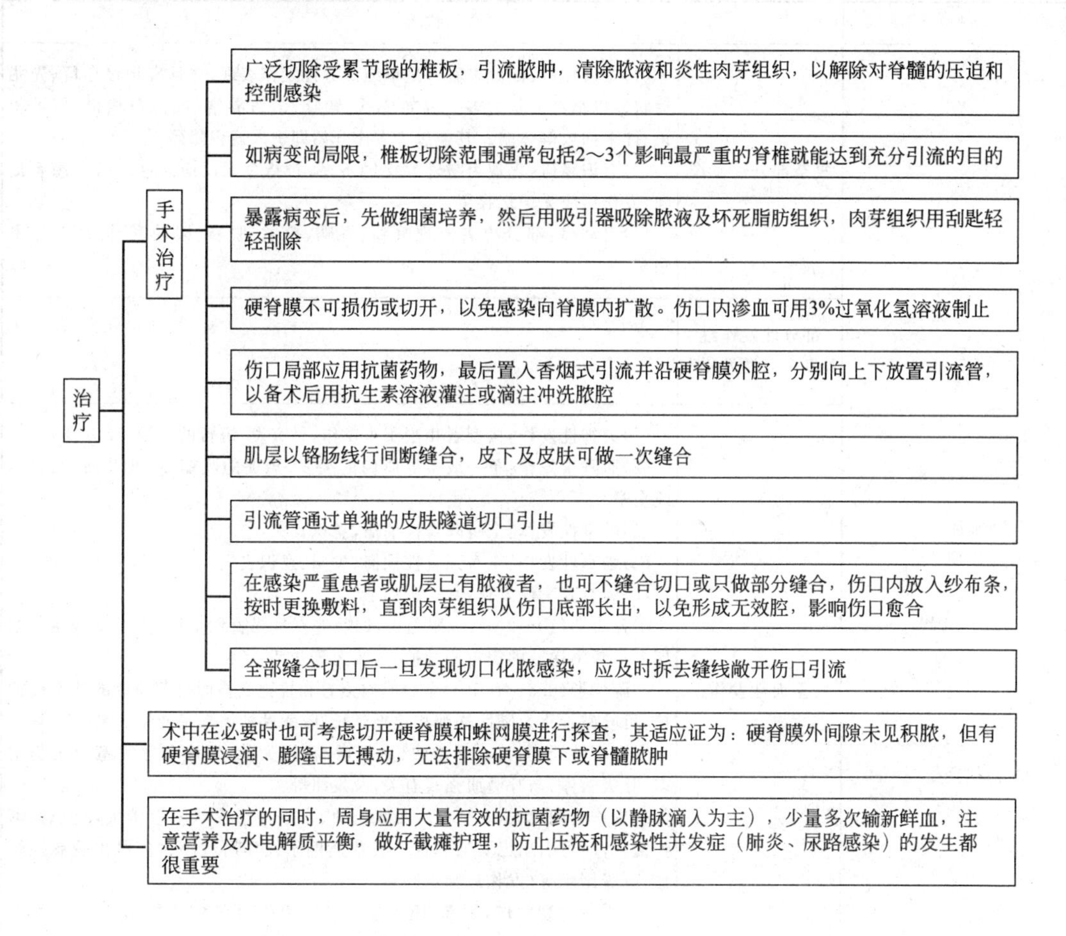
治疗
手术治疗
广泛切除受累节段的椎板，引流脓肿，清除脓液和炎性肉芽组织，以解除对脊髓的压迫和控制感染
如病变尚局限，椎板切除范围通常包括2～3个影响最严重的脊椎就能达到充分引流的目的
暴露病变后，先做细菌培养，然后用吸引器吸除脓液及坏死脂肪组织，肉芽组织用刮匙轻轻刮除
硬脊膜不可损伤或切开，以免感染向脊膜内扩散。伤口内渗血可用3%过氧化氢溶液制止
伤口局部应用抗菌药物，最后置入香烟式引流并沿硬脊膜外腔，分别向上下放置引流管，以备术后用抗生素溶液灌注或滴注冲洗脓腔
肌层以铬肠线行间断缝合，皮下及皮肤可做一次缝合
引流管通过单独的皮肤隧道切口引出
在感染严重患者或肌层已有脓液者，也可不缝合切口或只做部分缝合，伤口内放入纱布条，按时更换敷料，直到肉芽组织从伤口底部长出，以免形成无效腔，影响伤口愈合
全部缝合切口后一旦发现切口化脓感染，应及时拆去缝线敞开伤口引流
术中在必要时也可考虑切开硬脊膜和蛛网膜进行探查，其适应证为：硬脊膜外间隙未见积脓，但有硬脊膜浸润、膨隆且无搏动，无法排除硬脊膜下或脊髓脓肿
在手术治疗的同时，周身应用大量有效的抗菌药物（以静脉滴入为主），少量多次输新鲜血，注意营养及水电解质平衡，做好截瘫护理，防止压疮和感染性并发症（肺炎、尿路感染）的发生都很重要

第十六节　癫　　痫

癫痫是一组以反复痫性发作为主要临床表现的脑功能失调综合征，是严重威胁人类健康的主要疾病之一。我国目前癫痫患者多达 600 万，患病率约为 5‰。其病因主要是由神经系统原发病变所致，此外全身性疾病如代谢性疾病，缺氧、休克、心排血量下降也可导致。

一、癫痫的诊断

癫痫的诊断见表 6-39。

表 6-39　癫痫的诊断

项目	内容	
临床表现	单纯部分性发作	(1)呈运动表现：一侧面部或肢体抽搐，可扩展到偏身。发作后可有受累肢体的麻痹(通常于 2h 内缓解，多不超过 24h) (2)呈感觉症状：躯体感觉异常或嗅、味、视、听等幻觉 (3)呈自主神经症状：恶心、呕吐、腹痛、发汗、瞳孔开大等 (4)呈精神症状：恐惧感、似曾相识感、强制性思维等

续表

项目	内容	
临床表现	复杂部分性发作	(1)始发症状:部分患者可呈单纯部分性发作表现,并且有记忆存留(先兆症状),以精神症状为多。例如情感、知觉、语言异常,或似曾相识、似不相识、往事回放等体验。其他患者发作开始即进入意识障碍 (2)意识障碍:表现为与外界接触不良,对指令无反应。这时若向患者提问,发作后应无记忆存留 (3)自动症:部分患者出现咂嘴、吞咽、摸索、脱衣、搬动家具,甚至外出乘车
	部分性发作继发全面性发作	—
	全面性发作	(1)失神性发作:典型者相当于小发作,呈突发、短暂的呆视,反应丧失 (2)肌阵挛发作:单一或多处肌肉的突发、短促的收缩,可波及面部、肢体或全身 (3)阵挛性发作:全身阵挛性抽搐,意识丧失 (4)强直性发作:全身强直性抽搐、尖叫、意识丧失 (5)强直阵挛性发作:其过程如下 ①强直期(10~20s):双眼上视,四肢伸直呈强直性抽搐,可发出痛叫。本期末呈频率递减的震颤样抽搐,过渡至阵挛期 ②阵挛期(0.5~1min):全身肌肉强直和松弛交替而呈节律性的阵挛性抽搐,可咬破舌头。随肌松弛相逐渐延长,阵挛性抽搐频率变慢而最终消失 ③自主神经症状:心率增快、血压增高、尿失禁、唾液和呼吸道分泌物增多,呼吸暂停(与呼吸肌强直有关)及发绀等 ④发作后期(10min左右):四肢松弛,自主神经症状慢慢消失,意识逐渐恢复,有时可引出巴宾斯基征。有些病例于发作后数小时内可出现咳痰带血、呼吸困难等(发作后肺水肿) (6)失张力型发作:颈部、躯干或全身肌肉张力突然丧失,出现头突然低垂、倒地等表现。通常无意识丧失、先兆或发作后期等过程
	癫痫持续状态	持续性或阵发性(发作间无意识清醒)发作超过30min
辅助检查	实验室检查	对癫痫持续状态的诊断并无意义。一旦持续状态的诊断得以确认,应立即采集静脉及动脉血作血生化等检查以了解患者全身状态
	其他	在持续状态得以控制之后,需进行脑电图、脑CT、MRI以及必要的脑脊液化验等项检查,已明确癫痫的原因和分类(如果在此之前尚未明确者),作为抗癫痫治疗和病因治疗的依据

二、癫痫的治疗

(一)一般处理

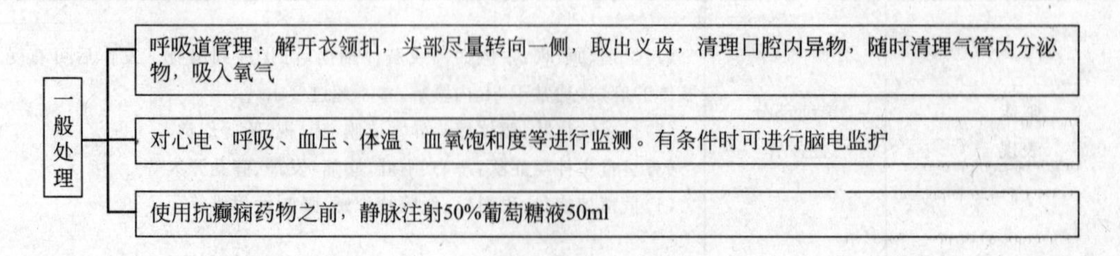
一般处理
呼吸道管理：解开衣领扣，头部尽量转向一侧，取出义齿，清理口腔内异物，随时清理气管内分泌物，吸入氧气
对心电、呼吸、血压、体温、血氧饱和度等进行监测。有条件时可进行脑电监护
使用抗癫痫药物之前，静脉注射50%葡萄糖液50ml

（二）抗癫痫治疗

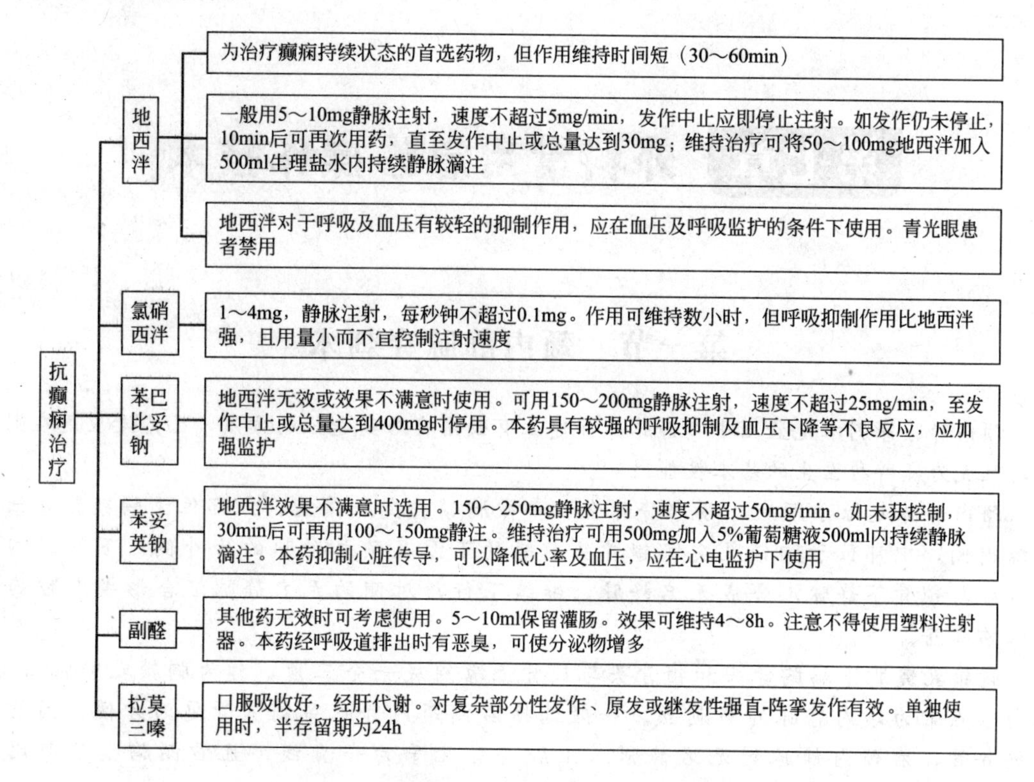
抗癫痫治疗
地西泮
为治疗癫痫持续状态的首选药物，但作用维持时间短（30～60min）
一般用5～10mg静脉注射，速度不超过5mg/min，发作中止应即停止注射。如发作仍未停止，10min后可再次用药，直至发作中止或总量达到30mg；维持治疗可将50～100mg地西泮加入500ml生理盐水内持续静脉滴注
地西泮对于呼吸及血压有较轻的抑制作用，应在血压及呼吸监护的条件下使用。青光眼患者禁用
氯硝西泮
1～4mg，静脉注射，每秒钟不超过0.1mg。作用可维持数小时，但呼吸抑制作用比地西泮强，且用量小而不宜控制注射速度
苯巴比妥钠
地西泮无效或效果不满意时使用。可用150～200mg静脉注射，速度不超过25mg/min，至发作中止或总量达到400mg时停用。本药具有较强的呼吸抑制及血压下降等不良反应，应加强监护
苯妥英钠
地西泮效果不满意时选用。150～250mg静脉注射，速度不超过50mg/min。如未获控制，30min后可再用100～150mg静注。维持治疗可用500mg加入5%葡萄糖液500ml内持续静脉滴注。本药抑制心脏传导，可以降低心率及血压，应在心电监护下使用
副醛
其他药无效时可考虑使用。5～10ml保留灌肠。效果可维持4～8h。注意不得使用塑料注射器。本药经呼吸道排出时有恶臭，可使分泌物增多
拉莫三嗪
口服吸收好，经肝代谢。对复杂部分性发作、原发或继发性强直-阵挛发作有效。单独使用时，半存留期为24h

（三）并发症的处理

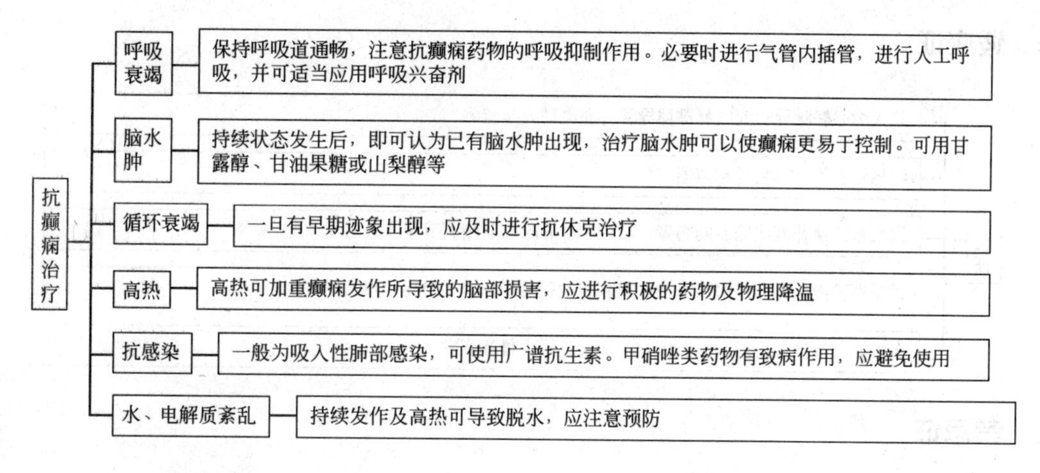
抗癫痫治疗
呼吸衰竭
保持呼吸道通畅，注意抗癫痫药物的呼吸抑制作用。必要时进行气管内插管，进行人工呼吸，并可适当应用呼吸兴奋剂
脑水肿
持续状态发生后，即可认为已有脑水肿出现，治疗脑水肿可以使癫痫更易于控制。可用甘露醇、甘油果糖或山梨醇等
循环衰竭
一旦有早期迹象出现，应及时进行抗休克治疗
高热
高热可加重癫痫发作所导致的脑部损害，应进行积极的药物及物理降温
抗感染
一般为吸入性肺部感染，可使用广谱抗生素。甲硝唑类药物有致病作用，应避免使用
水、电解质紊乱
持续发作及高热可导致脱水，应注意预防

第七章 外科常用急诊操作技术

第一节　颈内静脉穿刺术

颈内静脉穿刺术是监测中心静脉压并建立有效输液给药途径的方法，已广泛应用在围术期，且成为麻醉科医生的基本技能之一。

颈内静脉起源于颅底，颈内静脉全程都被胸锁乳突肌覆盖，上部位于胸锁乳突肌的前缘内侧，中部位于胸锁乳突肌锁骨头前缘的下面及颈总动脉的后外侧，下行到胸锁关节处与锁骨下静脉汇合成无名静脉，继续下行与对侧的无名静脉汇合形成上腔静脉进入右心房。

胸锁乳突肌下端胸骨头和锁骨头与锁骨上缘组成一个三角，称为胸锁乳突肌三角，三角顶点常为颈内静脉的穿刺点。一般选择右侧颈内静脉穿刺置管更为方便，因右侧无胸导管，右颈内静脉到无名静脉入上腔静脉几乎为一直线，且右侧胸膜顶部比左侧低。

一、适应证

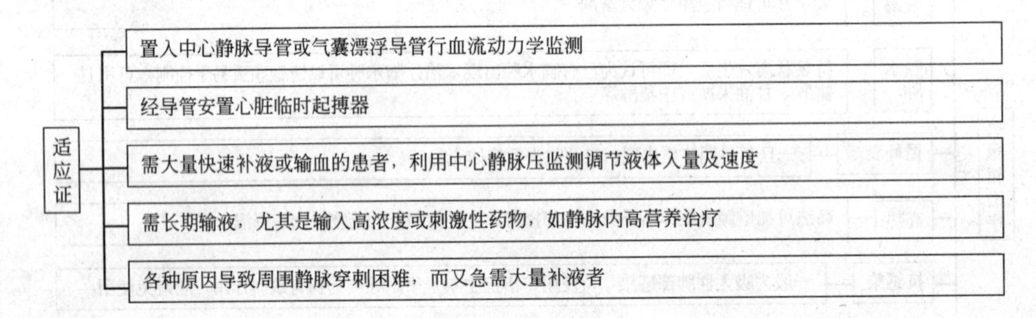
适应证
置入中心静脉导管或气囊漂浮导管行血流动力学监测
经导管安置心脏临时起搏器
需大量快速补液或输血的患者，利用中心静脉压监测调节液体入量及速度
需长期输液，尤其是输入高浓度或刺激性药物，如静脉内高营养治疗
各种原因导致周围静脉穿刺困难，而又急需大量补液者

二、禁忌证

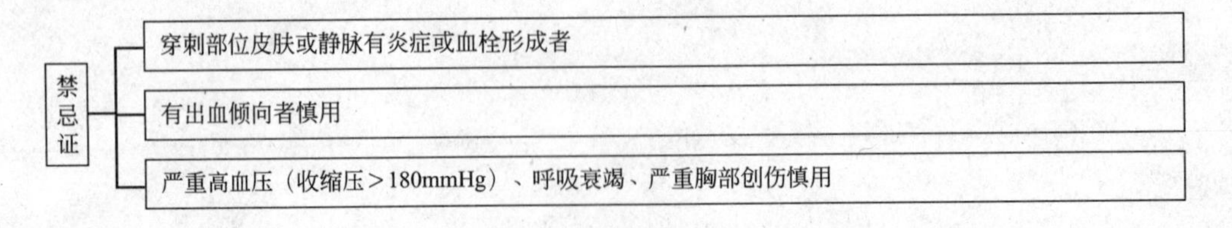
禁忌证
穿刺部位皮肤或静脉有炎症或血栓形成者
有出血倾向者慎用
严重高血压（收缩压＞180mmHg）、呼吸衰竭、严重胸部创伤慎用

三、术前准备

注射器、无菌手套、消毒盘、采集血标本试管等。若行插管术，需备大静脉切开包、深静脉置管一套、局麻药物如2%利多卡因溶液等。

四、操作方法

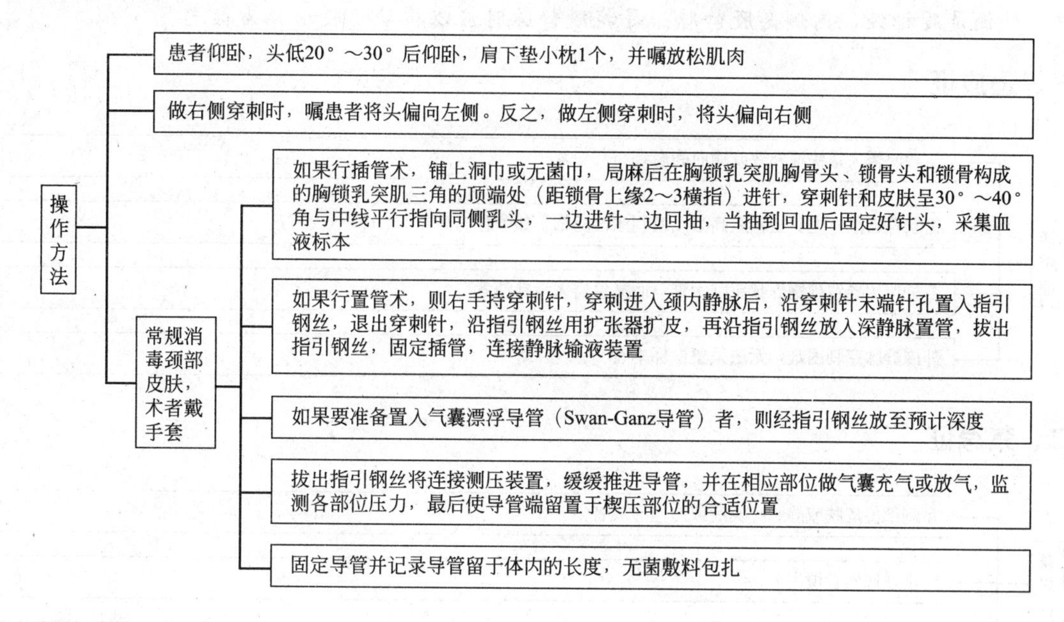

操作方法
患者仰卧，头低20°～30°后仰卧，肩下垫小枕1个，并嘱放松肌肉
做右侧穿刺时，嘱患者将头偏向左侧。反之，做左侧穿刺时，将头偏向右侧
常规消毒颈部皮肤，术者戴手套
如果行插管术，铺上洞巾或无菌巾，局麻后在胸锁乳突肌胸骨头、锁骨头和锁骨构成的胸锁乳突肌三角的顶端处（距锁骨上缘2～3横指）进针，穿刺针和皮肤呈30°～40°角与中线平行指向同侧乳头，一边进针一边回抽，当抽到回血后固定好针头，采集血液标本
如果行置管术，则右手持穿刺针，穿刺进入颈内静脉后，沿穿刺针末端针孔置入指引钢丝，退出穿刺针，沿指引钢丝用扩张器扩皮，再沿指引钢丝放入深静脉置管，拔出指引钢丝，固定插管，连接静脉输液装置
如果要准备置入气囊漂浮导管（Swan-Ganz导管）者，则经指引钢丝放至预计深度
拔出指引钢丝将连接测压装置，缓缓推进导管，并在相应部位做气囊充气或放气，监测各部位压力，最后使导管端留置于楔压部位的合适位置
固定导管并记录导管留于体内的长度，无菌敷料包扎

五、注意事项

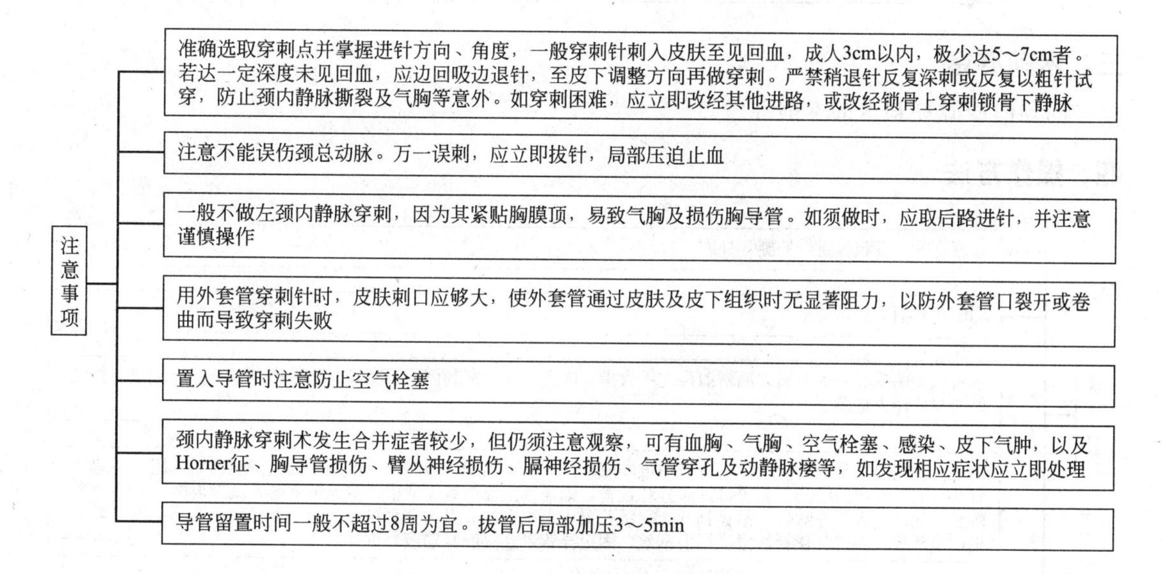

注意事项
准确选取穿刺点并掌握进针方向、角度，一般穿刺针刺入皮肤至见回血，成人3cm以内，极少达5～7cm者。若达一定深度未见回血，应边回吸边退针，至皮下调整方向再做穿刺。严禁稍退针反复深刺或反复以粗针试穿，防止颈内静脉撕裂及气胸等意外。如穿刺困难，应立即改经其他进路，或改经锁骨上穿刺锁骨下静脉
注意不能误伤颈总动脉。万一误刺，应立即拔针，局部压迫止血
一般不做左颈内静脉穿刺，因为其紧贴胸膜顶，易致气胸及损伤胸导管。如须做时，应取后路进针，并注意谨慎操作
用外套管穿刺针时，皮肤刺口应够大，使外套管通过皮肤及皮下组织时无显著阻力，以防外套管口裂开或卷曲而导致穿刺失败
置入导管时注意防止空气栓塞
颈内静脉穿刺术发生合并症者较少，但仍须注意观察，可有血胸、气胸、空气栓塞、感染、皮下气肿，以及Horner征、胸导管损伤、臂丛神经损伤、膈神经损伤、气管穿孔及动静脉瘘等，如发现相应症状应立即处理
导管留置时间一般不超过8周为宜。拔管后局部加压3～5min

第二节　股静脉穿刺术

股静脉穿刺术常用于急救时做加压输液、输血或采血标本等。

股静脉是下肢的主要静脉干，其上段位于股三角内。股三角位于股前部上1/3，为底在上、尖朝下的三角形凹陷。底边是腹股沟韧带，外侧边是缝匠肌内侧缘，内侧边是长收肌的内侧缘。股三角的尖位于缝匠肌和长收肌相交处，此尖端向下与收肌管的上口相连续。股三角的前壁为阔筋膜，其后壁凹陷，由外向内依次为髂腰肌、耻骨肌和长收肌及其表面的筋膜。

股三角内有股神经、股动脉及其分支、股静脉及其属支和腹股沟淋巴结等。股动脉居中，外侧是股神经，内侧是股静脉。寻找股静脉时应以搏动的股动脉为标志。

一、适应证

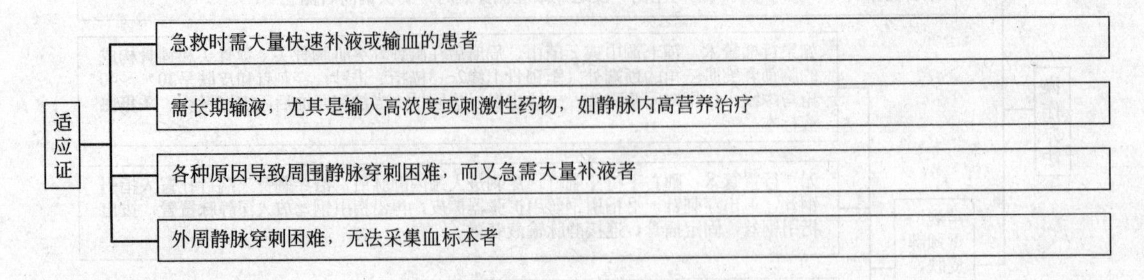
适应证
急救时需大量快速补液或输血的患者
需长期输液，尤其是输入高浓度或刺激性药物，如静脉内高营养治疗
各种原因导致周围静脉穿刺困难，而又急需大量补液者
外周静脉穿刺困难，无法采集血标本者

二、禁忌证

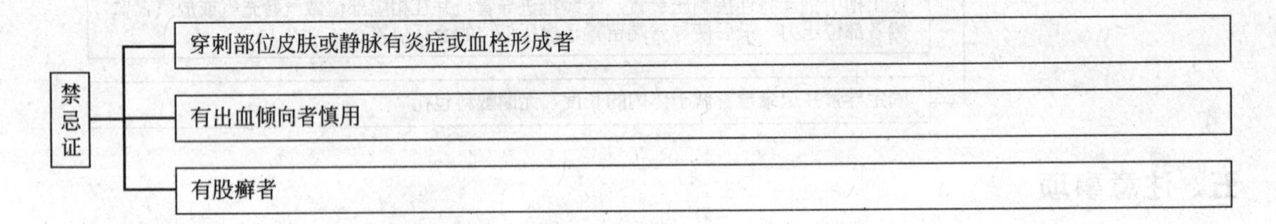
禁忌证
穿刺部位皮肤或静脉有炎症或血栓形成者
有出血倾向者慎用
有股癣者

三、术前准备

同颈内静脉穿刺术的术前准备。

四、操作方法

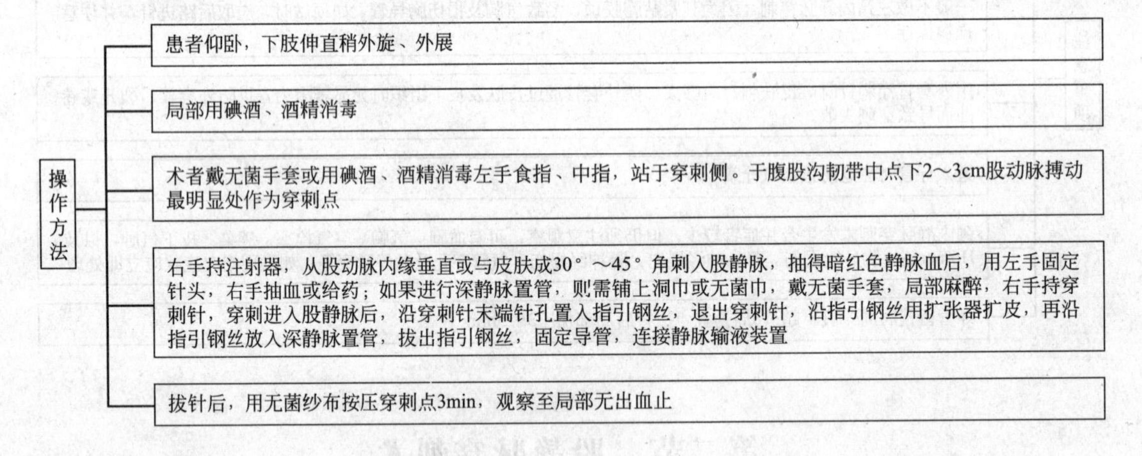
操作方法
患者仰卧，下肢伸直稍外旋、外展
局部用碘酒、酒精消毒
术者戴无菌手套或用碘酒、酒精消毒左手食指、中指，站于穿刺侧。于腹股沟韧带中点下2～3cm股动脉搏动最明显处作为穿刺点
右手持注射器，从股动脉内缘垂直或与皮肤成30°～45°角刺入股静脉，抽得暗红色静脉血后，用左手固定针头，右手抽血或给药；如果进行深静脉置管，则需铺上洞巾或无菌巾，戴无菌手套，局部麻醉，右手持穿刺针，穿刺进入股静脉后，沿穿刺针末端针孔置入指引钢丝，退出穿刺针，沿指引钢丝用扩张器扩皮，再沿指引钢丝放入深静脉置管，拔出指引钢丝，固定导管，连接静脉输液装置
拔针后，用无菌纱布按压穿刺点3min，观察至局部无出血止

五、注意事项

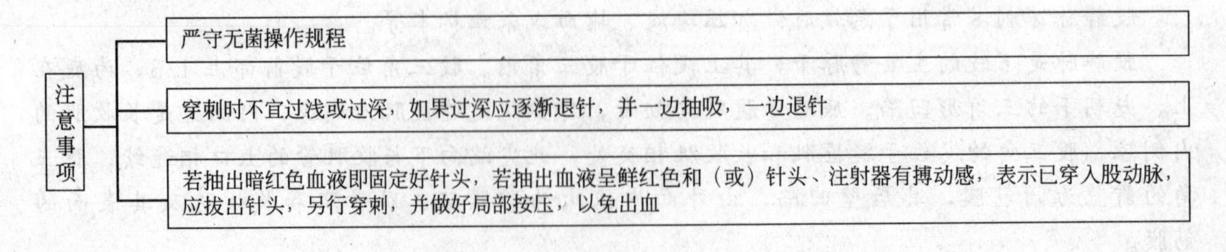
注意事项
严守无菌操作规程
穿刺时不宜过浅或过深，如果过深应逐渐退针，并一边抽吸，一边退针
若抽出暗红色血液即固定好针头，若抽出血液呈鲜红色和（或）针头、注射器有搏动感，表示已穿入股动脉，应拔出针头，另行穿刺，并做好局部按压，以免出血

第三节　锁骨下静脉穿刺术

经锁骨下静脉穿刺是将导管插入上腔静脉或右心，进行血流动力学监测、抽取静脉血、输注高渗或有刺激性的液体、提供静脉全营养治疗以及施行右心导管诊断治疗的操作技术。

一、适应证

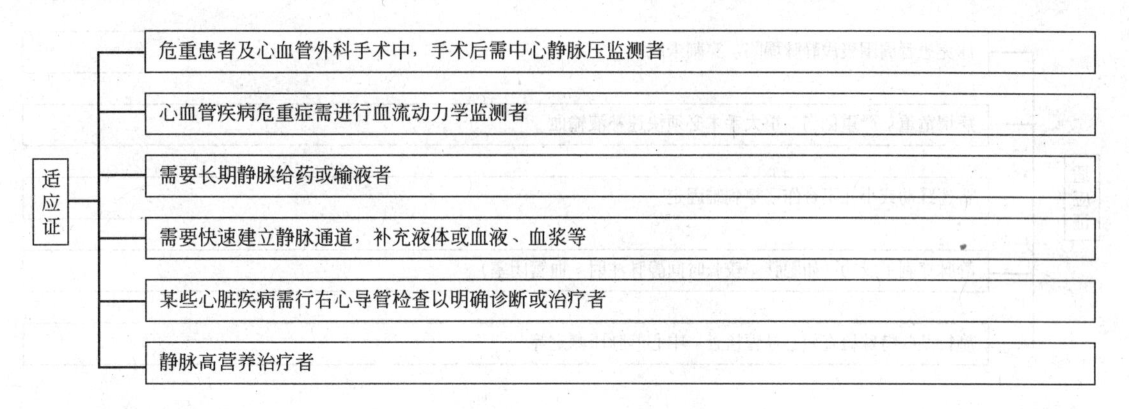
适应证
危重患者及心血管外科手术中，手术后需中心静脉压监测者
心血管疾病危重症需进行血流动力学监测者
需要长期静脉给药或输液者
需要快速建立静脉通道，补充液体或血液、血浆等
某些心脏疾病需行右心导管检查以明确诊断或治疗者
静脉高营养治疗者

二、术前准备

穿刺点及周围备皮，备肝素盐水（1U/ml），清洁盘，小切开包，穿刺针，导引钢丝，扩张管，深静脉留置导管。

三、操作步骤

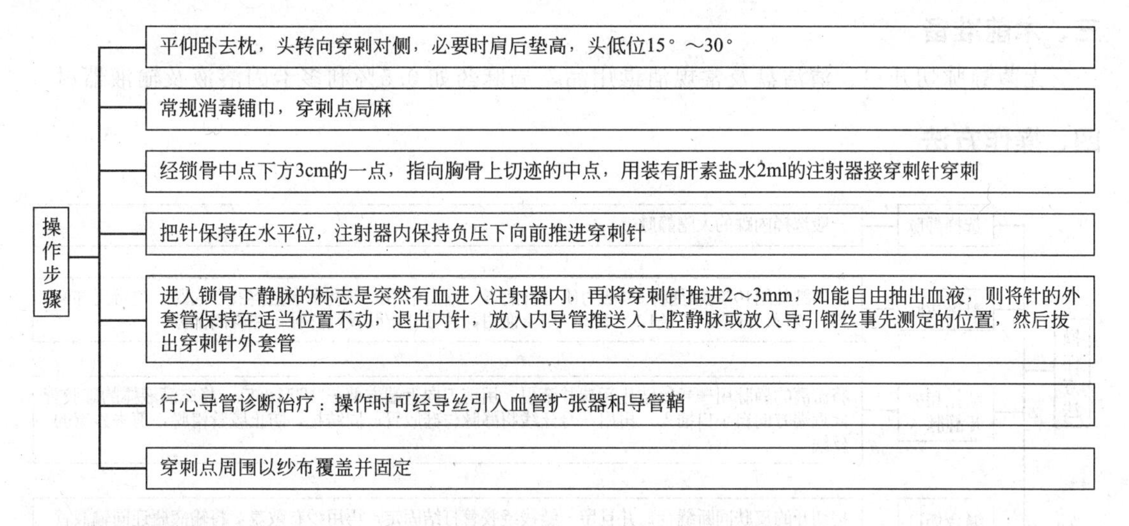
操作步骤
平仰卧去枕，头转向穿刺对侧，必要时肩后垫高，头低位15°～30°
常规消毒铺巾，穿刺点局麻
经锁骨中点下方3cm的一点，指向胸骨上切迹的中点，用装有肝素盐水2ml的注射器接穿刺针穿刺
把针保持在水平位，注射器内保持负压下向前推进穿刺针
进入锁骨下静脉的标志是突然有血进入注射器内，再将穿刺针推进2～3mm，如能自由抽出血液，则将针的外套管保持在适当位置不动，退出内针，放入内导管推送入上腔静脉或放入导引钢丝事先测定的位置，然后拔出穿刺针外套管
行心导管诊断治疗：操作时可经导丝引入血管扩张器和导管鞘
穿刺点周围以纱布覆盖并固定

四、并发症防治

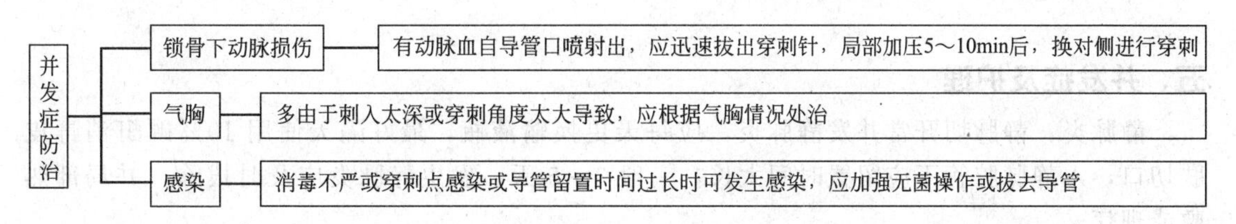
并发症防治
锁骨下动脉损伤
有动脉血自导管口喷射出，应迅速拔出穿刺针，局部加压5～10min后，换对侧进行穿刺
气胸
多由于刺入太深或穿刺角度太大导致，应根据气胸情况处治
感染
消毒不严或穿刺点感染或导管留置时间过长时可发生感染，应加强无菌操作或拔去导管

第四节　静脉切开术

静脉切开术为肿瘤患者，急需补液，输血，烦躁不安，静脉穿刺困难，无法持久固定者提供一个良好的输液通道。

一、适应证

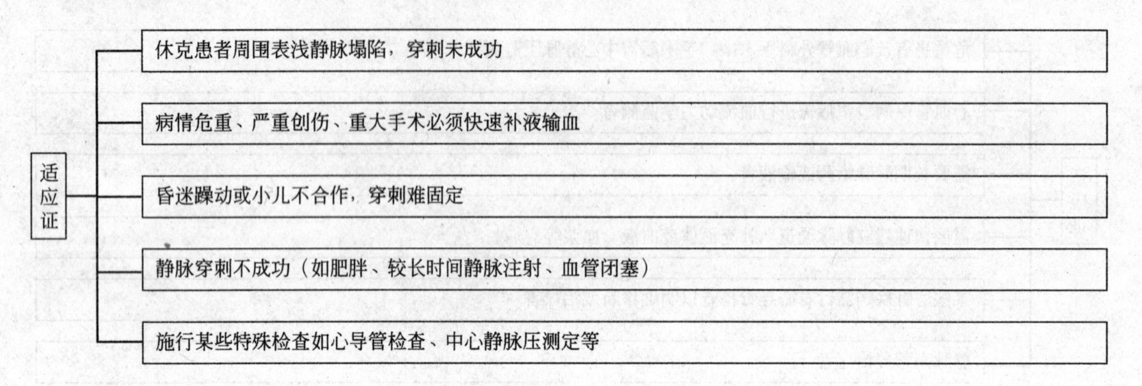
适应证
休克患者周围表浅静脉塌陷，穿刺未成功
病情危重、严重创伤、重大手术必须快速补液输血
昏迷躁动或小儿不合作，穿刺难固定
静脉穿刺不成功（如肥胖、较长时间静脉注射、血管闭塞）
施行某些特殊检查如心导管检查、中心静脉压测定等

二、禁忌证

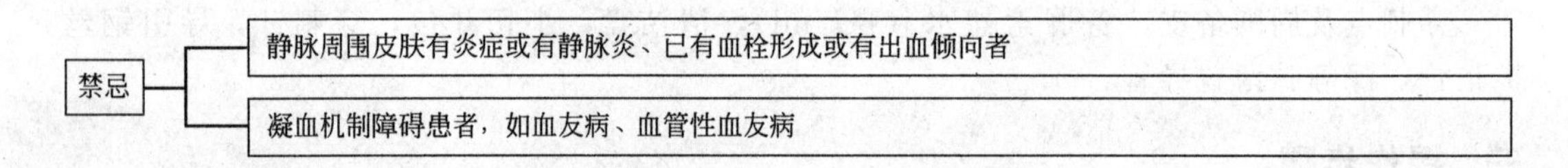
禁忌
静脉周围皮肤有炎症或有静脉炎、已有血栓形成或有出血倾向者
凝血机制障碍患者，如血友病、血管性血友病

三、术前准备

无菌静脉切开包、清洁盘及常规消毒用品，局麻药如0.5%利多卡因溶液及输液器材。

四、操作方法

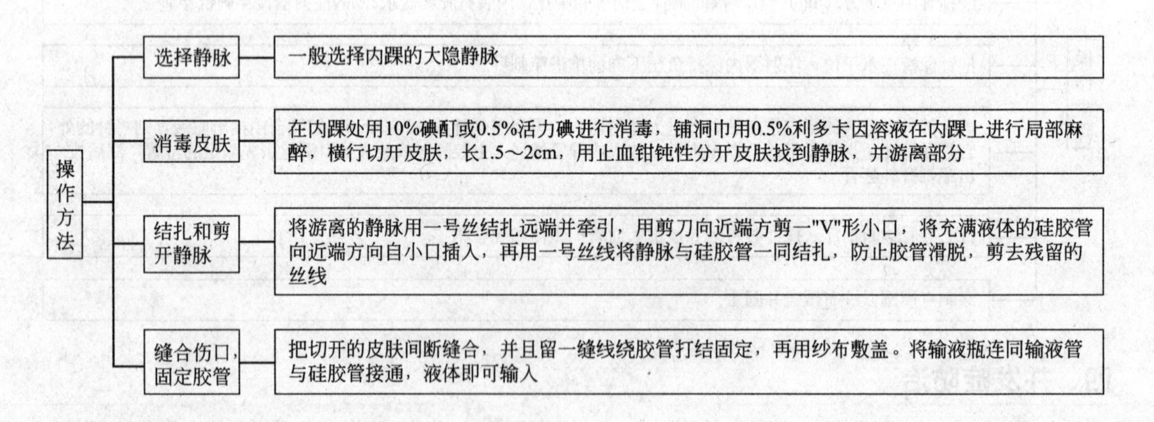
操作方法
选择静脉
一般选择内踝的大隐静脉
消毒皮肤
在内踝处用10%碘酊或0.5%活力碘进行消毒，铺洞巾用0.5%利多卡因溶液在内踝上进行局部麻醉，横行切开皮肤，长1.5～2cm，用止血钳钝性分开皮肤找到静脉，并游离部分
结扎和剪开静脉
将游离的静脉用一号丝结扎远端并牵引，用剪刀向近端方剪一"V"形小口，将充满液体的硅胶管向近端方向自小口插入，再用一号丝线将静脉与硅胶管一同结扎，防止胶管滑脱，剪去残留的丝线
缝合伤口，固定胶管
把切开的皮肤间断缝合，并且留一缝线绕胶管打结固定，再用纱布敷盖。将输液瓶连同输液管与硅胶管接通，液体即可输入

五、并发症及护理

静脉炎：静脉切开常并发静脉炎，应每天更换输液瓶，最好隔天使用10%碘酊消毒皮肤切口，入静脉胶管不应留置时间太长，一般3～5天。发生静脉炎应及时拔除，并局部热敷或理疗。

六、注意事项

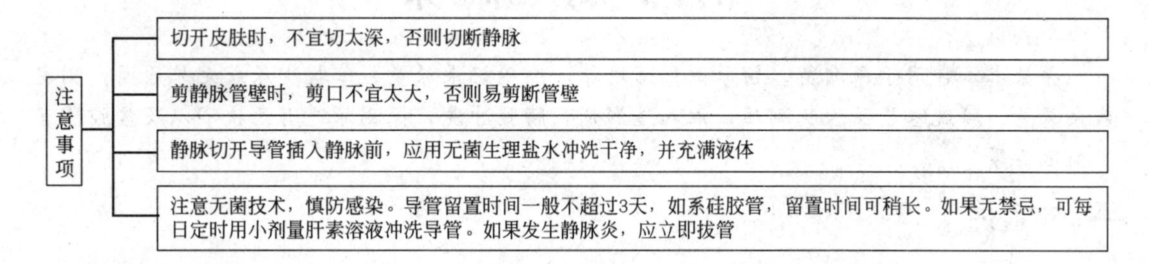
注意事项
切开皮肤时，不宜切太深，否则切断静脉
剪静脉管壁时，剪口不宜太大，否则易剪断管壁
静脉切开导管插入静脉前，应用无菌生理盐水冲洗干净，并充满液体
注意无菌技术，慎防感染。导管留置时间一般不超过3天，如系硅胶管，留置时间可稍长。如果无禁忌，可每日定时用小剂量肝素溶液冲洗导管。如果发生静脉炎，应立即拔管

第五节　股动脉穿刺术

股动脉穿刺术是将穿刺针刺入体腔抽取分泌物做化验，向体腔注入气体或造影剂做造影检查，或向体腔内注入药物的一种诊疗技术。

一、适应证

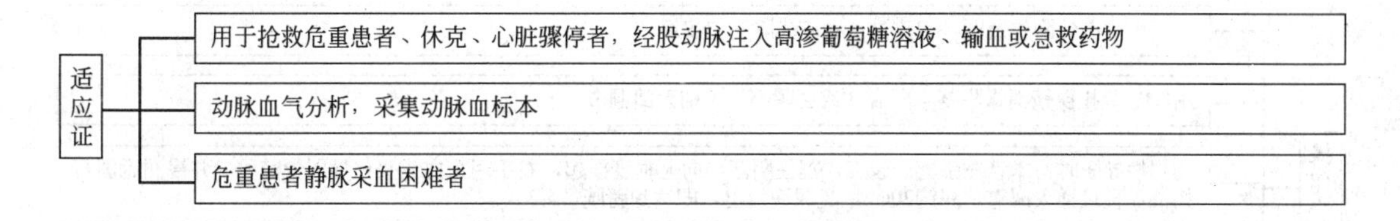
适应证
用于抢救危重患者、休克、心脏骤停者，经股动脉注入高渗葡萄糖溶液、输血或急救药物
动脉血气分析，采集动脉血标本
危重患者静脉采血困难者

二、禁忌证

同股静脉穿刺的禁忌证。

三、术前准备

无菌注射器、针头、无菌手套、敷料、消毒盘、治疗盘及有关急救药品。

四、操作方法

大致同股静脉穿刺术，不同点如下。

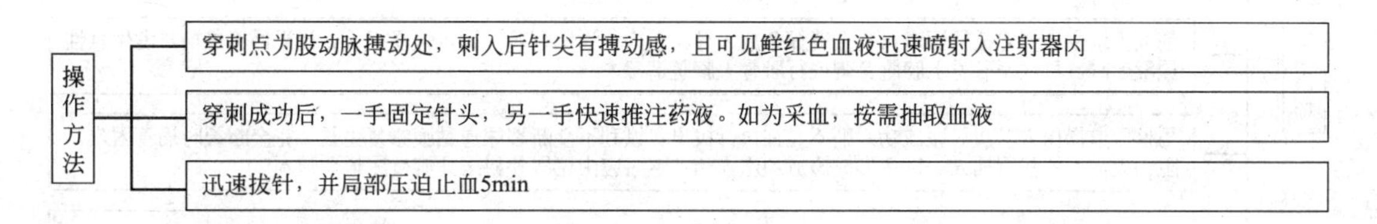
操作方法
穿刺点为股动脉搏动处，刺入后针尖有搏动感，且可见鲜红色血液迅速喷射入注射器内
穿刺成功后，一手固定针头，另一手快速推注药液。如为采血，按需抽取血液
迅速拔针，并局部压迫止血5min

五、注意事项

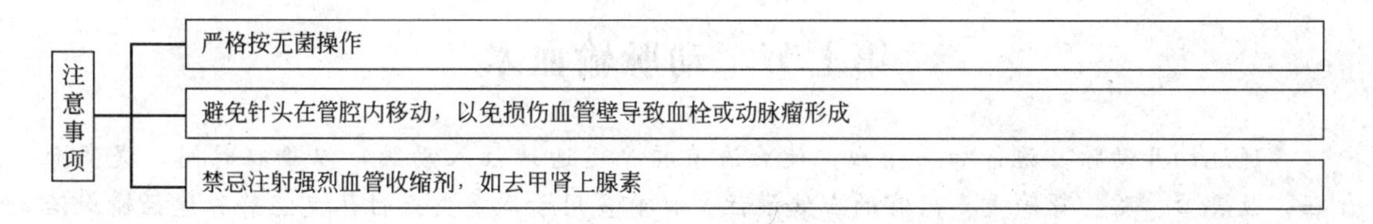
注意事项
严格按无菌操作
避免针头在管腔内移动，以免损伤血管壁导致血栓或动脉瘤形成
禁忌注射强烈血管收缩剂，如去甲肾上腺素

第六节 导 尿 术

导尿术，常用于尿潴留，留尿做细菌培养，准确记录尿量，掌握少尿或无尿原因，测定残余尿量、膀胱容量及膀胱测压，注入造影剂，膀胱冲洗，探测尿道有无狭窄以及盆腔器官术前准备等。

一、适应证

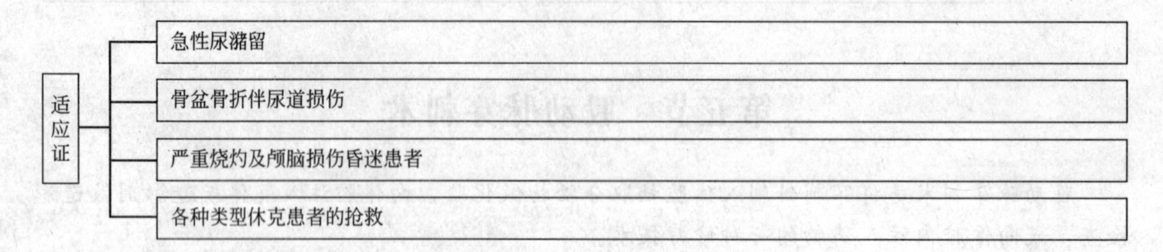
适应证
急性尿潴留
骨盆骨折伴尿道损伤
严重烧灼及颅脑损伤昏迷患者
各种类型休克患者的抢救

二、操作步骤

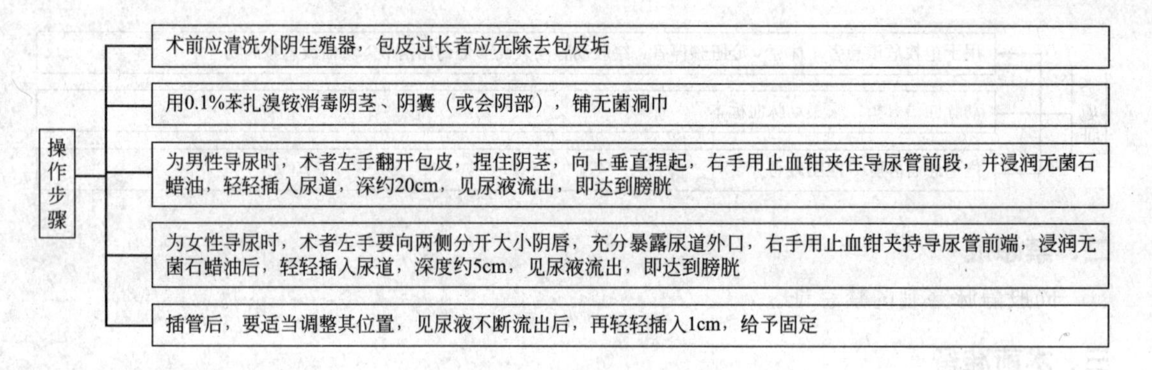
操作步骤
术前应清洗外阴生殖器，包皮过长者应先除去包皮垢
用0.1%苯扎溴铵消毒阴茎、阴囊（或会阴部），铺无菌洞巾
为男性导尿时，术者左手翻开包皮，捏住阴茎，向上垂直捏起，右手用止血钳夹住导尿管前段，并浸润无菌石蜡油，轻轻插入尿道，深约20cm，见尿液流出，即达到膀胱
为女性导尿时，术者左手要向两侧分开大小阴唇，充分暴露尿道外口，右手用止血钳夹持导尿管前端，浸润无菌石蜡油后，轻轻插入尿道，深度约5cm，见尿液流出，即达到膀胱
插管后，要适当调整其位置，见尿液不断流出后，再轻轻插入1cm，给予固定

三、注意事项

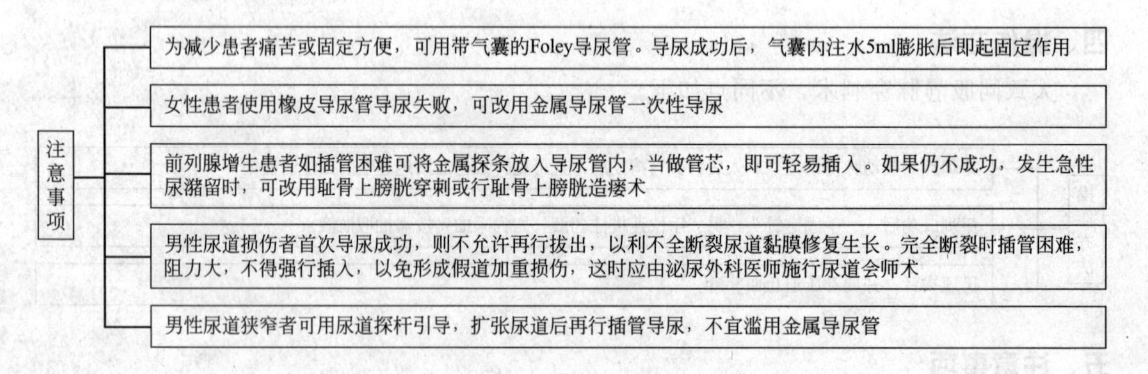
注意事项
为减少患者痛苦或固定方便，可用带气囊的Foley导尿管。导尿成功后，气囊内注水5ml膨胀后即起固定作用
女性患者使用橡皮导尿管导尿失败，可改用金属导尿管一次性导尿
前列腺增生患者如插管困难可将金属探条放入导尿管内，当做管芯，即可轻易插入。如果仍不成功，发生急性尿潴留时，可改用耻骨上膀胱穿刺或行耻骨上膀胱造瘘术
男性尿道损伤者首次导尿成功，则不允许再行拔出，以利不全断裂尿道黏膜修复生长。完全断裂时插管困难，阻力大，不得强行插入，以免形成假道加重损伤，这时应由泌尿外科医师施行尿道会师术
男性尿道狭窄者可用尿道探杆引导，扩张尿道后再行插管导尿，不宜滥用金属导尿管

第七节 动脉输血术

通过切开动脉，施行加压输血，使血液直接、迅速地注入动脉，以争取时间，提高血压，改善心、脑、肾等重要器官的血液灌注。目前多用于严重失血性休克经静脉途径输血治

疗无效者，某些循环骤停者，肺部受伤、肺水肿等不宜静脉输血者。

一、适应证

严重创伤或大手术所引起的出血性休克，经静脉输血后，休克无好转者。

二、操作步骤

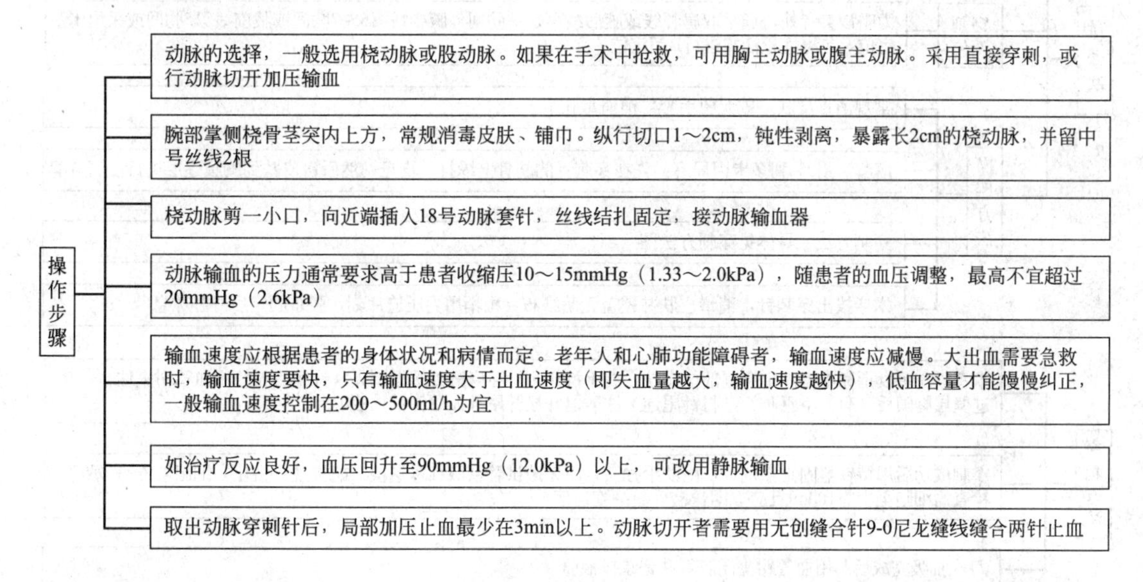
操作步骤
动脉的选择，一般选用桡动脉或股动脉。如果在手术中抢救，可用胸主动脉或腹主动脉。采用直接穿刺，或行动脉切开加压输血
腕部掌侧桡骨茎突内上方，常规消毒皮肤、铺巾。纵行切口1～2cm，钝性剥离，暴露长2cm的桡动脉，并留中号丝线2根
桡动脉剪一小口，向近端插入18号动脉套针，丝线结扎固定，接动脉输血器
动脉输血的压力通常要求高于患者收缩压10～15mmHg（1.33～2.0kPa），随患者的血压调整，最高不宜超过20mmHg（2.6kPa）
输血速度应根据患者的身体状况和病情而定。老年人和心肺功能障碍者，输血速度应减慢。大出血需要急救时，输血速度要快，只有输血速度大于出血速度（即失血量越大，输血速度越快），低血容量才能慢慢纠正，一般输血速度控制在200～500ml/h为宜
如治疗反应良好，血压回升至90mmHg（12.0kPa）以上，可改用静脉输血
取出动脉穿刺针后，局部加压止血最少在3min以上。动脉切开者需要用无创缝合针9-0尼龙缝线缝合两针止血

三、注意事项

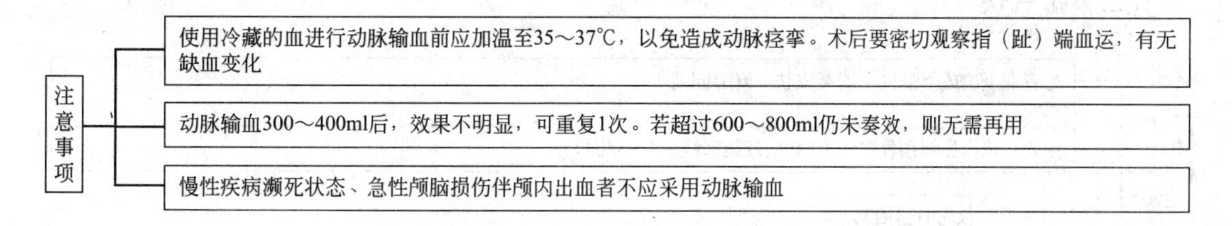
注意事项
使用冷藏的血进行动脉输血前应加温至35～37℃，以免造成动脉痉挛。术后要密切观察指（趾）端血运，有无缺血变化
动脉输血300～400ml后，效果不明显，可重复1次。若超过600～800ml仍未奏效，则无需再用
慢性疾病濒死状态、急性颅脑损伤伴颅内出血者不应采用动脉输血

第八节　胸腔穿刺术

胸腔穿刺术是胸外科最常采用的诊断及治疗技术之一。穿刺选在胸部叩诊实音最显著部位进行，一般常取肩胛线或腋后线第7～8肋间；有时也取腋中线第6～7肋间或腋前线第5肋间为穿刺点。包裹性积液可结合X线或超声波检查确定。穿刺点可使用蘸甲紫的棉签在皮肤上做标记。

一、适应证

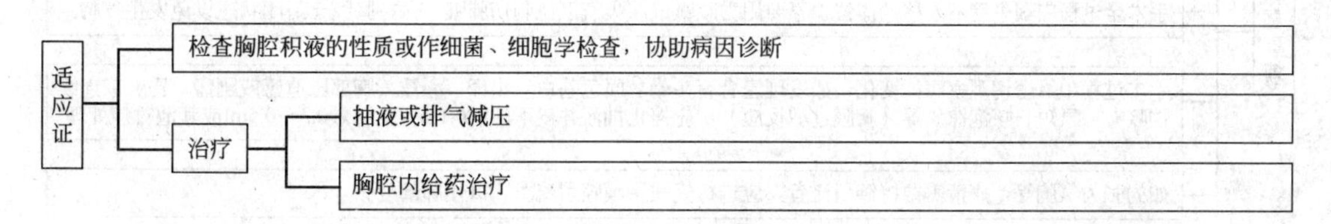
适应证
检查胸腔积液的性质或作细菌、细胞学检查，协助病因诊断
治疗
抽液或排气减压
胸腔内给药治疗

二、方法

（一）排液法

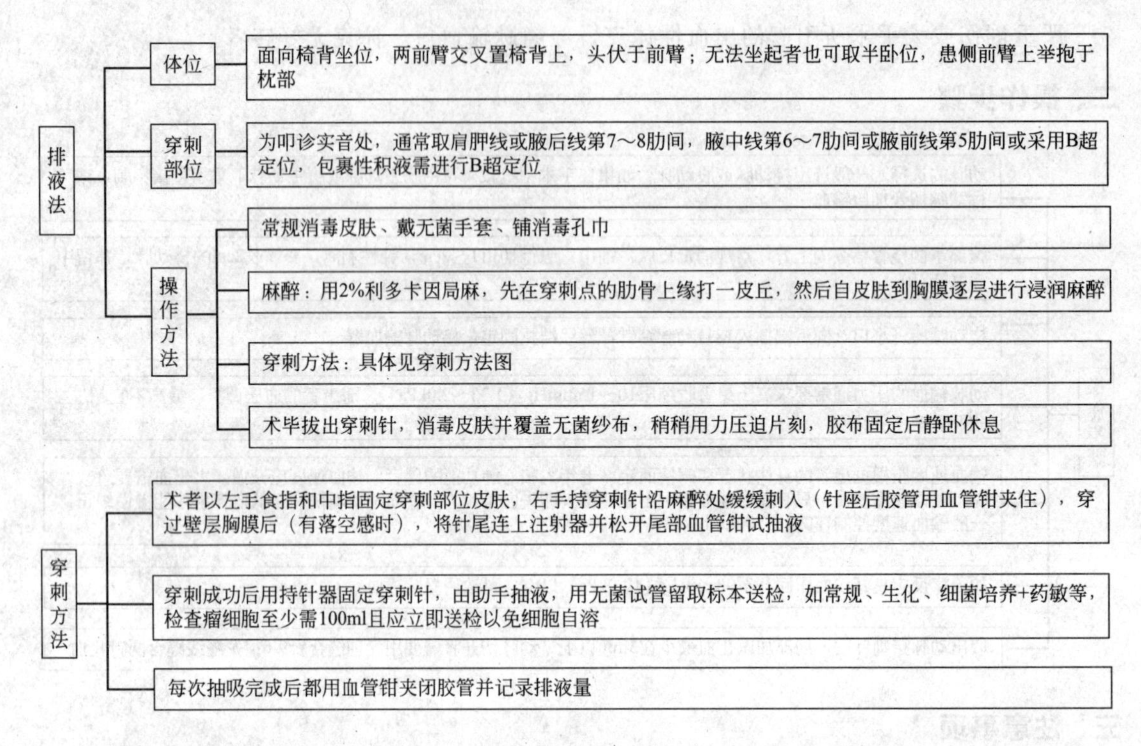
排液法
体位
面向椅背坐位，两前臂交叉置椅背上，头伏于前臂；无法坐起者也可取半卧位，患侧前臂上举抱于枕部
穿刺部位
为叩诊实音处，通常取肩胛线或腋后线第7～8肋间，腋中线第6～7肋间或腋前线第5肋间或采用B超定位，包裹性积液需进行B超定位
操作方法
常规消毒皮肤、戴无菌手套、铺消毒孔巾
麻醉：用2%利多卡因局麻，先在穿刺点的肋骨上缘打一皮丘，然后自皮肤到胸膜逐层进行浸润麻醉
穿刺方法：具体见穿刺方法图
术毕拔出穿刺针，消毒皮肤并覆盖无菌纱布，稍稍用力压迫片刻，胶布固定后静卧休息
穿刺方法
术者以左手食指和中指固定穿刺部位皮肤，右手持穿刺针沿麻醉处缓缓刺入（针座后胶管用血管钳夹住），穿过壁层胸膜后（有落空感时），将针尾连上注射器并松开尾部血管钳试抽液
穿刺成功后用持针器固定穿刺针，由助手抽液，用无菌试管留取标本送检，如常规、生化、细菌培养+药敏等，检查瘤细胞至少需100ml且应立即送检以免细胞自溶
每次抽吸完成后都用血管钳夹闭胶管并记录排液量

（二）排气法

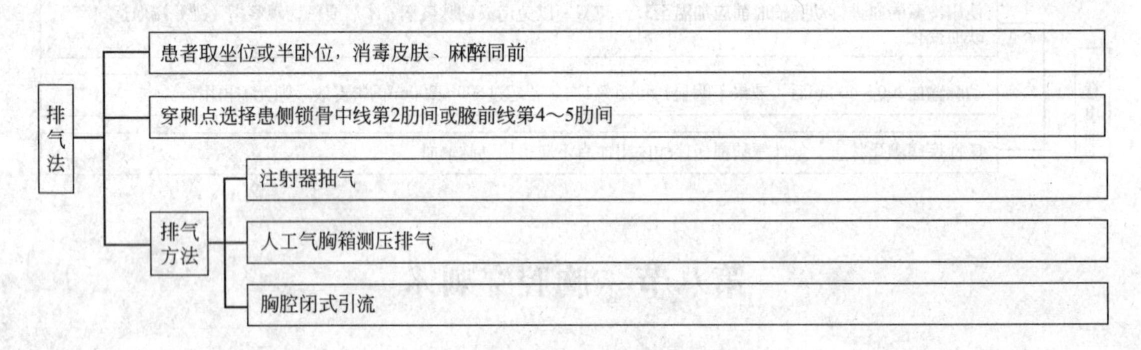
排气法
患者取坐位或半卧位，消毒皮肤、麻醉同前
穿刺点选择患侧锁骨中线第2肋间或腋前线第4～5肋间
排气方法
注射器抽气
人工气胸箱测压排气
胸腔闭式引流

三、注意事项

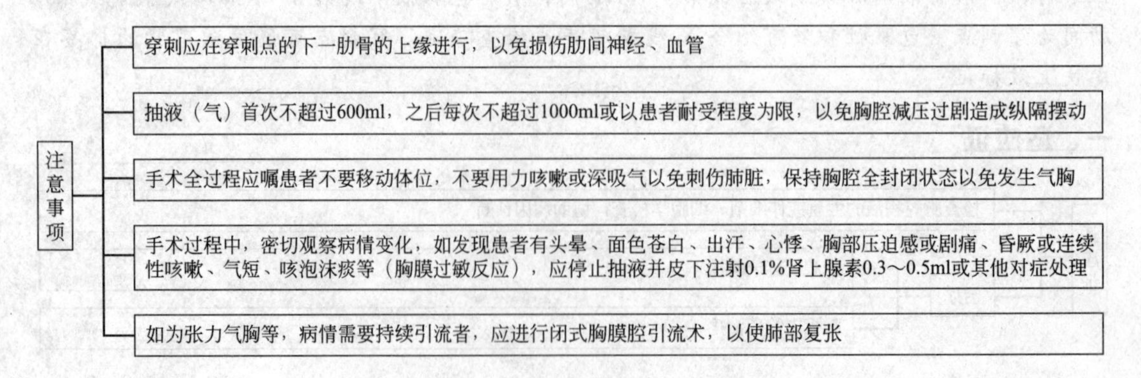
注意事项
穿刺应在穿刺点的下一肋骨的上缘进行，以免损伤肋间神经、血管
抽液（气）首次不超过600ml，之后每次不超过1000ml或以患者耐受程度为限，以免胸腔减压过剧造成纵隔摆动
手术全过程应嘱患者不要移动体位，不要用力咳嗽或深吸气以免刺伤肺脏，保持胸腔全封闭状态以免发生气胸
手术过程中，密切观察病情变化，如发现患者有头晕、面色苍白、出汗、心悸、胸部压迫感或剧痛、昏厥或连续性咳嗽、气短、咳泡沫痰等（胸膜过敏反应），应停止抽液并皮下注射0.1%肾上腺素0.3～0.5ml或其他对症处理
如为张力气胸等，病情需要持续引流者，应进行闭式胸膜腔引流术，以使肺部复张

第九节　胸腔闭式引流术

胸腔闭式引流术，又叫做“胸廓造口术、胸腔管手术”，是一种较为简单的外科手术。通常用于治疗各种胸腔积水、积液和气胸等。

一、适应证

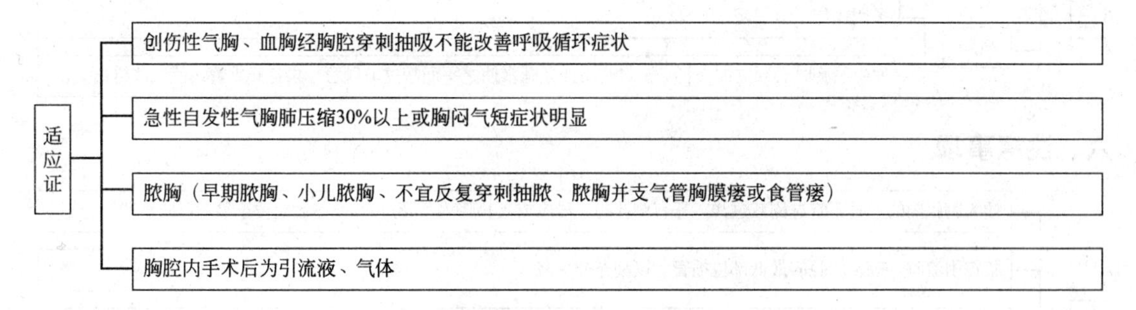
适应证
创伤性气胸、血胸经胸腔穿刺抽吸不能改善呼吸循环症状
急性自发性气胸肺压缩30%以上或胸闷气短症状明显
脓胸（早期脓胸、小儿脓胸、不宜反复穿刺抽脓、脓胸并支气管胸膜瘘或食管瘘）
胸腔内手术后为引流液、气体

二、禁忌证

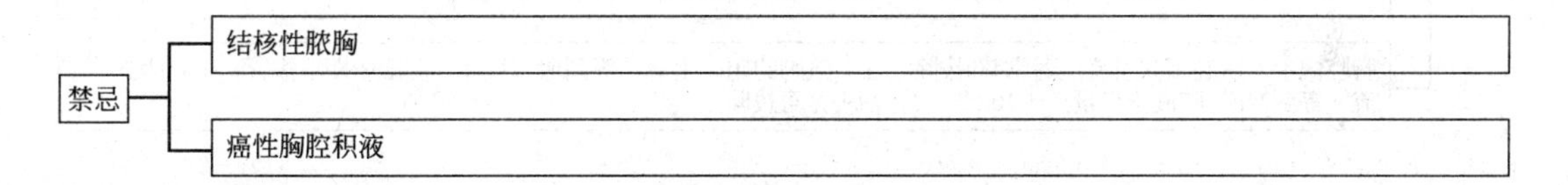
禁忌
结核性脓胸
癌性胸腔积液

三、术前准备

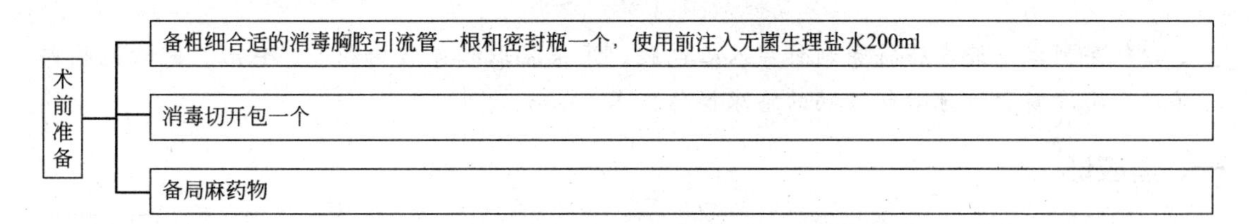
术前准备
备粗细合适的消毒胸腔引流管一根和密封瓶一个，使用前注入无菌生理盐水200ml
消毒切开包一个
备局麻药物

四、操作方法

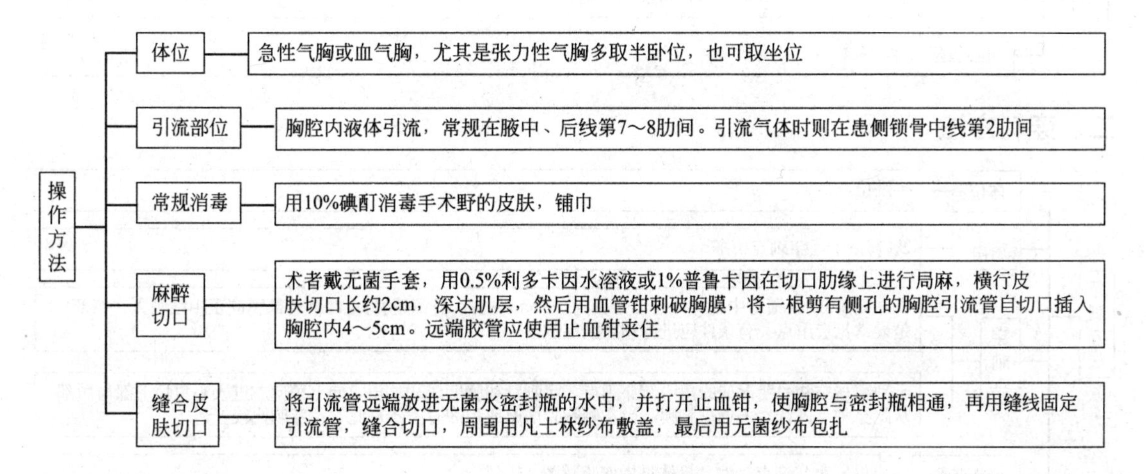
操作方法
体位
急性气胸或血气胸，尤其是张力性气胸多取半卧位，也可取坐位
引流部位
胸腔内液体引流，常规在腋中、后线第7～8肋间。引流气体时则在患侧锁骨中线第2肋间
常规消毒
用10%碘酊消毒手术野的皮肤，铺巾
麻醉切口
术者戴无菌手套，用0.5%利多卡因水溶液或1%普鲁卡因在切口肋缘上进行局麻，横行皮肤切口长约2cm，深达肌层，然后用血管钳刺破胸膜，将一根剪有侧孔的胸腔引流管自切口插入胸腔内4～5cm。远端胶管应使用止血钳夹住
缝合皮肤切口
将引流管远端放进无菌水密封瓶的水中，并打开止血钳，使胸腔与密封瓶相通，再用缝线固定引流管，缝合切口，周围用凡士林纱布敷盖，最后用无菌纱布包扎

五、并发症及处理

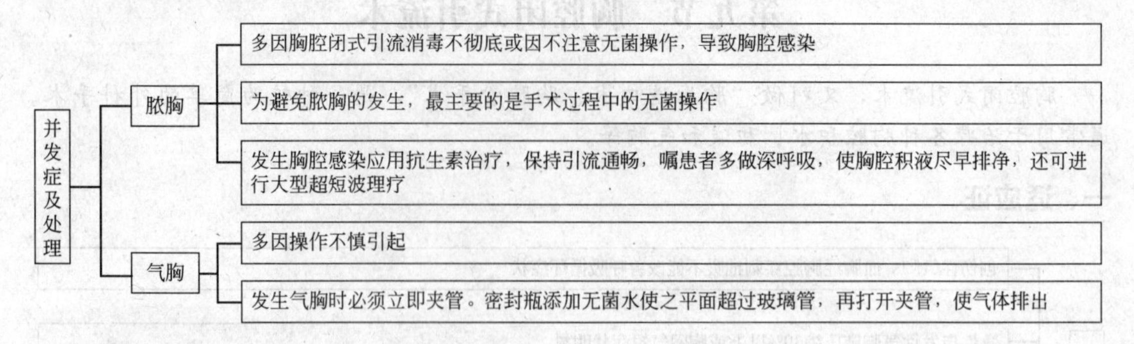
并发症及处理
脓胸
多因胸腔闭式引流消毒不彻底或因不注意无菌操作，导致胸腔感染
为避免脓胸的发生，最主要的是手术过程中的无菌操作
发生胸腔感染应用抗生素治疗，保持引流通畅，嘱患者多做深呼吸，使胸腔积液尽早排净，还可进行大型超短波理疗
气胸
多因操作不慎引起
发生气胸时必须立即夹管。密封瓶添加无菌水使之平面超过玻璃管，再打开夹管，使气体排出

六、注意事项

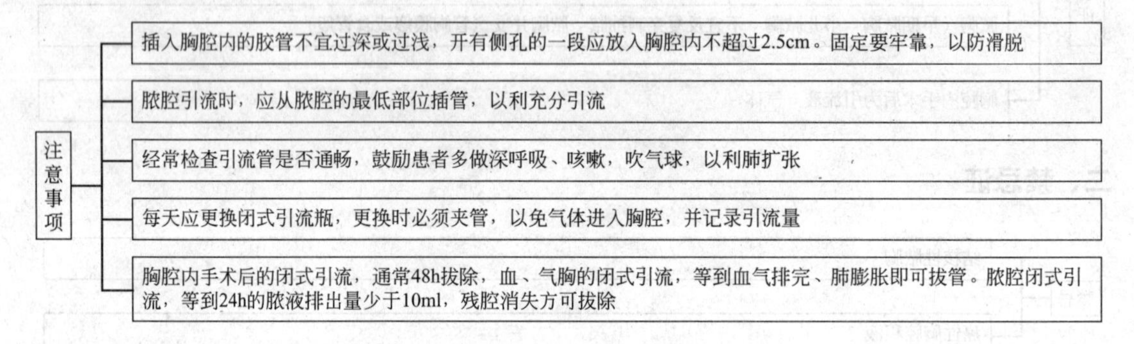
注意事项
插入胸腔内的胶管不宜过深或过浅，开有侧孔的一段应放入胸腔内不超过2.5cm。固定要牢靠，以防滑脱
脓胸引流时，应从脓腔的最低部位插管，以利充分引流
经常检查引流管是否通畅，鼓励患者多做深呼吸、咳嗽，吹气球，以利肺扩张
每天应更换闭式引流瓶，更换时必须夹管，以免气体进入胸腔，并记录引流量
胸腔内手术后的闭式引流，通常48h拔除，血、气胸的闭式引流，等到血气排完、肺膨胀即可拔管。脓腔闭式引流，等到24h的脓液排出量少于10ml，残腔消失方可拔除

第十节　心包穿刺术

心包穿刺术是经皮肤将穿刺针穿入心包腔，用来抽取心包腔内积液、积血，或心包腔内给药，从而诊断和治疗心包疾病的临床操作技术。

一、适应证

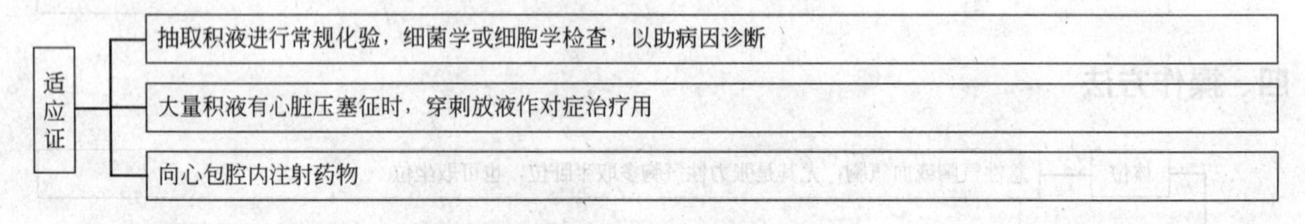
适应证
抽取积液进行常规化验，细菌学或细胞学检查，以助病因诊断
大量积液有心脏压塞征时，穿刺放液作对症治疗用
向心包腔内注射药物

二、穿刺方法

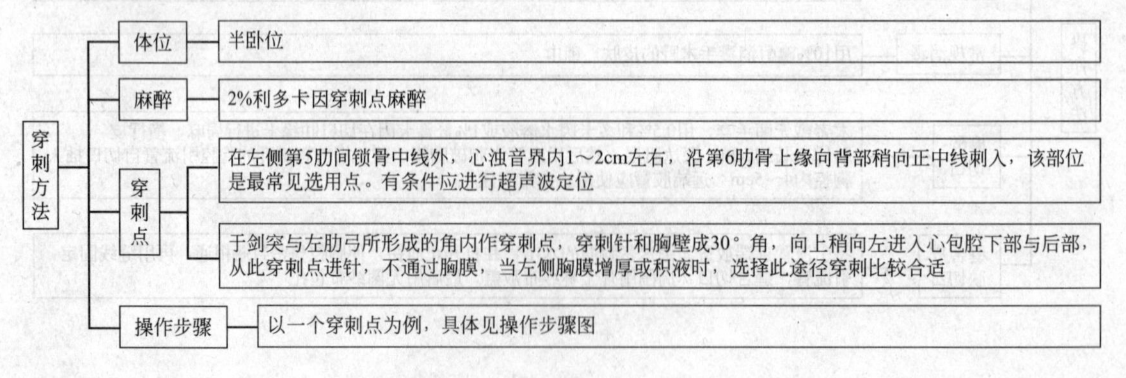
穿刺方法
体位
半卧位
麻醉
2%利多卡因穿刺点麻醉
穿刺点
在左侧第5肋间锁骨中线外，心浊音界内1～2cm左右，沿第6肋骨上缘向背部稍向正中线刺入，该部位是最常见选用点。有条件应进行超声波定位
于剑突与左肋弓所形成的角内作穿刺点，穿刺针和胸壁成30°角，向上稍向左进入心包腔下部与后部，从此穿刺点进针，不通过胸膜，当左侧胸膜增厚或积液时，选择此途径穿刺比较合适
操作步骤
以一个穿刺点为例，具体见操作步骤图

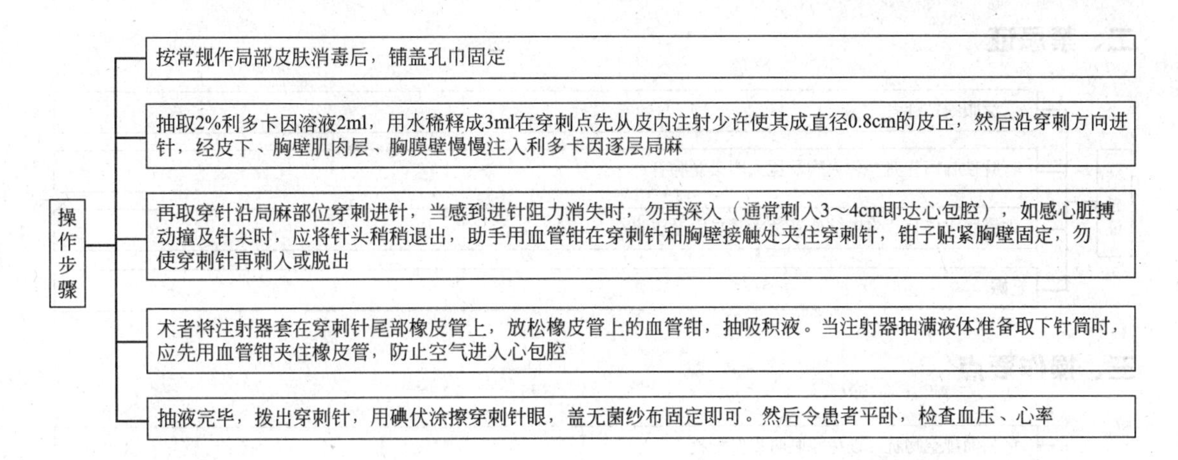
操作步骤
按常规作局部皮肤消毒后，铺盖孔巾固定
抽取2%利多卡因溶液2ml，用水稀释成3ml在穿刺点先从皮内注射少许使其成直径0.8cm的皮丘，然后沿穿刺方向进针，经皮下、胸壁肌肉层、胸膜壁慢慢注入利多卡因逐层局麻
再取穿针沿局麻部位穿刺进针，当感到进针阻力消失时，勿再深入（通常刺入3～4cm即达心包腔），如感心脏搏动撞及针尖时，应将针头稍稍退出，助手用血管钳在穿刺针和胸壁接触处夹住穿刺针，钳子贴紧胸壁固定，勿使穿刺针再刺入或脱出
术者将注射器套在穿刺针尾部橡皮管上，放松橡皮管上的血管钳，抽吸积液。当注射器抽满液体准备取下针筒时，应先用血管钳夹住橡皮管，防止空气进入心包腔
抽液完毕，拔出穿刺针，用碘伏涂擦穿刺针眼，盖无菌纱布固定即可。然后令患者平卧，检查血压、心率

三、注意事项

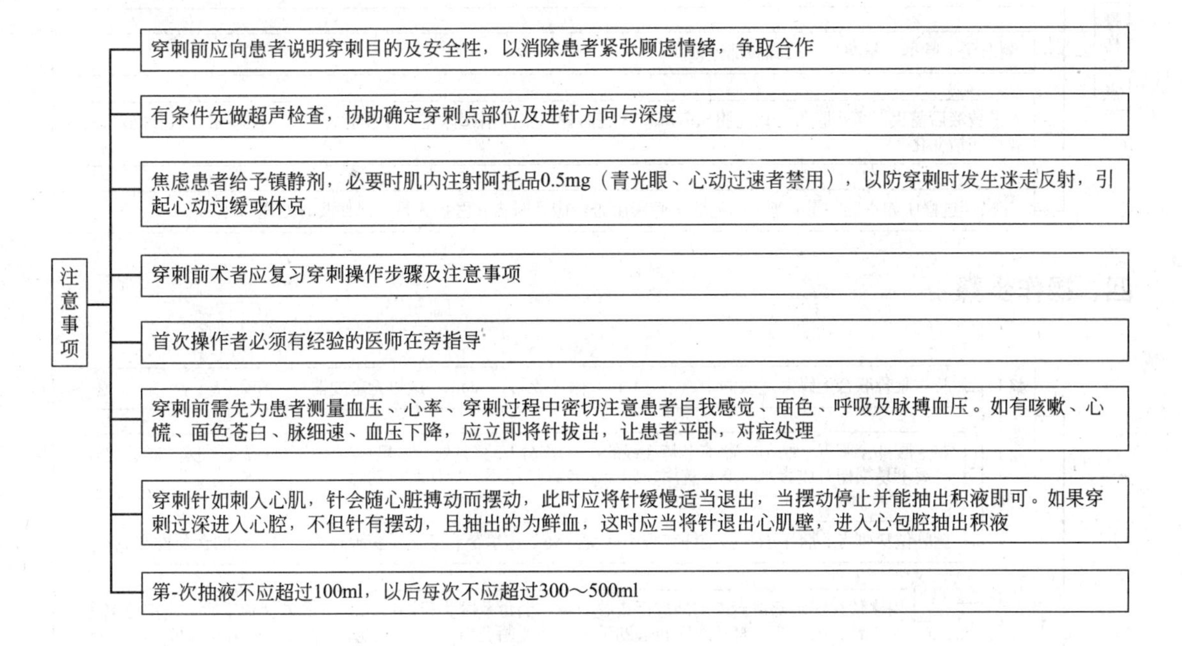
注意事项
穿刺前应向患者说明穿刺目的及安全性，以消除患者紧张顾虑情绪，争取合作
有条件先做超声检查，协助确定穿刺点部位及进针方向与深度
焦虑患者给予镇静剂，必要时肌内注射阿托品0.5mg（青光眼、心动过速者禁用），以防穿刺时发生迷走反射，引起心动过缓或休克
穿刺前术者应复习穿刺操作步骤及注意事项
首次操作者必须有经验的医师在旁指导
穿刺前需先为患者测量血压、心率、穿刺过程中密切注意患者自我感觉、面色、呼吸及脉搏血压。如有咳嗽、心慌、面色苍白、脉细速、血压下降，应立即将针拔出，让患者平卧，对症处理
穿刺针如刺入心肌，针会随心脏搏动而摆动，此时应将针缓慢适当退出，当摆动停止并能抽出积液即可。如果穿刺过深进入心腔，不但针有摆动，且抽出的为鲜血，这时应当将针退出心肌壁，进入心包腔抽出积液
第-次抽液不应超过100ml，以后每次不应超过300～500ml

第十一节　腹腔穿刺术

腹腔穿刺术是借助穿刺针直接从腹前壁刺入腹膜腔的一项诊疗技术。确切的名称应该是腹膜腔穿刺术。

一、适应证

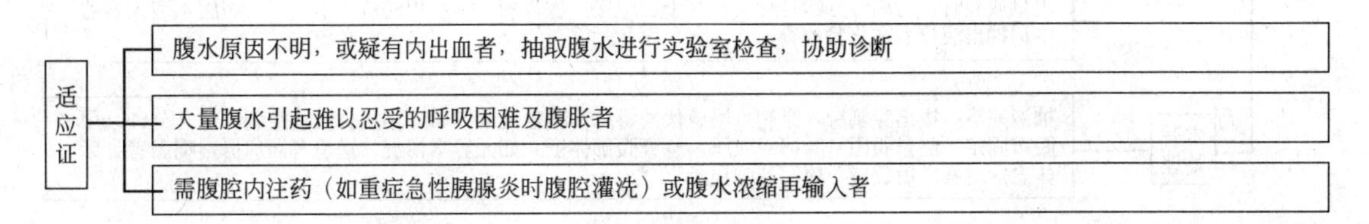
适应证
腹水原因不明，或疑有内出血者，抽取腹水进行实验室检查，协助诊断
大量腹水引起难以忍受的呼吸困难及腹胀者
需腹腔内注药（如重症急性胰腺炎时腹腔灌洗）或腹水浓缩再输入者

二、禁忌证

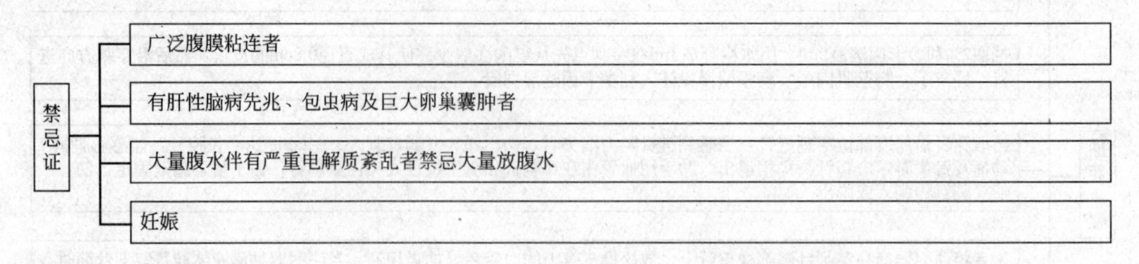
禁忌证
广泛腹膜粘连者
有肝性脑病先兆、包虫病及巨大卵巢囊肿者
大量腹水伴有严重电解质紊乱者禁忌大量放腹水
妊娠

三、操作要点

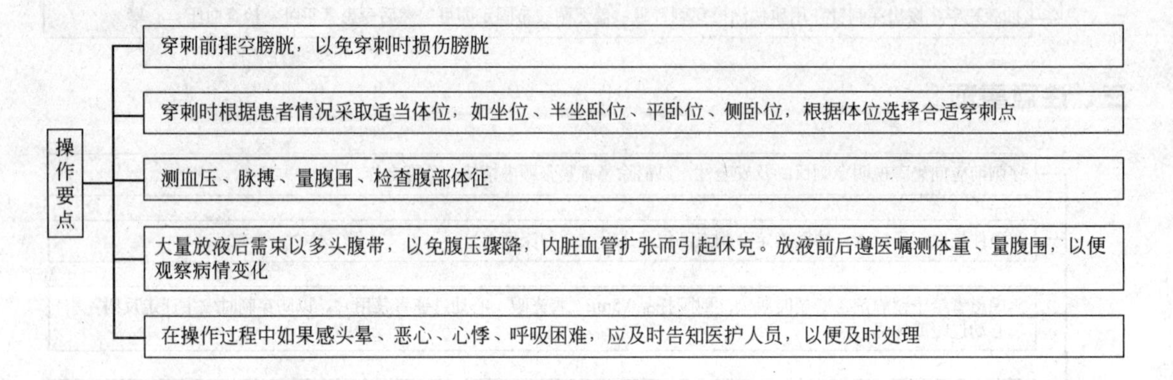
操作要点
穿刺前排空膀胱，以免穿刺时损伤膀胱
穿刺时根据患者情况采取适当体位，如坐位、半坐卧位、平卧位、侧卧位，根据体位选择合适穿刺点
测血压、脉搏、量腹围、检查腹部体征
大量放液后需束以多头腹带，以免腹压骤降，内脏血管扩张而引起休克。放液前后遵医嘱测体重、量腹围，以便观察病情变化
在操作过程中如果感头晕、恶心、心悸、呼吸困难，应及时告知医护人员，以便及时处理

四、操作步骤

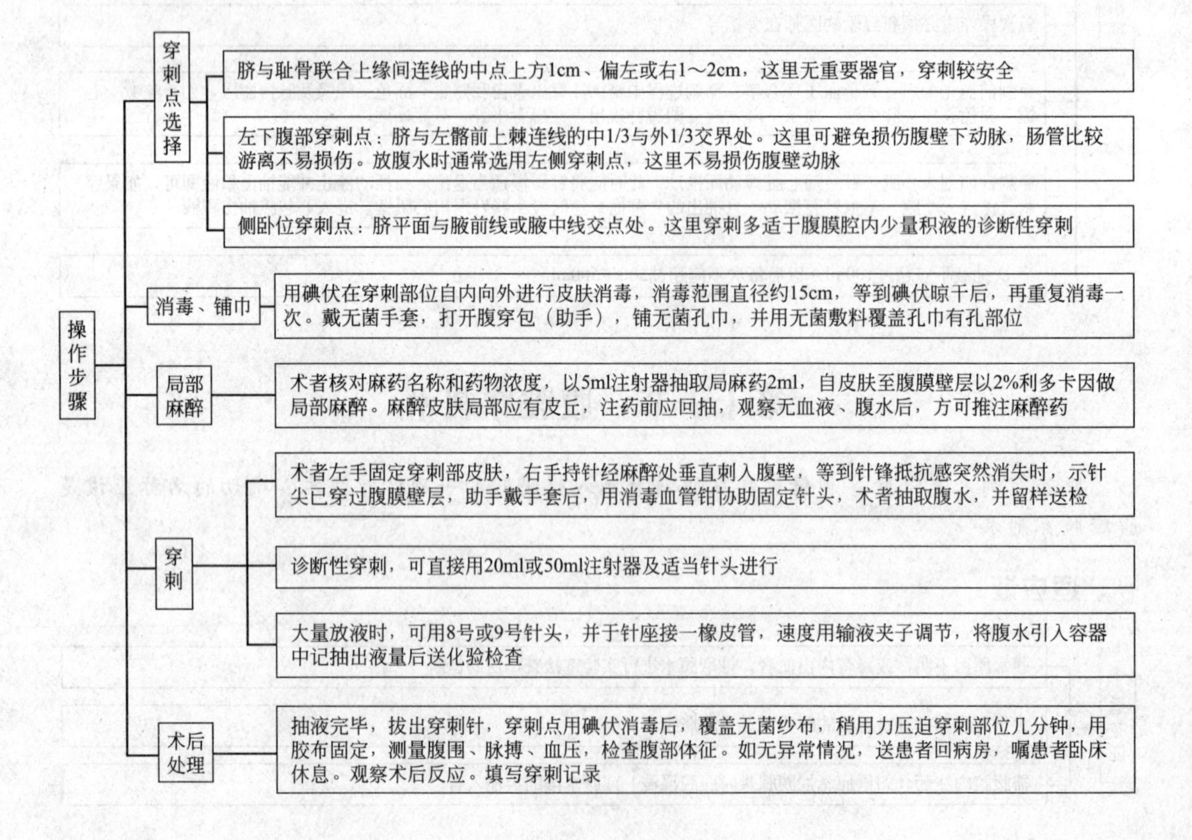
操作步骤
穿刺点选择
脐与耻骨联合上缘间连线的中点上方1cm、偏左或右1～2cm，这里无重要器官，穿刺较安全
左下腹部穿刺点：脐与左髂前上棘连线的中1/3与外1/3交界处。这里可避免损伤腹壁下动脉，肠管比较游离不易损伤。放腹水时通常选用左侧穿刺点，这里不易损伤腹壁动脉
侧卧位穿刺点：脐平面与腋前线或腋中线交点处。这里穿刺多适于腹膜腔内少量积液的诊断性穿刺
消毒、铺巾
用碘伏在穿刺部位自内向外进行皮肤消毒，消毒范围直径约15cm，等到碘伏晾干后，再重复消毒一次。戴无菌手套，打开腹穿包（助手），铺无菌孔巾，并用无菌敷料覆盖孔巾有孔部位
局部麻醉
术者核对麻药名称和药物浓度，以5ml注射器抽取局麻药2ml，自皮肤至腹膜壁层以2%利多卡因做局部麻醉。麻醉皮肤局部应有皮丘，注药前应回抽，观察无血液、腹水后，方可推注麻醉药
穿刺
术者左手固定穿刺部皮肤，右手持针经麻醉处垂直刺入腹壁，等到针锋抵抗感突然消失时，示针尖已穿过腹膜壁层，助手戴手套后，用消毒血管钳协助固定针头，术者抽取腹水，并留样送检
诊断性穿刺，可直接用20ml或50ml注射器及适当针头进行
大量放液时，可用8号或9号针头，并于针座接一橡皮管，速度用输液夹子调节，将腹水引入容器中记抽出液量后送化验检查
术后处理
抽液完毕，拔出穿刺针，穿刺点用碘伏消毒后，覆盖无菌纱布，稍用力压迫穿刺部位几分钟，用胶布固定，测量腹围、脉搏、血压，检查腹部体征。如无异常情况，送患者回病房，嘱患者卧床休息。观察术后反应。填写穿刺记录

五、注意事项

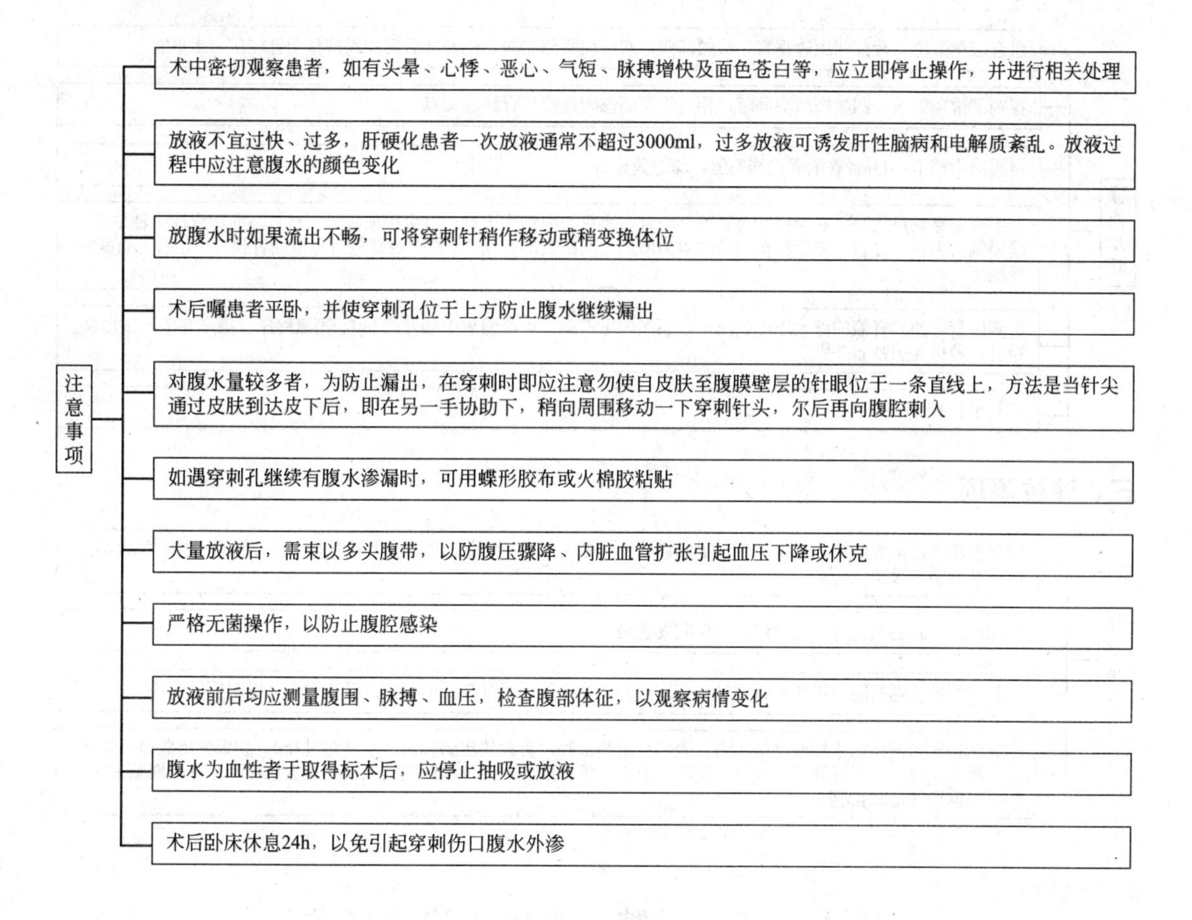
注意事项
术中密切观察患者，如有头晕、心悸、恶心、气短、脉搏增快及面色苍白等，应立即停止操作，并进行相关处理
放液不宜过快、过多，肝硬化患者一次放液通常不超过3000ml，过多放液可诱发肝性脑病和电解质紊乱。放液过程中应注意腹水的颜色变化
放腹水时如果流出不畅，可将穿刺针稍作移动或稍变换体位
术后嘱患者平卧，并使穿刺孔位于上方防止腹水继续漏出
对腹水量较多者，为防止漏出，在穿刺时即应注意勿使自皮肤至腹膜壁层的针眼位于一条直线上，方法是当针尖通过皮肤到达皮下后，即在另一手协助下，稍向周围移动一下穿刺针头，尔后再向腹腔刺入
如遇穿刺孔继续有腹水渗漏时，可用蝶形胶布或火棉胶粘贴
大量放液后，需束以多头腹带，以防腹压骤降、内脏血管扩张引起血压下降或休克
严格无菌操作，以防止腹腔感染
放液前后均应测量腹围、脉搏、血压，检查腹部体征，以观察病情变化
腹水为血性者于取得标本后，应停止抽吸或放液
术后卧床休息24h，以免引起穿刺伤口腹水外渗

第十二节　腰椎穿刺术

腰椎穿刺术是用腰穿针经腰椎间隙刺入椎管内的一种诊疗技术。一般用于检查脑脊液的性质，对诊断脑炎、脑膜炎、脑血管病变、脑瘤等具有重要意义。有时也用于鞘内注射药物或注入空气作气脑摄片检查，以及测定颅内压力和了解蛛网膜下隙是否阻塞等。

一、适应证

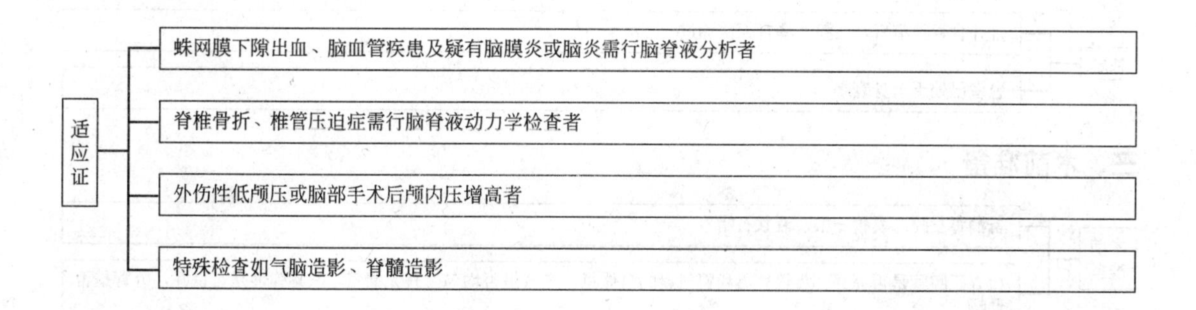
适应证
蛛网膜下隙出血、脑血管疾患及疑有脑膜炎或脑炎需行脑脊液分析者
脊椎骨折、椎管压迫症需行脑脊液动力学检查者
外伤性低颅压或脑部手术后颅内压增高者
特殊检查如气脑造影、脊髓造影

二、操作步骤

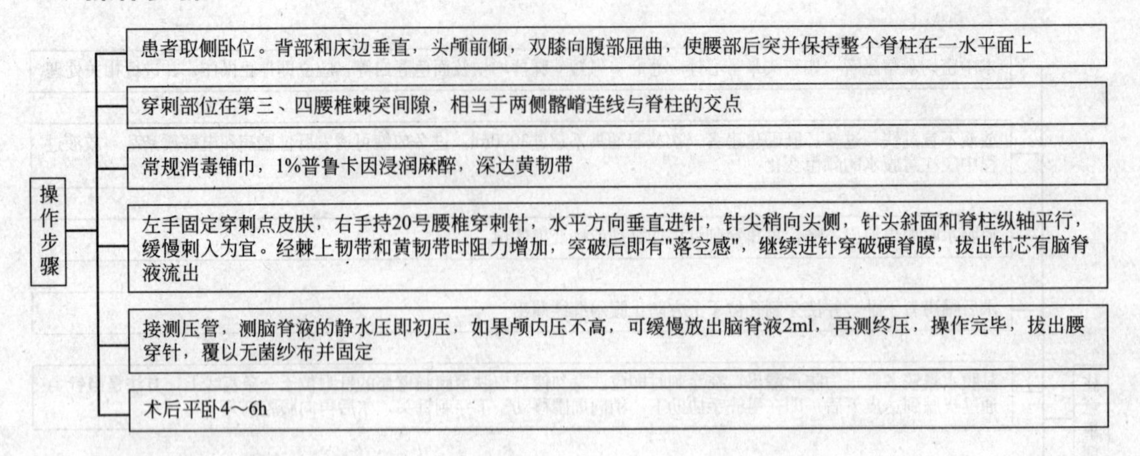
操作步骤
患者取侧卧位。背部和床边垂直，头颅前倾，双膝向腹部屈曲，使腰部后突并保持整个脊柱在一水平面上
穿刺部位在第三、四腰椎棘突间隙，相当于两侧髂嵴连线与脊柱的交点
常规消毒铺巾，1%普鲁卡因浸润麻醉，深达黄韧带
左手固定穿刺点皮肤，右手持20号腰椎穿刺针，水平方向垂直进针，针尖稍向头侧，针头斜面和脊柱纵轴平行，缓慢刺入为宜。经棘上韧带和黄韧带时阻力增加，突破后即有"落空感"，继续进针穿破硬脊膜，拔出针芯有脑脊液流出
接测压管，测脑脊液的静水压即初压，如果颅内压不高，可缓慢放出脑脊液2ml，再测终压，操作完毕，拔出腰穿针，覆以无菌纱布并固定
术后平卧4～6h

三、注意事项

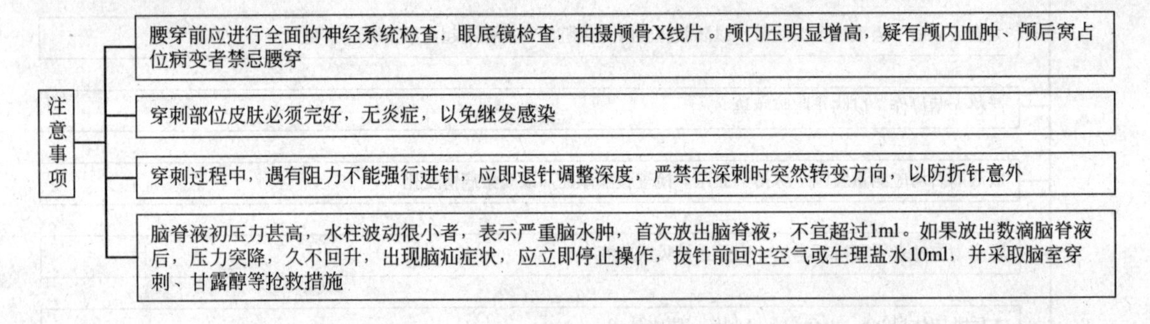
注意事项
腰穿前应进行全面的神经系统检查，眼底镜检查，拍摄颅骨X线片。颅内压明显增高，疑有颅内血肿、颅后窝占位病变者禁忌腰穿
穿刺部位皮肤必须完好，无炎症，以免继发感染
穿刺过程中，遇有阻力不能强行进针，应即退针调整深度，严禁在深刺时突然转变方向，以防折针意外
脑脊液初压力甚高，水柱波动很小者，表示严重脑水肿，首次放出脑脊液，不宜超过1ml。如果放出数滴脑脊液后，压力突降，久不回升，出现脑疝症状，应立即停止操作，拔针前回注空气或生理盐水10ml，并采取脑室穿刺、甘露醇等抢救措施

第十三节　三腔二囊管压迫止血术

三腔二囊管压迫止血技术是将三腔二囊管经过鼻腔或口腔插入食管由气囊与牵拉的力量压迫胃贲门侧以及食管静脉丛以达到控制食管破裂出血为目的的止血技术。

一、适应证

门脉高压症引起食管下段或胃底静脉曲张破裂出血，伴有黄疸、腹水或肝功能障碍无法耐受手术治疗。

二、禁忌证

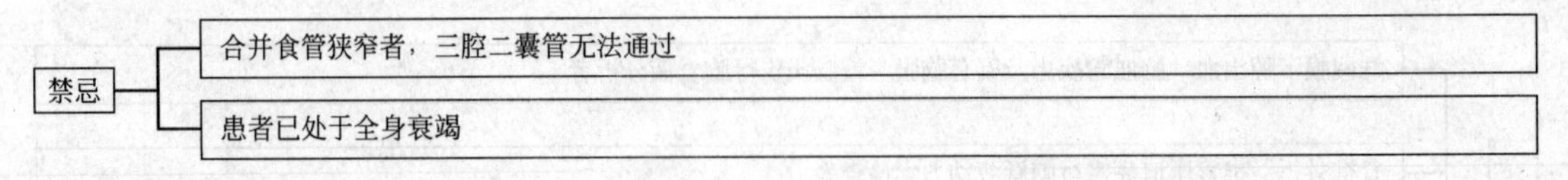
禁忌
合并食管狭窄者，三腔二囊管无法通过
患者已处于全身衰竭

三、术前准备

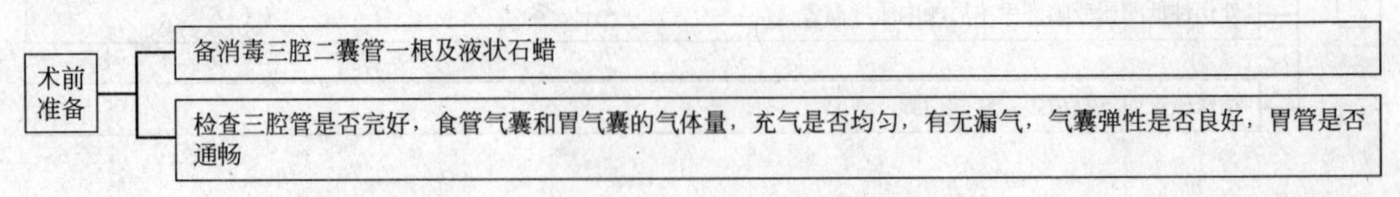
术前准备
备消毒三腔二囊管一根及液状石蜡
检查三腔管是否完好，食管气囊和胃气囊的气体量，充气是否均匀，有无漏气，气囊弹性是否良好，胃管是否通畅

四、操作方法

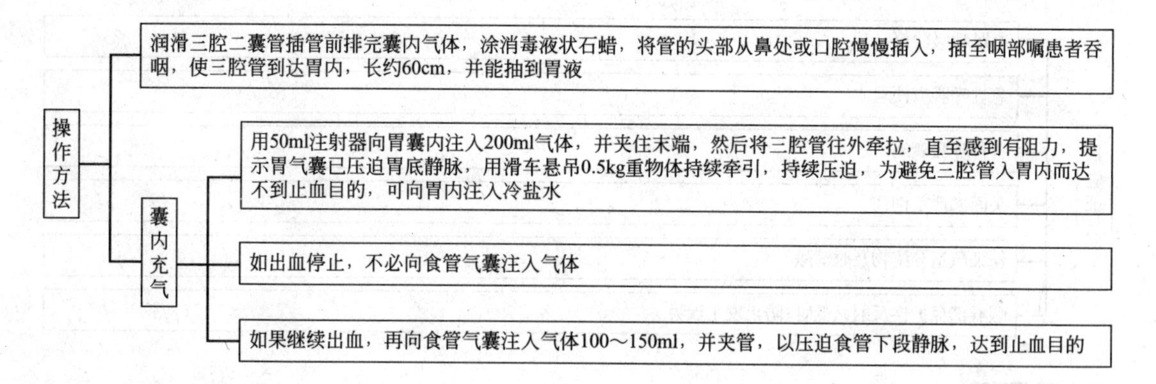
操作方法
润滑三腔二囊管插管前排完囊内气体，涂消毒液状石蜡，将管的头部从鼻处或口腔慢慢插入，插至咽部嘱患者吞咽，使三腔管到达胃内，长约60cm，并能抽到胃液
囊内充气
用50ml注射器向胃囊内注入200ml气体，并夹住末端，然后将三腔管往外牵拉，直至感到有阻力，提示胃气囊已压迫胃底静脉，用滑车悬吊0.5kg重物体持续牵引，持续压迫，为避免三腔管入胃内而达不到止血目的，可向胃内注入冷盐水
如出血停止，不必向食管气囊注入气体
如果继续出血，再向食管气囊注入气体100～150ml，并夹管，以压迫食管下段静脉，达到止血目的

五、并发症及处理

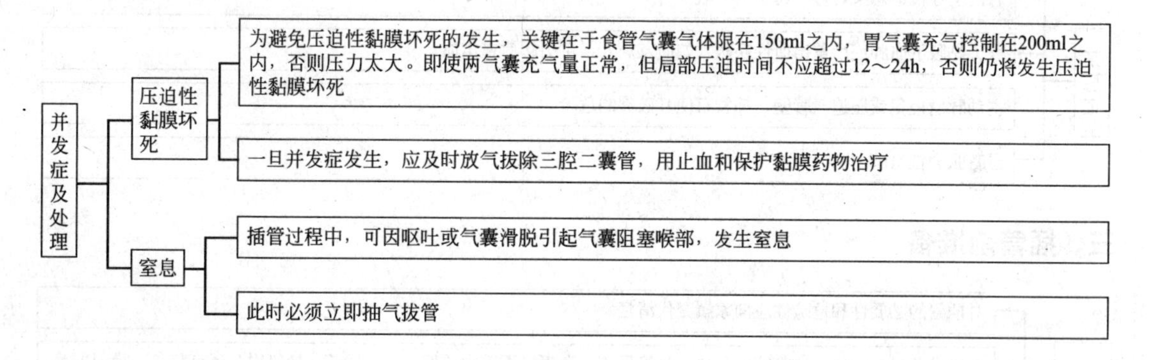
并发症及处理
压迫性黏膜坏死
为避免压迫性黏膜坏死的发生，关键在于食管气囊气体限在150ml之内，胃气囊充气控制在200ml之内，否则压力太大。即使两气囊充气量正常，但局部压迫时间不应超过12～24h，否则仍将发生压迫性黏膜坏死
一旦并发症发生，应及时放气拔除三腔二囊管，用止血和保护黏膜药物治疗
窒息
插管过程中，可因呕吐或气囊滑脱引起气囊阻塞喉部，发生窒息
此时必须立即抽气拔管

六、注意事项

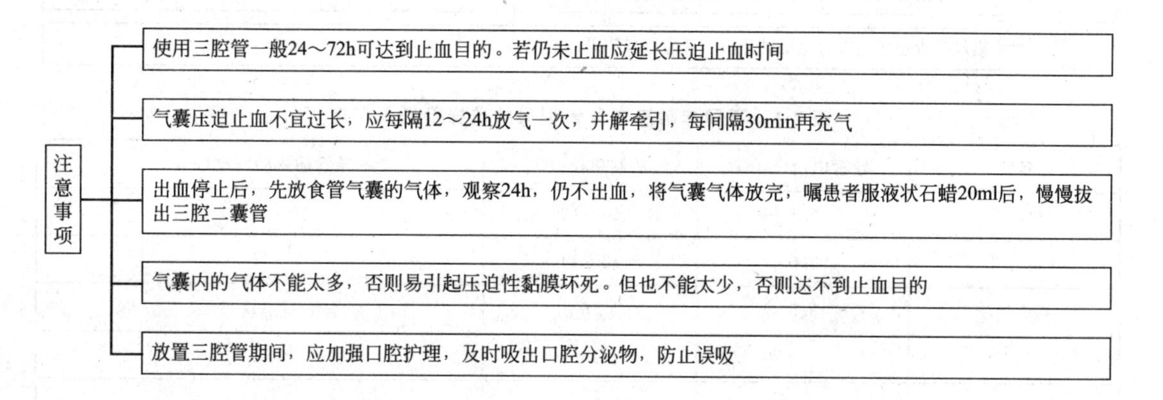
注意事项
使用三腔管一般24～72h可达到止血目的。若仍未止血应延长压迫止血时间
气囊压迫止血不宜过长，应每隔12～24h放气一次，并解牵引，每间隔30min再充气
出血停止后，先放食管气囊的气体，观察24h，仍不出血，将气囊气体放完，嘱患者服液状石蜡20ml后，慢慢拔出三腔二囊管
气囊内的气体不能太多，否则易引起压迫性黏膜坏死。但也不能太少，否则达不到止血目的
放置三腔管期间，应加强口腔护理，及时吸出口腔分泌物，防止误吸

第十四节　气管内插管术

气管内插管术是建立人工气道的最有效且最可靠的一种方法，指将一种特制的气管导管通过口腔或鼻腔，经声门置入气管的技术。这一技术可以为解除呼吸道梗阻、保证呼吸道通畅、清除呼吸道分泌物、防止误吸、进行辅助或控制呼吸等提供条件。常用于气管内麻醉以及危重病患者的抢救。

一、适应证

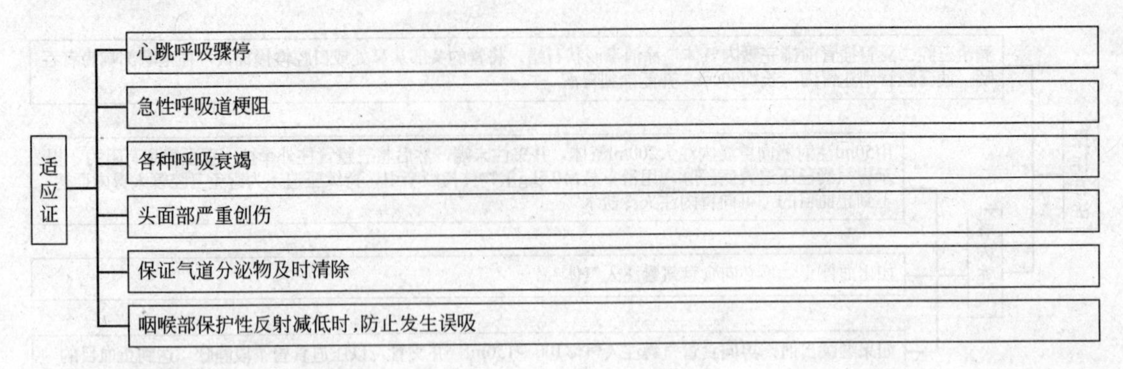

适应证
心跳呼吸骤停
急性呼吸道梗阻
各种呼吸衰竭
头面部严重创伤
保证气道分泌物及时清除
咽喉部保护性反射减低时,防止发生误吸

二、禁忌证

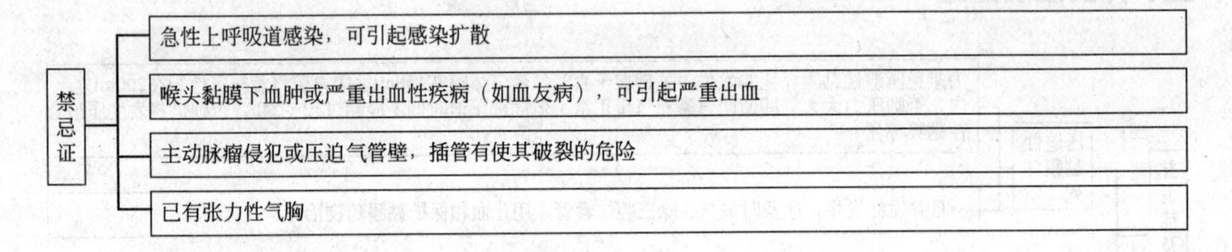

禁忌证
急性上呼吸道感染，可引起感染扩散
喉头黏膜下血肿或严重出血性疾病（如血友病），可引起严重出血
主动脉瘤侵犯或压迫气管壁，插管有使其破裂的危险
已有张力性气胸

三、插管前准备

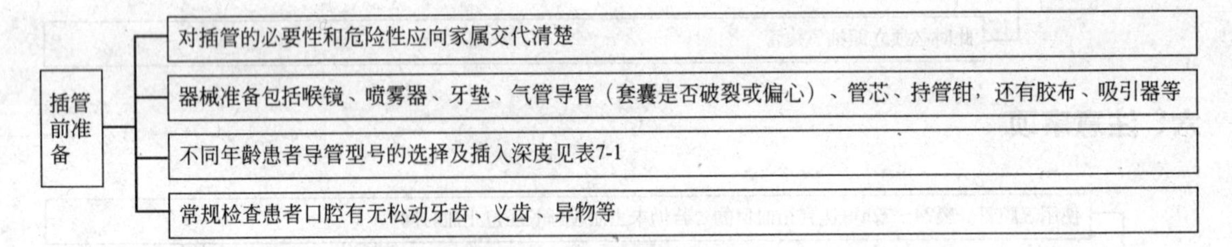

插管前准备
对插管的必要性和危险性应向家属交代清楚
器械准备包括喉镜、喷雾器、牙垫、气管导管（套囊是否破裂或偏心）、管芯、持管钳，还有胶布、吸引器等
不同年龄患者导管型号的选择及插入深度见表7-1
常规检查患者口腔有无松动牙齿、义齿、异物等

表 7-1　不同年龄患者导管型号的选择及插入深度

年龄	导管内径(mm)	法制单位(F)	导管插入的深度(cm)
早产儿	2.5	10～12	10
足月儿	3.0	12～14	11
≤6 个月	3.5	16	11
≤1 岁	4.0	18	12
2 岁	4.5	20	13
4 岁	5.0	22	14
6 岁	5.5	24	15～16
8 岁	6.0	26	16～17
10 岁	6.5	28	17～18
12 岁	7.0	30	18～20
≥14 岁	7.5～9.0	32～42	20～24

四、操作步骤

（一）经口腔明视插管法

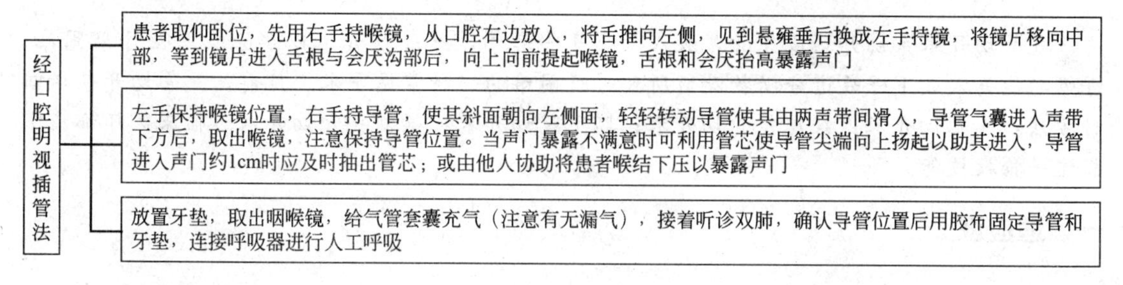
经口腔明视插管法
患者取仰卧位，先用右手持喉镜，从口腔右边放入，将舌推向左侧，见到悬雍垂后换成左手持镜，将镜片移向中部，等到镜片进入舌根与会厌沟部后，向上向前提起喉镜，舌根和会厌抬高暴露声门
左手保持喉镜位置，右手持导管，使其斜面朝向左侧面，轻轻转动导管使其由两声带间滑入，导管气囊进入声带下方后，取出喉镜，注意保持导管位置。当声门暴露不满意时可利用管芯使导管尖端向上扬起以助其进入，导管进入声门约1cm时应及时抽出管芯；或由他人协助将患者喉结下压以暴露声门
放置牙垫，取出咽喉镜，给气管套囊充气（注意有无漏气），接着听诊双肺，确认导管位置后用胶布固定导管和牙垫，连接呼吸器进行人工呼吸

（二）经鼻腔明视气管插管术

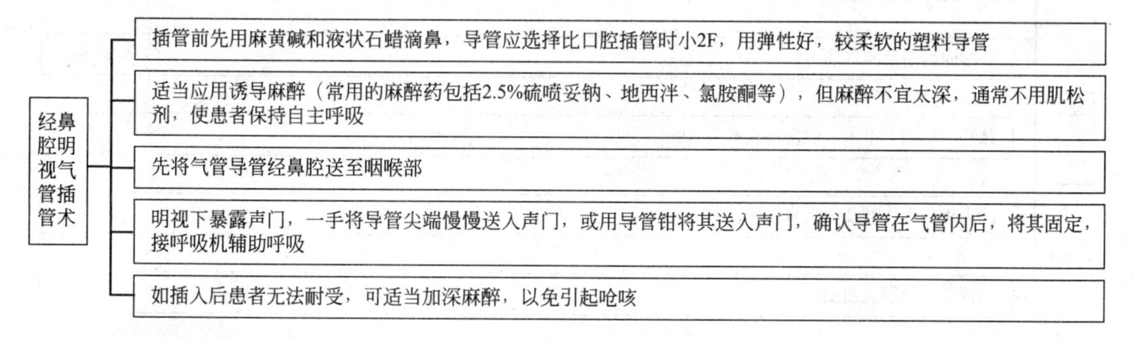
经鼻腔明视气管插管术
插管前先用麻黄碱和液状石蜡滴鼻，导管应选择比口腔插管时小2F，用弹性好，较柔软的塑料导管
适当应用诱导麻醉（常用的麻醉药包括2.5%硫喷妥钠、地西泮、氯胺酮等），但麻醉不宜太深，通常不用肌松剂，使患者保持自主呼吸
先将气管导管经鼻腔送至咽喉部
明视下暴露声门，一手将导管尖端慢慢送入声门，或用导管钳将其送入声门，确认导管在气管内后，将其固定，接呼吸机辅助呼吸
如插入后患者无法耐受，可适当加深麻醉，以免引起呛咳

五、气管插管的并发症

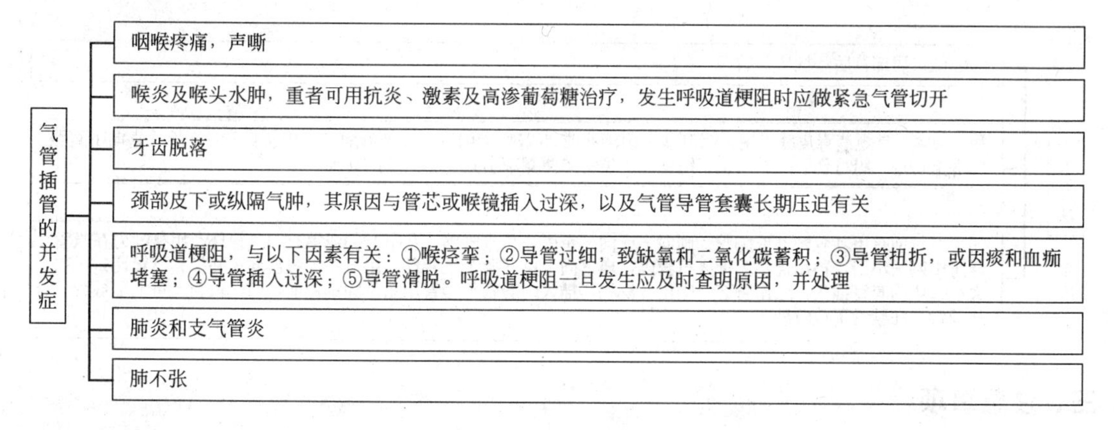
气管插管的并发症
咽喉疼痛，声嘶
喉炎及喉头水肿，重者可用抗炎、激素及高渗葡萄糖治疗，发生呼吸道梗阻时应做紧急气管切开
牙齿脱落
颈部皮下或纵隔气肿，其原因与管芯或喉镜插入过深，以及气管导管套囊长期压迫有关
呼吸道梗阻，与以下因素有关：①喉痉挛；②导管过细，致缺氧和二氧化碳蓄积；③导管扭折，或因痰和血痂堵塞；④导管插入过深；⑤导管滑脱。呼吸道梗阻一旦发生应及时查明原因，并处理
肺炎和支气管炎
肺不张

六、注意事项

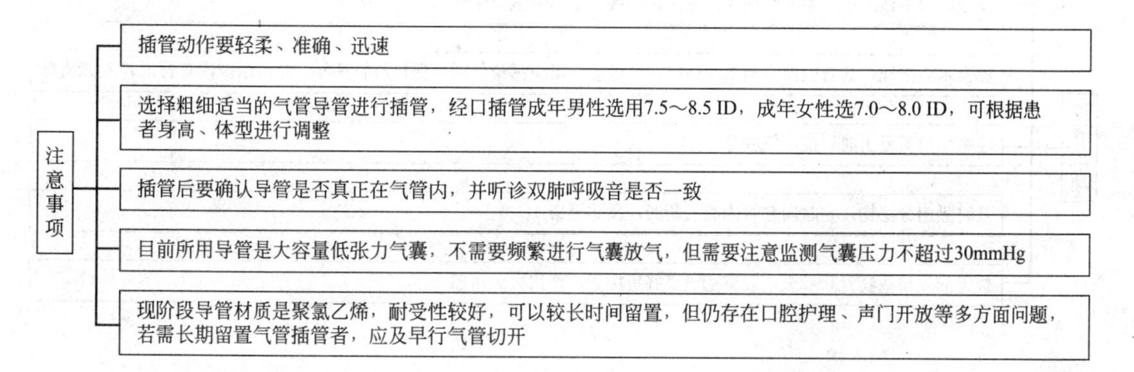
注意事项
插管动作要轻柔、准确、迅速
选择粗细适当的气管导管进行插管，经口插管成年男性选用7.5～8.5 ID，成年女性选7.0～8.0 ID，可根据患者身高、体型进行调整
插管后要确认导管是否真正在气管内，并听诊双肺呼吸音是否一致
目前所用导管是大容量低张力气囊，不需要频繁进行气囊放气，但需要注意监测气囊压力不超过30mmHg
现阶段导管材质是聚氯乙烯，耐受性较好，可以较长时间留置，但仍存在口腔护理、声门开放等多方面问题，若需长期留置气管插管者，应及早行气管切开

第十五节　气管切开术

气管切开术系切开颈段气管，放入金属气管套管，气管切开术以解除喉源性呼吸困难、呼吸功能失常或下呼吸道分泌物潴留所致呼吸困难的一种常见手术。目前，气管切开包括四种方法：气管切开术；经皮气管切开术；环甲膜切开术；微创气管切开术。临床医师都应掌握这一抢救技能。

一、适应证

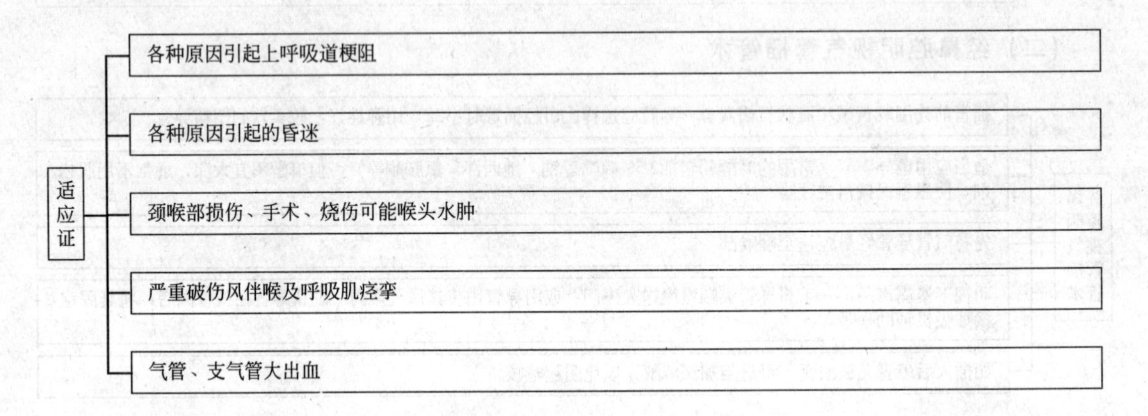
适应证
各种原因引起上呼吸道梗阻
各种原因引起的昏迷
颈喉部损伤、手术、烧伤可能喉头水肿
严重破伤风伴喉及呼吸肌痉挛
气管、支气管大出血

二、手术方法

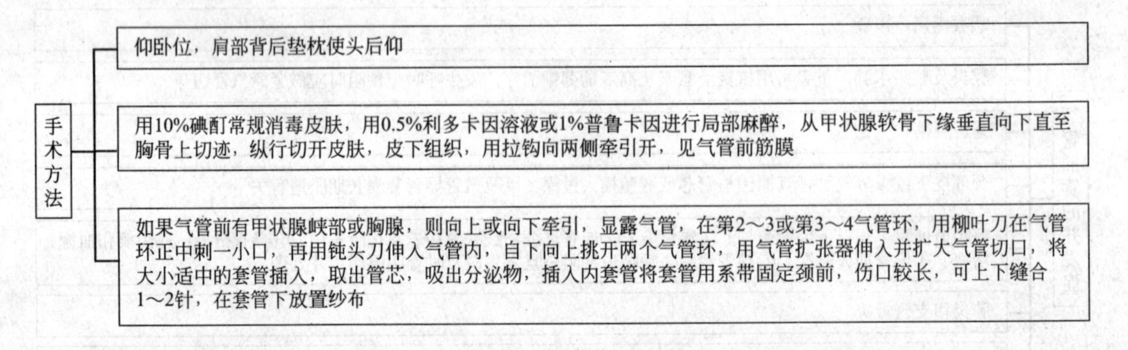
手术方法
仰卧位，肩部背后垫枕使头后仰
用10%碘酊常规消毒皮肤，用0.5%利多卡因溶液或1%普鲁卡因进行局部麻醉，从甲状腺软骨下缘垂直向下直至胸骨上切迹，纵行切开皮肤，皮下组织，用拉钩向两侧牵引开，见气管前筋膜
如果气管前有甲状腺峡部或胸腺，则向上或向下牵引，显露气管，在第2～3或第3～4气管环，用柳叶刀在气管环正中刺一小口，再用钝头刀伸入气管内，自下向上挑开两个气管环，用气管扩张器伸入并扩大气管切口，将大小适中的套管插入，取出管芯，吸出分泌物，插入内套管将套管用系带固定颈前，伤口较长，可上下缝合1～2针，在套管下放置纱布

三、注意事项

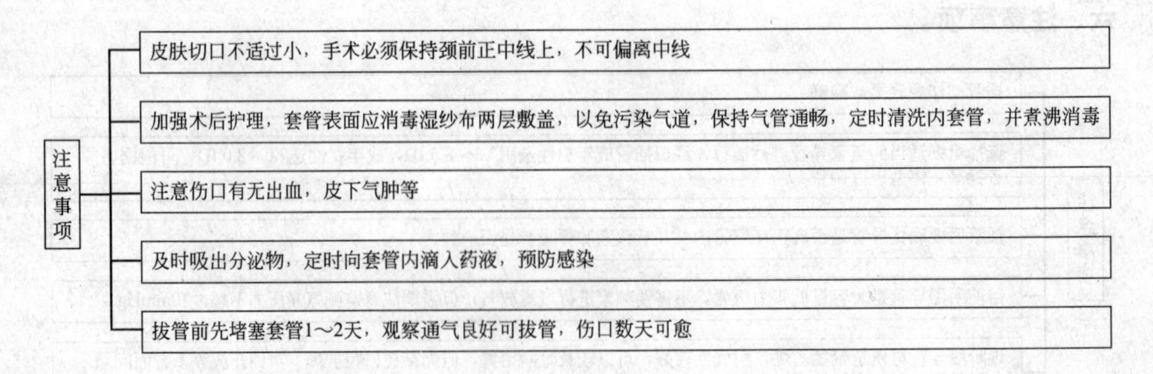
注意事项
皮肤切口不适过小，手术必须保持颈前正中线上，不可偏离中线
加强术后护理，套管表面应消毒湿纱布两层敷盖，以免污染气道，保持气管通畅，定时清洗内套管，并煮沸消毒
注意伤口有无出血，皮下气肿等
及时吸出分泌物，定时向套管内滴入药液，预防感染
拔管前先堵塞套管1～2天，观察通气良好可拔管，伤口数天可愈

第十六节　经皮扩张气管切开术

经皮气管切开术是在Seldinger经皮刺插管术基础之上发展而来的一种新的气管切开术，具有简便、快捷、安全、微侵袭等优点，已部分取代传统气管切开术。

一、适应证

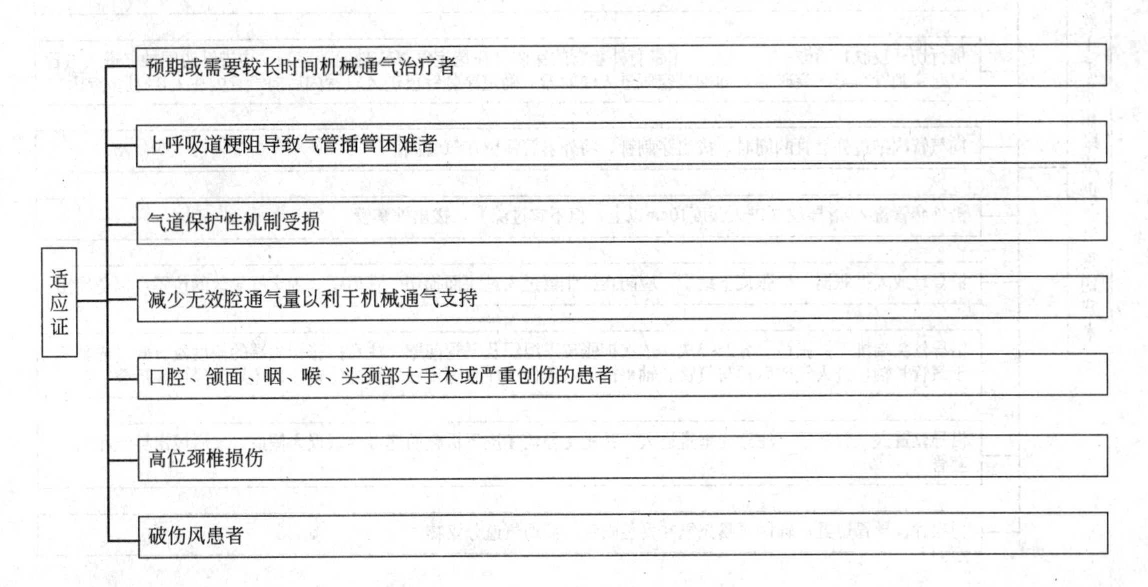
适应证
预期或需要较长时间机械通气治疗者
上呼吸道梗阻导致气管插管困难者
气道保护性机制受损
减少无效腔通气量以利于机械通气支持
口腔、颌面、咽、喉、头颈部大手术或严重创伤的患者
高位颈椎损伤
破伤风患者

二、禁忌证

无绝对禁忌证。

三、操作准备

（一）术前准备

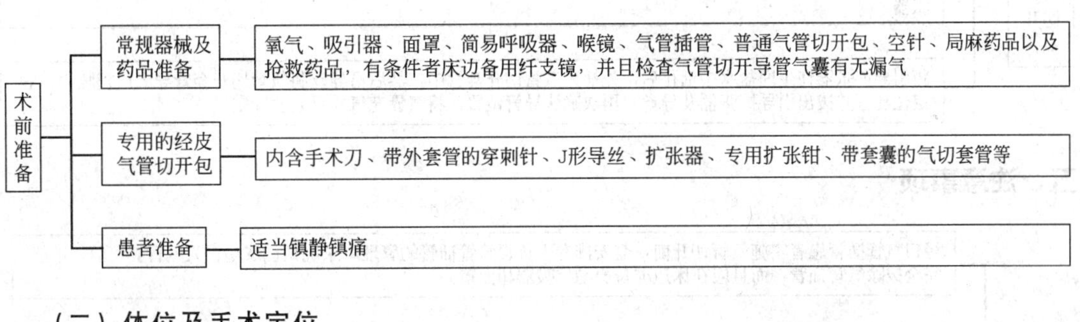
术前准备
常规器械及药品准备
氧气、吸引器、面罩、简易呼吸器、喉镜、气管插管、普通气管切开包、空针、局麻药品以及抢救药品，有条件者床边备用纤支镜，并且检查气管切开导管气囊有无漏气
专用的经皮气管切开包
内含手术刀、带外套管的穿刺针、J形导丝、扩张器、专用扩张钳、带套囊的气切套管等
患者准备
适当镇静镇痛

（二）体位及手术定位

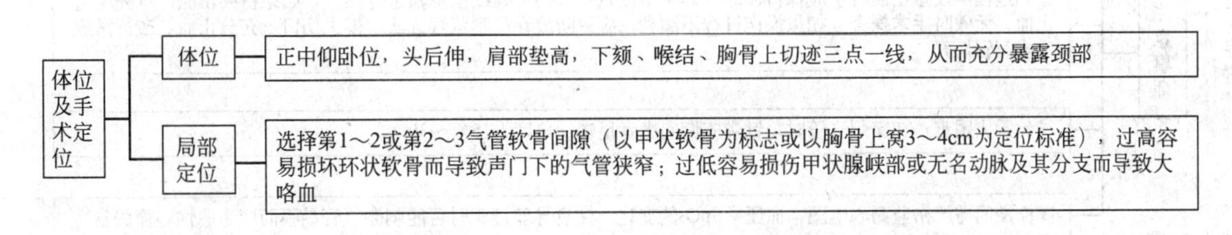
体位及手术定位
体位
正中仰卧位，头后伸，肩部垫高，下颏、喉结、胸骨上切迹三点一线，从而充分暴露颈部
局部定位
选择第1～2或第2～3气管软骨间隙（以甲状软骨为标志或以胸骨上窝3～4cm为定位标准），过高容易损坏环状软骨而导致声门下的气管狭窄；过低容易损伤甲状腺峡部或无名动脉及其分支而导致大咯血

四、操作方法

（一）导丝-扩张钳经皮扩张气管切开术

导丝—扩张钳经皮扩张气管切开术

- 术者位于患者右侧，第一助手位于患者左侧。如患者已行经口/经鼻气管插管，则需第二助手配合，第二助手位于患者头侧负责头部的固定、气道管理或拔除气管插管
- 颈部皮肤消毒、利多卡因局麻。对已行经口/经鼻气管插管的患者由助手将气管插管拔出到距切齿18～20cm处，固定患者的头部于正中位
- 横行切开皮肤1.5cm左右，试穿后用带有外套管的穿刺针在选定气管软骨间隙穿刺，边进针边回抽。进入气管壁时穿刺针有显著突破感，回抽见空气进入注射器、确定穿刺针已进入气管内后向气管内注入1%利多卡因
- 向气管内推进外套管的同时，拔出穿刺针，将外套管保留在气管内
- 沿外套管置入J形导丝（进入深度10cm以上，但不宜过深），拔出外套管
- 沿导丝放入扩张器，扩张皮下组织，应防止扩张器进入过深而损伤气管后壁。固定好导丝的位置，以免滑出
- 沿导丝头端推下扩张钳，分2～3次，依次扩张皮下组织及气管前壁。注意扩张钳尖端的角度及方向（先垂直于气管长轴，进入气道后再与气管长轴平行）。操作中注意固定好导丝的位置，以免导丝异位和折叠
- 沿导丝置入气管套管，注意先垂直进入，并避免导丝在皮下折叠而使得导管误入假道，之后拔出导丝和内套管
- 再次确认导管位置，确保气囊充气并妥善固定，清理气道分泌物

（二）经皮旋转扩张气管切开术

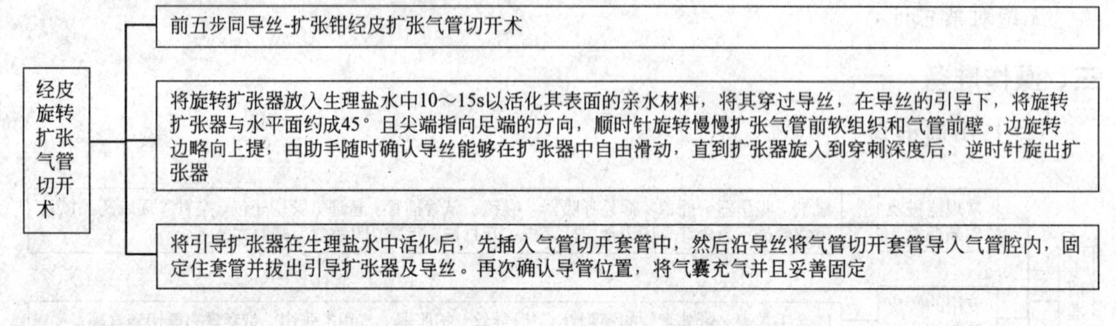
经皮旋转扩张气管切开术
前五步同导丝-扩张钳经皮扩张气管切开术
将旋转扩张器放入生理盐水中10～15s以活化其表面的亲水材料，将其穿过导丝，在导丝的引导下，将旋转扩张器与水平面约成45°且尖端指向足端的方向，顺时针旋转慢慢扩张气管前软组织和气管前壁。边旋转边略向上提，由助手随时确认导丝能够在扩张器中自由滑动，直到扩张器旋入到穿刺深度后，逆时针旋出扩张器
将引导扩张器在生理盐水中活化后，先插入气管切开套管中，然后沿导丝将气管切开套管导入气管腔内，固定住套管并拔出引导扩张器及导丝。再次确认导管位置，将气囊充气并且妥善固定

五、注意事项

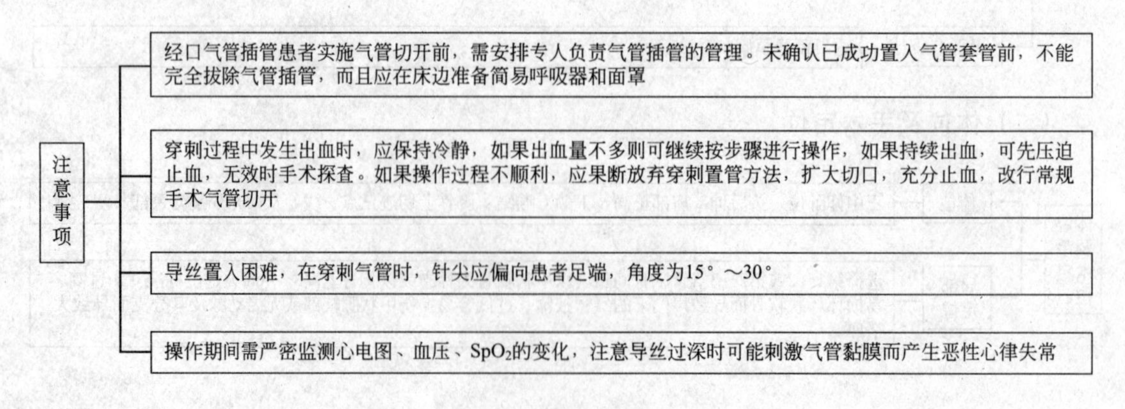
注意事项
经口气管插管患者实施气管切开前，需安排专人负责气管插管的管理。未确认已成功置入气管套管前，不能完全拔除气管插管，而且应在床边准备简易呼吸器和面罩
穿刺过程中发生出血时，应保持冷静，如果出血量不多则可继续按步骤进行操作，如果持续出血，可先压迫止血，无效时手术探查。如果操作过程不顺利，应果断放弃穿刺置管方法，扩大切口，充分止血，改行常规手术气管切开
导丝置入困难，在穿刺气管时，针尖应偏向患者足端，角度为15°～30°
操作期间需严密监测心电图、血压、SpO2的变化，注意导丝过深时可能刺激气管黏膜而产生恶性心律失常

第十七节　大隐静脉切开术

大隐静脉是全身最长的浅静脉，长70～80cm。起始于足背静脉弓内侧端，经内踝前方1cm处进入小腿内侧缘伴隐神经上行；经股骨内侧髁后方约2cm处，进入大腿内侧部，和股内侧皮神经伴行，逐渐向前上；在耻骨结节外下方3～4cm穿隐静脉裂孔，汇入股静脉，其汇入点称为隐股点。

一、适应证

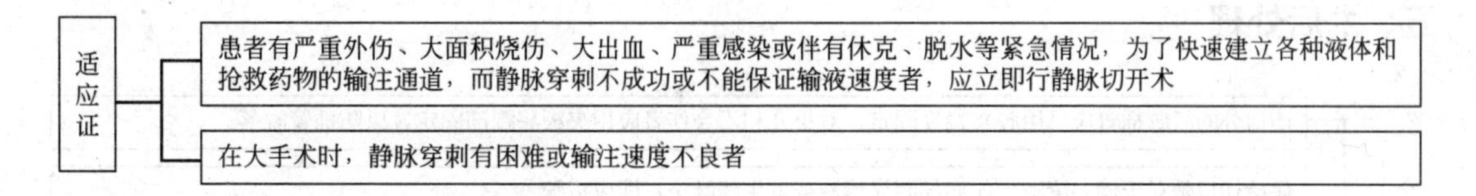
适应证
患者有严重外伤、大面积烧伤、大出血、严重感染或伴有休克、脱水等紧急情况，为了快速建立各种液体和抢救药物的输注通道，而静脉穿刺不成功或不能保证输液速度者，应立即行静脉切开术
在大手术时，静脉穿刺有困难或输注速度不良者

二、术前对大隐静脉的判定

术前要仔细检查所要取的大隐静脉，有下列情况时不能用。

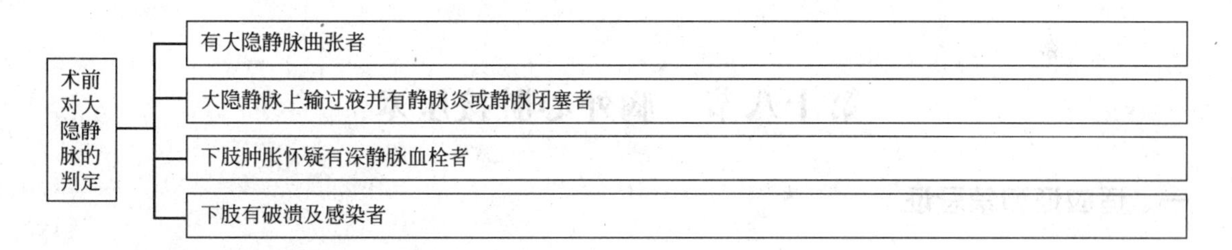
术前对大隐静脉的判定
有大隐静脉曲张者
大隐静脉上输过液并有静脉炎或静脉闭塞者
下肢肿胀怀疑有深静脉血栓者
下肢有破溃及感染者

三、术前准备

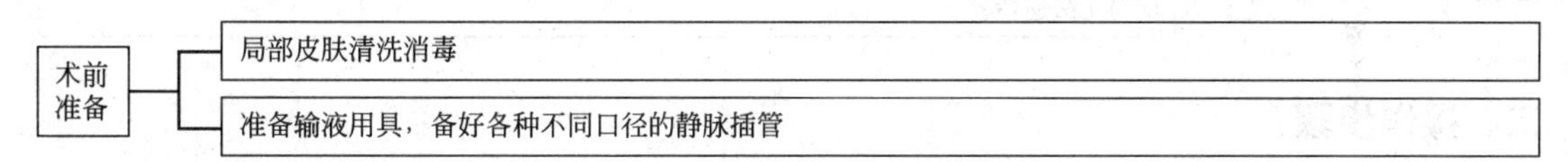
术前准备
局部皮肤清洗消毒
准备输液用具，备好各种不同口径的静脉插管

四、操作步骤

以内踝前大隐静脉为例。

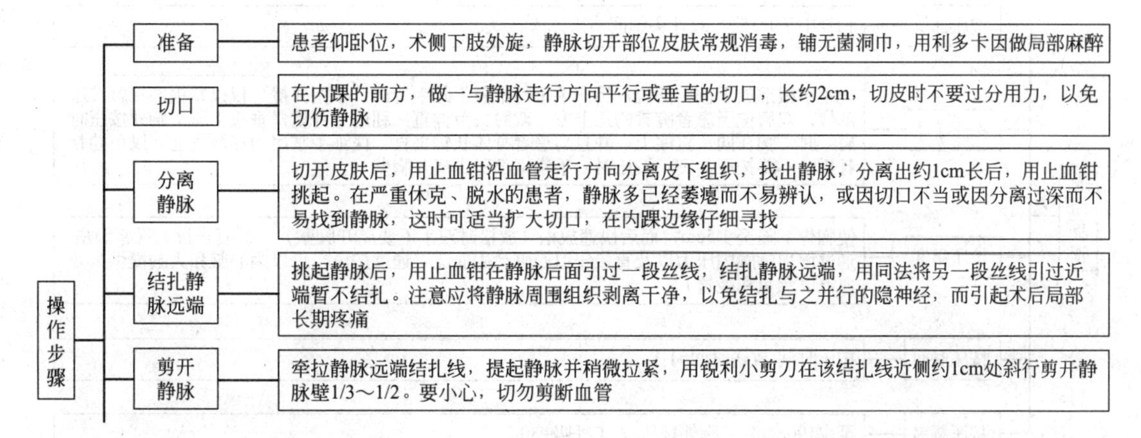
操作步骤
准备
患者仰卧位，术侧下肢外旋，静脉切开部位皮肤常规消毒，铺无菌洞巾，用利多卡因做局部麻醉
切口
在内踝的前方，做一与静脉走行方向平行或垂直的切口，长约2cm，切皮时不要过分用力，以免切伤静脉
分离静脉
切开皮肤后，用止血钳沿血管走行方向分离皮下组织，找出静脉，分离出约1cm长后，用止血钳挑起。在严重休克、脱水的患者，静脉多已经萎瘪而不易辨认，或因切口不当或因分离过深而不易找到静脉，这时可适当扩大切口，在内踝边缘仔细寻找
结扎静脉远端
挑起静脉后，用止血钳在静脉后面引过一段丝线，结扎静脉远端，用同法将另一段丝线引过近端暂不结扎。注意应将静脉周围组织剥离干净，以免结扎与之并行的隐神经，而引起术后局部长期疼痛
剪开静脉
牵拉静脉远端结扎线，提起静脉并稍微拉紧，用锐利小剪刀在该结扎线近侧约1cm处斜行剪开静脉壁1/3～1/2。要小心，切勿剪断血管

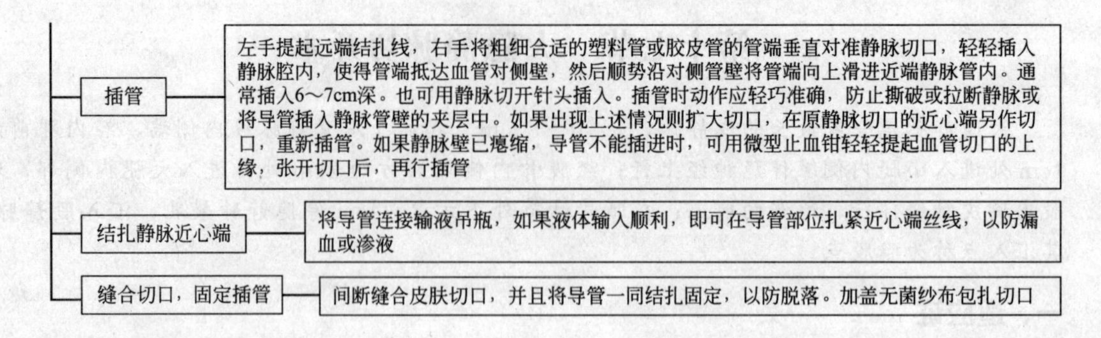
插管
左手提起远端结扎线，右手将粗细合适的塑料管或胶皮管的管端垂直对准静脉切口，轻轻插入静脉腔内，使得管端抵达血管对侧壁，然后顺势沿对侧管壁将管端向上滑进近端静脉管内。通常插入6～7cm深。也可用静脉切开针头插入。插管时动作应轻巧准确，防止撕破或拉断静脉或将导管插入静脉管壁的夹层中。如果出现上述情况则扩大切口，在原静脉切口的近心端另作切口，重新插管。如果静脉壁已瘪缩，导管不能插进时，可用微型止血钳轻轻提起血管切口的上缘，张开切口后，再行插管
结扎静脉近心端
将导管连接输液吊瓶，如果液体输入顺利，即可在导管部位扎紧近心端丝线，以防漏血或渗液
缝合切口，固定插管
间断缝合皮肤切口，并且将导管一同结扎固定，以防脱落。加盖无菌纱布包扎切口

五、术后处理

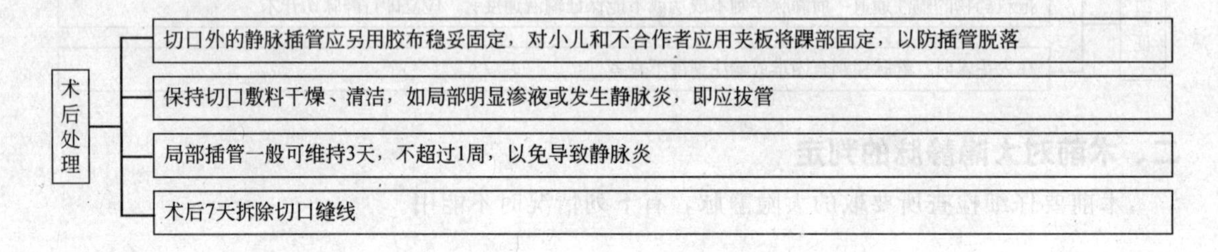
术后处理
切口外的静脉插管应另用胶布稳妥固定，对小儿和不合作者应用夹板将踝部固定，以防插管脱落
保持切口敷料干燥、清洁，如局部明显渗液或发生静脉炎，即应拔管
局部插管一般可维持3天，不超过1周，以免导致静脉炎
术后7天拆除切口缝线

第十八节　胸外心脏按压术

一、适应证和禁忌证

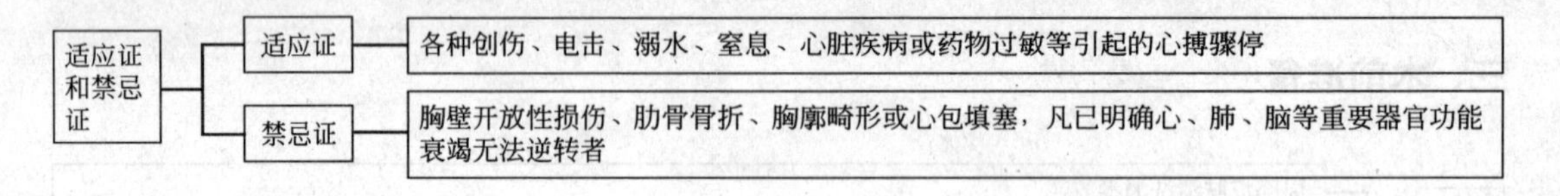
适应证和禁忌证
适应证
各种创伤、电击、溺水、窒息、心脏疾病或药物过敏等引起的心搏骤停
禁忌证
胸壁开放性损伤、肋骨骨折、胸廓畸形或心包填塞，凡已明确心、肺、脑等重要器官功能衰竭无法逆转者

二、操作步骤

患者应仰卧于硬质平面，术者站或跪其旁。如患者在床上进行，应在患者背部垫以硬板。

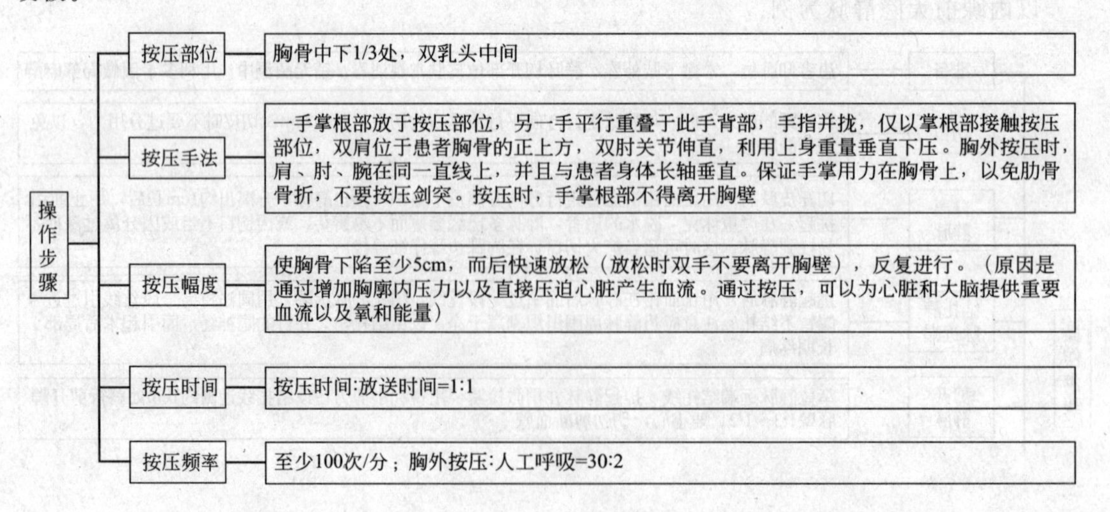
操作步骤
按压部位
胸骨中下1/3处，双乳头中间
按压手法
一手掌根部放于按压部位，另一手平行重叠于此手背部，手指并拢，仅以掌根部接触按压部位，双肩位于患者胸骨的正上方，双肘关节伸直，利用上身重量垂直下压。胸外按压时，肩、肘、腕在同一直线上，并且与患者身体长轴垂直。保证手掌用力在胸骨上，以免肋骨骨折，不要按压剑突。按压时，手掌根部不得离开胸壁
按压幅度
使胸骨下陷至少5cm，而后快速放松（放松时双手不要离开胸壁），反复进行。（原因是通过增加胸廓内压力以及直接压迫心脏产生血流。通过按压，可以为心脏和大脑提供重要血流以及氧和能量）
按压时间
按压时间:放送时间=1:1
按压频率
至少100次/分；胸外按压:人工呼吸=30:2

三、按压有效地主要指标

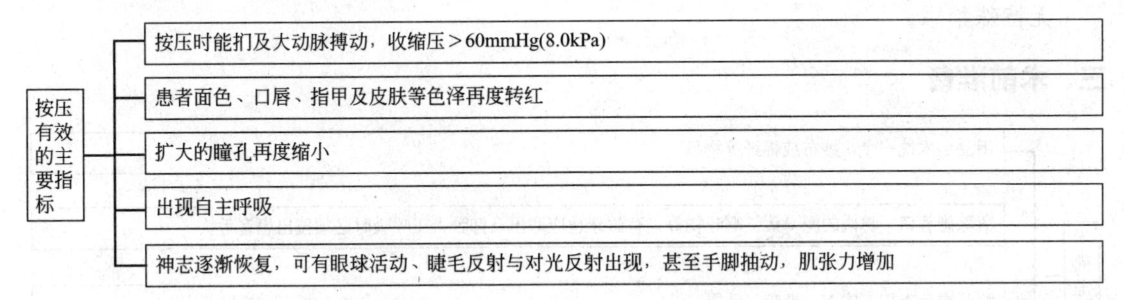
按压有效的主要指标
按压时能扪及大动脉搏动，收缩压＞60mmHg(8.0kPa)
患者面色、口唇、指甲及皮肤等色泽再度转红
扩大的瞳孔再度缩小
出现自主呼吸
神志逐渐恢复，可有眼球活动、睫毛反射与对光反射出现，甚至手脚抽动，肌张力增加

在发生心脏骤停的4min内开始有效的心肺复苏，患者得救的可能性大大增加。心肺复苏每延迟1min，患者的生存率下降7%～10%。

四、胸外心脏按压并发症

肋骨骨折、心包积血或心脏压塞、气胸、血胸、肺挫伤、肝脾撕裂伤和脂肪栓塞。遵循正确的操作方法，可以避免并发症的发生。

五、注意事项

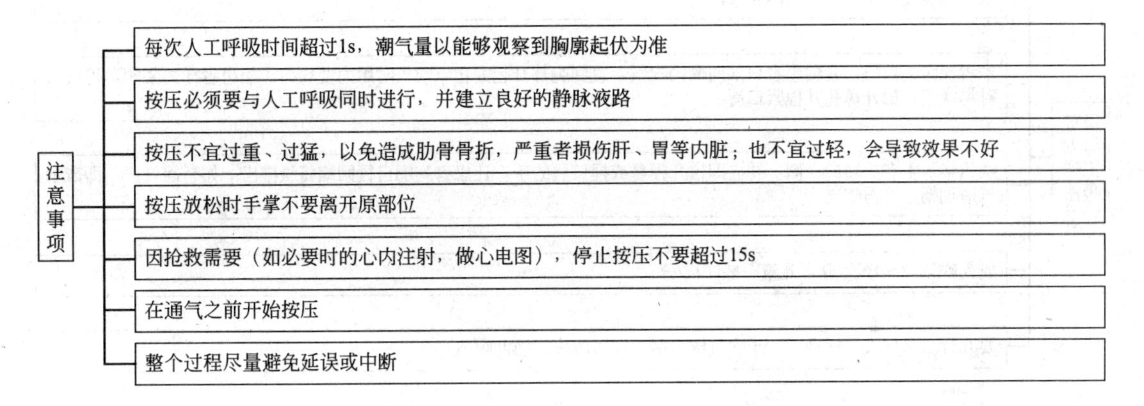
注意事项
每次人工呼吸时间超过1s，潮气量以能够观察到胸廓起伏为准
按压必须要与人工呼吸同时进行，并建立良好的静脉液路
按压不宜过重、过猛，以免造成肋骨骨折，严重者损伤肝、胃等内脏；也不宜过轻，会导致效果不好
按压放松时手掌不要离开原部位
因抢救需要（如必要时的心内注射，做心电图），停止按压不要超过15s
在通气之前开始按压
整个过程尽量避免延误或中断

第十九节　人工呼吸术

患者呼吸运动停止，急需用人工方法帮助其呼吸，此法称为人工呼吸术。

一、适应证

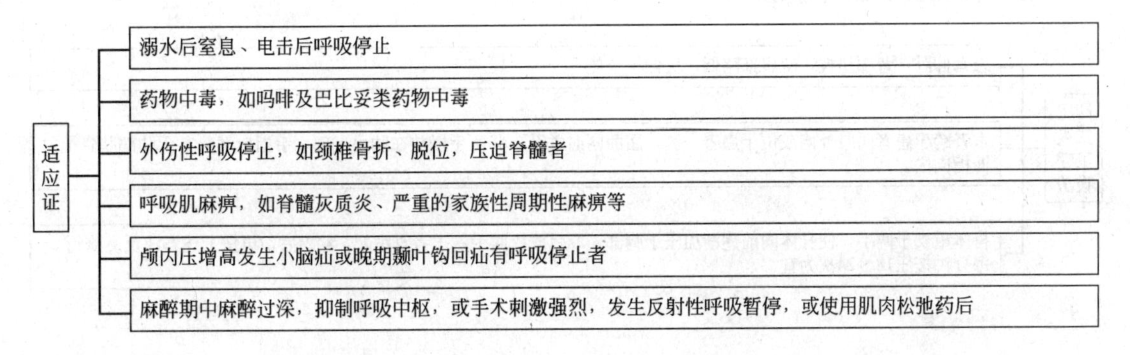
适应证
溺水后窒息、电击后呼吸停止
药物中毒，如吗啡及巴比妥类药物中毒
外伤性呼吸停止，如颈椎骨折、脱位，压迫脊髓者
呼吸肌麻痹，如脊髓灰质炎、严重的家族性周期性麻痹等
颅内压增高发生小脑疝或晚期颞叶钩回疝有呼吸停止者
麻醉期中麻醉过深，抑制呼吸中枢，或手术刺激强烈，发生反射性呼吸暂停，或使用肌肉松弛药后

二、禁忌证

无特殊禁忌。

三、术前准备

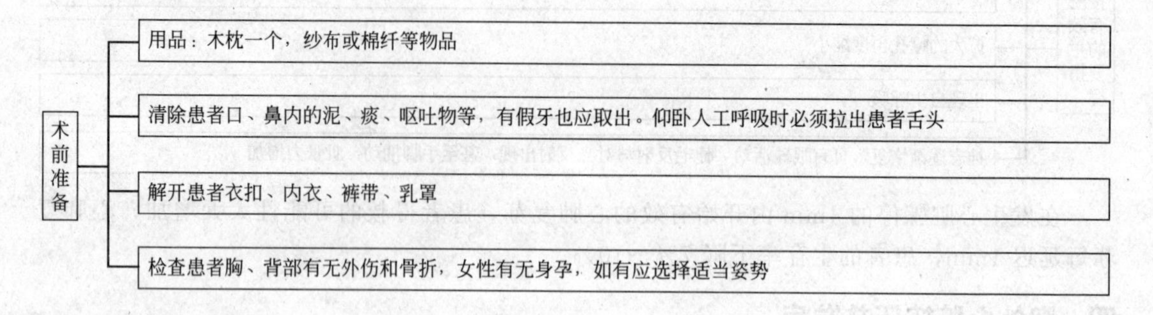
术前准备
用品：木枕一个，纱布或棉纤等物品
清除患者口、鼻内的泥、痰、呕吐物等，有假牙也应取出。仰卧人工呼吸时必须拉出患者舌头
解开患者衣扣、内衣、裤带、乳罩
检查患者胸、背部有无外伤和骨折，女性有无身孕，如有应选择适当姿势

四、操作方法及步骤

（一）口对口人工呼吸法

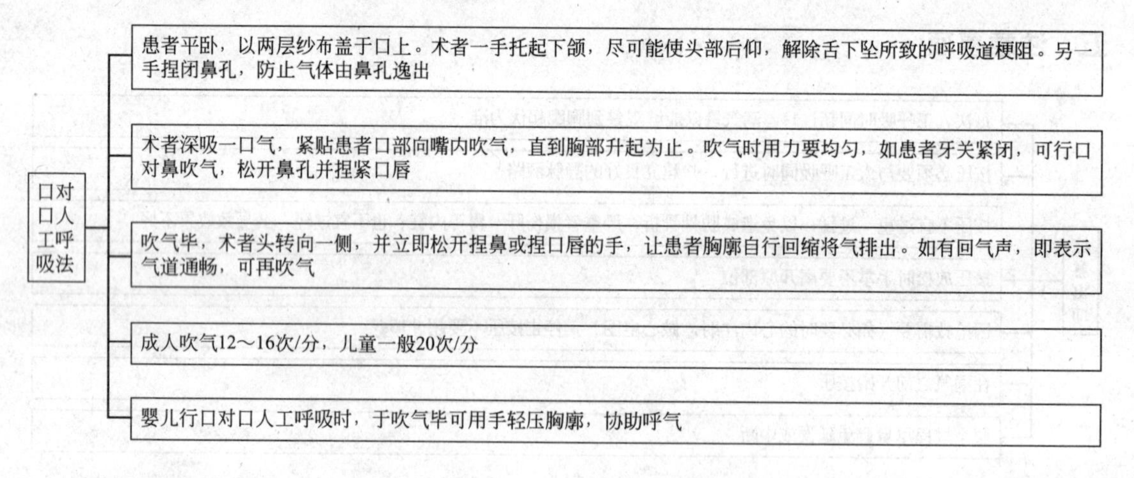
口对口人工呼吸法
患者平卧，以两层纱布盖于口上。术者一手托起下颌，尽可能使头部后仰，解除舌下坠所致的呼吸道梗阻。另一手捏闭鼻孔，防止气体由鼻孔逸出
术者深吸一口气，紧贴患者口部向嘴内吹气，直到胸部升起为止。吹气时用力要均匀，如患者牙关紧闭，可行口对鼻吹气，松开鼻孔并捏紧口唇
吹气毕，术者头转向一侧，并立即松开捏鼻或捏口唇的手，让患者胸廓自行回缩将气排出。如有回气声，即表示气道通畅，可再吹气
成人吹气12～16次/分，儿童一般20次/分
婴儿行口对口人工呼吸时，于吹气毕可用手轻压胸廓，协助呼气

（二）口对鼻吹气法

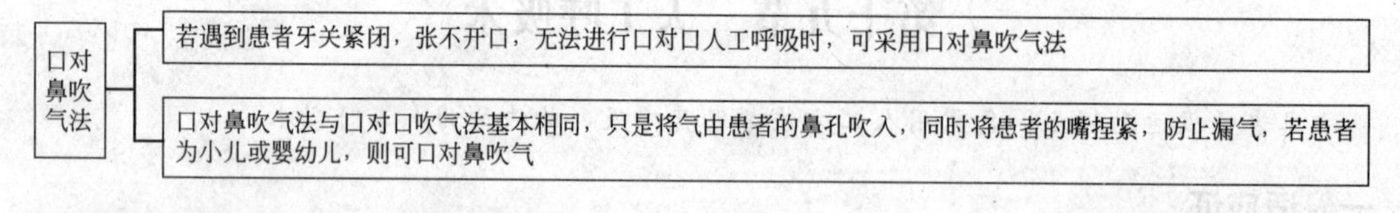
口对鼻吹气法
若遇到患者牙关紧闭，张不开口，无法进行口对口人工呼吸时，可采用口对鼻吹气法
口对鼻吹气法与口对口吹气法基本相同，只是将气由患者的鼻孔吹入，同时将患者的嘴捏紧，防止漏气，若患者为小儿或婴幼儿，则可口对鼻吹气

（三）仰压式人工呼吸法

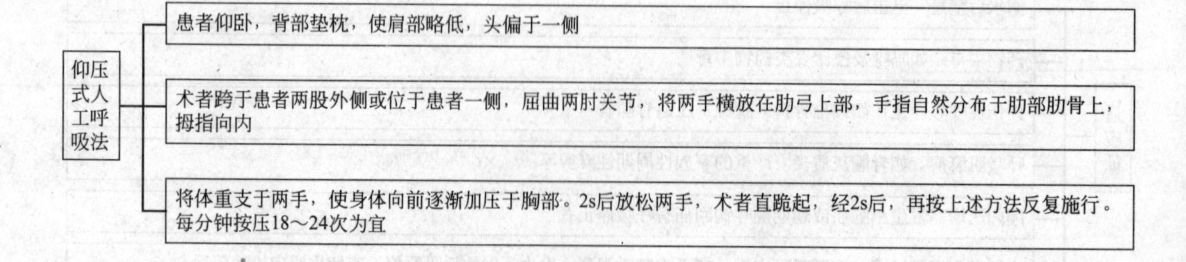
仰压式人工呼吸法
患者仰卧，背部垫枕，使肩部略低，头偏于一侧
术者跨于患者两股外侧或位于患者一侧，屈曲两肘关节，将两手横放在肋弓上部，手指自然分布于肋部肋骨上，拇指向内
将体重支于两手，使身体向前逐渐加压于胸部。2s后放松两手，术者直跪起，经2s后，再按上述方法反复施行。每分钟按压18～24次为宜

（四）俯压式人工呼吸法

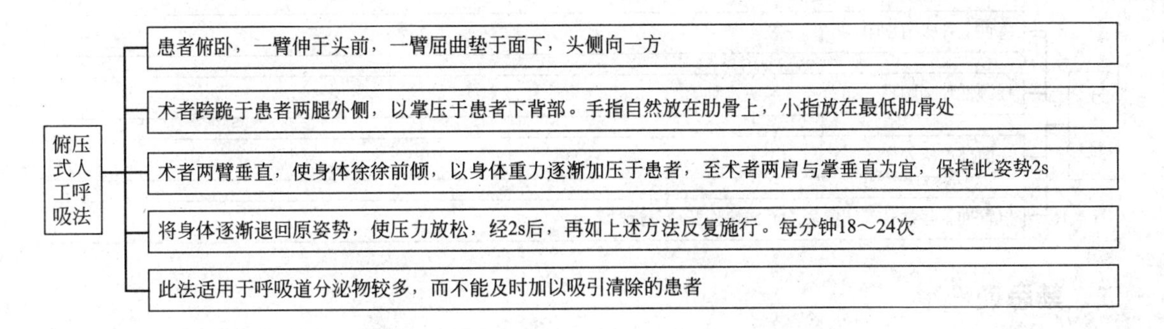
俯压式人工呼吸法
患者俯卧，一臂伸于头前，一臂屈曲垫于面下，头侧向一方
术者跨跪于患者两腿外侧，以掌压于患者下背部。手指自然放在肋骨上，小指放在最低肋骨处
术者两臂垂直，使身体徐徐前倾，以身体重力逐渐加压于患者，至术者两肩与掌垂直为宜，保持此姿势2s
将身体逐渐退回原姿势，使压力放松，经2s后，再如上述方法反复施行。每分钟18～24次
此法适用于呼吸道分泌物较多，而不能及时加以吸引清除的患者

（五）举臂压胸人工呼吸法

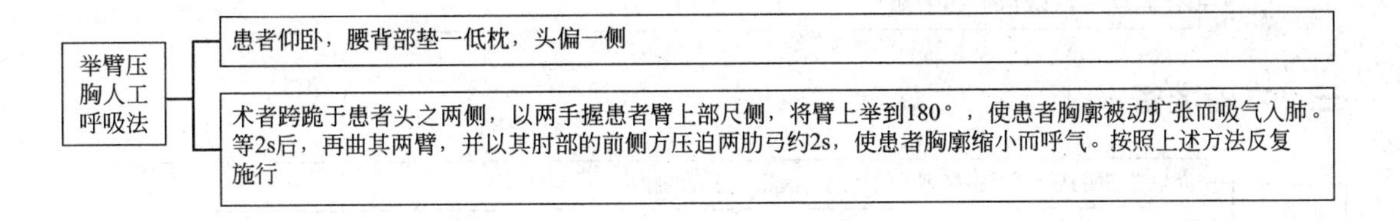
举臂压胸人工呼吸法
患者仰卧，腰背部垫一低枕，头偏一侧
术者跨跪于患者头之两侧，以两手握患者臂上部尺侧，将臂上举到180°，使患者胸廓被动扩张而吸气入肺。等2s后，再曲其两臂，并以其肘部的前侧方压迫两肋弓约2s，使患者胸廓缩小而呼气。按照上述方法反复施行

五、注意事项

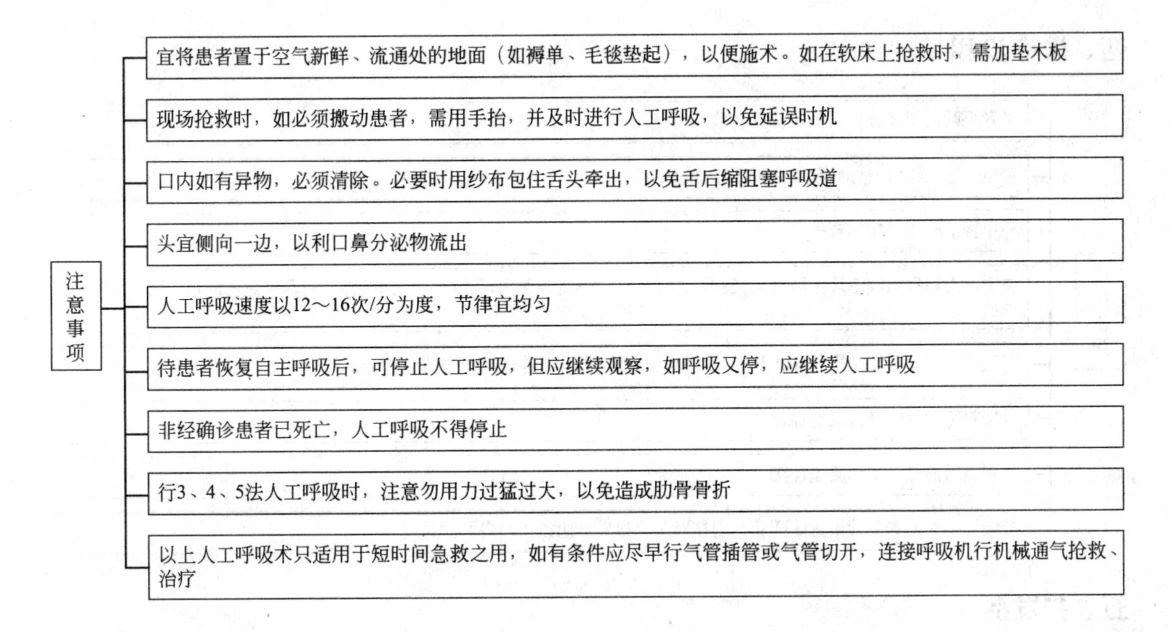
注意事项
宜将患者置于空气新鲜、流通处的地面（如褥单、毛毯垫起），以便施术。如在软床上抢救时，需加垫木板
现场抢救时，如必须搬动患者，需用手抬，并及时进行人工呼吸，以免延误时机
口内如有异物，必须清除。必要时用纱布包住舌头牵出，以免舌后缩阻塞呼吸道
头宜侧向一边，以利口鼻分泌物流出
人工呼吸速度以12～16次/分为度，节律宜均匀
待患者恢复自主呼吸后，可停止人工呼吸，但应继续观察，如呼吸又停，应继续人工呼吸
非经确诊患者已死亡，人工呼吸不得停止
行3、4、5法人工呼吸时，注意勿用力过猛过大，以免造成肋骨骨折
以上人工呼吸术只适用于短时间急救之用，如有条件应尽早行气管插管或气管切开，连接呼吸机行机械通气抢救、治疗

第二十节　环甲膜穿刺术

环甲膜穿刺是临床上对于有呼吸道梗阻、严重呼吸困难的患者采取的急救方法之一。它可为气管切开术赢得时间。是现场急救的重要组成部分。同时它具有简单、快捷、有效的优点，而且稍微接受急救教育的人均可以掌握。

一、适应证

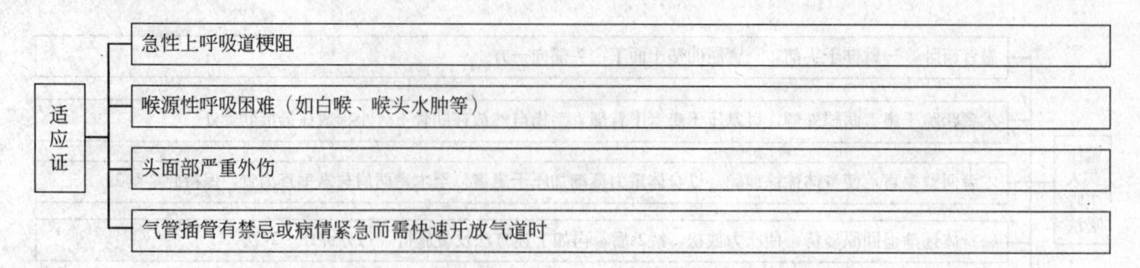
适应证
急性上呼吸道梗阻
喉源性呼吸困难（如白喉、喉头水肿等）
头面部严重外伤
气管插管有禁忌或病情紧急而需快速开放气道时

二、禁忌证

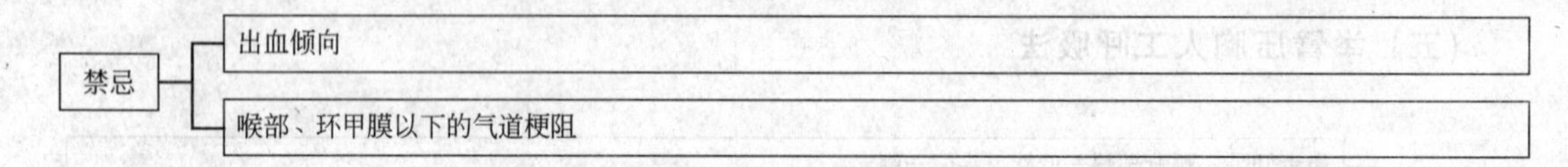
禁忌
出血倾向
喉部、环甲膜以下的气道梗阻

三、术前准备

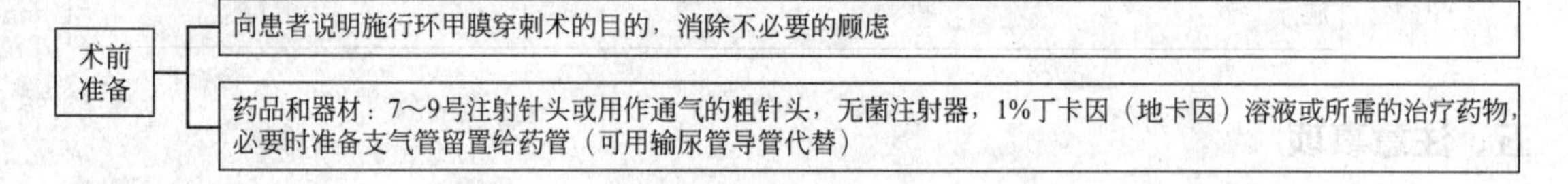
术前准备
向患者说明施行环甲膜穿刺术的目的，消除不必要的顾虑
药品和器材：7～9号注射针头或用作通气的粗针头，无菌注射器，1%丁卡因（地卡因）溶液或所需的治疗药物，必要时准备支气管留置给药管（可用输尿管导管代替）

四、操作步骤

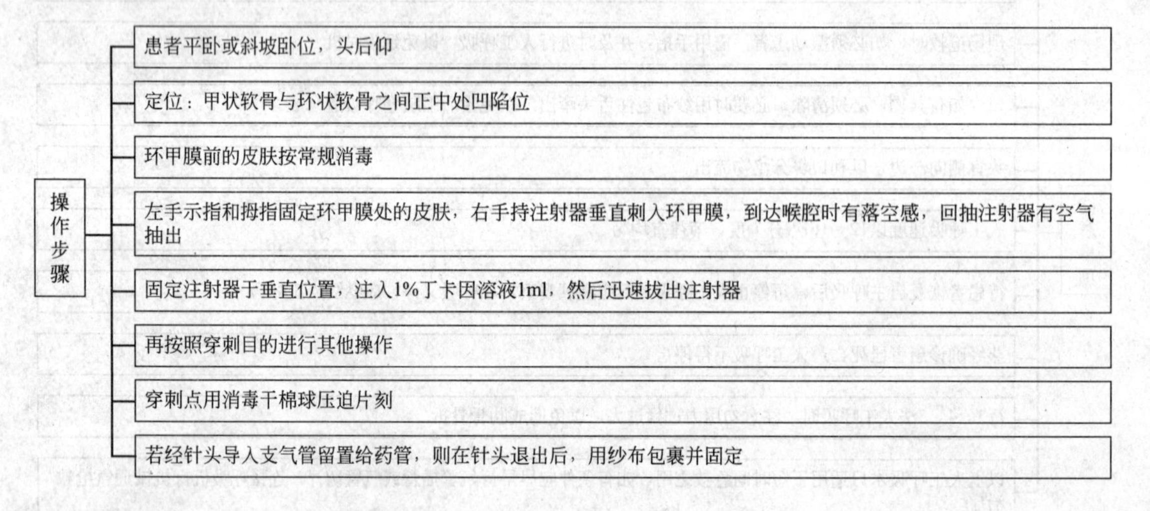
操作步骤
患者平卧或斜坡卧位，头后仰
定位：甲状软骨与环状软骨之间正中处凹陷位
环甲膜前的皮肤按常规消毒
左手示指和拇指固定环甲膜处的皮肤，右手持注射器垂直刺入环甲膜，到达喉腔时有落空感，回抽注射器有空气抽出
固定注射器于垂直位置，注入1%丁卡因溶液1ml，然后迅速拔出注射器
再按照穿刺目的进行其他操作
穿刺点用消毒干棉球压迫片刻
若经针头导入支气管留置给药管，则在针头退出后，用纱布包裹并固定

五、并发症

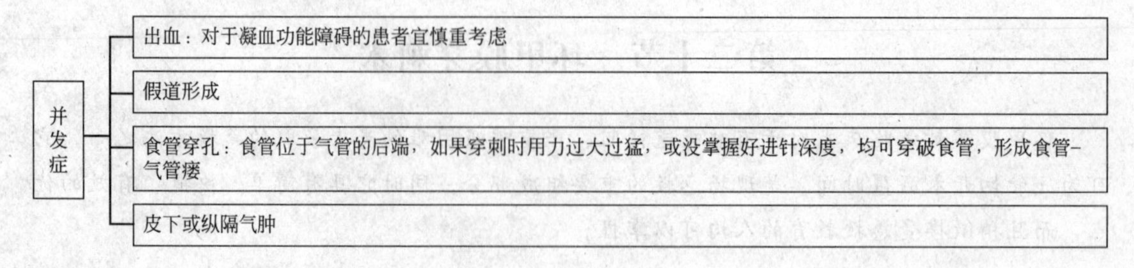
并发症
出血：对于凝血功能障碍的患者宜慎重考虑
假道形成
食管穿孔：食管位于气管的后端，如果穿刺时用力过大过猛，或没掌握好进针深度，均可穿破食管，形成食管–气管瘘
皮下或纵隔气肿

六、注意事项

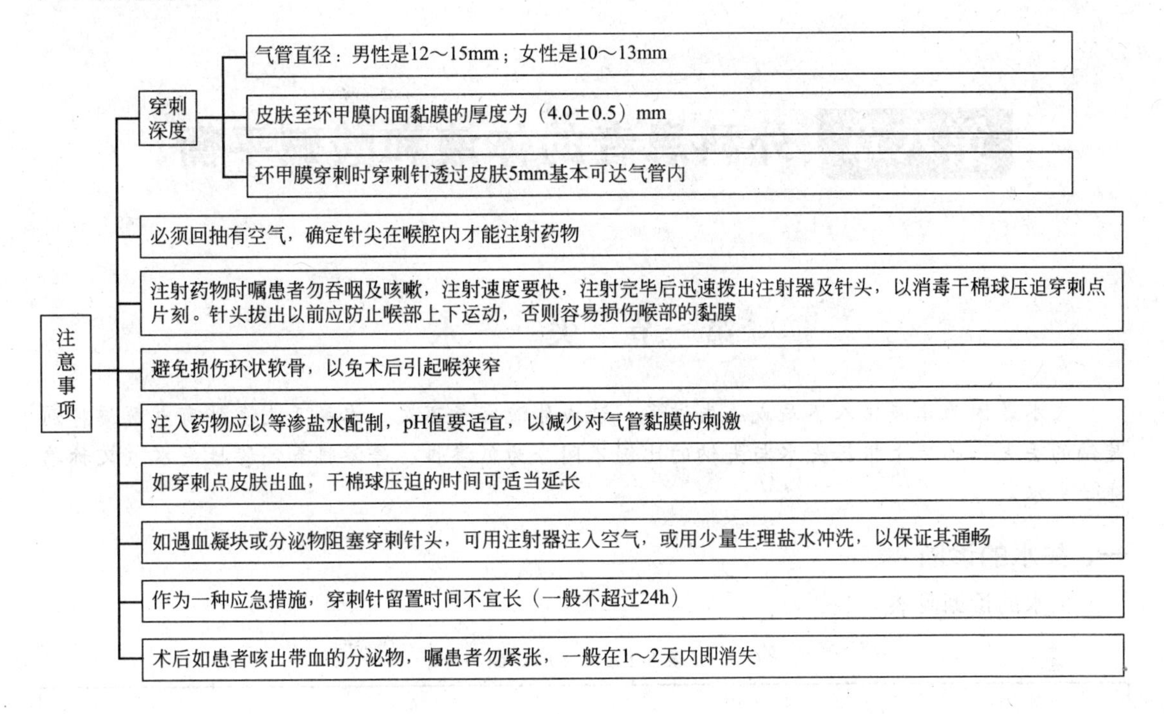

注意事项
穿刺深度
气管直径：男性是12～15mm；女性是10～13mm
皮肤至环甲膜内面黏膜的厚度为（4.0±0.5）mm
环甲膜穿刺时穿刺针透过皮肤5mm基本可达气管内
必须回抽有空气，确定针尖在喉腔内才能注射药物
注射药物时嘱患者勿吞咽及咳嗽，注射速度要快，注射完毕后迅速拔出注射器及针头，以消毒干棉球压迫穿刺点片刻。针头拔出以前应防止喉部上下运动，否则容易损伤喉部的黏膜
避免损伤环状软骨，以免术后引起喉狭窄
注入药物应以等渗盐水配制，pH值要适宜，以减少对气管黏膜的刺激
如穿刺点皮肤出血，干棉球压迫的时间可适当延长
如遇血凝块或分泌物阻塞穿刺针头，可用注射器注入空气，或用少量生理盐水冲洗，以保证其通畅
作为一种应急措施，穿刺针留置时间不宜长（一般不超过24h）
术后如患者咳出带血的分泌物，嘱患者勿紧张，一般在1～2天内即消失

第八章 外科患者的体液和酸碱平衡

第一节 失 水

失水是因为体液摄入不足或丢失过多，造成体液容量不足。水的丢失多伴有电解质特别是钠的丢失，临床上根据失水与失钠的比例不同分为低渗性、等渗性和高渗性失水（又称单纯性失水）。

一、失水的诊断

失水的诊断见表 8-1。

表 8-1 失水的诊断

项目		内容
病史		有明确的体液丢失的过程，如呕吐、腹泻、肠梗阻和感染的诱因存在等
临床表现	低渗性失水	少尿、疲乏，口渴一般不明显，严重时有恶心、呕吐、肌肉酸痛、静脉下陷，更严重者出现脉搏细弱、四肢发凉、血压下降以及意识障碍等
	等渗性失水	少尿、口渴、血压下降，甚至休克、意识障碍等
	高渗性失水	尿量减少、显著口渴、皮肤干燥无汗、高热，进而由于脑细胞脱水造成烦躁、头晕、躁狂甚至昏迷
	特殊类型	热衰竭患者先有疲乏、无力、头痛、眩晕、恶心，继而出现口渴、胸闷、面色苍白、冷汗淋漓、脉搏细弱或缓慢、血压偏低等脱水征象。体温可轻度升高，无显著中枢神经系统损害表现。重者出现周围循环衰竭
辅助检查	血清电解质	(1)低渗性失水：血钠降低，血浆渗透压降低 (2)等渗性失水：血钠、血浆渗透压正常 (3)高渗性失水：血钠、血浆渗透压升高
	血细胞比容	(1)低渗性失水血细胞比容升高 (2)高渗性失水血细胞比容升高
	尿常规	(1)低渗性失水晚期尿比重降低，尿钠减少 (2)等渗性失水尿钠减少或正常 (3)高渗性失水多出现尿比重升高(尿崩症除外)
	肾功能	各型失水均可出现氮质血症
	血气分析	各型失水代谢性酸中毒
	血糖	糖尿病致高渗性失水血糖常明显升高

二、失水的治疗

(一) 基本治疗

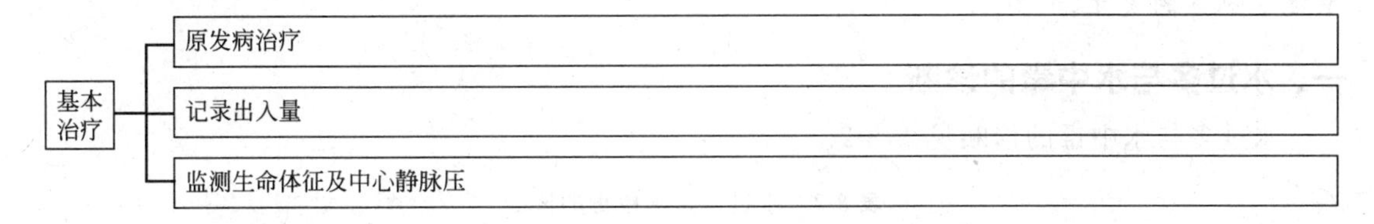
基本治疗
原发病治疗
记录出入量
监测生命体征及中心静脉压

(二) 补液治疗

1. 补液总量

补液总量＝患者已丢失液量＋生理需要量＋目前额外丢失量

2. 已丢失液量计算

(1) 按血钠计算，适用于高渗性脱水。

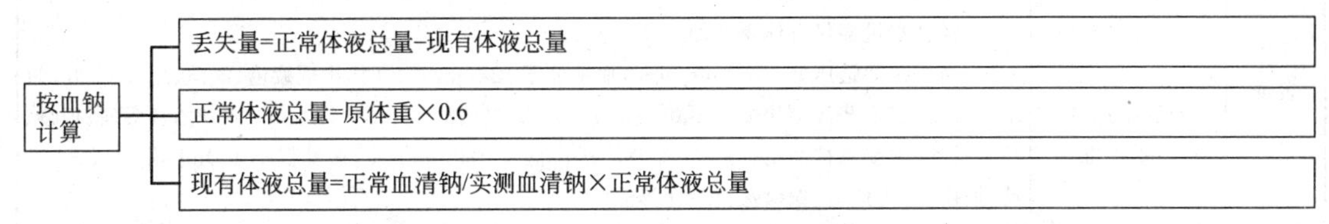
按血钠计算
丢失量=正常体液总量-现有体液总量
正常体液总量=原体重×0.6
现有体液总量=正常血清钠/实测血清钠×正常体液总量

(2) 按血细胞比容计算，适用于低渗性脱水。

丢失量＝(实测血细胞比容－正常血细胞比容)/正常血细胞比容×体重

3. 补钠

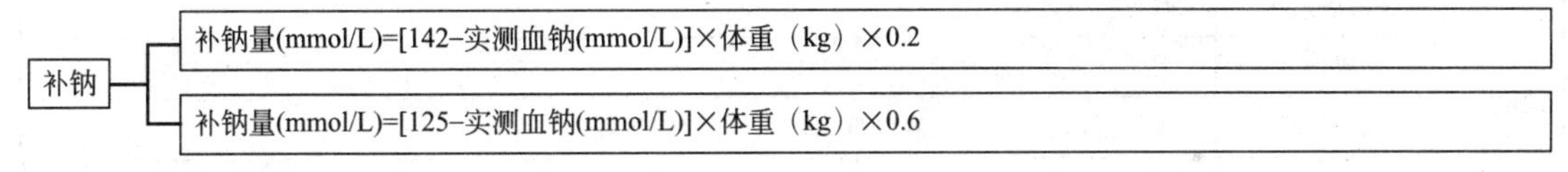
补钠
补钠量(mmol/L)=[142−实测血钠(mmol/L)]×体重（kg）×0.2
补钠量(mmol/L)=[125−实测血钠(mmol/L)]×体重（kg）×0.6

4. 补液种类

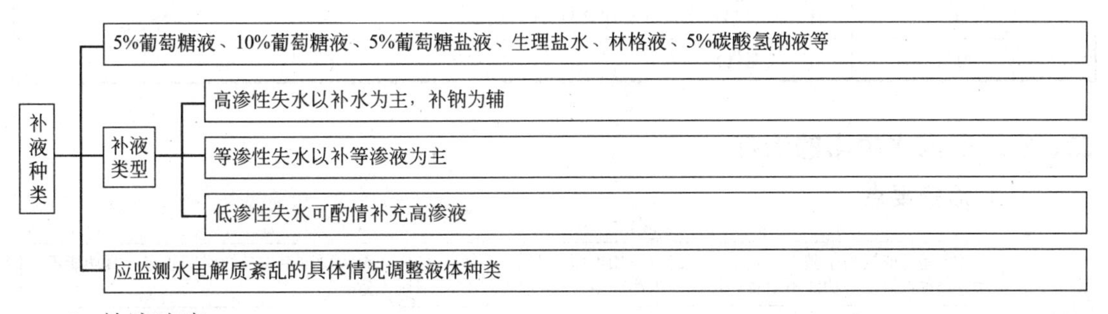
补液种类
5%葡萄糖液、10%葡萄糖液、5%葡萄糖盐液、生理盐水、林格液、5%碳酸氢钠液等
补液类型
高渗性失水以补水为主，补钠为辅
等渗性失水以补等渗液为主
低渗性失水可酌情补充高渗液
应监测水电解质紊乱的具体情况调整液体种类

5. 补液速度

宜先快后慢，通常前 8h 内补充应补总量的 1/2，以后根据具体情况调整补液速度。

第二节　水过多与水中毒

水过多是指体内水总量过多引起的综合征，表现为细胞外液量增加，血钠浓度降低。如果过多的水分进入细胞内，造成细胞内水过多，称为水中毒。两者都属稀释性低钠血症。在神经、内分泌系统和肾的调节下，正常人即使摄入大量的水分，肾也会调节到体外，不会引起水钠潴留，维持水的出入平衡。而在抗利尿激素分泌过多或肾功能不全的情况下，若机体摄入水分过多或静脉输入晶体液过多，肾无法有效排除过多的水分，则导致水中毒的发生。

一、水过多与水中毒的诊断

水过多与水中毒的诊断见表 8-2。

表 8-2　水过多与水中毒的诊断

项目		内容
病史		有水摄入过多或静脉输液过多而尿量偏少或无尿的过程
临床表现	急性水过多与水中毒	起病急，突出表现为精神神经症状，如头痛、精神异常、抽搐、定向障碍、意识障碍甚至昏迷，也可有颅内高压表现（如呕吐、视盘水肿、呼吸抑制等），甚至出现脑疝而导致死亡
	慢性水过多与水中毒	(1)发病缓慢，缺乏特异性 (2)轻度水过多仅有体重增加 (3)当血浆渗透压低于 260mmol/L，血钠低于 125mmol/L 时，出现疲倦、淡漠、恶心、呕吐、腹胀等表现；当血浆渗透压低于 240～250mmol/L，血钠低于 115～120mmol/L 时，有头痛、嗜睡、神志错乱、谵妄等神经精神症状；血浆渗透压低于 230mmol/L，血钠低于 110mmol/L 时，有躁动、抽搐、肌肉酸痛、偏瘫甚至昏迷等症状 (4)慢性水中毒者可有体重增加，唾液分泌增加，腹泻，皮肤苍白等。慢性水中毒者更需注意原发病的表现（如患者出现尿量明显减少），有心功能不全者出现胸闷、气短、不能平卧等
辅助检查	电解质	血钠降低，血钾多正常
	血浆渗透压	血浆渗透压降低
	尿钠	无明显减少，常大于 20mmol/L
	血常规	血红蛋白、血细胞比容降低，平均红细胞体积增加
	尿常规	可有尿比重低、蛋白尿等
	肾功能	肾衰竭引起水中毒者有尿素氮、肌酐明显升高
	血气分析	可有代谢性酸中毒

二、水过多与水中毒的治疗

（一）治疗要点

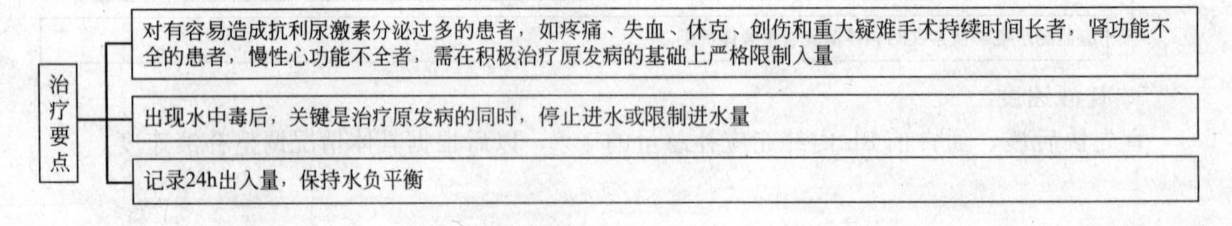
治疗要点
对有容易造成抗利尿激素分泌过多的患者，如疼痛、失血、休克、创伤和重大疑难手术持续时间长者，肾功能不全的患者，慢性心功能不全者，需在积极治疗原发病的基础上严格限制入量
出现水中毒后，关键是治疗原发病的同时，停止进水或限制进水量
记录24h出入量，保持水负平衡

（二）基本治疗

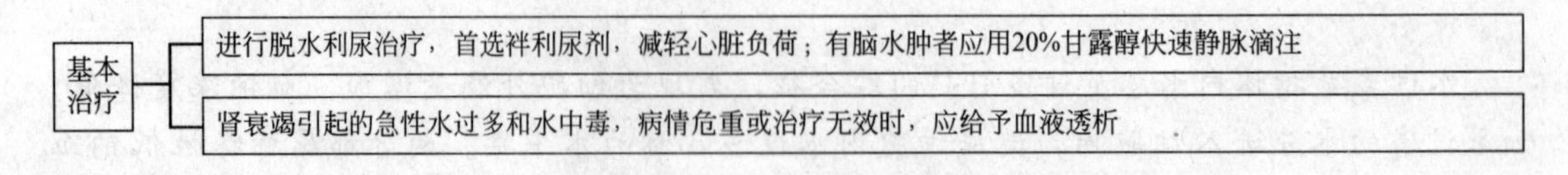
基本治疗
进行脱水利尿治疗，首选袢利尿剂，减轻心脏负荷；有脑水肿者应用20%甘露醇快速静脉滴注
肾衰竭引起的急性水过多和水中毒，病情危重或治疗无效时，应给予血液透析

（三）对症治疗

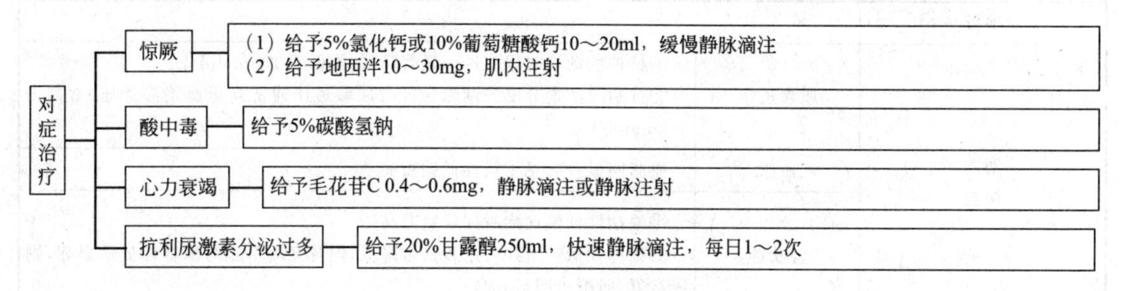
对症治疗
惊厥
（1）给予5%氯化钙或10%葡萄糖酸钙10～20ml，缓慢静脉滴注
（2）给予地西泮10～30mg，肌内注射
酸中毒
给予5%碳酸氢钠
心力衰竭
给予毛花苷C 0.4～0.6mg，静脉滴注或静脉注射
抗利尿激素分泌过多
给予20%甘露醇250ml，快速静脉滴注，每日1～2次

（四）透析疗法

用上述方法疗效不佳时，可考虑腹膜透析或血液透析疗法。

第三节　低钠血症

低钠血症是指血清钠浓度低于135mmol/L的病理生理状态，但体内总钠可降低，也可以正常或增高。临床可分为缺钠性低钠血症、稀释性低钠血症、特发性低钠血症。随着血钠的降低速度及程度不同，临床表现有较大的差异。

一、低钠血症的诊断

低钠血症的诊断见表8-3。

表8-3　低钠血症的诊断

项目		内容
病史		机体体液丢失；慢性心功能不全、慢性肾病、肝硬化；各种原因或慢性疾病引起的ADH失比例性分泌过多导致等容性低渗性低钠血症
临床表现	缺钠性低钠血症	即低渗性失水
	特发性低钠血症	消耗性低钠血症，主要是原发病表现，很少出现低钠症状
	稀释性低钠血症	如少尿、胸闷气短、不能平卧、水肿、腹腔积液等
	特殊类型	（1）抗利尿激素分泌失调综合征（SIADH）：水和钠代谢异常，主要为水潴留和尿钠排出增加造成稀释性低钠血症。其实验室特点： ①低血钠、低血浆渗透压 ②尿渗透压不适当增高，>300mmol/L ③高尿钠，常高于30mmol/L ④无水肿或细胞外液减少的表现 ⑤肾功能、肾上腺皮质功能及甲状腺功能等均正常 （2）脑性盐耗综合征（CSWS）：主要表现为低钠血症、尿钠增高和低血容量。对钠和血容量的有效补充，而限水治疗反而使病情加重
辅助检查	电解质	血钠降低。血钾在缺钠性低钠血症时经常降低，在稀释性低钠血症时可降低或正常
	血常规	缺钠性低钠血症时血红蛋白和血细胞比容升高，稀释性低钠血症血红蛋白及血细胞比容降低
	血浆晶体渗透压	大部分患者血浆渗透压降低，正常见于假性低钠血症，升高见于有明显高血糖者
	尿钠	①缺钠性低钠血症时尿钠常降低，常低于15mmol/L ②稀释性低钠血症尿钠常高于20mmol/L ③抗利尿激素分泌失调综合征及脑性盐耗综合征时尿钠显著升高，常高于30mmol/L

续表

<table>
<tr><th colspan="2">项目</th><th>内容</th></tr>
<tr><td rowspan="3">辅助检查</td><td>尿渗透压</td><td>①精神性烦渴时尿渗透压显著降低，常低于 100mmol/L
②抗利尿激素分泌失调综合征时尿渗透压通常高于血浆渗透压，常高于300mmol/L</td></tr>
<tr><td>血脂</td><td>血脂明显升高见于假性低钠血症</td></tr>
<tr><td>肾功能</td><td>①缺钠性低钠血症时尿素氮升高
②稀释性低钠血症时尿素氮常降低，但肾衰竭引起的稀释性低钠血症，则尿素氮、肌酐可明显升高</td></tr>
</table>

二、低钠血症的治疗

（一）缺钠性低钠血症

1. 补钠量

按血钠浓度计算。

补钠
- 补钠量(mmol/L)=[142−实测血钠(mmol/L)]×体重(kg)×0.2
- 补钠量(mmol/L)=[125−实测血钠(mmol/L)]×体重(kg)×0.6

2. 补钠方法

补钠方法
- 慢性失钠失水通常从饮食中多摄入钠盐即可；急性低钠应静脉补钠，视有无低血压或休克决定补液速度
- 有低血压或休克者，在前1～2h内静脉滴注生理盐水或葡萄糖盐液1L，再据中心静脉压、心率、血压等调整补液速度；无低血压或休克者，酌情减慢输液速度

（二）稀释性低钠血症

稀释性低钠血症详见本章水过多与水中毒部分内容。

（三）特发性低钠血症

特发性低钠血症临床表现以原发病为主，治疗也以原发病治疗为主。

第四节 高钠血症

高钠血症是指血清钠浓度高于 145mmol/L 的病理生理状态，通常伴有血氯升高，体内总钠可降低，也可正常或增高。临床可分为浓缩性高钠血症与潴留性高钠血症。

一、高钠血症的诊断

高钠血症的诊断见表 8-4。

表 8-4 高钠血症的诊断

项目	内容
病史	肾外失水或水不足：水摄入不足特别是严重创伤后的摄入不足和静脉补充不足；经皮肤（出汗）及呼吸道蒸发大量低渗水；经肾失水：颅脑损伤导致的尿崩症，鼻饲高蛋白高糖饮食或者静脉输注高渗性溶液等造成溶质性利尿

续表

项目		内容
临床表现	浓缩性高钠血症	即高渗性失水，最常见。可有少尿、口渴、高热等表现。详见本章失水部分内容
	潴留性高钠血症	较少见。急性高钠血症起病急，表现为神志恍惚、烦躁、嗜睡、肌肉痉挛、惊厥、昏迷甚至死亡。慢性起病者开始无显著症状，病情进展可出现急性高钠血症类似表现
辅助检查	电解质	血钠增高，血氯增高。低血钾可见于内分泌原因引起的高血钠
	血浆渗透压	血浆渗透压增高
	尿比重	浓缩性高钠血症者大多尿比重常显著升高，可高于1.030，但尿崩症时尿比重降低，常低于1.010
	血常规	浓缩性高钠血症者血红蛋白及血细胞比容升高
	其他	进一步检查肾素醛固酮水平、皮质激素水平和促肾上腺皮质激素等进一步明确病因。其他，如尿钠、肾功能、血气分析等也有利于基础病因的诊断

二、高钠血症的治疗

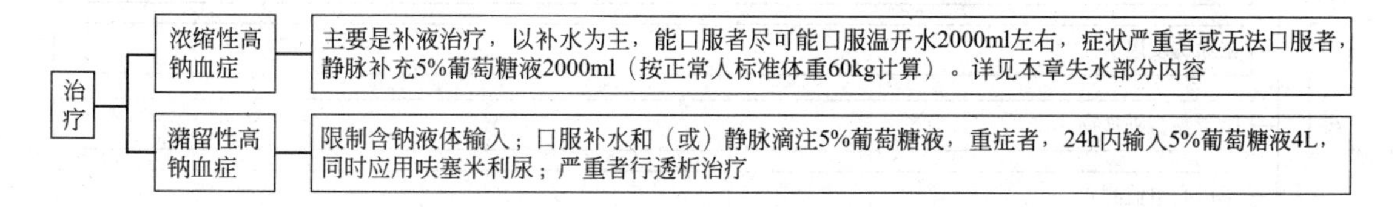
治疗
浓缩性高钠血症
主要是补液治疗，以补水为主，能口服者尽可能口服温开水2000ml左右，症状严重者或无法口服者，静脉补充5%葡萄糖液2000ml（按正常人标准体重60kg计算）。详见本章失水部分内容
潴留性高钠血症
限制含钠液体输入；口服补水和（或）静脉滴注5%葡萄糖液，重症者，24h内输入5%葡萄糖液4L，同时应用呋塞米利尿；严重者行透析治疗

第五节　低钾血症

低钾血症是指血清钾低于3.5mmol/L的病理生理状态。

一、低钾血症的诊断

低钾血症的诊断见表8-5。

表8-5　低钾血症的诊断

项目		内容
病史		有禁食或长期进食差的过程史，利尿剂的使用史；肠外营养中的钾补充不足；呕吐、持续胃肠减压、肠瘘等特殊疾病
临床表现	肌肉无力	通常从下肢开始，随低血钾程度的加重，肌无力亦加重，并逐渐累及躯干、上肢，甚至偶有累及呼吸肌，出现胸闷、气短等症状
	循环系统	各种类型的心律失常，包括窦性、室上性及室性心律失常，甚至心搏骤停；应用洋地黄者易于发生洋地黄中毒、血压下降、休克、心力衰竭；心电图有QT间期延长，出现U波、ST-T改变等
	胃肠道表现	腹胀、便秘，甚至出现麻痹性肠梗阻
	肾功能障碍	多尿、低渗尿、口渴多饮、慢性肾衰竭等
	横纹肌裂解症	横纹肌裂解，肌球蛋白大量从肾排出，可导致急性肾衰竭
	酸碱平衡失调	可有代谢性酸中毒或代谢性碱中毒
	神经系统表现	意识淡漠、嗜睡、烦躁、谵妄，甚至昏迷、定向障碍等

续表

项目	内容	
辅助检查	血电解质及气分析	血钾低于 3.5mmol/L，常伴代谢性碱中毒
	心电图	T 波平坦、倒置，出现 U 波，T 波和 U 波相连成驼峰状，QT 间期延长，ST 段压低等
	尿钾	尿钾高于 20mmol/L 常提示肾性失钾，肾外性失钾，尿钾常低于 20mmol/L
	尿常规	尿蛋白阳性，出现管型尿，低钾时往往为酸性尿，肾小管酸中毒时尿呈反常碱性，慢性长期低钾者尿比重减低
	肾功能	血浆尿素氮、肌酐可增高，肾浓缩功能减低
	其他	据原发病可进一步检查血糖、甲状腺功能、血肾素醛固酮水平、肾上腺 B 超或 CT 等

二、低钾血症的治疗

（一）治疗关键

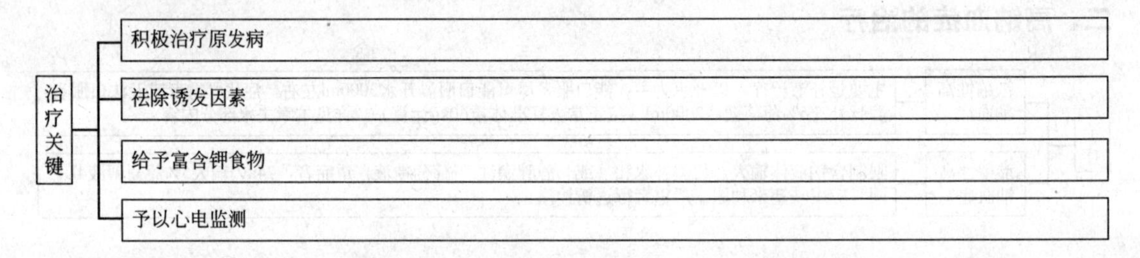
治疗关键
积极治疗原发病
祛除诱发因素
给予富含钾食物
予以心电监测

（二）补钾治疗

轻度缺钾通常口服补钾即可，10%氯化钾每日 30～60ml，分次口服；重症者应静脉补钾，一般补钾浓度不超过 40mmol/L（即 3‰），如果进液量受限，可适当提高补钾浓度，或予以泵点，速度通常为 10mmol/h 左右，不超过 20mmol/h（1.5g/h），每日补钾量一般不超过 200mmol。

第六节　高钾血症

高钾血症是指血钾浓度超过 5.5mmol/L 的病理生理状态。临床上可见于钾输入过多、钾排泄障碍、钾自细胞内外移等。

一、高钾血症的诊断

高钾血症的诊断见表 8-6。

表 8-6　高钾血症的诊断

项目	内容	
病史	补钾过多；大量输入库存时间长的全血；肾功能减退引起的排钾不畅或长期应用保钾利尿剂；挤压综合征；酸中毒造成的钾分布异常等	
临床表现	心血管系统	心肌收缩功能减低，心音低钝，心率减慢，心律失常，甚至心脏停搏
	神经肌肉系统	表现为肌肉无力甚至弛缓性瘫痪、腱反射消失、神志模糊、嗜睡等
	其他	腹胀、腹痛，恶心、呕吐，血压下降，皮肤苍白、湿冷，肾衰竭等

续表

项目	内容	
辅助检查	血电解质	血钾高于 5.5mmol/L
	心电图	早期 T 波高尖而呈帐篷状，ST 段升高；随着血钾进一步升高，出现 R 波振幅降低，P 波消失，QRS 波群慢慢增宽，甚至与 T 波融合成正弦波；还可出现各种心律失常
	血气分析	酸中毒可加重高钾血症的表现

二、高钾血症的治疗

（一）治疗关键

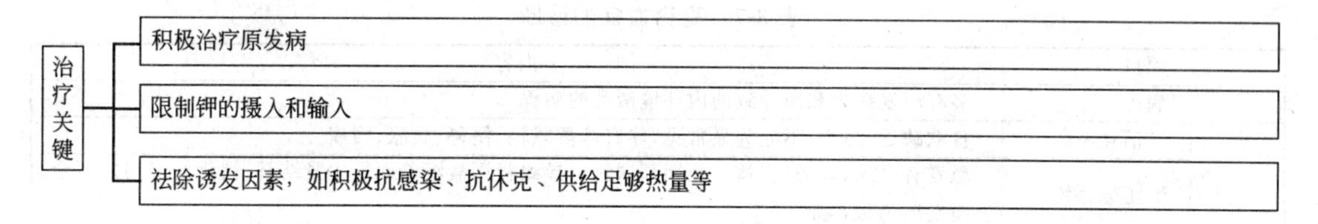

治疗关键
积极治疗原发病
限制钾的摄入和输入
祛除诱发因素，如积极抗感染、抗休克、供给足够热量等

（二）基础治疗

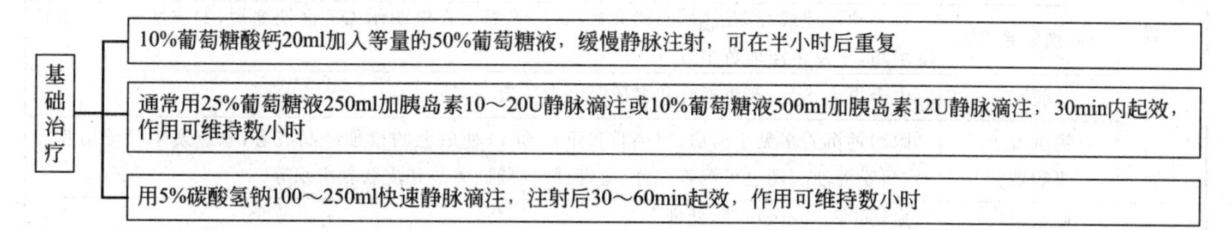

基础治疗
10%葡萄糖酸钙20ml加入等量的50%葡萄糖液，缓慢静脉注射，可在半小时后重复
通常用25%葡萄糖液250ml加胰岛素10～20U静脉滴注或10%葡萄糖液500ml加胰岛素12U静脉滴注，30min内起效，作用可维持数小时
用5%碳酸氢钠100～250ml快速静脉滴注，注射后30～60min起效，作用可维持数小时

（三）抗钾治疗

1. 对抗钾对心肌的毒性

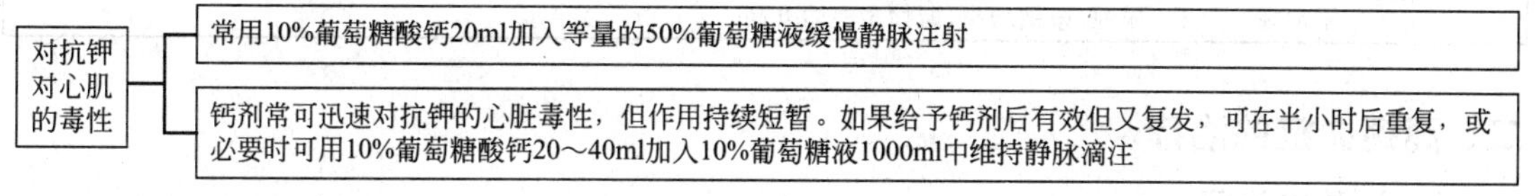

对抗钾对心肌的毒性
常用10%葡萄糖酸钙20ml加入等量的50%葡萄糖液缓慢静脉注射
钙剂常可迅速对抗钾的心脏毒性，但作用持续短暂。如果给予钙剂后有效但又复发，可在半小时后重复，或必要时可用10%葡萄糖酸钙20～40ml加入10%葡萄糖液1000ml中维持静脉滴注

2. 促进钾进入细胞内

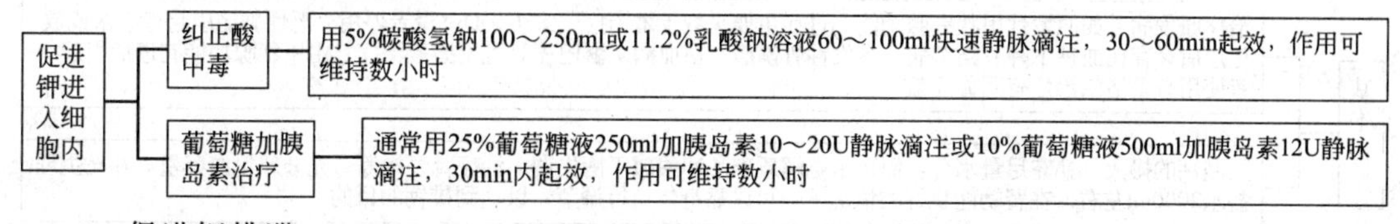

促进钾进入细胞内
纠正酸中毒
用5%碳酸氢钠100～250ml或11.2%乳酸钠溶液60～100ml快速静脉滴注，30～60min起效，作用可维持数小时
葡萄糖加胰岛素治疗
通常用25%葡萄糖液250ml加胰岛素10～20U静脉滴注或10%葡萄糖液500ml加胰岛素12U静脉滴注，30min内起效，作用可维持数小时

3. 促进钾排泄

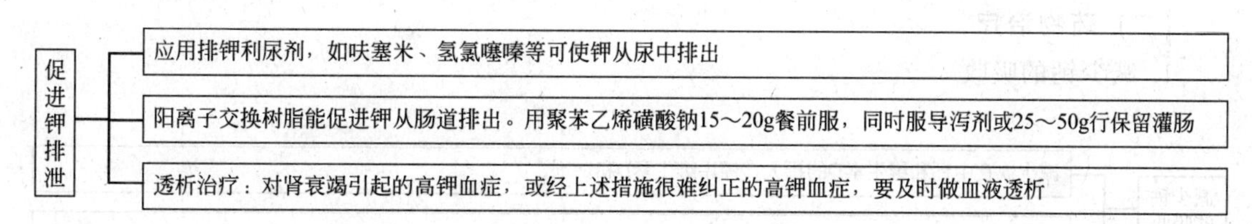

促进钾排泄
应用排钾利尿剂，如呋塞米、氢氯噻嗪等可使钾从尿中排出
阳离子交换树脂能促进钾从肠道排出。用聚苯乙烯磺酸钠15～20g餐前服，同时服导泻剂或25～50g行保留灌肠
透析治疗：对肾衰竭引起的高钾血症，或经上述措施很难纠正的高钾血症，要及时做血液透析

第七节　高钙血症

血钙浓度高于或等于2.75mmol/L称为高钙血症。当血钙高于或等于3.75mmol/L时称为高钙危象，属内科急症，需紧急抢救。高钙血症是由各种原因导致的内环境紊乱的临床征象，约90%是由于恶性肿瘤（特别是恶性肿瘤晚期并发骨转移患者）和甲状旁腺功能亢进症所引起的。

一、高钙血症的诊断

高钙血症的诊断见表8-7。

表8-7　高钙血症的诊断

项目		内容
病史		多有原发病史和所导致的内环境紊乱的病程
临床表现	消化系统	食欲缺乏、恶心、呕吐为最常见，伴有体重减轻、便秘、腹胀、腹痛
	泌尿系统	患者有多尿、烦渴、多饮。长期高尿钙可导致肾钙盐沉着而发生肾结石、钙化性肾功能不全，进而发展为尿毒症
	神经系统	情绪低沉、记忆力减退、注意力无法集中、失眠和表情淡漠等；重者有嗜睡、恍惚、幻觉、妄想、低张力、低反射、深腱反射消失、僵呆甚至昏迷
	心血管系统	有心动过速或心动过缓，心律失常，传导阻滞。心电图示QT间期缩短，T波增宽。血压轻度增高，易发生洋地黄中毒
	脱水	由于摄入不足、严重呕吐和多尿等因素所致
	钙沉着于组织器官	眼的钙沉着多见于前房、球结膜和角膜，是一种白色的微细结晶沉着，急速发生时球结膜充血、角膜混浊。钙也可沉着在肾、血管、肺、心肌、关节和皮肤软组织等
辅助检查	血电解质	血钙＞2.75mmol/L，低钾多见
	肾功能	可有氮质血症，重者可有肾衰竭
	心电图	ST段压低，QT间期缩短，T波增宽
	血甲状旁腺激素测定	甲状旁腺功能亢进引起的高钙、血甲状旁腺激素增高
	尿常规	尿钾、尿钠增高，碱性磷酸酶升高

二、高钙血症的治疗

（一）基本治疗

基本治疗
- 治疗原发病：如原发性甲状旁腺功能亢进症主要采取手术治疗；维生素D过量者停用；恶性肿瘤引起者手术或放化疗后多存在血钙下降；结节病、多发性骨髓瘤、白血病、淋巴瘤等可用激素治疗；由甲状腺功能亢进症引起者使用普萘洛尔治疗有明显疗效
- 限制钙的摄入，补充足量水分，纠正水电解质紊乱和酸碱平衡失调，治疗肾衰竭等。充分补足血容量，补充生理盐水2000ml左右，在肾功能良好的情况下，可以靠身体自行调节，以达到排钙的目的

（二）药物治疗

1. 减少钙的吸收

减少钙的吸收
- 减少饮食中钙和维生素D的摄入，停用维生素D和钙剂
- 如已用大量维生素D者可口服泼尼松

2. 增加尿钙的排出

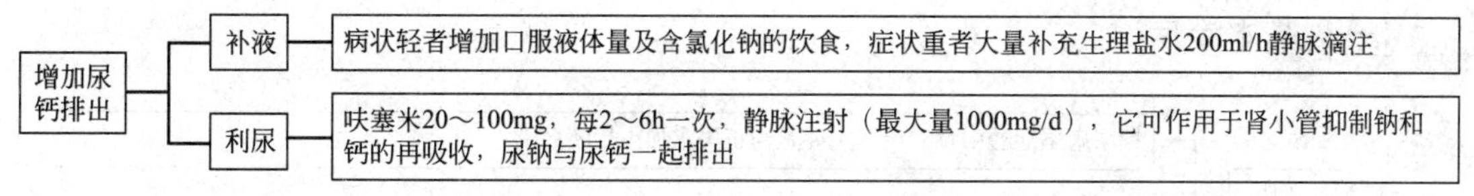
增加尿钙排出
补液
病状轻者增加口服液体量及含氯化钠的饮食，症状重者大量补充生理盐水200ml/h静脉滴注
利尿
呋塞米20～100mg，每2～6h一次，静脉注射（最大量1000mg/d），它可作用于肾小管抑制钠和钙的再吸收，尿钠与尿钙一起排出

3. 减少骨钙吸收和增加骨形成

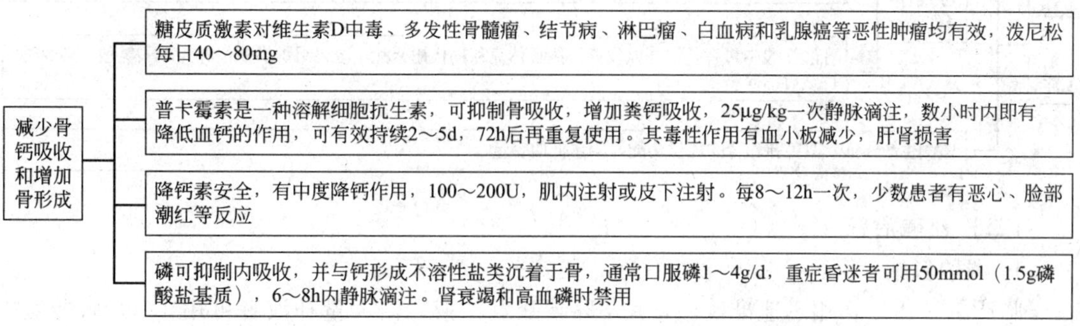
减少骨钙吸收和增加骨形成
糖皮质激素对维生素D中毒、多发性骨髓瘤、结节病、淋巴瘤、白血病和乳腺癌等恶性肿瘤均有效，泼尼松每日40～80mg
普卡霉素是一种溶解细胞抗生素，可抑制骨吸收，增加粪钙吸收，25μg/kg一次静脉滴注，数小时内即有降低血钙的作用，可有效持续2～5d，72h后再重复使用。其毒性作用有血小板减少，肝肾损害
降钙素安全，有中度降钙作用，100～200U，肌内注射或皮下注射。每8～12h一次，少数患者有恶心、脸部潮红等反应
磷可抑制内吸收，并与钙形成不溶性盐类沉着于骨，通常口服磷1～4g/d，重症昏迷者可用50mmol（1.5g磷酸盐基质），6～8h内静脉滴注。肾衰竭和高血磷时禁用

4. 应用络合剂降低血钙

可使用乙二胺四乙酸二钠，与钙结合成可溶性络合物而降低血钙浓度，每日1～3g，静脉注射，加入5%葡萄糖液500ml中静脉滴注。

第八节 代谢性酸中毒

代谢性酸中毒是指细胞外液 H^+ 增加和（或）HCO_3^- 丢失而引起的以血浆 HCO_3^- 减少为特征的酸碱平衡紊乱。本病是临床工作中最常见的一种酸碱平衡紊乱，通常伴有水电解质的紊乱。

一、代谢性酸中毒的诊断

代谢性酸中毒的诊断见表8-8。

表 8-8 代谢性酸中毒的诊断

项目		内容
病史		患者常有感染、创伤、心肺功能障碍、肝肾功能障碍、中毒等病史
临床表现	呼吸系统	出现呼吸深快、呼吸困难等表现
	神经系统	有头痛、头胀、烦躁、嗜睡甚至昏迷等表现
	心血管系统	有心率增快、血压下降、心律失常，血管对儿茶酚胺的敏感性下降等表现
	消化系统	有恶心、呕吐、腹痛等表现
	其他	患者可有乏力、疲倦、颜面潮红及原发病表现，如发热、少尿等
辅助检查	血气分析	HCO_3^- 下降，pH值下降，AB下降，SB下降，BB下降，BE负值加大，$PaCO_2$ 继发性下降，$AB<SB$
	电解质	血钠降低，血钾常升高
	肾功能	尿素氮、肌酐升高提示肾衰竭引起酸中毒
	乳酸	血乳酸 $>3mmol/L$ 考虑乳酸性酸中毒
	血糖、血酮及尿酮	糖尿病酮症酸中毒时血糖升高，血酮体 $>15mmol/L$，尿酮体阳性

二、代谢性酸中毒的治疗

（一）基本治疗

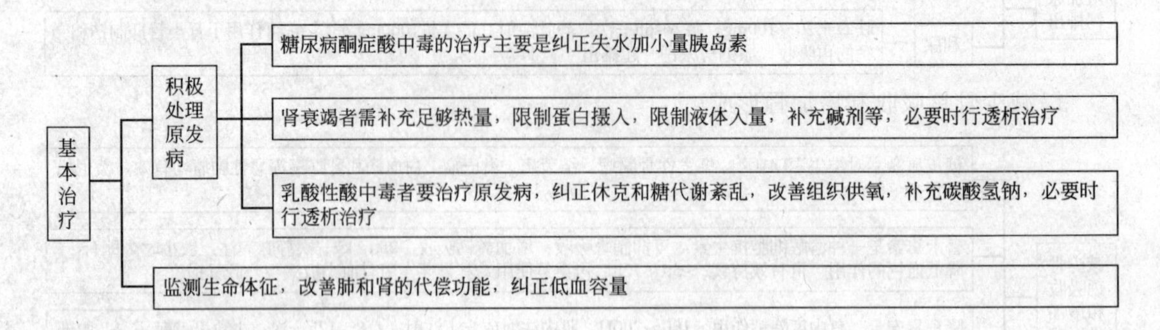
基本治疗
积极处理原发病
糖尿病酮症酸中毒的治疗主要是纠正失水加小量胰岛素
肾衰竭者需补充足够热量，限制蛋白摄入，限制液体入量，补充碱剂等，必要时行透析治疗
乳酸性酸中毒者要治疗原发病，纠正休克和糖代谢紊乱，改善组织供氧，补充碳酸氢钠，必要时行透析治疗
监测生命体征，改善肺和肾的代偿功能，纠正低血容量

（二）补碱治疗

1. 碳酸氢钠

临床最常用，作用迅速准确。常用5%碳酸氢钠液，需大量补液者可用1.5%碳酸氢钠液。静脉补碱的计算公式如下。

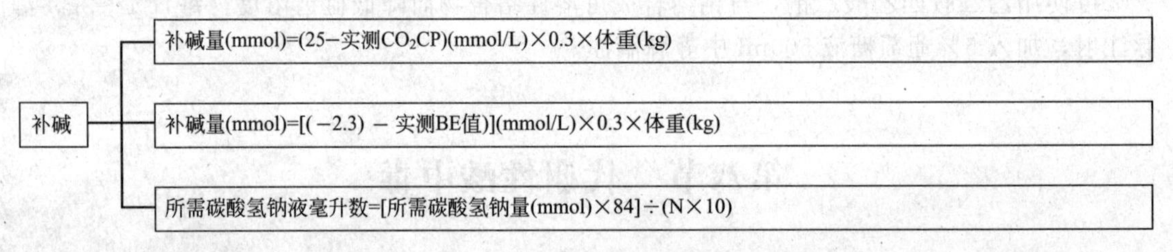
补碱
补碱量(mmol)=(25−实测CO_2CP)(mmol/L)×0.3×体重(kg)
补碱量(mmol)=[(−2.3) − 实测BE值)](mmol/L)×0.3×体重(kg)
所需碳酸氢钠液毫升数=[所需碳酸氢钠量(mmol)×84]÷(N×10)

注：N为碳酸氢钠液的浓度，如5%碳酸氢钠液则N即为5；84为碳酸氢钠分子量。

2. 乳酸钠

常用11.2%溶液，1ml相当于1mmol乳酸钠。补碱量计算公式和碳酸氢钠相同。临床常用5%葡萄糖液稀释成等渗液后静脉滴注。

3. 氨丁三醇

不含钠，易于渗入细胞内和经肾排泄，纠正细胞内酸中毒能力较强，特别适用于需限钠者。常用浓度为3.63%（0.3mmol/L，等渗）、7.26%两种。其用量计算公式如下。

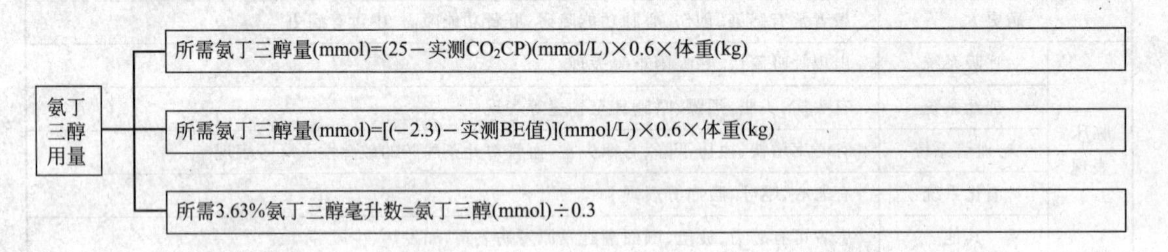
氨丁三醇用量
所需氨丁三醇量(mmol)=(25−实测CO_2CP)(mmol/L)×0.6×体重(kg)
所需氨丁三醇量(mmol)=[(−2.3)−实测BE值)](mmol/L)×0.6×体重(kg)
所需3.63%氨丁三醇毫升数=氨丁三醇(mmol)÷0.3

第九节　代谢性碱中毒

代谢性碱中毒是指细胞外液碱增多或H^+丢失而引起的以血浆HCO_3^-增多为特征的酸碱平衡失调类型。

一、代谢性碱中毒的诊断

代谢性碱中毒的诊断见表 8-9。

表 8-9　代谢性碱中毒的诊断

项目		内容
病史		患者常有胃内容物丢失史、噻嗪类和袢利尿剂长期应用史
辅助检查	呼吸改变	出现呼吸浅慢，重者呼吸暂停
	中枢神经症状	烦躁不安、精神错乱、谵妄、意识障碍甚至昏迷等表现
	神经肌肉系统	有腱反射亢进、面部和肢体肌肉抽动、手足搐搦、惊厥等表现
	其他	患者可有恶心、呕吐、胸闷、心律失常、血压升高，伴低钾时可出现松弛性瘫痪
辅助检查	血气分析	HCO_3^- 升高，pH 增高，AB 增高，SB 增高，BB 增高，AB＞SB，BE 正值加大，$PaCO_2$ 继发性升高
	电解质	血钠正常或增高，血氯可降低，血钾、血钙常降低
	CO_2CP	升高
	尿常规	常呈酸性尿
	心电图	常有低血钾与低血钙的心电图表现，ST 段下降，T 波平坦、增宽或倒置，QT 间期延长
	血醛固酮及皮质醇	醛固酮增多症和库欣综合征引起的低钾性碱中毒分别有醛固酮及皮质醇增高。如果代谢性碱中毒由醛固酮增多引起，则其低血钾更严重

二、代谢性碱中毒的治疗

（一）轻度碱中毒的处理

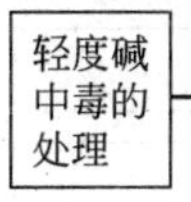
轻度碱中毒的处理

以治疗原发病为主，注意定期复查血气分析，根据血气分析结果决定是否干预

具体处理方法：精氨酸注射液10～20g，溶于5%葡萄糖液静脉滴注。氯化铵1～2g，每日3次，口服；或必要时静脉滴注，按照降低二氧化碳结合力0.45mmol/L每千克体重补充2%氯化铵1ml计算，用5%葡萄糖液稀释成0.9%等渗溶液静脉滴注。先输入计算量的1/3～1/2，以后酌情补充。对液体负荷重者，使用乙酰唑胺既可利尿，又可纠正代谢性碱中毒

（二）重度碱中毒者的处理

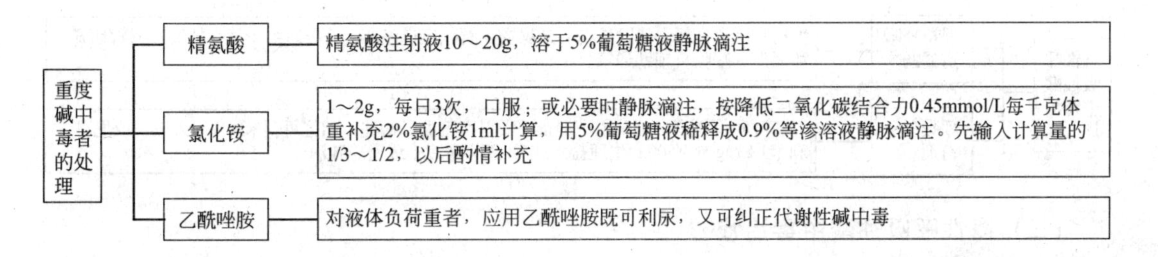
重度碱中毒者的处理
精氨酸
精氨酸注射液10～20g，溶于5%葡萄糖液静脉滴注
氯化铵
1～2g，每日3次，口服；或必要时静脉滴注，按降低二氧化碳结合力0.45mmol/L每千克体重补充2%氯化铵1ml计算，用5%葡萄糖液稀释成0.9%等渗溶液静脉滴注。先输入计算量的1/3～1/2，以后酌情补充
乙酰唑胺
对液体负荷重者，应用乙酰唑胺既可利尿，又可纠正代谢性碱中毒

第十节　呼吸性酸中毒

呼吸性酸中毒是指 CO_2 排出障碍或吸入过多引起的以血浆 H_2CO_3 浓度升高为特征的酸碱平衡失调类型。任何原因引起肺的通气、换气功能障碍均可导致呼吸性酸中毒的产生。

一、呼吸性酸中毒的诊断

呼吸性酸中毒的诊断见表 8-10。

表 8-10 呼吸性酸中毒的诊断

项目		内容
病史		有明确的原发病基础，或存在长期肺部疾病病史
临床表现	急性呼吸性酸中毒	(1)呼吸改变：出现呼吸深快、呼吸困难、发绀，呼吸不规则，甚至呼吸骤停 (2)神经系统：患者出现烦躁、精神错乱、嗜睡等表现，甚至昏迷 (3)血管系统：心率增快、血压下降、心律失常
	慢性呼吸性酸中毒	主要为神经系统表现，如乏力、疲倦、头痛、头胀、失眠、烦躁、谵妄、嗜睡、昏迷及震颤、抽搐等；还包括球结膜水肿、颜面潮红、皮肤潮湿多汗等表现
辅助检查	血气分析	(1)$PaCO_2$升高，pH 值下降，HCO_3^-继发性升高，AB 升高，SB 升高，AB＞SB (2)急性呼吸性酸中毒者 pH 值可迅速降至 7.0，HCO_3^-常低于 30mmol/L；慢性呼吸性酸中毒者 pH 值则因为机体的代偿可下降不明显，HCO_3^-常低于 45mmol/L
	电解质	血钠、血氯降低，血钾常升高
	CO_2CP	呼吸性酸中毒时代偿性升高
	影像学检查	胸部、头颅影像学检查可帮助明确原发病因
	眼底检查	肺性脑病者，眼底静脉扩张，可有视盘水肿

二、呼吸性酸中毒的治疗

（一）治疗关键

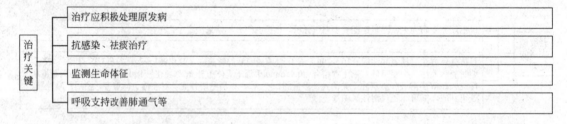
治疗关键
治疗应积极处理原发病
抗感染、祛痰治疗
监测生命体征
呼吸支持改善肺通气等

（二）急性呼吸性酸中毒治疗

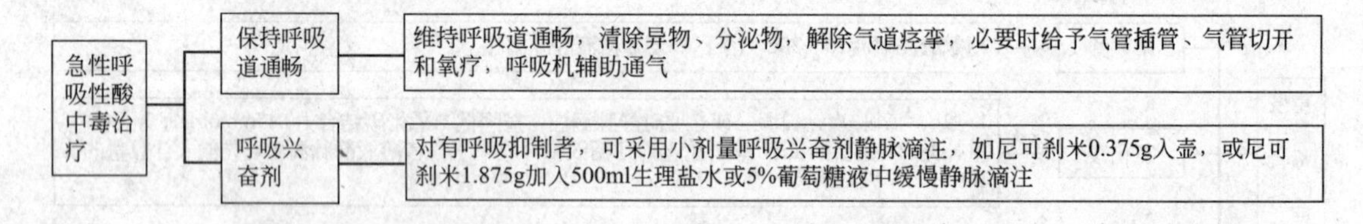
急性呼吸性酸中毒治疗
保持呼吸道通畅
维持呼吸道通畅，清除异物、分泌物，解除气道痉挛，必要时给予气管插管、气管切开和氧疗，呼吸机辅助通气
呼吸兴奋剂
对有呼吸抑制者，可采用小剂量呼吸兴奋剂静脉滴注，如尼可刹米0.375g入壶，或尼可刹米1.875g加入500ml生理盐水或5%葡萄糖液中缓慢静脉滴注

（三）慢性呼吸性酸中毒治疗

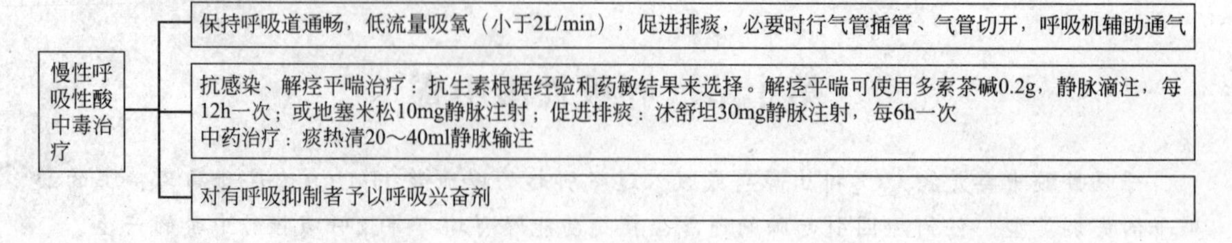
慢性呼吸性酸中毒治疗
保持呼吸道通畅，低流量吸氧（小于2L/min），促进排痰，必要时行气管插管、气管切开，呼吸机辅助通气
抗感染、解痉平喘治疗：抗生素根据经验和药敏结果来选择。解痉平喘可使用多索茶碱0.2g，静脉滴注，每12h一次；或地塞米松10mg静脉注射；促进排痰：沐舒坦30mg静脉注射，每6h一次
中药治疗：痰热清20～40ml静脉输注
对有呼吸抑制者予以呼吸兴奋剂

第十一节　呼吸性碱中毒

呼吸性碱中毒是指CO_2呼出过多引起的以血浆H_2CO_3浓度降低为特征的酸碱平衡失调类型。

一、呼吸性碱中毒的诊断

呼吸性碱中毒的诊断见表8-11。

表8-11　呼吸性碱中毒的诊断

项目		内容
病史		患者可有肺部疾病史
临床表现	呼吸改变	最初呼吸深快，继之呼吸浅慢
	神经系统	四肢和唇周发麻、刺痛、手足搐搦、肌肉震颤等，可有头痛、幻觉、抽搐及意识改变等症状
	循环系统	有心悸、心律失常、循环障碍等表现。心电图可有ST段降低，T波倒置，QT间期延长等
	其他	患者伴有口渴、嗳气及腹胀等消化系统表现
辅助检查	血气分析	$PaCO_2$下降，pH值升高，HCO_3^-继发性下降，常高于18mmol/L，AB＜SB
	电解质	血钾、血氯、血钙降低，可有轻度高血钠
	尿常规	尿pH值＞6
	血乳酸	严重呼吸性碱中毒可致组织缺氧，发生乳酸蓄积
	心电图	ST段下降，T波平坦、增宽或倒置，QT间期延长
	脑电图	脑电图异常

二、呼吸性碱中毒的治疗

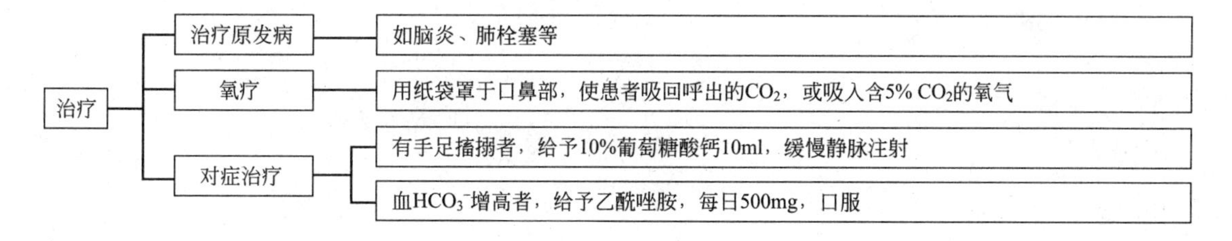
治疗
治疗原发病
如脑炎、肺栓塞等
氧疗
用纸袋罩于口鼻部，使患者吸回呼出的CO_2，或吸入含5% CO_2的氧气
对症治疗
有手足搐搦者，给予10%葡萄糖酸钙10ml，缓慢静脉注射
血HCO_3^-增高者，给予乙酰唑胺，每日500mg，口服

参考文献

[1] 吕刚．急诊医学．北京：人民卫生出版社．2010.
[2] 王振杰．实用急诊医学．北京：人民军医出版社，2009.
[3] 北京协和医院．普通外科诊疗常规．第2版．北京：人民卫生出版社，2012.
[4] 那彦群，叶章群，孙颖浩等．中国泌尿外科疾病诊断治疗指南．北京：人民卫生出版社，2013.
[5] 赵继宗．神经外科诊疗常规．北京：中国医药科技出版社，2012.
[6] 何效东．肝胆外科诊疗答疑．北京：人民军医出版社，2013.
[7] 张兆光，孙立忠．心血管外科诊疗常规．北京：中国医药科技出版社，2013.
[8] 辛军，李小毅，李秀美．急症急治手册．第3版．北京：人民军医出版社，2014.
[9] 黄书润，李秀美，杨昌云．急症急治手册．北京：人民军医出版社，2011.
[10] 陈长青．基层医生急症救治速查手册．北京：金盾出版社，2015.